Comprehensive Guide to
Interpersonal Psychotherapy

対人関係療法
総合ガイド

M・M・ワイスマン, J・C・マーコウィッツ, G・L・クラーマン 著　水島広子 訳

岩崎学術出版社

COMPREHENSIVE GUIDE TO INTERPERSONAL PSYCHOTHERAPY
by Myrna Weissman, John C. Markowitz and Gerald L. Klerman
Copyright © 2000 by Basic Books
First published in the United States by Basic Books, a member of the Perseus Books Group
Japanese translation rights arranged with Basic Books, a member of the Perseus Books Inc.,
Massachusetts through Tuttle-Mori Agency, Inc., Tokyo

初版は，アメリカ合衆国において the Perseus Books Group の一員 Basic Books により出版された。
日本語翻訳権は，タトル・モリ エイジェンシー（東京）を介して，the Perseus Books Inc.
（Massachusetts）の一員 Basic Books とともに取り決められた。

愛にあふれ，賢く，
水晶のような明晰さを持った
Gerald L. Klerman に
本書を捧げる

Gerald L. Klerman は時代に先行した人であった。Weissman 博士（彼の妻）と Markowitz 博士のメンターであった彼は，病気の発症と再発には対人関係が重要な影響を与えるということ，そして精神療法は対人関係を安定させる可能性があるということを確信していた。Gerry は最初の対人関係療法（IPT）マニュアル（Klerman et al., 1984）とその多くの修正版のもととなるアイディアを生んだ力であった。しかし，彼の先見の明をもってしても，それ以来育ってきた IPT への大きな関心を予想することはできなかったであろう。

　Gerry は 1992 年の 4 月に亡くなった。彼の死後何年たっても，IPT に与えている彼の影響は幅広い。この治療への彼の貢献に敬意を表して，私たちは，すでに亡くなっている彼を本書の著者とすることを誇らしく思う。

目　次

序　文　xvii

IPT の概観　1
 大うつ病：現在の理解　5
 理論的・実証的起源　7
 IPT と他の精神療法との比較　10
  IPT の特徴　11／IPT 治療者の役割　14

第1部　うつ病の対人関係療法を実践する

1　IPT の概要　19

2　初　　期　26
 初期のセッション：うつ病を扱う　26
  症状を調べる　27／関連する診断　35／症状に名前をつける　38／うつ病とその治療について説明する　39／投薬の必要性を評価する　41／患者に「病者の役割」を与える　43
 初期のセッションで，うつと対人関係状況とを関連づける　45
  対人関係質問項目　45／主要な問題領域の同定　46
 IPT の概念と治療契約を説明する　52
  問題を説明する　52
 治療契約を結ぶ　54
 患者に IPT での役割を教える　56
 中期のセッションを始める　57
  話題の焦点　57
   ◆症　例　54／59
  ◎表 2.1　DSM-IV の大うつ病エピソードの診断基準　28
  ◎表 2.2　ICD-10 のうつ病エピソードの症状　29
  ◎表 2.3　DSM-IV のメランコリー型の特徴の特定用語　42
  ◎表 2.4　IPT 中期の中心となる特徴　58

3　悲哀（複雑化した死別反応）　*61*

　　正常な悲哀　*61*／異常な悲哀　*61*

　異常な悲哀反応の診断　*62*

　治療の目標と戦略　*64*

　　気持ちを引き出し，評価を下さずに探索する　*64*／患者を安心させる　*65*／関係の再構築　*66*／気づきを深める　*67*／感情表現を促進する　*67*／行動変化　*68*

　「悲しみすぎる」　*71*

　　　◇症　例　*66*

　　　◇異常な悲哀：症例メアリー　*68*

　　　◇「悲しみすぎる」：症例レスリー　*71*

　　　◎表3.1　異常な悲哀を裏付ける出来事　*63*

4　対人関係上の役割をめぐる不和　*74*

　対人関係上の不和の診断　*75*

　治療の目標と戦略　*75*

　　　◇対人関係上の役割をめぐる不和：症例アリス　*79*

　　　◇対人関係上の役割をめぐる不和：症例サル　*83*

　　　◇対人関係上の役割をめぐる不和：症例リサ　*85*

5　役割の変化　*89*

　「役割の変化」の問題の診断　*91*

　役割の変化の治療を計画する　*92*

　　古い役割を評価する　*92*／感情表現を励ます　*93*／新たなソーシャル・スキルを育てる　*94*／ソーシャル・サポートを築く　*95*

　　　◇役割の変化：症例エレン　*95*

　　　◇役割の変化：症例ロジャー　*99*

　　　◎表5.1　患者の進歩をチェックする　*93*

6　対人関係の欠如　*102*

　対人関係の欠如の診断　*103*

　治療の目標と戦略　*103*

　　　◇症　例　*104*／*105*

　　　◇対人関係の欠如：症例ボブ　*107*

　　　◇対人関係の欠如：症例マイケル　*114*

7 治療の終結　*117*
　　終結に伴う困難　*120*
　　長期治療の適応　*121*

8 具体的な技法　*122*
　　探索的技法　*122*
　　　非指示的探索　*123* ／題材の直接的引き出し　*124*
　　感情の励まし　*125*
　　　苦しい感情を受容する　*125* ／対人関係の中で感情を利用する　*126* ／抑制されている感情を育てられるよう患者を援助する　*127*
　　明　確　化　*128*
　　コミュニケーション分析　*129*
　　治療関係の利用　*131*
　　行動変化技法　*133*
　　　指示的技法　*133* ／決定分析　*135* ／ロールプレイ　*136*
　　付加技法　*137*
　　　契約設定　*137* ／管理上の詳細　*137*
　　患者に IPT の技法を説明する　*137*

9 よくみられる問題　*139*
　　患者のうつ病を反映した問題　*139*
　　　患者が慢性的にうつである　*139* ／患者がうつ病は治らないと思っている　*140* ／患者が一人になることを怖れている　*141* ／患者がコントロールを失うことを怖れている　*141* ／患者が自分の願望を受け入れることに困難を感じている　*142* ／患者がプラスの体験を避ける　*142* ／患者が家族やグループの問題は自分のせいだと思っている　*143* ／患者が治療を敗北だと思っている　*143* ／患者が自殺しようとする　*144*
　　治療における問題　*145*
　　　患者が精神療法家を友人や家族の代わりにする　*145* ／患者が予約をすっぽかしたり遅刻したりする　*146* ／患者が黙っている　*148* ／患者が話題を変えたり避けたりする　*150* ／患者が不満を言い非協力的である　*151* ／患者が過度に依存的である　*151* ／患者が治療を故意に妨害する　*152* ／精神療法家が患者に対して強い感情を抱く　*153* ／重要な他者に参加を求める場合　*154* ／情報提供　*155* ／情報収集　*155* ／患者が治療を早く終えたがっている　*156* ／患者には自己開示の問題がある　*157* ／患者が他の治療の追加を求めている　*158*

患者がよく懸念すること　*159*
　　私は「生物学的な」うつ病なのでしょうか？　*160* ／私の子どももうつ病になるのでしょうか？　*160* ／お酒を飲めば気分が良くなるでしょうか？　*161*
　　　◇**症　例**　*147* ／ *151* ／ *154* ／ *157* ／ *159*

10　大うつ病の急性期治療の効果データ　*162*
ボストン‐ニューヘイヴン研究　*162*
NIMH TDCRP 研究　*163*
オランダの研究　*165*
神経画像　*165*
反応予測因子　*166*
　　患者側の因子　*166* ／治療者因子　*168*
　　　◎表10.1　大うつ病に対する IPT の結果の予測因子　*167*

第2部　気分障害への IPT の適用

はじめに　*171*

11　反復性の大うつ病に対する維持 IPT（IPT-M）　*173*
障　害　*173*
理論的根拠　*174*
　　維持治療の概念　*175* ／最初の研究　*176* ／反復性うつ病に対する維持治療としての IPT　*177*
修　正　*177*
効　果　*179*
コメント　*180*
　　　◇**症　例**　*178*
　　　◎表11.1　うつ病維持治療研究における再発までの期間　*180*

12　気分変調性障害に対する IPT（IPT-D）　*182*
障　害　*182*
理論的根拠　*184*
修　正　*185*
効　果　*189*

コメント　*191*
　　　　◇**症　例**　*188*

13　思春期うつ病に対する IPT（IPT-A）　*192*
　　背　　景　*192*
　　理論的根拠　*192*
　　治　　療　*193*
　　　グループ精神療法　*194*／個人精神療法　*194*
　　修　　正　*195*
　　　治　　療　*195*
　　IPT-A の効果　*206*
　　　思春期の母親うつ病患者　*207*
　　コメント　*208*
　　　　◇**症　例**　*205*

14　高齢者のうつ病に対する IPT　*209*
　　障　　害　*209*
　　理論的根拠　*210*
　　修　　正　*210*
　　効　　果　*213*
　　コメント　*216*
　　死別と関連したうつに対する IPT　*217*
　　　　◇**症　例**　*211*

15　夫婦間不和のあるうつ病患者に対する夫婦同席治療（IPT-CM）
　　218
　　背　　景　*218*
　　理論的根拠　*218*
　　修　　正　*219*
　　初　　期　*220*
　　　配偶者の臨床的な状態を評価する　*220*／うつ病についての教育を夫婦にする　*221*／うつ病に関連して夫婦不和を評価する　*221*／結婚生活の歴史を再構築する　*223*／不和を否認する夫婦，認める夫婦　*223*／うつ病と夫婦不和の関係を判断する　*224*／対人関係質問項目　*225*／不満から再交渉へ　*226*

中期：結婚契約の再交渉をする　*228*
　　中期における治療者の役割　*231*／結婚生活における役割の契約を再交渉する　*233*

終　結　期　*234*

技　　法　*234*
　　コミュニケーション分析　*234*／決定分析　*238*／明　確　化　*242*

同席治療の過程で起こる問題　*243*
　　夫婦の一方あるいは両方が過度に悲観的である　*243*／配偶者の一方あるいは両方が過度に批判的である　*246*／一方あるいは両方の配偶者が遮ったり一人でしゃべったりする　*247*／夫婦が治療の内外で絶え間なく議論をする　*247*／治療が進まなくなる　*248*／「ルール違反」を扱う　*249*

効　　果　*260*
　　IPT-CM の効果　*261*／IPT-CM の結果の評価　*263*

コメント　*264*
　　　◇症　例　*229*／*240*／*249*

16　双極性障害　*265*

障　　害　*265*
　　躁病エピソード　*265*

理論的根拠　*267*

双極性障害に対する特定の精神療法　*269*
　　心理教育　*269*／家族療法　*269*／行動的家族マネジメント Behavioral Family Management（BFM）　*270*／認知行動療法（CBT）　*270*／セルフヘルプ　*270*／Ｉ Ｐ Ｔ　*271*

効　　果　*276*

精神療法が特に重要である場合　*276*

コメント　*277*
　　　◇症　例　*275*

17　プライマリケアと身体疾患の患者　*278*

プライマリケアに向けての修正　*279*

効　　果　*279*

コメント　*281*

対人関係カウンセリング（IPC）　*282*

修　正　*282*
　　効　果　*285*
　　　ハーバード研究　*285*／「亜・気分変調性」入院高齢患者　*286*
　　コメント　*287*
　　　◇**症例──役割をめぐる不和（2セッション）**　*284*

18　**うつ病のHIV陽性患者に対するIPT（IPT-HIV）**　*288*
　　障　害　*289*
　　理論的根拠　*289*
　　修　正　*290*
　　効　果　*294*
　　コメント　*297*
　　　◇**症　例**　*293*

19　**産前産後のうつ病患者**　*298*
　　障　害　*298*
　　理論的根拠　*299*
　　産前うつ病に向けての修正　*299*
　　効　果　*301*
　　産後うつ病に向けての修正　*302*
　　効　果　*304*
　　産後うつ病に対するグループ療法としての修正　*305*
　　コメント　*306*
　　　◇**症　例**　*300*／*301*／*304*

第3部　気分障害以外へのIPTの適用

20　**物質使用障害**　*309*
　　障　害　*309*
　　背　景　*309*
　　理論的根拠　*310*
　　修　正　*310*
　　効　果　*312*

コメント　*313*
　　◇症　例　*312*

21　摂食障害：神経性大食症と神経性無食欲症　*315*

神経性大食症　*315*

　理論的根拠　*315*／修　正　*316*

　効　果　*319*

神経性大食症に対するグループ・フォーマット（IPT-G）　*320*

　効　果　*324*／コメント　*324*

神経性無食欲症　*324*

　効　果　*325*

　　◇症　例　*318* / *320*

22　不安障害　*326*

社会恐怖　*326*

　背　景　*327*／理論的根拠　*327*／修　正　*327*／うつ病に対するIPTと社会恐怖に対するIPTの違い　*328*／効　果　*332*

社会恐怖のグループ療法　*332*

パニック障害　*333*

　理論的根拠　*334*／修　正　*334*／効　果　*335*

外傷後ストレス障害　*336*

　理論的根拠　*336*／修　正　*336*／効　果　*337*

　　◇症　例　*328* / *331* / *334*

23　開発中の適用　*338*

身体醜形障害　*338*

　修　正　*339*／効　果　*341*／コメント　*341*

身体化障害　*341*

　修　正　*342*／効　果　*343*／コメント　*343*

心筋梗塞後のうつ病　*344*

　修　正　*344*／効　果　*345*／コメント　*345*

身体障害を持つうつ病患者　*346*

原発性不眠症　*346*

　修　正　*347*／効　果　*347*／コメント　*347*

境界性パーソナリティ障害　*347*
　修　正　*349*／効　果　*354*／コメント　*355*
　　◇症　例　*340*／*342*／*345*／*352*

第4部　IPTのリソース

24　IPTの新しいフォーマット：グループ，電話，患者ガイド；他の言語と文化における翻訳と活用　*359*
グループIPT　*359*
電話によるIPT　*360*
　メモリアル・スローン・ケタリング研究　*360*／コロンビア研究　*361*／コメント　*365*
患者ガイド　*365*
他の言語と文化圏における翻訳と活用　*368*
　　◇症　例　*362*

25　トレーニングと治療マニュアル　*369*
IPTのトレーニング　*369*
　出版されている資料　*371*／教育セミナー　*371*／症例のスーパービジョン　*374*／IPTのトレーニングテープ　*377*／本書の利用　*377*／資格証明　*378*／非公式のトレーニング　*379*
IPTの治療マニュアル　*380*
　どのようにして治療マニュアルを作るか　*384*
　　◎表25.1　IPTで必要とされるトレーニング　*370*

第5部　IPTの今後

IPTの今後　*389*
　精神療法の衰退との闘い　*389*
　　予　測　*389*
　精神療法の力　*389*
　　予　測　*390*
　今後の精神療法家　*390*
　　予　測　*391*

資格とクオリティ・コントロール　*391*
　　　予　測　*393*
　　IPT の範囲　*393*
　　　予　測　*395*

付録　統合的な症例　*397*
　　戦略と出来事の順序　*397*
　　　初　期（セッション１～２）　*397*／中　期（セッション３～８）　*403*／終結期（セッション９～12）　*408*／症例のまとめ　*409*
　　他のアプローチと比較した IPT　*410*
　　　他のタイプの精神療法との境　*410*／IPT と行動療法および認知療法の比較　*413*
　　介入のレベル　*413*
　　　やる気の喪失と闘い，抑うつ症状をコントロールする　*413*／自己と他者の受容を増す　*414*／対人コーピング戦略を教える　*414*／精神力動の扱い　*414*
　　技　法　*415*
　　　探索的技法　*415*／感情のコントロールと励まし　*417*／明確化　*421*／行動変化技法　*426*／コミュニケーション分析　*431*／治療関係の利用　*431*

文　献　*433*

訳者あとがき　*461*

人名索引　*463*

事項索引　*465*

序　文

　対人関係療法（IPT）は，故 Gerald L. Klerman 医学博士，Myrna Weissman 博士，そして同僚によって，うつ病に対する研究用の期間限定治療としてまず開発された。多数のコントロールされた臨床試験においてその効果が示されてきたため，IPT は他の気分障害と気分障害以外の障害を治療するよう修正されてきた。これらの研究が進み，同時に，優勢となったマネジドケアがメンタルヘルスのコストを下げることに関心を持っているために，IPT の技法と適用についての臨床的な関心が加速した。

　IPT の基本となる考え方はシンプルである。うつ病などの精神科的症候群は，その原因がいかに多元的であっても，通常は社会的・対人関係的状況の中で起こるものである。結婚がだめになる，友情が壊れる，子どもが家を出る，職を失う，愛する人が亡くなる，転居する，昇進する，引退する，などである。IPT では，患者は（1）症状の発症・経過と，自分の生活で起こっていること——現在の対人関係問題——との間の関係を理解し，（2）対人関係問題に対処する方法を見つけ，それによって抑うつ症状に対処する方法を見つけられるようになる。

　IPT が最初に記されたのは Gerald L. Klerman, Myrna M. Weissman, Bruce J. Rounsaville, Eve S. Chevron による *Interpersonal Psychotherapy of Depression* (Basic Books, 1984)（邦訳『うつ病の対人関係療法』岩崎学術出版社）であった。それ以来，IPT は成長産業となっている。その結果，その本の控えめな改訂として始まったものが，総合ガイドにまで成熟することになった。本書は IPT の理論的枠組みと戦略についての概観と概要から始まるが，それは特に大うつ病の外来患者のためにデザインされたものである。この中心的な適用は，1984年のマニュアルよりもさらに十分に練り上げられ，症例も追加されている。臨床的な言い回しは，精神療法家としての一般的な臨床能力があることを前提としたものであり，思慮深く用いなければならない。症例は，患者の守秘義務を守るために，変更したり組み合わせたりしている。

　本書の第 1 部は，アプローチの核心を述べており，IPT を学びたい人のす

べてが読む必要のあるものである。その後の章は，この基本的な手法の修正版や新しい利用方法を示している。第2部と第3部は，さまざまな年齢層，状況，特別な対象における気分障害の治療と，気分障害以外を治療するための，さまざまな開発段階にある，本来のアプローチの修正版を紹介している。本の残りの部分は，IPTを行う専門家のための広範なリソースを述べている。つまり，治療フォーマット，治療マニュアル，各国の問い合わせ先，歴史，そしてトレーニングの手法である。

　この本は私たちの専門家生活の中で発展してきたため，貢献してくれた人はたくさんいる。たとえば，1984年の本の執筆に参加したBruce Rounsaville とEve Chevron，そして，進行中の自分たちの仕事について情報を提供してくれた多数のIPT治療者と研究者である。また，私たちを科学者として支えてくれた大学——ハーバード大学とコーネル大学の医学部，エール大学，コロンビア大学医学部——とニューヨーク州立精神医学研究所にも感謝している。さまざまな研究を行うための資金を提供してくれた政府と民間機関，つまり，米国国立精神保健研究所，米国国立薬物乱用研究所，Anne Lederer Pollack財団，統合失調症およびうつ病研究のための全国連合（NARSAD），John D. and Catherine T. MacArthur財団，Nancy Pritzker財団，New York Community Trust のDeWitt-Wallace基金に感謝している。私たちがまだ研究者としての地位を確立していなかった頃，そして精神療法研究が流行していなかった時代に受けたサポートには特に感謝している。

Myrna M. Weissman, Ph.D.
John C. Markowitz, M.D.
ニューヨーク，NY 1999

IPTの概観

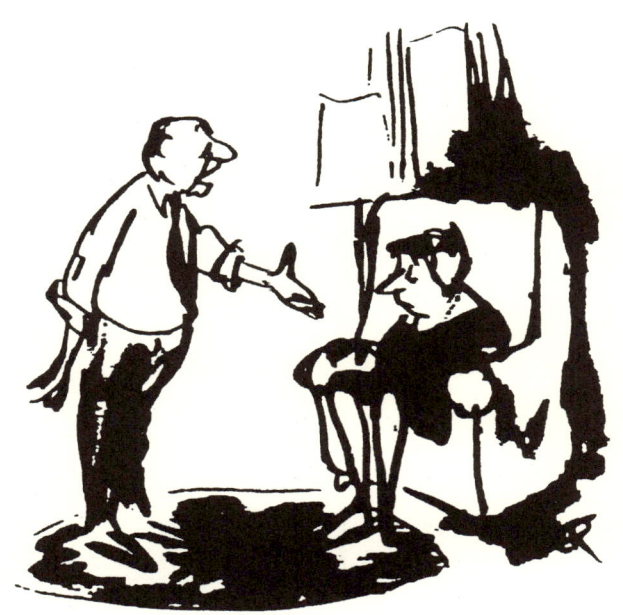

"I *do* like you. *You* don't like you!"
Drawing by Weber; © 1965
The New Yorker Magazine, Inc.

　本書を，大うつ病についての説明から始める。それがIPTの出発点だったからである。雑誌 New Yorker の漫画には，うつ病の臨床的特徴の多くが描かれている。この女性がうつ病であることはすぐにわかる。どうしてそれがわかるのだろうか？　非言語的・行動的な特徴が，彼女のうつ状態を示している。伏目がちで，鼻唇溝は消失し，Darwin が最初に記載した表情変化を呈している。「動作緩慢」あるいは精神運動制止の徴候として，椅子に沈み込んでいる。むさくるしい格好は，うつ病の人が衣服や身だしなみにあまり注意を払わないことを示している（他方，彼女は，だらしのない身なりになるほどのうつでもない）。

　うつ病になっているのが女性だということは，単なる偶然ではない。疫学研

究により，さまざまな文化圏においてうつ病が男性より女性に多く生じることが示されている。さらに，この女性は中年である。うつ病は，思春期以降徐々に増え始め，18歳から44歳の間に最も多く起こり，その後はいくらか減少する。これはおそらく彼女の最初のエピソードではないだろう。

　うつ病になっているのはこの女性なのだが，問題は家族全体に及んでいることも見て取れる。漫画の男性は苛立ち，欲求不満になっている。彼は空しい様子で「僕は君が好きだ。君が自分を嫌っているんだ！」と言う。彼が観察していることは，うつ病の臨床的現象の重要な側面をとらえている。すなわち，自尊心の低下，自己非難，無力感，絶望感，無価値感である。うつ病の人は他人の態度をネガティブに誤解することが多い。

　妻がうつで不機嫌である一方，夫は忍耐を失い敵意さえ持っている。これは，長引いたうつ病が対人関係に与える影響を正確に描いたものである。うつ病エピソードの初期には，家族・友人・知人は同情し，いたわり，安心させてくれる。しかしうつがいわゆる「日常生活の精神療法」で解決しないときは，直接に接する人の反応は，サポートと励ましから転じて，どんどん強まる苛立ちと欲求不満になる。この時点で患者は「きちんと努力していない」，「みんなを惨めに」したがっている，「わざとやっている」などと非難されることが多い。これらの偽心理学的洞察はたいてい軽蔑的に表現され，患者を取り巻く人たちの不満を反映するものである。それは，病気の複雑さを科学的に理解しているということではなく，病気について患者を責めているということである。

　何がこの夫婦に起こったのかを考えてみよう。この女性は何カ月もかけて徐々にうつになってきた。それは多分，子どもが家を出て「巣が空」になった後だったのだろう。日常生活の精神療法として，夫は彼女を安心させ，将来を楽観視させようと努めてきた。「初めて会ったときと同じくらい君を愛しているよ」とか「相変わらず君はきれいだね」と言ってきた。こうやって安心させることがほとんど役に立っていないことは明らかだ。妻は落ち込んで自分には価値はないと感じ続ける。つまり，うつなのである。

　ここまでのことについては，ほとんどの臨床家と理論家がほぼ完全に一致するだろう。しかし，このケースをどのように概念化し介入するかは，精神療法家の理論的指向や受けてきたトレーニングによってさまざまであろう。厳格な生物学的精神科医であれば，この状況を，心理的問題ではなく神経伝達物質のレベルの変化だと解釈するかもしれない。生物学的精神科医は，医学モデルを持ち出し，患者が大うつ病を患っていると診断し，抗うつ薬による治療を勧め

るだろう。適切な用量で6～8週間用いても効果がなければ，別の薬物を考えるか，うつが薬物に全く無反応で患者の症状がさらに重くなっているようなら，電気けいれん療法を考慮するだろう。

　精神分析家は，患者の現在の状態について，未解決の幼少期の問題と母親とのアンビバレントな同一化が再活性化したものだと解釈するかもしれない。無力感と絶望感は不十分な母性的養育 mothering への反応とみなされ，その多くは精神性的発達の口愛期に起こっていると考えられるだろう。閉経期が訪れ子どもたちが独立したことによって，患者は母役割との同一化から得られる満足が失われるのを経験し，早期自己愛的口愛期の固着へ退行する。おそらく精神分析では，特に前エディプス期の母子関係における幼児期の出来事を探り出し，理想の母親イメージを失ったことに対する未解決のアンビバレンスに取り組むだろう。

　認知行動療法（CBT）の臨床家は，うつ病は患者の現状についての思考と認識の歪みを生み出していることに注目するかもしれない。患者はこれらの気分に合致した，不合理で否定的な思考（「私には価値がない」「私は何をやってもうまくいかない」「今はひどい状況で，これからも決して良くならない」）を信じており，そのためそれらの思考が患者の行動にネガティブな影響を与えてしまう。患者がホームワークを通して，不合理な思考を調べ，検証し，疑うことができれば，患者はそれらを消し去り自分の人生をまた歩み始めるだろう（Beck et al., 1979）。

　家族療法家は，これを，家族システムの中での夫と妻の問題だと見るかもしれない。二人の間のコミュニケーションを改善し，お互いの欲求不満と敵意を表現するのを助けることを目的として，そして，新たな関係が生まれることを期待して，夫婦療法が勧められるだろう。

　急進的フェミニスト療法家は，患者はうつ病なのではなく抑圧されているのだと言うかもしれない。患者は，自分自身が病気であると考えるのではなく，自分の心理状態を，男性優位主義に支配された社会の中での女性の地位を反映したものだと考えるように励まされるはずである。患者が自分は無価値で無力だと感じるとしても，それは現実に対する神経症的歪曲ではなく，女性の低い地位に対する正しい認識である。子育ての役割がなければ，患者は社会における正当な居場所がない。市場で要求されるスキルを何も持っていなければ，実際に価値がないのであり，患者の無力感は，自分と夫との力関係を変化させられないことの反映である。患者に必要なのは，薬物や精神療法ではなく，政治

的に活発になり自己主張をし，おそらくは自立した仕事を家庭の外に見つけることである。

同一の臨床像に対するこれらのさまざまな反応は，現在の精神医学の多様性を表している。米国精神医学の単一の主要学派というものは存在しないし，精神疾患の原因・予防・治療をどのように考えれば最も良いかについての合意も得られていない。この状況を踏まえて，メンタルヘルスの専門家はどのように進んでいけばよいのだろうか？

私たちは，臨床経験と研究結果に基づく，多元的で非空論的で実証的なアプローチが進歩のためには必要であると信じている。私たちは多元論者であり，多数の理論的・臨床的視点が存在することを認めている。実際に，私たちの仕事はそれらによって育てられてきた。しかし，私たちが確信しているのは，すべての理論と学派は検証によるエビデンスを必要としており，最も強力なエビデンスは，慎重に計画されきちんとコントロールされた研究から得られるということである。

治療を選択する際には，広範囲の選択肢を考慮するべきであり——単なる治療者の個人的な好みではなく——それぞれについて考えられる効果のエビデンスを比較検討すべきである。つまり，治療法は鑑別治療学という観点から考慮されるべきである（Frances, Clarkin, and Perry, 1984）。何百というさまざまな精神療法が述べられてきたが，特定の障害を治療することができるということが検証され示されたものはごくわずかである。IPTとCBTはどちらも，抗うつ薬と同様に，大うつ病を治療することが証明されているアプローチである。私たちは，本書が改訂されるまでの期間に，より多くの治療者がそのような物の見方をするようになることを望んでいたが，実際にそうなったのかどうかは未だにはっきりしていない。おそらく，治療者がすべての患者に対して単一の治療法を施し続けているというケースが多すぎるだろう。

IPTの原理の多くは対人関係学派から得られたものであるが，IPTはもともとはうつ病患者のニーズに特別に合わせて作られた心理的治療である。その後，他の障害向けに修正されてきた。IPTは，焦点化された，期間限定の精神療法であり，うつ病の原因および脆弱性における遺伝・生化学・発達・パーソナリティの各要因の役割を認識しながら，うつ病患者の気分と現在の対人関係の関連を強調したものである。IPTはうつ病の原因を説明するものではなく，うつ病の実用的な治療法なのである。臨床経験と研究結果から私たちが確信してい

るのは，うつ病が対人関係の状況の中で起こるということ，そしてこの対人関係状況に対して急性期の精神療法的介入をすると，急性エピソードからの回復を促進し，再燃や再発に対する予防効果を持つ可能性があるということである。

うつ病に対してIPTをうまく用いるための第一歩は，うつ病とは何であるかを認識することである——正常のうつと病的なうつを区別し，医学モデルを用いてうつ病が診断される前に，社会的・生物学的・医学的にどのようなことが起こっているのかを観察することである。改訂前の本『うつ病の対人関係療法』(Klerman et al., 1984)では　当時は最新だったうつ病の科学的理解と，それを対人関係という観点から治療することの実証的な基礎を詳しく書いていた。うつ病の発症における，愛着，きずな，ストレス，対人関係上の不和の重要性や，対人関係学派から得られた，うつ病のIPTの理論的な基礎などである。

大うつ病：現在の理解

気分障害という用語は，気分の障害を共通の特徴とした臨床状態の患者群に用いる。気分は，高揚することもあれば（双極性障害），落ち込んでいることもある。この区別は，共通の病因を意味するものではない。気分障害はおそらく生物学的に異質のものからなっており，そういう意味では黄疸など多くの医学的症状に似ている。気分障害の中で最も大きな区別は双極性と「単極性」のうつ病性障害の間にある。そして，後者における最大の区別は，大うつ病と気分変調性障害の間にある。IPTはもともとは大うつ病の治療法として作られた。他の障害の特徴は，それぞれに対する適用のところで述べられている。

大うつ病に不可欠な特徴は，憂うつ気分か，すべて，あるいはほとんどすべての通常の活動と娯楽における興味と喜びの喪失である。障害は顕著で，持続し，食欲障害，体重変化，睡眠障害，精神運動性の焦燥あるいは制止，気力低下，無価値感あるいは罪悪感，集中や思考の困難，決断困難，死や自殺についての考え，自殺企図などである。大うつ病は，現在あるいは過去に躁病エピソードがない場合にのみ診断される（DSM-IVの診断基準については表2.1を参照のこと）。大うつ病は単一の疾患ではないということが一般に合意されているが，臨床的には，内因性，メランコリー型，季節性うつ病など，臨床的に用いられているサブタイプのほとんどについて，その分類が役に立つという合意はなく，実証的な基盤もほとんどない。

1980年代にかなり多様な文化圏で行われた疫学研究から大うつ病の有病率について現在ではかなりの情報が得られている（Weissman et al., 1996）。米国本土，カナダ，プエルトリコ，フランス，西ドイツ，イタリア，レバノン，韓国，ニュージーランドにおける研究からは，うつ病は男性よりも女性に起こる率が高く，平均すると2倍であるということが説得力を持って示されている。うつ病の有病率は国によって異なるが，女性に多いということは文化圏を超えて一貫している。この所見は，1990年代に米国で行われた研究においても再現された（Keesler et al., 1994）。

　これらの研究からは，また，初発時のうつ病における男女間の率の差異は，早期，だいたい13～15歳に始まり，生涯続くということも示された。うつ病の初発のピークは出産可能年齢にあり，45歳以降は減じる（Cross National Collaborative Group, 1992）。更年期に発症率が高まるというエビデンスはない。縦断的な研究からは，うつ病の女性は男性よりもエピソードの期間が長く，自然寛解の率も低いことが示唆されている。うつ病の有病率における性差の理由は明らかになっていない（Wolk and Weissman, 1995）。疫学データからは，出産可能年齢におけるうつ病を治療することの重要性が示されている。子どもへの影響があまりにも大きいからである（Weissman and Olfson, 1995）。IPTを妊娠中と産後のうつ病の治療に用いることに関心が寄せられてきた（第19章参照）。研究からは，また，第二次世界大戦後のより若い世代では，うつ病初発年齢が低くなっていることも示されている。すべての国で女性の方が男性よりもうつ病になる率が高いが，米国での研究によると，最近では，男性における有病率の方が急速に増えている。

　大うつ病は，病気，障害，医療費を増大させる全世界的な要因であるということがますます認識されるようになってきている。世界銀行は，うつ病は世界的に女性の神経精神科的障害による障害 disability の約30パーセントの原因となっており，男性においては12パーセントにすぎないということを概算した（World Bank, 1993）。世界保健機関（WHO）は，うつ病は現在，障害 disability の原因の第4位であり，うつ病よりも上位にあるのは呼吸器感染症，下痢性疾患，女性の周産期合併症のみであるということを推定している（Murray and Lopez, 1996）。2020年までには，うつ病は障害 disability の第2位の原因になると見込まれている。

　うつ病の治療が大きく進歩したため，入院が減り，エピソードの期間が短くなり，再燃と再発を予防する戦略が発展してきた。気分障害のほとんどの治療

が現在では外来治療である。三環系抗うつ薬はすでに40年間用いられており，セロトニン再取り込み阻害薬は10年間用いられている。いずれも急性期治療・維持治療ともにうつ病の治療における価値に議論の余地はない。薬物療法を行うと抑うつ症状は2〜4週間で減じるという優れたエビデンスがある。しかし，抗うつ薬が導入された後すぐに，研究者たちは，短期治療の後に高いパーセンテージの患者が再発することを見いだした。それから臨床においては継続的戦略が普通になり，研究が行われるようになった。継続治療の目標は，急性期治療によってもたらされた寛解を維持することであり，再発を防ぎ，社会的・職業的機能を促進することである。6〜12カ月を超える治療は維持治療あるいは予防的治療と考えられている（第11章参照）。

理論的・実証的起源

ここで，IPTの理論的・実証的基礎を簡単にまとめておこう。対人関係学派の創始者の中には，ジョンズ・ホプキンス大学のAdolf Meyerとその協力者であるHarry Stack Sullivanがいる。精神科的障害を理解する上でのMeyerの心理生物学的アプローチは患者の現在の心理社会的・対人関係的体験を大いに強調しており，精神分析が過去と精神内界に焦点を当てることとは対照的であった（Meyer, 1957）。Sullivanは，臨床精神医学を人類学，社会学，社会心理学に結びつけ，精神医学は心だけ，あるいは社会だけを研究するものではなく，人々を，そして人々の間に起こっているプロセスを科学的に研究するものだと考えた。Sullivanは当時優勢だった精神内界アプローチと釣り合いがとれるよう，「対人関係」という用語を広めた（Sullivan, 1953）。対人関係アプローチでは，観察および治療的介入の単位は一次的社会集団であり，患者と一人以上の重要な他者 significant other(s) との直接の関わりである。

IPTがうつ病を理解して治療する際に対人関係的・社会的因子を重視するのは，多くの他の臨床家の仕事にも基づいている。特にFromm-Reichmann (1960)，Cohenら（1954），ArietiとBemporad (1978)である。Becker (1974)とChodoff (1970) もうつ病の社会的な根源を重視し，その対人関係的な側面に注意する必要性を強調した。Frank (1973)は精神療法に対人関係的な概念化を適用し，現在の対人関係状況のコントロールを重要な要素として強調した。

対人関係アプローチは特にうつ病を理解するために適用されている。私たち

はうつ病は次の3つのプロセスからなると考えている。

1. **症状の機能**：抑うつ感情と自律神経徴候・症状（睡眠と食欲の障害，気力低下，日内変動など）が起こる。これらは生物学的要素と心理的要素をどちらも持つと考えられる。
2. **社会的関係および対人関係**：社会的役割における他人とのやりとり。幼少期の体験，それと一致する社会的再強化，個人の熟練と能力に由来する。
3. **パーソナリティと性格 character の問題**：怒りや罪悪感の表現が抑制されていたり，重要な他者との心理的コミュニケーションが貧弱であったり，自尊心の問題があったり，という持続的な特性。これらの特性は，対人体験に対する個人の反応を決定する。パーソナリティのパターンは，抑うつ症状エピソードに陥りやすい個人的素因の一つである。

　IPT は，これら3つのプロセスのうち前二者に働きかける。すなわち，症状機能と社会的関係・対人関係である。IPT は比較的短期間で行われ精神療法としての強度も低いため，パーソナリティ機能の評価はできるが，パーソナリティ構造の持続的な側面に著しい影響を及ぼすことはほとんど期待できない。他方，IPT を受けた患者の多くが，パーソナリティの問題を埋め合わせる新しいソーシャル・スキルを獲得する。さらに，気分障害，特に慢性の気分障害——気分変調性障害——は，パーソナリティ障害のように見えることがある。したがってうつ病患者においてはパーソナリティ障害の早まった診断をするべきではない。つまり，Ⅰ軸障害の存在下でⅡ軸障害の診断をすることは危険を伴うものである。

　私たちの経験では，うつ病患者に対するほとんどの精神療法において，症状の軽減および患者の現在の社会適応と対人関係の円滑化を目的とした技法には十分な関心が払われてこなかった。IPT の治療者は，パーソナリティの再構築は試みない。用いられるのは，安心させること，感情状態の明確化，対人コミュニケーションの改善，人との接触を通して物事の受け止め方と言動を検証することなど，確立された技法である。ロールプレイは，うつ病エピソードの解決につながる生活の変化を患者が起こすための重要な準備となり得る。

　これらの技法のほとんどは慣習的には「支持的」精神療法という名のもとに分類されている。しかし私たちの見解では，それは不適切な名前である。支持

的精神療法は，洞察志向でないほとんどの精神療法を呼ぶ漠然とした蔑称として用いられることが多かった。ほとんどの正式な「支持的」精神療法は，患者が既に持っている防衛を増すことによって自分の対人関係に適応することを助けようとするものである。患者が現実に適応するように助けることを目指すことが多く，現実を変えるように患者を助けようとするものではない。

　他方，IPTは，もっぱら現在の問題に働きかけ，意識・前意識の両方のレベルで，症状形成，社会適応，対人関係に介入する。IPTの治療者は無意識の要因を認識はするが，それに直接取り組むことはない。重視するのは，対人関係の状況の中で明らかにされる現在の不和，不満，不安，願望である。IPTは患者が現在の生活状況を単に理解して受け入れるのではなく，**変えられる**ように患者を助けることを目指す。早期幼少期体験も重要なものとして認識はされるが，治療では強調されない。それよりも，治療の焦点は「今，ここでのこと here and now」に当てられる。治療の全体的な目標は，現在の社会的役割に熟達して対人関係状況に適応するように励ましていくことである。

　IPTの重要な特徴は，うつ病を臨床的な障害として扱うことである。この根拠となるのは，うつ病が広く流行しているということだけでなく，患者に診断というレッテルを貼り「病者の役割」を引き受けることを正当化することが治療上重要だからである。このアプローチは，IPTを広い意味で医学モデルとして位置づけるものだが，多くの精神療法とは異なる点である。精神療法のコミュニティの中には，1984年よりはおそらく少なくなっているだろうが，診断を下すことへの偏見と症状を軽視する傾向を持つものもある。

　IPTは理論だけではなくうつ病の心理社会的な側面についての実証的な研究にも基づいている。3つの対人関係問題領域のそれぞれを支持するエビデンスがある。それらは，複雑化した死別反応の状況で人はうつ病になる（Walker et al., 1977; Maddison and Walker, 1967; Maddison, 1968），夫婦間不和の中でうつ病になる（Paykel et al., 1969; Pearlin and Lieberman, 1977），対人関係上の役割の変化をもたらす生活変化の中で（Overholser and Adams, 1997），特にソーシャル・サポートがないとうつ病になる，といったことである。ソーシャル・サポート——親しい関係の人たちがいる，あるいは，単に話をする親友がいるだけでも——は，うつ病を予防する効果がある（Henderson, 1977, 1979, 1981; Brown, Harris, and Copeland, 1977; Miller and Ingham, 1976; Prigerson et al., 1993）。親の死など早期のライフ・イベント（Brown and Harris, 1978; Tennant, Bebbington, and Hurry, 1980），親がうつ病であること（Weissman et al., 1997; Weiner et al., 1977)，貧弱な子育て（Parker, 1979）は，後にうつ病へとつながることがある。特に，後になって生活上のストレスがあったときに，うつ病につながりやすい。ライフ・イベントがうつ病のきっかけになるだけでなく，その逆もまた明らかに起こる。ひとたびうつ病になると，人は効果的なコミュニケーションができなくなり（Coyne, 1976; Merikangas et al. 1979），社会的役割を全体的にうまくこなせなくなるため，対人関係が緊張し，ネガティブなライフ・イベントにつながることになる（Weissman and Paykel, 1974）。

IPTと他の精神療法との比較

　IPTだけがうつ病を治療する精神療法的なアプローチというわけではない。いくつかの精神療法が特にうつ病性障害に向けて作られてきた。RothとFonagy（1996）はそれらの精神療法について，うつ病治療の実証的裏付けとともに記している。認知的アプローチと行動的アプローチのどちらもが，うつ病のために特に開発され，検証され，無作為化比較対照試験（RCT）において効果が示されているという点でIPTに似ている。IPTと他の精神療法を比較した第9章の症例を参照していただきたい（Hamilton et al., 印刷中も参照のこと）。

　Frank（1973）と同様に，私たちも，多くの精神療法学派の手順と技法は同じ基盤を持っていると信じている。重要な共通要素としては，達成感を獲得し，社会的孤立を乗り越え，社会的な帰属感を回復し，自分の人生に意義を見いだせるように患者を助けることである。各治療法の間の大きな違いは，患者の問題の原因を，遠い過去，近い過去，現在のいずれにあると考えるかという概念化にある。IPTはまた，特定の技法と全体的な戦略という点で他のアプローチとは異なっている（Markowitz, Svartberg, and Swartz, 1998）。それらの違いの中には，実際に違いをもたらすものもある。たとえば，IPTはある種のうつ病患者にはCBTよりも望ましいことがあるし，その逆ということもある（Sotsky et al. 1991）。

IPTの特徴

長期でなく,期間限定

短期の期間限定精神療法がほとんどの患者のニーズを満たすのに役立つということが,かなりの研究によって示されてきた (Howard et al., 1986)。長期の治療は,パーソナリティ障害,特に対人関係や認知の非適応的パターンを治療するために,そして,その他のいくつかの慢性の問題に対して必要であると考えられる。しかし,目下の問題と多くのⅠ軸障害には,短期治療が有効である。長期治療には,依存性を促進し回避的な行動を強化するという問題の可能性がある。短期の期間限定治療では,多分そのような副作用が避けられるだろう。

オープンエンドではなく,焦点化

他の短期精神療法と同じく,IPTに患者の現在の対人関係機能における1つか2つの問題領域を扱う。患者と治療者は初期の評価セッションの後にその焦点に合意する。

過去ではなく,現在の対人関係

IPTの治療者は,患者の現在の社会的な状況にセッションの焦点を当てる。うつ病エピソードの発症の直前,そして発症以来,患者の状況がどうであったかということである。過去のうつ病エピソード,幼少期の家族関係,以前の重要な人間関係,交友パターンは,患者の対人関係パターンをよりよく理解するために評価する。しかし,ほとんどのケースで,患者の過去の人間関係とやりとりをざっと振り返った後は,治療者は現在の社会的機能に主な焦点を当てる。

精神内界ではなく,対人関係

IPTの治療者は,患者とともに現在の対人関係問題を探っていくうちに,否認・隔離・投影・打ち消し・抑圧などの内的防衛機制に気づくこともある。しかし,治療者は,現在の状況を内的葛藤が顕在化したものとして見ようとはしない。それよりも,患者の行動を対人関係という観点から探っていく。対人関係を焦点とすることの1つの例として,夢の扱い方がある。治療者が話すように頼まなくても,患者は夢を報告することがある。そういうときは,治療者は

目に見える夢の内容とそれに関連する感情に焦点を当てて，それを現在の対人関係問題に結びつけるという形で夢を扱ってもよい。

認知／行動ではなく対人関係

IPTは，問題のある対人関係における患者の感じ方，考え方，行動の仕方を変化させようとするものである。自己主張の欠如，罪悪感，ソーシャル・スキルの欠如，不快な出来事の強調，否定的認知などは，それ自体に焦点が当てられることはないが，患者の生活の中の重要な人物との関係において，そのような行動や認知が対人関係にどのような影響を与えているのか，ということに焦点を当てる。

CBTと同じく，IPTも，自己と他者についての，そして自らに開かれている選択肢についての，患者の歪んだ思考に関わる治療である。IPTの治療者は，患者が言っていることと行っていることのずれ，あるいは患者の基準と社会一般の基準のずれに注意を向けさせることで，患者の歪んだ思考に取り組んでもよい。しかし，一般に，CBTが「熱いhot」認知——関連する強い感情を伴う思考——に焦点を当てるのに対して，IPTは感情や気持ちに直接焦点を当てる。CBTとは異なり，IPTではホームワークや他の課題を与えることによってこうした歪んだ思考を体系的に明らかにしようとはしないし，指示された練習を通して患者が代わりの思考を持てるように手助けしようともしない。それよりも，治療の中でその証拠が現れたときには，歪んだ考えを，重要な他者との関係において注目する。目標は抑うつ的な認知を変えることではなく対人関係パターンを変えることにあり，抑うつ的な認知は抑うつ症状として認識される。

パーソナリティは認識するが，焦点にはしない

患者のパーソナリティが精神科治療の焦点となることは多いが，IPTではパーソナリティを変えることは期待していないので，IPTでは患者のパーソナリティは認識はするが焦点を当てることはしない。患者のパーソナリティを「読む」能力があれば，治療者が患者の対人関係パターンを理解し治療同盟を築く助けとなるだろう。しかし，IPTの治療者は，うつ病エピソードの存在下ではⅡ軸診断をすることに慎重である（Markowitz, 1998）。この一般的なアプローチの例外は境界性パーソナリティ障害に対するIPTの適用である（第23章）が，そこにおいてすら，パーソナリティ障害に直接向き合うわけではない。IPTは，

うつ病になる人は特定のパーソナリティ傾向を持っているとは仮定していない。そうであるか否かは経験に基づく論点であり，検証を必要とするが，今のところまだ結論が出ていない（Hirschfeld and Cross, 1983）。

しかし，あらゆる治療と同じように，IPT でもパーソナリティは患者の重要な側面と考えられている。IPT では，パーソナリティは治療のいくつかの側面に影響を与えると信じられている。

1. パーソナリティにより精神療法の予後が予測できるかもしれない。パーソナリティ障害の患者は，パーソナリティ病理が軽度か全くない人に比べて短期精神療法を効果的に利用できないかもしれない（これもまた，検証が必要な論点である）。IPT の一つの修正版は，境界性パーソナリティ障害が対象となっている。
2. パーソナリティは患者治療者関係を変化させるかもしれない。
3. パーソナリティは，繰り返し起こる患者の対人関係問題の決定要因であるかもしれない。IPT の治療者は以前のパーソナリティ機能を探ったりパーソナリティを変化させようとしたりはしないが，非適応的なパーソナリティ特徴を患者が認識できるように助けることはある。たとえば，軽い妄想傾向のある患者に対して，治療者は，ある種の状況ではある人たちに対して「過敏」になる傾向を指摘し，それが対人関係上どのような結果につながるかを探ることがある。IPT の臨床試験では，これまでのところ，パーソナリティが短期的な予後の重要な決定要因であるとは明らかにされていない（Zuckerman et al., 1980；Markowitz et al., 1998）。
4. IPT はパーソナリティ障害を治療対象とはしないが（境界性パーソナリティ障害を除く），IPT によってソーシャル・スキルが育つことが示されている。したがって，パーソナリティ構造を根本的に変えることなく，IPT はパーソナリティ障害の存在下でも全体的な機能を著しく改善することができる。自分の意見をもっと言ったり，人ともっと向き合えるようになったりすることによって，社会的な機能と生活の質に非常に大きな変化を起こすことができる。
5. 抑うつ症状を軽減させることによって，IPT はパーソナリティ障害に見えていたものを消し去ることがある。あるいは，少なくとも，非適応的なパーソナリティ特性を和らげる。

IPT 治療者の役割

治療者は患者の代弁者であり，中立ではない

　IPT の治療者は，評価を下さず，温かさと無条件の肯定的関心を伝える。本質的に，治療者は親切で役に立つ味方である。物事に直面させるときには穏やかで時を得たものとし，治療関係に対する患者のポジティブな期待を育てるように注意深くする。これは，もちろん，治療者が患者のあらゆる側面を受容するということを意味するのではない。治療者は，患者の問題は解決可能なものであり，必ずしも患者のパーソナリティの永続的な特徴を表すものではないというメッセージを伝える（患者がパーソナリティのせいだと思っている側面の多くが，実はうつ病の症状であるかもしれない）。

　この姿勢を維持する上で，治療者は楽観的で支持的であり，役に立つと思われるときには，安心させたり直接助言したりという技法を用いてもよい。それは通常初期のセッションで，患者の症状が最も重く無力感を最も強く感じているときに用いる。引きこもった中立的な役割をとらないことによって，治療者は治療関係の中で患者が退行する可能性を最小化する。

治療関係は転移をあらわすものではない

　これは患者の代弁者としての役割の結果として当然のことである。治療者が同盟を提供する以上，援助してもらい理解してもらえるという患者の期待は現実的なものとみなされ，患者と治療者の関係もまた現実的なものとなる。一般に，治療関係は患者と（あるいは治療者と）他人との以前の関係のファンタジックな再演とはみなされない。治療者は患者の対人関係パターンに敏感である。たとえば，治療者は，強迫的な患者と話す際に，気持ちや感情に焦点を当てることによって，知的な議論を避けたりする。

　陽性転移はそのままにしておかれる。治療者に対する患者の気持ちが進歩を妨げる場合にのみ，患者と治療者のやりとりを遮ったり特別に探ったりする。このような姿勢をとることによって，患者の怒りや敵意のある気持ちが治療者に向けて表現される可能性が減じると期待される。治療者や治療に対する気持ちが進歩を妨げているらしいということが，遅刻や無断欠席などの問題（第9章参照）によって裏付けられるようであれば，治療者に対する患者の気持ちを探ってもよい。実際にそれが必要になることはほとんどない。このような状況

における全体的な戦略は，治療に対する患者の反応を治療外での対人問題の扱い方と関連づけ，治療の内外いずれにおいてもそのような反応を別のやり方で扱えるようになるよう，患者をサポートすることである。

　IPTの治療者は患者に援助を提供するが，それは，社会的役割における自分についての新しい考え方や，対人問題を解決する新しいやり方が学べるように，患者をサポートすることに限られている。患者自身に能力があるという感覚を養うため，治療者は，直接助言したり安心させたりということを最小限に抑える。期間の制限があることと，面接室の外での患者の行動を強調することによっても，依存は抑えられる傾向にある。

治療関係は友情ではない

　治療者は患者の代弁者であるが，その関係には制限がある。一方では，治療者は選択的に自分のことを話してもよいし，患者と自由にやりとりしてよい。話し合われている話題に関連していることであれば，治療者は個人的な意見や，自分自身の人生における問題例を話してもよい。患者が個人的な質問をしたら，治療者は自由に答えてよい。しかし，患者がなぜそういう質問をするのかを探ることが重要であるかもしれない。それが，反治療的な態度と関連したものではないか，自分自身について打ち明けることを避けようとしたものではないかを判断する必要がある。

　他方，患者に対して治療者がオープンであるということは，治療の課題や目標と関連しない活動に治療者が参加するということを意味するのではない。したがって，治療者は患者と社会的な関係を持ったりビジネスの関係を持ったりはしない。

治療者は積極的であり，受動的ではない

　治療の時間を構造化してセッションを焦点づけるために，IPTの治療者は，高度に積極的な立場と，単に患者の言動に反応するだけの立場という両極端の間の適度な立場をとる。IPTの目標に合わせて，治療者は現在の対人関係問題領域に改善をもたらすということに患者が焦点を当てられるよう，ある程度積極的にサポートする。初期のセッションでは，うつ状態の病歴と，患者の重要な人間関係（特に現在のもの）が今までどうであったかを治療者が積極的に引き出して，患者が治療目標を設定できるように助ける。

　中期のセッションでは，治療目標と関係のある題材を網羅できるよう，治療

者は患者を積極的に導く。患者が題材を持ち込んでこなければ，治療者は，問題領域として合意されているものの一つについて，その後の情報や，より詳細な情報を引き出してもよい。それでも患者が題材を話し合うことができなければ，話し合うのを困難にしている何かが存在しているのかどうかを尋ねてみることが賢明かもしれない。急を要することを話し合っておかなければ，それ以外の問題を効果的に探ることができないというのは一般的な法則である。

　治療者が積極的であると言っても，変化への最終的な責任は患者の側にある。たとえ治療者が患者の問題を解決することができるとしても，治療の目標は患者が自分自身の問題を解決し，自分自身の目標を追求できるようになるのを助けることである。したがって治療セッション内外での患者の行動に応じて治療者は干渉を制限していく。セッションでは，患者は自分が見たままに心配事や問題を話す機会があるということを伝えておく。治療者は患者にとって何が重要であるかを直観することができないからである。治療者は，治療に関することでも重要な他者に関することでも，患者が話し合いたいと思う心配事，出来事，考えを話す機会を患者に与える。患者が題材を持ち出すならば，患者が選んだ話題を体系的に探ることによってセッションが焦点づけられるだろう。

　治療外では，患者は自分のペースで自らの行動を変える。まれな状況を除けば，治療者は患者の代わりに直接介入することはしない。治療者は通常，直接的で具体的な提案はしないが，対人関係の欠如に取り組む上ではセッション間の活動について具体的な提案をすることもある。そのような患者に対しては，人と関わる活動をして治療者に報告するように励ますことがある。同様に，未解決の悲哀の患者には，亡くなった人のアルバムを見たり持参したりするように励ますこともある。治療者は正式なホームワークは出さないが，期間限定治療の中で焦点となっている対人関係問題領域を解決するということは，暗にホームワークを与えるものである。IPTセッションでは，患者が面接室の外の自分自身の生活において対人関係の変化を起こすことを計画し準備することに重点を置く。

第1部

うつ病の対人関係療法を実践する

第 1 章

IPT の概要

　私たちは IPT を 3 つのレベルで概念化してきた。戦略，技法，治療姿勢である。IPT は後の 2 つについては他の多くの治療と類似しているが，戦略のレベルでは独特である。

　IPT の戦略は治療の 3 つの時期のそれぞれにある。第 1 の時期は，通常最初の 1 〜 3 セッションであるが，**診断的評価**を行い，**精神科的病歴**を聴取し，治療の**枠組み**設定を行う。治療者は症状を検討し，標準的診断基準（American Psychiatric Association, 1994）により患者をうつ病と診断し，患者に**病者の役割**（Parsons, 1951）を与える。病者の役割によって，患者はとても対処できない社会的義務を免除されるだろうが，全機能の回復に向けて治療に取り組むよう要求されることになる。初期のセッションの間に精神科的病歴を聴取するが，そこには**対人関係質問項目**も含まれる。対人関係質問項目とは，患者の現在の社会的機能と現在の親しい人間関係，そのパターンとお互いへの期待を振り返るものである。症状の始まりに近い対人関係の変化を明らかにする。たとえば，愛する人の死，子どもが家を出た，夫婦関係の悪化，親友との絶縁などである。この振り返りは，抑うつ症状の発症と維持を社会的・対人関係的文脈において理解する枠組みを提供し，治療焦点を決める。

　治療者は，症状の重さ，過去の病歴，治療への反応性，患者の好みを考慮して，治療法選択の一部として**投薬の必要性**を検討する。それから，診断をはっきりと話し合うことによって，うつ病について教育する。診断の根拠となる症状や，治療から何を期待できるかということも話す。それから治療者は，**対人関係フォーミュレーション**（Markowitz and Swartz, 1997）を提示する。これは，4 つの問題領域のうち 1 つの枠組みの中で抑うつ症状を患者の対人関係状況に関連づけるというものである。4 つの問題領域とは，(1) **悲哀**，(2) **対人関係上の役割をめぐる不和**，(3) **役割の変化**，(4) **対人関係の欠如**である。

うつ病は医学モデルの中で診断され，患者に説明される。うつ病の発症に関連している中心となる対人関係問題領域を決めたら，この問題領域に取り組むことを明らかにした治療契約を患者と結ぶ。この焦点が合意されると中期が始まる。

中期には，治療者はマニュアル（Klerman et al., 1984；本書の第3～6章参照）で規定されている戦略を進める。その戦略は，選ばれた問題領域に特有のものである。**悲哀**は，愛する人が亡くなった後の複雑化した死別反応と定義されるが，治療者は喪を促進し患者がだんだんと喪失を埋め合わせる新しい活動や人間関係を見つけられるようにサポートする。**対人関係上の役割をめぐる不和**は，配偶者，他の家族，同僚，親しい友人など重要な他者との間の葛藤である。治療者はその関係，不和の性質，解決のための選択肢を探るように患者をサポートする。これがうまくできない場合は，関係が行き詰まったと結論づけたり，関係を終わらせて別の人を探すという結論に達したりするかもしれない。**役割の変化**は，生活の状況のあらゆる変化を含む。たとえば，恋愛関係や仕事の始まりや終わり，転居，昇進，引退，卒業，身体疾患の診断などである。引き受けようとしている新しい役割のプラスの側面とマイナスの側面を，そしてそれが取って代わる古い役割のプラスとマイナスを認識することによって変化に対処するよう患者をサポートする。**対人関係の欠如**は，最後に残ったIPTの問題領域であるが，ソーシャル・スキルが著しく欠如しているため人間関係を始めたり持続したりすることが難しい患者のことを言う。

これら4つの対人関係問題領域の原則は，現存しているうつ病についての心理社会的な研究から得られている（Klerman et al., 1984）。したがってすべてのうつ病患者が4つの問題領域の少なくとも1つに当てはまる。問題領域は治療経過の中で変化することがある。患者が複数の関連した問題領域を持っており，1つ以上に取り組むこともあれば，最も顕著なものや最も変わりやすいものを選ぶこともある。特定の対象や障害に向けてのIPTの修正版の中には新たな問題領域を加えたもの（たとえば思春期うつ病患者，第13章）や，特定の問題領域に焦点を当てたものもある（たとえば気分変調性障害，第12章）。

IPTのセッションは幼少期や発達上の問題ではなく，現在の「今，ここで」の問題を扱う。「前回お会いしてからいかがですか」という質問でセッションを始める。この質問は，患者を現在の対人関係や現在の気分へと焦点づける。治療者はこの2つを関連づけようとする。患者が問題領域について話したら，最近の気分や抑うつ症状を尋ねる。あるいは，患者が症状について話したら，

治療者は最近のライフ・イベントや人とのやり取りを尋ねる。治療者は積極的で，中立でなく，支持的で，希望を持った姿勢をとる。

IPTの最後の治療期は典型的には治療の最後の2～3週間であるが，治療で得たものを患者が認識して強化し，将来抑うつ症状が起こったときにそれを見つけ対処する方法を育てられるように患者を励ます。

IPTについての最初の記述はKlermanら（1984）にある。IPTの修正版を最初に編集したものはKlermanとWeissman（1993），思春期うつ病患者への修正版はMufsonら（1993），気分変調性障害の患者に対する修正版はMarkowitz（1998），そして患者本はWeissman（1995）が出版している。うつ病に対する治療法および一般的な治療法としての精神療法の効果判定研究は，いくつかの論文においてレビューされている。たとえばKlermanら（1994），JarrettとRush（1994），Weissman, Jarrett, Rush（1987）そしてConteら（1986）である。

以下に記す概要はIPTの構造を，技法と姿勢を含めて理解する役に立つだろう。第1部のその後の章における詳しい議論と症例はこの概要に従ったものである。うつ病の特定の対象に対する，あるいは他の障害に対するIPTの修正版のほとんどは同じフォーマットに従っているが，「うつ病を扱う」の初期のセッションをその特定の年齢層　時期，治療方法，また治療対象となる診断に合うように変更している。これらの修正版については第2部から第4部で述べる。症例と，戦略を示す治療者の言い回しは，本書の全体に見ることができる。それらの言い回しは治療者のガイドとしての目的のみをもって書かれている。

大うつ病に対する対人関係療法の概略

Ⅰ．初期のセッション
   A．うつ病を扱う
      1．抑うつ症状を調べる。
      2．症候群に名前をつける。
      3．医学的な病気としてうつ病を説明し，治療について説明する。
      4．患者に「病者の役割」を与える。
      5．投薬の必要性を評価する。
   B．うつ病と対人関係を結びつける
      1．現在の抑うつ症状に関連するものとして，現在および過去の対

人関係を振り返る。患者とともに以下を判断する。
- a．重要な他者との関わりの性質
- b．患者と重要な他者がお互いに何を期待しているか，それらの期待は満たされているか
- c．関係の満足できる側面と不満足な側面
- d．患者がその関係において変えたいと思っているところ

C．主な問題領域を判断する。
1．現在のうつ病に関連する問題領域を決定し，治療目標を設定する。
2．どの人間関係，あるいは人間関係のどの側面が，うつ病に関連しているか，その中で変えられそうなところはどこかを決定する。

D．IPTの概念と治療契約を説明する。
1．問題をどのように理解したかを概説する。
2．どの問題領域に焦点を当てるかを決め，治療目標に合意をする。
3．IPTにおける手順を示す。つまり，「今，ここでのこと」に焦点を当てるので，患者が重要な関心事を話す必要があること，現在の対人関係を振り返ること，治療の現実的な側面についての話し合い――期間，頻度，時間，料金，キャンセルの取り扱い。

Ⅱ．中　期――問題領域

A．悲　哀
1．治療目標
- a．喪のプロセスを促進する。
- b．失ったものに代わる関心や関係を患者が再確立できるようにサポートする。

2．戦　略
- a．抑うつ症状を振り返る。
- b．重要な他者の死と症状の始まりを結びつける。
- c．亡くなった人と患者の関係を再構築する。
- d．死の直前，最中，後の出来事の順序と結果を明らかにする。
- e．関連する気持ちを探る（ポジティブなものもネガティブなものも）。

　　　　f．他人と関わりを持つ方法の可能性を考える。
B．対人関係上の役割をめぐる不和
　　1．目　　標
　　　　a．不和を同定する。
　　　　b．行動計画を選ぶ。
　　　　c．満足できる結果が得られるように，期待や問題のあるコミュニケーションを修正する。
　　2．戦　　略
　　　　a．抑うつ症状を振り返る。
　　　　b．患者と現在関係のある重要な他者との間の，目に見える，あるいは目に見えない不和と症状の始まりを結びつける。
　　　　c．不和の段階を決定する。
　　　　　　ⅰ．再交渉（関係者を落ち着かせ，解決を促進する）
　　　　　　ⅱ．行き詰まり（交渉を再開させるために不調和を増す）
　　　　　　ⅲ．離別（喪をサポートする）
　　　　d．役割期待のずれがどのように不和と関連しているかを理解する。
　　　　　　ⅰ．不和における論点は何か。
　　　　　　ⅱ．期待や価値観における相違は何か。
　　　　　　ⅲ．どのような選択肢があるか。
　　　　　　ⅳ．他のやり方を見つけられる可能性はどのくらいあるか。
　　　　　　ⅴ．その関係に変化をもたらすために利用できる資源は何か。
　　　　e．他の関係にも同様のものがあるか。
　　　　　　ⅰ．患者は何を得ているのか。
　　　　　　ⅱ．患者の行動の裏にある，暗黙の憶測は何か。
　　　　f．不和はどのようにして長引いているのか。
C．役割の変化
　　1．目　　標
　　　　a．古い役割の喪失を悼み，受容する。
　　　　b．患者が新しい役割をより前向きにとらえられるように助ける。
　　　　c．新しい役割で必要とされるものについて「できる」という

感覚を養うことによって自尊心を回復させる。
  2．戦　　略
    a．抑うつ症状を振り返る。
    b．最近の生活の変化に対処することの困難と抑うつ症状を関連付ける。
    c．古い役割と新しい役割のポジティブな側面とネガティブな側面を検討する。
    d．失われたものについての気持ちを探る。
    e．変化そのものについての気持ちを探る。
    f．新しい役割における機会を探る。
    g．失われたものを現実的に評価する。
    h．感情の適切な発散を奨励する。
    i．新しい役割で必要とされるソーシャル・サポート・システムと新しいスキルを育てるように励ます。
  D．対人関係の欠如
  1．目　　標
    a．患者の社会的孤立を減じる。
    b．新しい関係を作ることを励ます。
  2．戦　　略
    a．抑うつ症状を振り返る。
    b．社会的孤立や満たされなさの問題と抑うつ症状を関連づける。
    c．過去の重要な関係を，悪い側面も良い側面も含めて振り返る。
    d．対人関係において繰り返されるパターンを探る。
    e．治療者に対する患者のポジティブな気持ち・ネガティブな気持ちについて話し合い，他の関係にも類似のものがないか探る。
Ⅲ．終　　結
  A．終結についてはっきりと話し合う。
  B．終結は悲哀のときであるということを認める。
  C．自立した能力があるということを患者に認識してもらうようにする。
  D．治療への反応がなかった場合の扱い。

E．継続治療・維持治療について。
Ⅳ．技　　法
　　　A．探索的技法
　　　B．感情の励まし
　　　C．明確化
　　　D．コミュニケーション分析
　　　E．治療関係の利用
　　　F．行動変化技法
　　　G．補助的技法
Ⅴ．治療者の役割
　　　A．患者の代弁者。中立ではない。
　　　B．積極的。消極的ではない。
　　　C．治療関係は転移としては解釈しない。
　　　D．治療関係は友情ではない。

第 2 章

初　　期

　IPTには2つの焦点がある。抑うつ症状を軽減することと，症状の発症と関連した社会的・対人関係的問題に対処することである。初期のセッションは，うつ病性障害とその対人関係的な状況を判断し，対人関係の問題領域を決め，治療契約を確立し，抑うつ症状を扱うことに費やされる。初期のセッションの間に，うつ病と対人関係問題の両方を診断し評価する。これらのセッションで，治療者は次の4つの課題を達成すべきである。

1．うつ病の診断をする。
2．対人関係質問項目を完成させ，うつ病を対人関係の状況に関連づける。
3．主要な対人関係問題領域を決める。
4．IPTのアプローチを説明し，治療契約を結ぶ。

　これらの課題が達成されると，中期が始まる。

初期のセッション：うつ病を扱う

　最初のセッションは，治療が必要になった理由（主訴）と最近の抑うつ症状の経過を患者に話してもらい，抑うつ症状を振り返り，投薬の必要性を評価するところから始まる。包括的な医学的検査と身体的な診察はすべての患者に対して行うべきである。過去1年以内に検査を受けていなければ，受けるように患者に勧める。50歳以上の人，あるいは身体的な問題がある人は，もっと最近に受けていないようであれば，検査を勧めるべきである。

　抑うつ状態の病歴を聞く際には，過去のうつ病エピソード，その対人関係的

なきっかけが何かあったか，うつ病の結果どうなったか，以前のうつ病エピソードがどのように解決したか，ということを振り返るべきである。患者の抑うつ症状のタイプと重症度は，薬物療法の併用の必要性も考慮しながら評価する。自殺念慮は注意深く評価しなければならない。

最初の2セッションで，うつ病について患者を教育することによって，症状はコントロールできるものだという安心感を与え，その方向性を示すべきである。これは，患者が治療に積極的に関わることをうながし，問題に直ちに「取り組んで」もらえたという感覚を生み出すために重要である。

症状を調べる

最初のセッションでは，患者の症状（有無，持続期間，重症度）を詳しく調べるべきである。このように症状を調べることには次の3つの目的がある。

1. 精神療法家が診断を確定する。
2. 患者の問題は，精神療法家が予測するようなパターンに当てはまり，臨床的な症候群として理解可能なものであるということを患者に知らせて安心させる。したがって，患者は，不可解で常軌を逸したように見える症状と行動が，期間が限定されたものであり，不快ではあるが治療可能なパターンの一部であることを理解する。
3. 具体的な期間と対人関係状況に症状を位置づけ，それを精神療法の焦点とする。

このように症状を調べる過程で，患者の自殺念慮を，過去のものも現在のものも含め，詳しく説明してもらうべきである（自殺したがる患者については第9章を参照のこと）。この作業のガイドラインとなるのは，DSM-IVとICD-10のうつ病の診断基準である（表2.1と表2.2参照）。DSM-IVの大うつ病性障害の診断基準を満たすには　患者は9つの症状のうち少なくとも5つの症状を，最低2週間，ほとんど毎日，ほとんど一日中有している必要がある。ハミルトン抑うつ評価尺度（Hamilton, 1960）やベック抑うつ評価尺度（Beck, 1978）は，症状，その重症度，治療経過の中での変化を体系的に調べるのに役立たせることができる。しかし，うつ病の全範囲の症状を含む体系的な評価尺度であれば何でも使うことができる。

表2.1　DSM-IVの大うつ病エピソードの診断基準（296.xx）

A．以下の症状のうち5つ（またはそれ以上）が同じ2週間の間にほとんど毎日存在し，病前の機能からの変化を起こしている。これらの症状のうち少なくとも1つは，(1) 抑うつ気分，あるいは (2) 興味または喜びの喪失である。
　(1) ほとんど1日中の抑うつ気分
　(2) ほとんど1日中の，（ほとんど）すべての活動における興味，喜びの著しい減退
　(3) 食事療法をしていないのに，著しい体重減少，あるいは体重増加（例：1カ月で体重の5％以上の変化），または，食欲の減退または増加
　(4) 不眠または睡眠過多
　(5) 精神運動性の焦燥または制止（他者によって観察可能なもの）
　(6) 疲労感または気力の減退
　(7) 無価値感，または不適切な罪責感
　(8) 思考力や集中力の減退，または，決断困難
　(9) 死についての反復思考（死の恐怖だけではない），反復的な自殺念慮，または自殺するためのはっきりとした計画，または自殺企図
B．症状は混合性エピソードの基準を満たさない。
C．症状は，臨床的に著しい苦痛，または社会的，職業的，または他の重要な領域における機能の障害を引き起こしている。
D．症状は，物質（例：乱用薬物，投薬）の直接的な生理学的作用，または一般身体疾患によるものではない。
E．症状は死別反応ではうまく説明されない。すなわち，愛する者を失った後，症状が2カ月を超えて続くか，または，著明な機能不全，無価値感への病的なとらわれ，自殺念慮，精神病性の症状，精神運動制止があることで特徴づけられる。

（DSM-IV［髙橋三郎・大野裕・染谷俊幸訳：DSM-IV-TR 精神疾患の診断・統計マニュアル，医学書院，2003］を参考にして訳出）

　症状を調べる際には，以下の領域の多くを網羅すべきである。

1．抑うつ気分。気分は次のような質問を通して評価される。
　・この2週間，どのような気持ちでしたか？　今日はどうですか？
　・あなたの気分がどんなだったか，説明していただけますか？
　・憂うつだったり，ふさぎこんでいたり，落ち込んでいたり，悲しかったりしましたか？
　・泣きたいと思ったときがありましたか？　泣いたら楽になりましたか？　泣きたいけれども涙も出ないと感じたときがありましたか？
　・そのような気持ちはこの2週間，ほとんど毎日，ほとんど一日中感じていましたか？　もうどのくらいの間，そのように感じているのでしょうか？

表2.2　ICD-10のうつ病エピソードの症状

　患者は通常，抑うつ気分，興味と喜びの喪失，および活動性の減退による易疲労感の増大や活動性の減少に悩まされる。わずかに頑張ったあとでも，ひどく疲労を感じることがふつうである。他の一般的な症状には以下のものがある。
　(a)　集中力と注意力の減退。
　(b)　自己評価と自信の低下。
　(c)　罪責感と無価値感（軽症エピソードにもみられる）。
　(d)　将来に対する希望のない悲観的な見方。
　(e)　自傷あるいは自殺の観念や行為。
　(f)　睡眠障害。
　(g)　食欲不振。
　気分の落込みは日による変化が少なく，しばしば環境に対しても無反応である。軽症，中等症，重症うつ痛のエピソードの区別は，現在の症状と社会活動障害の数とタイプおよび重症度を含む複合的な臨床判断に基づく。

(ICD-10［融道男他監訳：ICD-10 精神および行動の障害—臨床記述と診断ガイドライン．医学書院，2005］より）

2．活動への興味や喜びの減少
- ふだんは楽しめる活動のほとんどにおいて興味や喜びを感じなくなりましたか？
- 今でも楽しめているものがありますか？（その喜びはどのくらい続きますか？）
- 興味や喜びの消失はほとんど一日中，ほとんど毎日ですか？

3．体重や食欲の変化
- この間，食欲は変わりましたか？
- 食べる量がふだんよりもずっと多く，あるいはずっと少なくなっていますか？
- 無理やり食べている感じですか？　ほとんど毎日ですか？
- この数週間，あるいはこの1カ月間で体重が変わりましたか？
- そうであれば，何キロ減りましたか（あるいは増えましたか）？
- ダイエットをしたり，体重を減らそうとしたりしていましたか？
- 洋服のサイズが合わなくなってきましたか？

病気が始まってからの患者の最大の体重減少（あるいは増加）を評価する。

4．不眠あるいは睡眠過多
- この２週間，睡眠に問題がありましたか？
- （初期不眠）ほとんど毎晩寝つきが悪かったですか？
- 睡眠薬を飲んでいましたか？
- 寝つくのにどのくらい時間がかかりますか？
- 横になっているときに何が頭をよぎりますか？
- （中期不眠）一度眠りにつくとぐっすり眠れますか？
- 眠れないですか，ずっと起きていますか？
- 一晩に何回目を覚ましますか？
- 布団から出ますか？　それはトイレに行くためだけですか？
- （終期不眠）朝早く目が覚めますか？
- 朝早く目が覚めた時に，もう１度眠りに戻れますか？
- あなたがふだん起きていたよりも早く起きていますか？
- （睡眠過多）最近眠り過ぎていると思いますか？
- 布団の中にどのくらいの時間いますか？
- それは普段よりもどのくらい長いのでしょうか？　日中昼寝をしますか？

5．精神運動性焦燥あるいは制止
- 最近じっと座っているのがとても難しいですか？
- 他の人が気づくくらいに気が高ぶって落ち着かないですか？
- それとも動作が遅くなったように感じますか？　とても遅いので何かをするのが難しかったりはっきりと考えたりすることも難しいくらいですか？

　これらの質問は過去数週間の機能を評価するのに役立つだろう。しかし治療者は精神運動性の焦燥あるいは制止を主に面接時の観察に基づいて評価すべきであり，落ち着かない，あるいは動作が遅いという本人の主観的訴えのみに基づいて評価すべきではない。焦燥は不安と関連した落ち着きのなさとして定義される。それは不安とは区別すべきである。なぜかというと，焦燥とは，つらいと体験される，運動系の落ち着きのなさとして観察可能なものを指しているからである。制止としては，思考と会話の遅さ，集中力の低下，身体の動きが少ないこと，無関心や昏迷に注意していただきたい。

6. 疲労感または気力の減退
    - 疲れやすくなったと思いますか？
    - ほとんど毎日疲れていますか？
    - 気力のレベルが下がっていますか？
    - 布団に横になって長い時間過ごしていますか？
    - 手足におもりがついているように重く感じますか？
    - 特に疲れを感じる部分が体にありますか？

7. 無価値感または不適切な罪悪感
    - 自分が悪い，あるいは価値のない人間だと最近感じていますか？
    - 自分がやったこと，あるいはやらなかったことについて自分を責めていますか？
    - 自分を嫌いで，自分自身を厳しく批判していますか？
    - 友達，家族，あるいは他の人をがっかりさせてきたと思いますか？
    - 物事について罪悪感を抱いていますか？
    - 自分が今のような気持ちになるのは自分のせいだと思っていますか？

8. 思考力や集中力の減退または決断困難
    - 理路整然と考えたり集中したりすることが最近難しいですか？
    - それはどのようなところに現れますか？ 仕事に影響を与えていますか？
    - 決断をすることが難しいですか？

9. 死や自殺についての反復思考
    - 最近死について考えることが多いですか？
    - とても気分が悪いので人生は生きる価値がないと感じていますか？
    - 生きていなければよかったと思ったことがありますか？
    - 死について考えたことがありますか？
    - 自殺をする計画がありますか？ そうであればどういうものですか？
    - 自殺を試みたことがありますか？

他の症状は，診断基準には含まれないが，抑うつ症状が社会的・身体的・感情的・認知的機能に与える影響を判断する助けとなることが多い。

10. 仕事と活動
    - あなたの仕事，家事，趣味，関心，社会生活について教えてください。これらに対していつもと違った形で対処していますか？
    - あなたが感じている気持ちのために，職場や家でうまく機能できていませんか？

11. 精神的不安
    - 神経過敏になったり，不安になったり，怖いと感じたりしたことがありますか？　強い緊張を感じたり，なかなかリラックスできなかったりしたことがありますか？　些細なことでも心配になりますか？
    - イライラして人にガミガミ言ってしまいますか？
    - 今にも恐ろしいことが起こるかのような恐怖感を抱いたことがありますか？
    - 特定の状況において恐怖を感じる傾向がありますか？　たとえば家に一人でいるとか，一人で外出するとか，人込みの中にいるとか，旅行するとか。

12. 身体的不安
    - 身震い，動揺，過剰な発汗，窒息したり喉が詰まったりするような感じ，発作的な息切れ，めまい，失神しそうな感じ，頭痛，項背部痛，胸騒ぎがしたり胃が締め付けられたりするような感じなどに苦しんだことがありますか？
    - どのくらいの頻度でしたか？　どのくらいひどかったのですか？

この問題群には，不安を訴える患者に共通する数多くの身体的な訴えが含まれている。たとえば，消化不良やおなかが張るといった消化器系の問題，動悸のような循環器系の問題，頭痛，呼吸に関する訴え，泌尿器・生殖器に関する訴えである。

13. 消化器系の症状
    - 食欲はどうですか？　胃が重いような感じがありますか？
    - 排便のパターンはどうですか？　それはいつものパターンと違いますか？

14. 全体的な身体症状
    - どこかに痛みがありますか？　重い感じがしますか？

　この症状群は，疲労感と関連しているが，四肢・背部・頭部の重さ，びまん性の頭痛，気力の減退や疲れやすさなどがある。その強度や頻度の変化を考慮すること。うつ病においては，これらの症状はあいまいではっきりしないのが特徴であり，患者にきちんと説明してもらうのは極めて難しい。

15. 性的な症状
    - あなたの性生活について，少々お聞きしたいと思います。セックス／配偶者／パートナーに対して，最近興味がなくなっていますか？　いつもより性的な欲求が弱まっていますか？　なかなか興奮しませんか？　性的な関係を持つことが少なくなっていますか？　勃起したり（男性の場合），クライマックスに達したりすることがなかなかできませんか？

16. 身体的な訴えに対する態度
    - ご自分の身体的な健康についてとても心配しておられますか？
    - 痛みや身体の機能についてかなり考えていますか？
    - ご自分の身体に悪いところがあるのではないかと心配しておられますか？

　このカテゴリーは，現実的基盤の有無にかかわらず，患者が身体の症状を心配していることをいう。心気的な患者は，精神的な問題ではなく身体症状をひどく気にし，いつもそのことを口にする。

17. 病　　識
    - ご自分の問題はどのような性質のものだと考えていますか？
    - ご自分が感情面での病気あるいは心理的な病気だと思われますか？
    - 今起こっていることの原因は何ですか？

　病識のない患者と，「精神的な問題」であることを受け入れるのに抵抗している患者とを区別することは重要である。病識とは，心理的な障害があるとい

うことと，それが抑うつ的なものだということに患者が気づいていることをいう。自己認識の程度を判断する際には，精神力動や心理的な原因を理解する場合と同様に，患者の考えや予備知識をいつも考慮しておかなくてはならない。すべての人は，身体疾患や精神疾患について，その人なりの一連の決まった考えや信念を持っている。ほとんどの人は自分自身の診断分類システムを持っているものである。患者の考えは，否定したり異議を唱えたりせずに引き出すべきである。患者の中には自分の体験を「私が自己中心的すぎるから神が罰しているのだ」というように宗教的な観点から考える人がいる。また他の人を責める人もいる。たとえば十分に愛してくれていないという理由で母親を責めたり冷酷で鈍感だということで配偶者を責めたりする。

18. 日内変動
    - あなたの気分には特徴的なパターンがありますか？　だいたいいつも一日のこのあたりの時間の調子が最も悪い，ということがありますか？
    - 一日のうちでどの時間帯の調子が最も良いですか？　朝ですか？　午後ですか？　夜ですか？　一番調子が悪いのは一日のうちどの時間帯ですか？

こうした質問は，一日の前半と後半で，気分や他の症状に一定の変動があるかどうかを明らかにするためのものである。一般的に言って，患者はどちらかの時間帯の方が調子よく感じるものである。ほとんどのうつ病患者は朝が最悪だと感じる。時には，午後に調子良く感じたり，朝と夜の両方とも調子が悪くなったりする患者もいる。

19. 離人感（および現実感消失）
    - 自分がまるで映画や夢の中にいるように感じたことがありますか？
    - すべてが現実ではないという感覚や，自分が現実に存在していないという感覚や，世界が遠く離れている，奇妙だ，あるいは変わってしまったといった感覚を持ったことがありますか？　これは，この病気が自分に起こるとは到底思えないというような感覚のことを言っているのではありません。
    - 自分が自分自身の外にいて，離れたところから自分を見ているような

感じがしたことがありますか？

20. 妄想症状
    - 他人を信用するのは難しいですか？
    - 他の人に対して疑い深い方ですか？　他の人が自分のことについて話しているとか陰で笑っていると思いますか？

　もし患者が肯定した場合には，さらに詳しく調べていかなくてはならない。抑うつ的な要素の存在しない迫害念慮，すなわち，罪悪感や自分は迫害されて当然だという気持ちと関連がない迫害念慮の有無についても調べる。もし妄想的な考えに抑うつ的な要素が存在している場合には，罪悪感やその他の抑うつ的な妄想の一部である可能性がある。

21. 強迫症状
    - 不愉快な，恐ろしい，または馬鹿馬鹿しい考えや言葉が頭に浮かんできて，それを取り払おうとしてもこびりついて離れないと感じることがありますか？　自分はしたくないのに何らかの恐ろしい行動をとってしまうのではないかと怖いですか？
    - すでにやったことを何度もチェックしたり同じことを繰り返したりしなければならないと感じることがありますか？　物事を，特定の方法で，特定の順序で，または一定の回数行う必要がありますか？　自分の気分を良くするために，迷信的なものであっても，小さな儀式を何回も繰り返しますか？

22. 抑うつ的な気持ち
    - 無力な感じがしていますか？
    - 絶望的な感じですか？
    - 価値がない感じがしますか？

関連する診断

　うつ病の診断を包括的に行うためには，併存する診断とともに，症状を説明する他の診断の可能性も考慮するべきである。主要なⅠ軸診断をカバーする標

準化された包括的診断評価法は複数あり，うつ病の診断に用いることもできる。感情障害用面接基準（SADS; Endicot and Spitzer, 1978），DSM-IV 構造化臨床面接（SCID; First et al., 1995），統合国際診断面接（CIDI; Wittchen et al., 1994）などがある。後二者の臨床面接は米国精神医学会の診断基準（American Psychiatric Association, 1994）に基づいている。CIDI は臨床疫学研究において主に用いられてきたが，DSM と ICD の診断をともに下すことができるという利点がある。精神科における鑑別診断の包括的な議論については，精神科評価ハンドブック（American Psychiatric Press, 1999［訳注：第2版，2007］）を参照されたい。

　臨床現場においては，うつ病性障害ではない診断，あるいは併存する診断を体系的に調べるという原則に比べれば，どの診断方法を用いるかということは重要度が低い。診断を下す際には，標準的な DSM-IV あるいは ICD-10の診断基準（American Psychiatric Association, 1994）を用いるべきである。治療は鑑別治療学（Frances et al., 1984）に基づくべきである。すなわち，治療は患者の診断とニーズによって決められるべきであって，治療者のイデオロギーに基づくべきではないということである。これには IPT も含まれるだろう。うつ病の治療ガイドラインの優れたまとめとしては，米国保健政策研究局（AHCPR［訳注：現在は AHRQ へと再編］）のうつ病ガイドラインパネル（1993）を参照されたい。

　治療を計画する際には，患者が双極性障害（躁うつ病）であるのか，うつ病の症状に似て見える非精神科的身体疾患を患っていたり投薬を受けていたりするのか，死別（つまり，愛する人を失った後の正常な悲哀）期間中なのかを知ることが重要である。いくつかの例では，うつ病に対する IPT の標準的なモデルが特定の障害に適用されてきた（第2部・第3部を参照のこと）。

　双極性症状
- 今までの人生の中で，うつの反対に感じたことがありますか？　有頂天になっているような感じがしたことがありますか？　とても気分が良かったり興奮していたりするので，他の人たちがふだんのあなたではないと思ったようなときがありましたか？
- 頭の中で考えが争う感じがしましたか？　普段よりも早く話しましたか？
- あまり睡眠を取らなくても大丈夫でしたか？

- お金をたくさん使ったり後になって後悔するようなことを衝動的にやったりしましたか？
  - 自分には特別な力があると思いましたか？

（双極性障害に対するIPTについては第16章を参照のこと）

一般身体疾患による抑うつ
  - 重大な身体疾患の診断を受けたことがありますか？　甲状腺に問題が起こったことがありますか？
  - （抑うつ気分の原因になったかもしれない）薬を何か飲んでいますか？

死　別
  - この1年の間に愛するどなたかが亡くなりましたか？　そうであれば，その喪失にどのように対処されましたか？
  - お葬式に出られましたか？　悲しむことができましたか？

（死別に関連したうつ病については第3章を参照のこと）

　うつ病には併存障害が見られることが多く，うつ病の経過に悪影響を与える可能性があるので，他の障害，特に不安障害と物質乱用を評価することは有用である。以下の質問は，全般性不安あるいはパニック障害に対するスクリーニングとして役に立つだろう。

不　安
  - ここのところ心配や怖さを感じていますか？
  - リラックスするのが難しいですか？
  - 小さなことが心配になりますか？
  - 予期しないときに突然パニックの発作が起こったことがありますか？
  - 家に一人でいたり，一人で外出したりすることが怖いですか？
  - 震えたり，身体がフラフラしたり，発汗したり，息苦しさや窒息しそうな感じがしたことがありますか？　胸がドキドキしたり締め付けられたりする感じがしたことがありますか？

（社会恐怖およびパニック障害に対するIPTの修正については第22章を参照のこと）

物質乱用
- 最近どの程度アルコールを飲んでいますか？（一晩に何杯ぐらい飲みますか？）
- 薬物は？（何を？　頻度は？　量は？）
- アルコールや薬物を減らすべきだと感じたことがありますか？
- あなたのアルコールや薬物に関して人が心配したり文句を言ったりしたことがありますか？
- アルコールや薬物が仕事や社会生活や家庭生活の妨げになったことがありますか？
- そうすることが危険なときに飲酒したり薬物を使用したりしたことがありますか？（たとえば酔った状態で運転をしたり仕事をしたりしたことがありますか？）

上記の質問のいずれかに対する答えがイエスであれば，
- どんな種類のお酒を飲むか，そして典型的な日にどのくらい飲むか教えてください。
- 薬物についての答えがイエスであればどの薬物を使っているのか，それらを手に入れるルート，典型的な日にはどのくらい使うのかを教えてください。

　IPT はアルコール依存の患者に対する治療としては検証されてきていない。重症の薬物依存の患者に対する効果は示されていない（第20章参照）。続発性のアルコール乱用を持つ気分変調性障害の患者に対する治療として AA ミーティングと組み合わせた IPT を評価する研究がコーネル大学で行われているところである（Markowitz，未出版）。重度の薬物あるいはアルコールの問題を持った患者は薬物リハビリテーションプログラムに紹介すべきである。併存する問題が，薬物乱用あるいは薬物依存が寛解した後にも続いているのであれば，それに対して IPT を受けるという可能性はあるだろう。

症状に名前をつける

　症状を詳しく調べて，その患者が明らかに大うつ病エピソード（DSM-IV と ICD-10の診断基準を参照のこと。表2.1および表2.2）を有している場

合には，それをはっきりと伝えることが重要である。つまりそれらの複数の症状が単一のはっきりとした名前を持っているということを患者に伝えるのである（他の障害や特定の治療対象に対する IPT の修正版については第2部・第3部を参照のこと）。患者には，抑うつ症候群と診断されたということ，睡眠と食欲の問題，頭痛，絶望的な感じ，興味の欠如，疲労感はすべてうつ病の一部であるということを伝えなくてはならない。身体的な検索を行っても特にこれらの症状に対する身体的な原因が見つからない場合には，治療者はそれがうつ病によるものであるということを，自信を持って患者に伝えて安心させることができる。重大な器質性疾患があるわけではないということ（うつ病は医学的な病気ではあるが）や，「気が狂ってしまう」わけではないこと，睡眠障害や集中困難は老化によるものではないということを患者は知っておく必要がある。

診断は次のような言葉を使って患者に伝えてもよいだろう。

> あなたの症状［頭痛，睡眠障害，疲労感など，問題を特定する］は，あなたが（他の身体疾患ではなく）大うつ病を患っているということを示しています。うつ病は単なる悪い気分ではありません。それは感情，身体，認知，対人関係の症状が組み合わさったものです。あなたがお話しになった症状はすべてうつ病の一部です。食欲が落ちていますし，睡眠も障害されています。通常の活動への興味を失っています。お子さんに対してイライラし配偶者ともうまくいっていません。以前には興味があったような仕事をすることなど想像もできないほどです。気力も情熱もなくしてしまわれています。これらはすべてうつ病の臨床的な症状です。死にたいと考えたり，倦怠感があったり，空しい感じがしたり，自分の人生はどこに向かっているのだろうという疑問を持ったり，気力がなくなったりしているのは，うつ病の症状なのです。あなたが説明してくださった症状は，うつ病の人に共通してみられるものです。あなたはうつ病の非常に強い苦しみの中にいるのです。そして，あなたは絶望を感じておられるかもしれませんが，幸いなことにうつ病はとても治りやすい病気なのです。

うつ病とその治療について説明する

きちんと診断した後は，患者に，うつ病についての全体的な情報を与えて，どのようなことが期待できるかを説明すべきである。

> うつ病はよくある病気です。どの時点で見ても成人の4〜5パーセントがうつ病

にかかっています。うつ病は病気であって，あなたの落ち度ではありません。あなたは今苦しんで絶望的に感じていらっしゃいますが，うつ病は治療にきちんと反応します。回復する可能性は非常に高いのです。さまざまな治療法が使えますから，最初の方法がうまくいかなかったからといって絶望することはありません。うつ病の人のほとんどは，治療によく反応してすぐに回復します。症状がなくなれば，気分も改善し，いつも通りにいろいろなことがまたできるようになります。精神療法は，うつ病の標準的な治療法のひとつです。たくさんの研究でその効果が証明されています。精神療法を受けると，うつ病につながった問題を理解できるようになり，それらの問題に将来どのように対処したらよいかを理解できるようになるはずです。

　うつ病である間は，人と関わる気になれなかったり，普段やっていることをやる気にならなかったりするでしょう。それをご家族に説明する必要があるかもしれません。しかし，あなたはこれから積極的に治療に関わり，回復に向けて一生懸命に取り組んでいくのです。回復するにつれて，普段の活動をまた始めるようになり，普段の状態に戻るということが期待できます。元の状態よりも良くなるかもしれませんが。実際に，前よりも良くなるという希望が持てる根拠はかなりあるのです。今は落ち込んで無力で絶望的に感じているのですから，それを信じるのは難しいでしょうけれども。

　この説明の根底にあるメッセージは，うつ病は医学的な病気であって，患者の落ち度ではなく，失敗，性格的な欠点，弱さ，過去の罪に対する罰ではないということである。うつ病は患者が完全にコントロールできる障害ではないが，寛解をもたらす役に立つ行動をとることはできる。予後は非常によい。さらに，IPT では，患者は単に症状を治すだけではなく，難しい対人関係問題を解決することもできるのである。

　双極性障害や物質乱用など，他の，区別しにくい診断を示唆する因子があるとき，あるいは，患者が抑うつ症状を説明する薬を服用していたり，身体疾患を持っていたりする場合は，大うつ病という診断をくだすべきではない。たとえばパニック障害など，他の併存する診断は，IPT を行う上での禁忌とはならないが，併存する診断は患者とともにはっきりと話し合うべきである。

　したがって，扱うべき重要なテーマには，以下のようなものがある。

　　うつ病はよくみられる病気で，患者に固有の性格的な欠点ではない。
　　うつ病は病気であり，患者がなりたかったものでもなければ，意図したものでもなく，なって当然のものでもない。「うつ病になったのはあなたのせいではない。」

患者は絶望的に感じているが，うつ病は治療可能である。治療によって寛解に達し，回復する可能性はとても高い。

うつ病エピソードが寛解すれば，患者は通常の自分自身に戻るはずである。

投薬の必要性を評価する

抗うつ薬は，気分の障害に対して明らかな効果を持っている。研究からは，うつ病患者は薬物療法と IPT のどちらにも反応する傾向があることが示されている（たとえば，Elkin et al., 1989）。したがって，いずれの治療法であっても多くの症例において十分であろう。しかし，そうでない場合は，薬物療法が唯一の治療法として，あるいは IPT との組み合わせで考慮されるべきである。患者の中には，あまりにも抑うつ的で精神療法に参加することができない人もいるが，最初に薬物療法を行っておけば後になって精神療法を受けられるようになるかもしれない。過度に「心理的でない」，あるいは，話す治療よりも薬物療法を好む患者もいるだろう。薬物療法に対する比較的禁忌の他，過去に薬物にどう反応したかという情報を，治療の選択肢を考える上では真剣に考慮するべきである。

反復性うつ病エピソードを持つ患者や，重度の睡眠障害や食欲不振，焦燥，反応性の欠如などが認められる患者は，精神療法に加えて，薬物療法を行うことを考えるのが妥当である。メランコリー型の特徴（表2.3を参照のこと）を伴ううつ病の患者は，精神療法だけで治療を行うと，精神療法と薬物療法の組み合わせほどには，早く反応しないかもしれない（AHCPR guidelines, 1993）。

うつ病の誘因として生活上のストレスが存在していても，薬物療法を効果的に行うことができないというわけではない。それは，精神療法の代わりに行う場合でも，精神療法に加えて行う場合でも，そうである。実際に，患者の大半では，うつ病の発症に関連したストレスを見つけることができる。気分変調性障害に急性のうつ病が上乗せされた場合であっても（Keller and Shapiro 1982），精神療法に加えて（Rounsaville et al., 1980）薬物療法が行えないということはない（Kocsis et al., 1988; Markowitz, 1994）。投薬の必要性を評価する際にはっきりとさせなくてはならない重要な臨床的特徴としては，症状の重症度や反復性のパターン，そして焦燥，精神運動制止，興味や反応性の欠如，

表 2.3 DSM-IV のメランコリー型の特徴の特定用語

A. 現在のエピソードの最も重症の期間に，以下のどちらかが起こる。
　　1．すべての，またはほとんどすべての活動における喜びの消失
　　2．普段快適である刺激に対する反応の消失（何かよいことが起こった場合にも，一時的にさえ，よりよい気分とならない）
B. 以下のうち3つ（またはそれ以上）：
　　1．はっきり他と区別できる性質の抑うつ気分（すなわち，抑うつ気分は愛する者の死の後に経験されるような感情とははっきり異なるものとして経験される）
　　2．抑うつは決まって朝に悪化する
　　3．早朝覚醒（通常の起床時間より少なくとも2時間早い）
　　4．著しい精神運動制止または焦燥
　　5．明らかな食欲不振または体重減少
　　6．過度または不適切な罪責感

（DSM-IV［髙橋三郎・大野裕・染谷俊幸訳：DSM-IV-TR 精神疾患の診断・統計マニュアル．医学書院，2003］より）

自殺の可能性といった特定の症状の存在がある。

　抑うつ的な妄想や幻覚のような精神病性の症状がある場合には，電気けいれん療法（ECT）か，抗精神病薬と抗うつ薬の両方による薬物療法が必要となるだろう。IPT のみでは，精神病性うつ病の患者に有効であるとは示されていないが，薬物療法との組み合わせであれば役に立つかも知れない。

　自殺はうつ病エピソードの悲劇的な結果である。うつ病は一般に精神療法よりも薬物療法に早く反応するため，抗うつ薬は自殺の可能性のあるうつ病患者に対しては重要な選択肢である。他方，三環系抗うつ薬のような薬物は実際に自殺の手段として用いられることもあり，自殺の可能性のある患者には慎重に投与するべきである。セロトニン再取り込み阻害薬ははるかに安全であり，大量服薬しても致命的となることははるかに少ない。他のうつ病の治療法もそうだが，IPT の臨床試験は一般に，急性に自殺する可能性のある患者を除外してきたため，自殺の可能性のある患者に対する治療法の効果を比較した研究データはほとんどない。それでも，IPT は自殺の可能性のある患者に対して，薬と併用することで役に立ちうる（Markowitz and Weissman, 1999）。IPT は医学モデルをとっているので，抗うつ薬による薬物療法と容易に両立する。

　1990年代には，比較的接触の少ない治療法を選択するように，メンタルヘルスケアに財政的な圧力がかかった。したがって薬物療法は，精神療法に比べてますます優位に立ってきている。しかし，IPT は非精神病性の外来患者を薬物療法と本質的に同じように（治る速度は遅いとしても）治せるということが研

究からは示されている。患者は受けることが可能なうつ病の治療について，それぞれのリスクについて，利点について，一般的な経過について，組み合わせの可能性について，理解しているべきである。患者は絶望を感じているが，逆説的に，うつ病は非常に治療可能な病気である。うつ病を治療する選択肢について患者が知るようになるほど，患者は悲観的に感じなくなり，自分の症状を，認識可能で治療可能な病気だというふうに見ることができるようになるだろう。

要約すると，抑うつ症状の重症度と自殺のリスクが高いときには，薬物療法と，適切であれば，精神科入院を考えるべきである。より重度でより慢性的に抑うつ的である患者もまた，IPTと薬物療法の組み合わせが妥当であろう。IPTと薬物療法は，単独よりも併用した方がよく効き得るからである（DiMacio et al., 1979）。IPTと薬物療法はどちらも医学モデルをとっているため，治療法として容易に組み合わせることができる。

患者に「病者の役割」を与える

症状を調べ，診断を下し，治療の種類や経過を含めて患者が期待できることを説明することはすべて，意図的に患者に「病者の役割」を与えるように働く。これによって患者は，限られた期間ではあるが，自分ができないことを代わりにやってもらえるようになる。これは，それまで他の人から十分に受けてこなかったもの——もしくは，受けてこなかったと感じているもの——である。

病者の役割という考えは，Talcot Parsons（1951）によって初めて提唱されたものである。Parsonsは，ハーバード大学医学部の社会学の教授であり，医学的社会学の草分けの1人である。彼は，病気は単に「状態」であるだけではなく，同時に社会的役割でもあると述べた。社会的役割の本質的な基準は，本人およびその人と交流する他者がとる態度に関わるものであり，その役割にある人の適切な行動を規定する一連の社会的規範に関係している。

Parsonsは，病者の役割の4つの機能について記述している。

1. 病者は，通常の社会的義務をある程度免除されると考えられている。このような免除は，社会的に明らかにされ認められていなくてはならない。
2. 病者は，ある種の責任を免除される。
3. 病者は，社会的にみて望ましくない，できるだけ早く抜け出さなくてはならない状態にいると考えられている。病者は「助けが必要」であると

考えられている。
 4．患者の役割にはそれ自体の義務がある。その人が病気であり，治っていく過程で援助者に協力するということは特に確認しなくてはならない。

　精神療法家は，症状を調べることによって，その患者が病者の役割をとる資格があるかどうかを明らかにすることができる。その答えがイエスであれば，その情報ははっきりと患者に伝えられるし，時には家族にも伝えられる。それによって，病者の役割をとることが正当化されるし，患者が助けを必要としている状態にいるということも明らかになる。また患者は，抑うつ状態にあるという理由で，一時的にある種の社会的責務や責任を免除されることになる。
　回復のプロセスについて説明することは，極めて重要である。なぜならば，それによって，病者の役割が限定されるし，できるだけ早く良くなって病者の役割を手放すために協力する義務があるということを患者に伝えることになるからである。この役割の中核的な要素は，それを手放して回復していけるように患者をサポートすることにある。回復のプロセスは，患者が治療に入るのとほぼ同時に始まるべきである。
　精神療法家は，次のようなことを言って，患者に病者の役割を与えてもよい。

　　うつ病である間は，人をもてなしたり，社交をしたりする気にならないでしょう。それをご家族に説明してもよいかもしれません。しかし，あなたはこれから積極的に治療に関わり，回復に向けて一生懸命に取り組んでいくということも伝えるべきです。あなたは普段の生活にだんだんと戻れるようになり，2カ月がたつ頃には，かなり活動的になっていることが期待できます。実は，あなたの対人関係機能が，この治療の焦点なのです。これから，あなたがうつ病になった頃の問題を理解して対処できるようになれば，前よりも気分良く感じることすら当然望めるのです。

　病気だということがよりわかりやすい身体的な類例を挙げることも役立つことが多い。

　　あなたの足が骨折していたら，あなたは自分がマラソンに出るべきだと思わないでしょう——そして誰もあなたがマラソンに出るように要求しないでしょう。あなたが虫垂炎にかかったら，病院に行くでしょうし，仕事を休んだことを自分のせいにしないでしょう。うつ病も，一つの病気であって，気分のような，感情面での症状が出てくるだけではなく，身体の症状や，認知面での症状も出てくるのです。たとえば，気力が低下したり，睡眠と食欲が障害されたり，集中や決断が難しくなったりするのです。

中心となる考え方は，うつ病は完全にコントロールできる障害ではないが，治療を受ければ深刻な後遺症を残さずに回復する，ということである。患者は自分たちの病気に対して道徳的な見方をすることが多い。うつ病は，失敗である，弱さのしるしである，過去の間違った行動に対する懲罰にすぎない，あるいは，意図的な行為であるとさえ考えるのである。こうしたネガティブな考え方は抑うつ感情の一部であるということを，患者に話して安心させるべきである。

病者の役割の重要な側面は，責任を患者（自責）から病気に移行させることである。うつ病患者は過度に自己批判的であり，過度に自分を責める傾向にあるため，IPT治療者は一般に，責任は自分自身にあるのではなくうつ病と患者が置かれた対人関係状況にあるのだと患者が考えられるよう助けることによって，患者の見解のバランスをとるようにする。病者の役割は，自責を軽減し，前向きな行動をサポートするIPTの傾向の一面であると見ることもできよう。

IPTを学ぶ多くの治療者が，病者の役割を与えるとうつ病患者が退行するのではないかと心配する。実際には，むしろ，それは活動の妨げとなる自己批判から患者を解放することになる。IPT治療者は確かに，あまりにもストレスフルな活動を一時的には免除するが，同時に，他人と関わるよう，そして，可能な活動には参加するよう，患者に常に勧める――IPTはまさに，これらの活動を中心として進められるのである。IPTの期間制限も，退行を防止する。時計の針は進んでいるということ，治療は制限された時間枠の中で対人関係問題に取り組めるかどうかにかかっているということを知っているので，患者は受動的ではなく活動的にならざるを得ないのである。うつ病の患者はまた，罪悪感が強すぎて，本当にリラックスすることができないことが多い。一つの活動を免除されると，彼らは別のことを始めるものである。したがって，IPTが病者の役割を通して自責を免除しても，治療の積極的な性質を減じることにはならない。

初期のセッションで，うつと対人関係状況とを関連づける

対人関係質問項目

抑うつ症状を調べたら，治療者は，症状の始まりと治療を求めた理由に患者

の関心を向けさせるべきである。症状の始まりに関連のありそうな何が，患者の社会生活や対人関係の中で起こってきたのだろうか。カギとなる人物や出来事について調べることは比較的簡単な場合が多い。そうでない場合には，患者にとって重要な現在の社会的やりとりを理解するために，現在および過去の対人関係について質問することから始めることが役に立つ。

多くのうつ病患者が，治療を始める際に，自分のうつ病の「原因」の明らかなフォーミュレーションをしている。たとえば，「夫が出て行ったんです」「子どもとうまくやっていけないのです」というようにである。「突然現れた」不可思議な問題として自分の症状に焦点を当てる患者もいる。

自分のうつ病エピソードの状況をはっきりと理解している患者の場合であっても，全体像をつかむためには，患者の人間関係と生活状況を注意深く調べていくことが役に立つ。

現在および過去の対人関係を体系的に調べていく際には，その患者にとって重要な人間関係を調べるようにし，現在のものから始めていく。こうした質問をする際には，患者の生活の中で重要な位置を占める人それぞれについて，次のような情報を集めるべきである。

1．患者とのやりとり。接触する頻度や一緒に行う活動など。
2．その関係の中で，お互いが期待していること。こうした期待が満たされているか（いたか）についての評価も含む。
3．その関係の満足できる部分と満足できない部分の振り返り。それぞれの具体例も挙げてもらう。
4．患者はその関係をどのように変えたいのか。自分自身が行動を変えるのか，相手に行動を変えてもらうのか。

対人関係質問項目は，最初の2回のセッションで集中的に行うが，その後の治療の中でもそれほど体系的ではない形で発展していくだろう。

主要な問題領域の同定

この振り返りをする際の主な関心事は，どの対人関係問題が患者の現在のうつにとって最も中心的なものであるか，という判断である。治療者は，主要な問題領域を明らかにするために十分な情報を得なくてはならない。問題領域に

ついての話し合いは，うつ病自体を扱うのと並行して自然な形で進め，患者が現在の圧倒的な症状ばかりに目を向けなくてもすむ助けともなる。うつ病に関する話し合いは，発症した一定の時期に限って行われるので，通常は，発症と関連した対人関係問題の話し合いへと最もうまく移行することができる。

「あなたの生活の中でどのようなことが起こってきたのか，振り返ってみましょう」と言って，精神療法家は最近の生活状況，気分，社会的機能の変化について患者に尋ね始める。以下の質問は，そのような質問に十分に答えない患者に対するガイドとして考えられたものである。

- 症状が始まったのはいつでしたか？
- その頃あなたの生活で何が起こっていたか考えてみてください。
- 何か心を乱されるようなことが起こっていましたか？
- 親しい誰かが亡くなりましたか？（命日でしたか？ 亡くなった人のことを考えていましたか？）
- あなたか誰かが病気になりましたか？
- ご家庭でパートナーとの間に問題がありましたか？ ご家族と？ お友達と？ お子さんと？
- 職場で問題がありましたか？
- 新しい人と会わなければならないような状況になりましたか？
- 慢性的な問題が悪くなりましたか？
- 気分が悪くなり始めた頃，他にどんなことが起こっていましたか？
- 生活の中で何かが変わりましたか？ 職場で？ 家で？ ご家族が？ お友達が？ 社会生活で？ あなたの活動で？ あなたの健康状態が？

生活状況が症状の始まりにどのように関連しているかを判断する。

- ご主人の浮気を知ったのは，あなたが悲しく絶望的に感じ始めた頃でしたか？

治療者は問題領域を用いて，患者と共に治療戦略を立てる。実際に，対人関係質問項目から得られた問題領域に，IPTの治療者が患者にフォーミュレーションを示す際の焦点となり，その後の治療の焦点ともなる（Markowitz and Swartz, 1997）。急性期の治療の場合のように，IPTが短期であれば，通常は

うつ病患者が一般に遭遇する4つの問題領域のうち1つか2つの問題領域に焦点を当てる（長期治療では，問題領域は時と共に変化することがある。第11章参照）。この問題領域の分類は，治療の中で変化する可能性がある領域に焦点を当てるシステムによって対人関係上の問題を概念化したものである。この分類は，徹底的なものではないし，詳細なフォーミュレーションを示すものでもない。また，うつ病性障害の力動を説明しようとしたものでもない。そうではなく，この分類システムは，治療者が現実的な目標を大まかに立てて，適切な治療戦略に従うことができるよう助けることを意図したものである。

4つの問題領域は，以下のとおりである。

1. **悲哀**（複雑化した死別反応）
2. 配偶者，恋人，子ども，その他の家族，友人，同僚との間の**対人関係上の役割をめぐる不和**
3. **役割の変化**　たとえば，新しい仕事，実家を出る，遠くに進学する，新しい家や地域への転居，離婚，経済的な変化，または家庭での他の変化
4. **対人関係の欠如**——孤独と社会的孤立

これらの領域は，必ずしも互いに独立しているわけではない。患者はいくつかの領域の組み合わせのために治療を求めて来院することがある。また，どの領域にもはっきりとした重要な問題が認められない場合もある（後者の場合は，対人関係の欠如が焦点となる）。それぞれの患者について，精神療法家は個人的なニーズや患者がうつにつながったと考えている因子は何かということを評価する。広範囲にわたる問題を持つ患者の場合，治療者は現在のうつ病エピソードのきっかけとなった出来事から焦点を選んでいくことができるだろう。IPTの修正版の中には，問題領域を追加したものもある（第2部・第3部を参照のこと）。

時として，適切な焦点は何かということについて患者と治療者の意見が合わない場合がある。患者は時々，ある特定の問題のために自分がどれほど悩んでいるかを認めたくないと思ったり，それを認めることができなかったりする。たとえば夫婦間の役割をめぐる不和を体験している患者が，その問題を訴えたがらない場合がある。それは，夫婦関係が危険にさらされる可能性を考えて怖く感じるからである。嵐のような結婚生活は，子どもが家を出るまでは耐えることができたのかもしれない。病的な悲哀反応を有する患者は，毎年同じよう

に起こるうつ病エピソードの原医に意識的に気づいていないこともある。何を治療焦点にするのが望ましいかについて治療者と患者が一致しない場合，治療者は以下の3つのうちいずれかの方針をとることができる。

1．治療目標の設定を遅らせる。
2．治療が進むにつれ焦点が特定されていくことを期待して，とても一般的な目標を立てる。
3．患者が優先する問題点を検討した後に，より中心的な問題に焦点が移っていくことを期待して，患者の意見を受け入れる。

第3の方法は，「子どもたちのために気が狂いそうだ」と訴えて受診した女性患者の場合にうまくいった。数セッションがたち，治療者が，彼女は夫について何も話したことがないと指摘すると，彼女は夫の浮気に関する，より急を要する悩みを打ち明けた。

具体的なストレス領域は，最も問題があるように見える1つないし2つの領域に焦点を当てることによって通常は決定される。たとえば，失業する怖れ，子どもとの問題，夫婦関係の不和，配置転換などである。それらの領域に焦点を当てる目的は，患者が対処しようとしている最も最近のストレスを同定し明らかにすることであり，残りのセッションで焦点とする問題領域を決定することである。1つか2つ以上の対人関係問題領域に焦点を当ててしまうと，治療の焦点が拡散するリスクがあり，治療者にとっても患者にとっても治療を混乱させることになる。1つの（せいぜい2つの）重要な対人関係問題に焦点を当てるというIPTのシンプルさは，重度のうつ病の人にも把握しやすく受け入れやすいものである。

聴くことは重要であり，問題を患者に自分自身の言葉で語らせ，心の重荷を降ろさせることは重要である。しかし不適切な話題に夢中になった患者に会話を独占させるべきではない。今までの主要な出来事のすべてのあらましを体系的にリストすれば，短期治療に最適の焦点を見つけるのに役立てることができる。

以上の点を機械的順序で行う必要はないが，すべての領域を十分にカバーするようにしなくてはならない。その中には，患者の現在の症状の病歴，現在の生活状況の経緯，現在の親密な対人関係の経過，そしてこれら3つのすべてにおける最近の変化がどうであったかが含まれていなくてはならない。

補足的な患者本である「うつ病を克服する：患者のための対人関係療法ガイド」(*Mastering depression: A Paient's Guide to Interpersonal Psychotherapy*: Weissman, 1995, 未邦訳［訳注：本書367ページの訳注を参照］) には，これらの手順と，セッションの前に書き終えておけるように質問が書かれた患者用のワークシートが含まれている。これが治療を焦点づけ明確にする役に立つと感じる患者と治療者もいるだろう。

精神療法の課題は，主に誰との間に問題を抱えているのか，問題とは何であるのか，患者がその関係をより満足できるものにする方法はあるのか，ということを患者が認識できるようサポートすることである。患者の話を聞いているうちに分かってきたという言い方をしながら，患者にはっきりと問題を伝えなくてはならない。また，今後の受診の目的は，その問題についてサポートすることなのだということも，はっきりさせておくべきである。

治療者は，次のように言うことができる。

> あなたがお話しくださったことからは，あなたは［現在の問題をはっきりと述べる——結婚生活に問題がある，配偶者と口論をした，失業するのではないかと心配している，新しく入ったマンションが快適でない，都会で孤独である，昔の友達がいなくて寂しい，など］という問題を持っているように思えます。こうした問題は，確かに，あなたのうつと関係している可能性があります。今回のような形で，毎回約1時間，これから2〜3週間あなたとお会いして，あなたがそうした状況に上手に対処できる方法を考えられるかどうかを見ていきたいと思います。この対人関係の状況——［複雑化した死別反応，役割の変化，など］と呼ばれていますが——を解決するにつれて，あなたのうつも良くなってくるはずです。

IPTは専門用語を比較的使わない治療法だが，「悲哀」（複雑化した死別反応），「役割をめぐる不和（訳注：日本語では「不一致」の方が響きが良いかもしれない）」「役割の変化」という用語を使うことはそれ自体が役に立つ。対人関係の欠如については，「人間関係を作ること（維持すること）の難しさ」などと言うとよいだろう。こういうふうにすると，うつ病の診断と同じで，患者の個人的な弱さではなく，対人関係状況の問題であるということが明らかになる。また，一般的な用語を，より個人的なメタファーや，要約という形にするのも役に立つ。その際，可能であれば，次のように患者自身の言葉を使う。

> 役割をめぐる不和，つまりあなたの言うところの「ご主人とのボクシングの試合」を解決できるように取り組んでいきましょう。

第2章 初 期

うつ病の対人関係的な性質をこのように説明されたときの患者の反応は，少なくとも3つある。

1. 患者は，まだ発見されていない身体疾患があると主張する（推奨される身体的検査によって，これは除外されるべきである）。
2. うつ病の身体症状（睡眠障害，疲労感）に関心が集中したままで，それらが生活上のストレスと関係していることを疑問に思ったり否定したりしている。
3. 程度はさまざまであるが，現在の生活上のストレスを認識する。

第1の反応が最も頻度が低く，また対処するのが最も難しいものである。明らかに，第3の反応が最も扱いやすい。いずれのケースでも，第1や第2のように——つまり，否認をもって——反応する患者に対しては，強制や説教をしてはいけない。そのような態度が続くようなら，さらなるセッションは延期してさらに身体的な検査をする時間を与える必要があるかもしれないし，別の医師からセカンドオピニオンを求めてもらった方がよいかもしれない。この時点で，治療者は優しく，患者を安心させ，患者と議論せず，患者の考えを変えようとしない。患者の主体性に任せ，症状が現実に引き起こしている苦痛を否定しない方がうまくいく。患者がそれでも現在の問題を否認し続けるのであれば，常に次の受診が可能なようにしておき，患者の生活で何が起こっているかを再び探り，どのように進んでいるかをみていく手伝いをしたいと伝える。たとえば，以下のように言う。

> あなたの［患者の症状を述べる——頭痛，睡眠障害，など］がつらいということはよくわかります。いったいなぜそのような症状が起こっているのか，何週間かかけて理解していきたいと思います。また来週様子を見せてください。

ケースによっては，患者のとらえ方について話し合ったほうが適切であることもある。

> あなたの［症状を述べる——頭痛，気力］に問題があるということについて私たちは合意していますが，なぜその症状が起こっているのかについては違う考えを持っています。これから何週間か，あなたの様子を見て，何を見つけられるかを一緒に見て行きましょう。

心理教育はIPTの重要な側面である。私たちの経験では，うつ病の症状を初めは誤解している人でも，それが治療可能な医学的な病気だということを示されると安心することが多い。

数セッション後にも患者と治療者が問題領域や治療目標に合意できなければ，IPTの治療は不可能かもしれない。合意された治療契約がなければ，患者が沈黙，欠席，終結を通して不満を表現することにつながるかもしれない（そのような問題の扱い方は第9章で述べる）。

IPTの概念と治療契約を説明する

前述のように病歴を聴取するときでさえも，治療者は，うつ病は不可思議に起こってきた病気ではなく，対人機能と関連しているというメッセージを伝えるような形で質問していくことが重要である。

問題を説明する

多くのうつ病患者が，病気において他人との関係が重要な役割を果たしているということに気づいているが，それを完全に自分の問題として捉えていることが多い。つまり，自分の失敗や力不足，あるいは自分の幼少期の体験にのみ関連していると思っているのである。患者の人間関係には目に見えるような問題がないかもしれないし，あまりにも孤立しているので対人関係の欠如が自分のうつ病につながっているとは思えないかもしれない。これらの患者には，次のような説明が必要である。

> 人間は一人で人生に直面していると思いがちですが，それでも他の人たちは私たちの人生において大きな役割を果たしています。うつ病の原因はわかっていませんが，その発症は対人関係の問題と関連していることが多いのです。たとえば，配偶者，子ども，家族，同僚との関係です。他人と関わることが難しかったり，愛する人を亡くしたりすることでうつ病になる人もいます。また，うつ病の症状のために，普段ほど他人とうまく関われなくなっている人もいます。
>
> この治療では，あなたの気分の変化と対人関係の問題がどのように関わっているかを理解しようとします。あなたが何をしたいのか，他の人から何をしてもらう必要があるのか，どうすればそれを得られるのか，ということを見つけていきましょ

う。どんなやり方があるのか（あなたが思っているよりもたくさんあるかもしれません），どのやり方なら可能で考えてみる価値があるのか，自分が求めるものを得るためにどのようにそれを用いるのか，ということを考えていきましょう。

　この全体的な説明の後，患者が社会的関係において現在抱えている問題について治療者がまず理解したことの概略を患者に伝える。対人関係の問題がとても重要だということを示すために，患者に，どのような変化が起これば気分が良くなるかを尋ねてもよい。それに対する答えには，通常，対人関係の改善が含まれるものである。それは，それほど明白な形では表現されないかもしれない。たとえば，もっとお金がほしい，ということは，他人との関係がもっと満足できるものになるためのステップと考えられる。もっとお金があれば，他人からもっと尊敬されるし，ケンカをしなくなる，などというように。

　それから，治療者は患者にIPTの技法を説明する。現在の社会的機能についての「今，ここで here and now」のことを強調していくという点をはっきりとさせていくべきである。

　　あなたの生活が現在どうなっているかを話し合いましょう。

　治療の全般的な戦略は，問題領域を明らかにして解決に取り組むために，現在の人間関係（それと関連する過去のもの）を詳しく振り返ることであるということを患者は知っておくべきである。

　　あなたの生活における重要な人たちとの関係を振り返っていきましょう。

　そのプロセスにおける患者の役割は，治療者と共に治療の焦点を決め，そのときに進めている作業に関連した新しい題材を持ち込むことになる。患者は，話し合う話題を選ぶことに大部分の責任を持っていることを知っておくべきである。

　しかし，必要なときはいつでも，治療者は，話し合いの焦点を，合意された問題領域に戻す。

　　私はあなたに，これらの人間関係や自分の気持ちを正直に話してほしいと思います。あなたか私のどちらかが，セッションが役に立つ方向に進んでいないと感じたら，相手に知らせるようにしましょう。

　さらに，患者は解決策を話し合うだけでは十分ではないということを理解すべきである。現実の生活を変えるため，うつ病の症状を軽くするため，患者は

セッションとセッションの間の自分の生活において何かを「する」必要があるのである。実際の生活を変えることなく動機を理解することは，IPT の主要な焦点でもなければ，適切な結果でもない。

　ご自分の生活状況に変化を起こすことができれば，あなたの気分はきっと良くなるでしょう。

治療契約を結ぶ

　2 つか 3 つの治療目標の設定を行う。対人関係の改善が IPT の目標であるが，症状の軽減（食欲の改善，睡眠の改善）も同じく重要な目標である。治療の中で自分の問題に取り組むにつれて，患者は通常症状の軽減を経験する。目標は治療中に達成可能なものであるべきである。そうすれば，生涯にわたる解決ではなく，問題解決に向けての進歩が強調される。それぞれの問題領域について，考えられる最も良い結果は何か，もっとも起こりそうな結果は何か，考えられる最悪の結果は何かを患者に考えてもらってもよい。スタートの時点で，望む結果を明らかにしておけば，治療中の小さな進歩に気づきやすくなるだろう。

　治療目標は治療者と患者が協力して決めるので，治療者はこのプロセスを，患者をどう評価したかというフィードバックとして利用することができる。たとえば，患者の具体的な対人関係問題領域と，患者の問題の重症度を治療者がどのように理解したか，というようなことである。多くの患者が，精神科の症状を初めて経験して，自分の問題の重症度について非現実的な感覚を持っているものである。たとえば，次の症例である。

症　例

　27 歳の男性が，数年前に 3 度目の失業をしてから中等度の抑うつ状態に陥り，治療を求めて来院した。抑うつ症状への反応として，彼は，自分が永遠に「下り坂を落ち続ける」のではないかと怖れていた。初回面接の中で，最後の職を失うことになったきっかけの一部は患者自身が作っていたことが明らかになった。以前の仕事の場合も同じであったが，患者は仕事に慣れてくるにつれて同僚や雇い主が自分を「利用しようとしている」と感じ始めたのだった。これに反応して，

> 患者は自分の中に引きこもり，のろのろと仕事をするようになり，休みがちになった。こうした行動のために，患者はいつも仕事をやめたり解雇されたりすることになっていたのである。
>
> 　治療契約を結ぶ際に，精神療法家は，患者が中等度の抑うつ状態に陥っているということ，しかし改善する可能性は高いということ，そしてひどく悪くなったり入院が必要になったりする可能性はないということを，その患者に説明した。治療者はさらに，うつ病を職場における不和と関連づけた。それぞれの状況で，「うまく利用されている」という感じが起こっていることから，職場での患者の問題には何らかの規則性が見られるということを伝え，それがどのようにして起こるのかということを考え，患者が将来もっと満足しながら働けるようにサポートすることが治療のひとつの目標になると言った。

この時点で，治療の現実的な側面（セッションの長さ，頻度，終結の日，予約時間，料金，キャンセルの扱い，など）にも合意しておくべきである。そして最初のセッションの終わりまでに，明確な治療契約が述べられているべきである。契約で強調するのは，以下のことである。

1. 社会的・対人関係的なことを扱っていくということ

　あなたの生活におけるストレスと人間関係がどのようにうつにつながっているかを理解していくことにしましょう。

2. 治療の期間と頻度の見込み，期間限定という性質。正確な期間と頻度は，治療環境によってさまざまであろう。中心となる原則は，しかし，最初に時間的な構造を特定することである。たとえば，次のように言う。

　私はあなたと毎週，12〜16回，あるいはそれ以上，50分間ずつお会いして，あなたの生活におけるストレスと，それらがどのようにうつに関連しているかを理解していきたいと思います。

維持治療は，急性のうつ病ではないが再発を防ぐために治療をする患者のためのものだが，より低頻度で，より長期間にわたって会うことになる。他の修正版として，グループ療法や電話面接があるが，同じようにこの時点で話し合う。

3. (最初の) 問題領域のフォーミュレーション

あなたがお話しくださったことによると，あなたのうつ病は，最近，大学から大学院へ進学した頃に始まっています。あなたがうつとの関連でお話しになっていると思われる領域について，これから話し合っていきたいと思います。1つは，大学生から大学院生へという変化です。あなたが望むキャリアの方向性という観点からはそれが何を意味するのか，そして，この変化に伴ってあなたの生活が最近どのように変わったのか，ということを話し合います。2つ目の問題は，男性であれ，女性であれ，他人との親しい関係をどのように作って維持するか，ということです。私が「親しい関係」と言うときには，信頼できて，自分を理解してくれる人との親しい関係，という意味です。これらが，私たちが話し合うべき問題のように聞こえますか？

4. 守秘義務

私たちが話すことのすべての秘密が守られます。セッションで起こったことは，医療情報の提供をあなたが希望しない限り，私は誰にも話しません。医療情報を提供する際にも，医療上本当に必要なことに限るようにします。(スーパービジョンのために録音している場合は) この録音は，スーパービジョンのためのもので，私のスーパーバイザーだけが聞きます。鍵のかかるところに保管し，名前がわからないような番号を振ります。

治療者が先に進むためには，対人関係の問題領域に取り組むことについての患者の明らかな合意が必要である。このフォーミュレーションと焦点に患者が同意すると，中期が始まる。

患者に IPT での役割を教える

最初の数セッションで病歴をとり患者が治療目標を概説できるようサポートする間，治療者は，後のセッションで通常必要になる程度と比較すると，指示的で積極的である。ここから先のセッションでは患者が話題を選ぶ責任があるということ，治療者は今ほど積極的でなくなるということを患者に伝えておくことは重要である。治療の中心となる探索における自分の役割に患者が備えられるよう，以下のような言い方をしてもよい。

さて，これから何をやっていくのかが少しわかってきたところですが，どういうふうに進めるのかを説明します。あなたの仕事は，自分の気持ちに影響を与えることを話すということです。私たちはすでに変化の余地のある領域を決め，いくつかの目標に合意しました。しかし，一緒にやっていくと，他の重要な問題が起こってくるかもしれません。そうしたら，あなたはそういう話を自由にしてください。それらのことについてあなたの気持ちの中で何が起こったのかに関心があります。あなたにとって最も重要な話題を選ぶのはご自身の責任になります。「正しい」話題も「間違った」話題もありません。それが，あなたが強い気持ちを感じることである限りは，です。そこには，私について，私たちの関係について，治療についての気持ちも含まれます。

患者と治療者はIPTにおいて特定の役割を持つ。他の関係への模範として，お互いに対する役割期待は明確に述べられるべきである。これは，治療契約の交渉であり，交渉の経験は，患者にとって，「今，ここで」の対人関係を扱う例となる。

中期のセッションを始める

中期のセッションについては，第3章から第6章で詳しく述べるが，治療契約が結ばれ取り組むべき最初の問題領域が決められると始まる（問題領域の決定には数セッションかかり，また，問題領域は治療の経過の中で変わることもある）。これらのセッションの間の治療者の戦略は，問題領域の評価に基づく。

中期のセッションでは，それぞれのセッションにおいて1つか2つの問題領域に焦点を当てる。治療者は3つの相互に関係のある課題を持っている。

1．患者が問題領域に関連する話題を話せるようサポートする。
2．患者の感情の状態，治療関係に注意し，患者が最大限に親しく自己開示できるようにする。
3．患者が治療を妨害することを防ぐ。

話題の焦点

患者は話し合う話題選びのイニシャチブをとるように励まされる。

表2.4　IPT 中期の中心となる特徴

1. 最初の質問：
   - 前回お会いしてから，いかがですか。
2. 患者の反応：
   気分（「悲しかったです」）か**出来事**（「子どもと大喧嘩をしました」）を述べる。
3. 治療者は気分を出来事に結びつける（あるいは出来事を気分に結びつける）。
4. 感情を伴う出来事について詳細に話し合い，気分の変動との関連を話し合う。
5. 治療者は患者の成功をサポートする。
6. うまくいかなかったことについての理解を助ける。
   - その状況で，あなたは何を求めていたのでしょうか。
   - 自分が求めていたことを実現するためには，どういう**選択肢**があったのでしょうか。
7. 感情を伴う出来事を，焦点とされている対人関係の問題領域へとつなげる。
8. ロールプレイ：
   - どうすることができたでしょうか。次はどういうふうにできるでしょうか。
9. セッションの終わりにあたってのまとめ

各セッションは，治療者が次のように質問をして始める。

前回お会いしてからいかがですか？

　新しい題材を探るという目標を維持する上で，こう質問すると，患者は（適切なときには）治療の焦点を変え，それ以前には認識されていなかった，あるいは抑制されていた問題を持ち出すことができる。

　この最初の質問は，いくつかの戦略的目標を達成することになる。第1に，患者の焦点を，直近の過去，つまり，前回のセッションからの間のことに当てさせる。第2に，それは2つのうちいずれかの反応を起こす。患者は，気分を話す（「ひどい気分でした」「2・3日調子の良い日がありました」）か，出来事（「妻とケンカをしました」）を話す。治療者は患者の反応を，もう一方に結びつける。つまり，患者の気分を最近の出来事に，最近の出来事を気分の変化に結びつけるのである（表2.4参照）。治療者と患者は前週の対人関係の重要な出来事を話し，患者の成功（それによって気分も良くなっているかもしれない），うまくいかなかったこと（それによって気分は悪くなったかもしれない）に目を向ける。通常，ここで話し合う，感情を伴う出来事は，合意された治療焦点である問題領域と関連づけることができる。これらのやりとりでうまくいかなかったことがあれば，治療者と患者はそのような状況を将来どうやって扱

うかについての戦略を立てる。

　患者が治療目標と関係のある題材を持ち込んだら，この最初の質問はセッションを焦点づけるのに十分であろう。しかし，患者がある話題を避けているように思われるときには，治療の焦点をもっと治療目標に関連している話題に移す前に，本当にそれが無関係なことなのかどうかを考える時間を患者に与えるべきである。関連性は必ずしもすぐにわかるわけではない。たとえば，次の症例である。

症　例

　夫婦間の問題を抱えている43歳の男性は，セッションに来る途中に車で通ってきた近所に住む貧しい人たちの，だらしのなさと規律の足りなさに対する強い嫌悪感を長々と語った。しかし，この話は，妻のだらしなさに対する，そして過去の母親のだらしなさに対する，同様の嫌悪感についての生産的な探索へとつながった。

　それぞれの問題の性質について患者が最初に言ったことは，治療の経過の中で修正されることが多い。治療者への不信感のため，あるいは，問題を単に誤解しているため，患者はひどく気にかけていることを最初は強調せず，比較的小さな問題を重要な領域だと言うことがある。あるいは，治療者は患者が重要でないと言った問題領域が最も重要なものではないかと疑うこともある。そのようなケースでは，2・3セッションで治療契約に落ち着くのは難しいだろう。治療の焦点は，問題の全体像が見えるにつれて，中期になってからでも変わることがある。しかし一般には，IPTのセッションの内容は，初期のセッションでの対人関係質問項目と目標設定から直接つながっていく。

症　例

　45歳の女性は，数セッションの間，十代の子どもの散らかった部屋と騒がしい音楽への不満を訴え続け，配偶者については触れたことがなかった。ついに，治療者は子どもに対応する上での夫の役割について尋ねた。患者は泣き崩れ，最近，夫が浮気をしていることを知ったのだと明らかにした。彼女はそうではないかと何カ月も疑っていたが，恥ずかしすぎて治療者にこの話をすることができなかったのだ。それで，最初は夫との問題を否認したのだった。

それぞれの問題領域において，治療における流れの順番は，第1に，問題の全体的な探索をし，第2に，患者が何を期待して何を感じたかに焦点を当て，第3に，問題に対処するために考えられる別のやり方の分析をし，最後に，新しい行動を試みる，ということになる。

　治療の探索期には，問題が起こっている相手との関係を，患者に体系的に検討してもらう。お互いへの期待や重要なやりとりを具体的に話すなど，この振り返り作業の中で，問題領域が明らかになることが多い。たとえば，貧弱なコミュニケーションや非現実的な期待などであり，それらにもっと焦点を当てることが妥当となる。時々，対人関係の問題は，関係者の非適応的な行動が原因なのではなく，単に互いに矛盾した要求や期待をしていることによる場合もある。そのようなケースでは，その状況を明らかにする。

　相反する期待を発見すると，患者は通常何らかの形で変化させるか，現在のままにして限界を受け入れられるようになるか，どちらかを選ぶことになる。この時点での治療者の役割は，可能性を注意深く探るよう患者を導くことである。患者が新しい行動を試みることを選んだら，治療者は患者が自分の進歩を評価し，問題に対処する新しい戦略を育てるのを助ける協力者になることができる。

　第3章から第6章では，焦点となる問題領域として決められたそれぞれの社会的・対人関係的なテーマに焦点を当てる。

第 3 章

悲哀（複雑化した死別反応）

　悲哀は，患者の症状の発症が死（現在のものであれ過去のものであれ）と関連している場合に問題領域として考えられる。IPT では，悲哀には愛する人の実際の死が必要であることに注意してほしい。その他の喪失は，役割の変化と考える。愛する人の死に関連する悲哀は，正常にも異常にもなりうる。正常な悲哀用に IPT を修正する試みが進行中である。以下では，異常な悲哀反応に関連したうつ病エピソードに対する IPT の利用について述べる。すなわち，正常な喪のプロセスのさまざまな時期を通過することができなかったことから起こるうつ病のことである。

正常な悲哀

　正常な悲哀のプロセスには，死という現実に完全に気づくということが含まれる。非常に愛していた人が亡くなった後に体験する正常な悲哀は，うつ病と共通するところもたくさんあるが，全く同じというわけではない。正常な死別では，人は，悲しみ，不眠，焦燥，日々の課題を実行する能力の低下といった症状を経験する。これらの症状は，愛する人についての思い出が徐々に薄れていくプロセスを通過し，喪失という現実とともに生き始めるにつれて，治療をしなくても 2 ～ 4 カ月間で解決する（Lindemann, 1944; Parkes and Weiss, 1983; Viederman, 1995）。正常な悲哀を経験している人は一般に精神科的治療を求めないし，正常な悲哀は精神科的障害ではない。

異常な悲哀

　悲哀が重度で，長引いており（表 2.1 の DSM-IV の診断基準 E を参照），

機能を取り戻せない場合，あるいは，患者が愛する人の死の後に適切に悲しめていない場合に，異常な悲哀反応と診断される。異常な悲哀に対処するIPTの戦略の背後にある主要な仮説は，不適切な悲哀はうつ病につながり得るものであり，それは喪失後直ちに起こることもあれば，後になって，患者が何らかの形で喪失を思い出したときに起こることもある，ということである。

　2種類の異常な悲哀のプロセスが，うつ病の人にはよく見られる。それは，遅延した悲哀と歪んだ悲哀である。

　遅延した悲哀反応では，悲哀は先送りにされ，喪失後かなりの時間がたってから経験される。このような形で悲哀が起こると，それは本来の喪失に対する反応としては認識されないかもしれないが，症状は正常な悲哀の場合と同じである。遅延した，あるいは未解決の悲哀反応は，より最近の，より重要でない喪失をきっかけに起こることがある。また，愛する人の喪の作業が行われていない場合，愛する人が亡くなった年齢に患者が達すると遅延した反応が起こることもある。悲しんでいる人に，以前の喪失について尋ねてみると，その人が実際には以前の喪失を悲しんでいるのだということがわかるだろう。

　歪んだ悲哀反応は，喪失後直ちに起こることもあれば，何年もたってから起こることもある。その場合，悲しみや気分変調がなく，その代わりに，一見気分と関係のない症状があるかもしれない。これらの症状のために，精神療法家が反応の正体を解読するまでに，さまざまな身体科の専門医にかかることになるかもしれない。延々と悲しみが続き，悲しみを終えて正常な生活上の役割に戻ることができない患者もいる。

異常な悲哀反応の診断

　患者のうつ病が重要な喪失に続いて起こったことが明らかである場合も多いが，現在のうつ病と以前の喪失との間に間接的な関係しかないというケースもある。患者の対人関係を振り返る際には，すでに亡くなった重要な他者との関係がどうであったかを聞くことが重要である。この際に，亡くなったときの状況やそれに対する患者の行動面と感情面の反応も知るようにすべきである。病的な喪のプロセスを示唆する根拠は，表3.1に示してある。

　複雑化した死別反応によるうつ病患者は，低い自尊心を持つ一方，亡くなった人や，その人との関係を理想化している傾向にある。そのような極端な二極

表3.1 異常な悲哀を裏付ける出来事

課　題	治療者の質問
1．度重なる喪失体験	［亡くなった人］が亡くなられたとき，あなたの生活では他にどんなことが起こっていましたか？　他にどなたかが亡くなったり，あなたの近くからいなくなってしまったりしたことがありますか？　それ以来，どんなときにそれを思い出しますか？　同じような形で亡くなった方や，あなたが同じような状況にいるときに亡くなった方が他にいらっしゃいますか？
2．死別期間の不適切な悲哀	［亡くなった人］が亡くなられてから何カ月かの間，どんな気持ちでしたか？　よく眠れませんでしたか？　いつものように暮らせましたか？　涙も出ないほどでしたか？
3．死に関する回避行動	お葬式に行くのを避けましたか？　お墓参りは？
4．重要な日付の前後に生じる症状	［亡くなった人］が亡くなったのはいつですか？　何月何日でしたか？　同じ頃になると問題が起こってくるようになったのでしょうか？
5．死の原因となった病気に対する恐怖	［亡くなった人］はどのような原因で亡くなりましたか？　どんな症状でしたか？　ご自分も同じ病気にかかることを心配していますか？
6．愛する人が亡くなったときの環境を保存したこと	［亡くなった人］の持ち物をどうしましたか？　お部屋は？　［亡くなった人］が亡くなったときのままにしておきましたか？
7．死別期間に家族や他のソーシャル・サポートがなかったこと	［亡くなった人］が亡くなったとき，あなたが頼りにできた方はどなたですか？　力になってくれたのはどなたですか？　どなたに頼りましたか？　信頼できたのはどなたでしたか？

化があれば，治療者は複雑化した死別反応の可能性を考えるべきである。その場合，治療目標は，患者が，亡くなった人との関係を，よりはっきりと，より複雑に，そしてより現実的に見ることができるようにサポートすることとなる。

　病的な悲哀を診断するために，治療者はこう言ってもよい。

　　あなたがご両親について話していらっしゃるときに，お母さんのことに触れられ

なかったことに気づきました。……親しかった方で最近亡くなられた方がどなたかいらっしゃいますか？　どんなふうに亡くなったのか，教えていただけますか？　いつだったのですか？　どこででしたか？　亡くなったことを知ったときに，あなたはどこにいて，どのように感じましたか？　その後数週間，どんなでしたか？　普通どおりに暮らしていましたか？

うつ病における複雑化した死別反応と「複雑化した悲哀」とは異なると言っている人もいる。「複雑化した悲哀」の意味は，思慕，侵入的な思考，死によって麻痺したような感じなど，感情とは関係のない一連の症状があり，機能不全が長く続いているということである（Prigerson et al., 1995）。用語は紛らわしいかもしれないが，IPT が扱う複雑化した死別反応は，異常な悲哀の結果として起こるうつ状態のことである。複雑化した悲哀に対する IPT と，死別に関連したうつに対する IPT の治療効果の違いは，検証されていない。

治療の目標と戦略

悲哀が焦点であるうつ病の治療の２つの目標は以下の通りである。

1. 遅延した喪のプロセスを促進する。
2. 喪失したものに代わる関心や関係を再構築できるように患者を助ける。

治療者の主要な課題は，患者が喪失の重要性を現実的に評価し，亡くなった人への病的な愛着から自らを解放し，それによって自由に新しい関心を育て満足できる新しい関係を作れるように患者をサポートすることである。治療者は亡くなった人の思い出や亡くなった人と共に患者が体験したことに関連した感情に患者が焦点を当てられるよう助ける戦略と技法を選んで活用していく。

気持ちを引き出し，評価を下さずに探索する

異常な悲哀反応は，残された人が正常な喪のプロセスを進めるように助ける支持的なソーシャル・ネットワークがないことと関連していることが多い。したがって，主な精神療法的戦略は，(1) 喪失について考え，(2) 死の前，最中，後に起こったことの順序や結果を話し合い，(3) 関連する気持ちを探るように

患者を励ましていくことになる。つまり，治療者は欠けているソーシャル・ネットワークの代わりとなるのである。

- 〇〇について教えてください。［その人は］どんな方でしたか？
- 一緒に何をしましたか？　楽しかったことは何ですか？　嫌だったことは？　一緒にやりたかったのにできなかったことは何ですか？
- ［その人は］どのようにして亡くなったのですか？　病気について知ったのはいつですか？　教えてください。
- 亡くなったことをどのようにして知りましたか？　それをどう感じましたか？

患者を安心させる

　患者は「埋められて」きたことを持ち出すことに恐怖を表現する場合が多い。「自分がおかしくなってしまう」こと，泣くのが止まらなくなること，あるいは別の形でコントロールを失ってしまうことを怖れているのかもしれない。そのような場合，精神療法家は，患者が表現している怖れは珍しいものではなく，精神療法の中で喪のプロセスを進めて調子が悪くなることは滅多にないということを知らせてもよい。死別のストレスを体験している人たちの精神生活には，多数の共通のテーマがある。

　痛ましい喪失のようなストレスフルな出来事を経験した人の不快な考えに共通するテーマには，(1) 出来事が繰り返されることへの怖れ（考えの中であっても），(2) 死を遅らせることができなかった，あるいは防げなかった無力さへの恥，(3) 亡くなった人への怒り，(4) 攻撃的な衝動や破壊的な幻想についての罪悪感や恥，(5) 生き残ったことへの罪悪感（愛する人は亡くなり，生き残った人は自分が生きていることに安心している），(6) 亡くなった人と同一化したり一体化したりすることへの怖れ，(7) 喪失に関連した悲しみ，などがある。治療者がこれらのテーマに気をつけておき，患者がそれを明確に表現できるようにサポートすることは有用である。実際に，治療者がこれらの線に沿って考えや気持ちを尋ねることによって患者の訴えを「予測する」ことができれば，患者は安心することが多い（Horowitz, 1976）。

　　喪失体験について話すときに取り乱して混乱するのは全く正常なことです。また気分はよくなってきます。

関係の再構築

異常な悲哀反応の患者は，死そのものばかりに目をむけて，亡くなった人との関係の複雑さを避けている場合が多い。治療者は，亡くなった人と患者との関係について事実と感情を徹底的に探るべきである。亡くなった人が生きていたときについても，現在の状況においても，どちらも行う。このプロセスを促進して患者が古い記憶を振り返るのを助けるために，治療者は古いアルバムを友達や家族と一緒に見ることを励ましたり，亡くなった人を知っていた古い友人と会って昔を一緒に振り返ったりすることを励ましてもよい。患者は，愛する人から見捨てられたように感じることによる，亡くなった人への怒りや敵意を認めたがらないかもしれない。亡くなった人に対する強度にネガティブな気持ちによって喪のプロセスが妨げられているときには，治療者はこれらの気持ちを表現するように患者を励ますべきだが，励ましは直面化によって行うべきではない。そうすると，亡くなった人から治療者へと敵意が移る可能性があるからである。ネガティブな気持ちがあまりにも早く表れたら，患者は，それに伴うことの多い罪悪感のために精神療法を続けるのはやめようと決めるかもしれない。しかし，治療者が患者に，ネガティブな気持ちの後にはポジティブで楽な気持ちを抱けるようになるし，亡くなった人に対してもポジティブな姿勢を持つことができるようになるということを言って安心させれば，患者は自分のアンビバレンスを探る準備がはるかによくできるだろう。

> あなたと○○との生活がどのようなものだったか，話していただけますか？
> ○○が亡くなってから，どう変わりましたか？ どんな関係にも良いときと悪いときがあります。それは正常なことです。あなたたちの場合はどうでしたか？

症　例

スタンは，42歳の同性愛男性であったが，長年の恋人ハリーの死の1年後に治療を受けに来た。ハリーの介護者および連れ合いとして，彼は病気と死に関して，難なく勇敢に対処した。この1年間，彼は仕事をすることができなかった。請求書は混乱しており，電気を何度も止められていた。彼の体重は29kg減っており，睡眠障害があった。彼はハリーとの10年間の安定した愛のある関係について，ほとんどの大きなテーマにおいて二人が完璧に一致していたと述べた。彼は「ハリーが死んだ

第3章　悲哀（複雑化した死別反応）　67

> とき，僕の人生は止まってしまった」と言った。
> 　治療の最初の5週間のほとんどは二人が共に過ごした生活の詳細を振り返ることに費やされた。抑うつ症状は続いた。スタンはその後，死の4年前に自分がハリーと口論したことについて話した。このいさかいは5カ月間の別居につながり，その間にハリーは性的に逸脱したのだった。彼がHIVに感染したのは多分この期間だった。あるセッションの中で，この不和の詳細と，彼らの両方をHIVにさらしたことについてのハリーに対するスタンの怒りが明らかになった。スタンは家の外でより活動的になり，抑うつ症状は減じ，パートナーに対する彼のイメージは，よりバランスがとれたものとなり，理想視の度合いも減った。

気づきを深める

　前述したような段階を経て，患者は亡くなった人の記憶を，新しい，より健全で，バランスのとれた形で理解できるようになってくる。たとえば，患者は親がひどい人間だとは考えなくなり，それに代わって，母親や父親が病気だったのだということを認識するようになることがある。そしてそれによって親の行動とそれに対する自分自身の反応とを受け入れることができるようになる。このように新しい形での理解が可能になるのを助けるために，治療者は喪の作業を難しくしている要素を認識できるようサポートするような，感情面および現実面での反応を引き出してみてもよい。亡くなった人に対して強い病的なつながりを持ち続けていたいと感じている患者は，次のような質問に答えることを通して気持ちが安らぐ可能性がある。

　　○○について，あなたが好きだったのはどういうところですか？　あなたが好きでなかったのはどういうところですか？

感情表現を促進する

　悲哀の治療において，カタルシスは重要な側面である。亡くなった人の持ち物や写真に目を通すよう患者を励ますことは，患者が避けてきた苦しい悲哀の気持ちを引き起こすかもしれない。これらの気持ちがIPTセッションの間に起こったら，治療者は静かに聴くことによってその表現を励ますことができることが多い。われわれの経験では　初心者のIPT治療者がおかす失敗は，「積極的」である必要を感じることが多いため，そのような感情を前にして不安に

なり，質問をして患者をさえぎることである。これは間違ったメッセージを伝える。どういうメッセージかというと，そのような感情は危険で耐えられないということである。IPT治療者は悲哀の表現を始めるように仕向ける上では必要なだけ積極的であるべきだが，うまくいったら，それが表れるのを静かに見守るべきである。

行動変化

カタルシスは重要であるが，それだけでは複雑化した死別反応の治療に十分なものではない。次のステップとして必要なのは，対人関係のやりとりを変えることである。患者が，継続した異常な悲哀を維持するために力を使わなくなると，愛する人の死によってできた「隙間」を埋めるための新しい関係を育てることに対して，よりオープンになることがある。この時点で，患者が再び他人ともっと関わるようになるため，治療者はとても積極的に患者がさまざまな選択肢（デート，教会，組織，仕事）を考えるように導く。

> あなたの今の生活はどんなですか？　失ったものをどのようにして埋め合わせようとしてきましたか？　どんな友達がいますか？　どんな活動だったら楽しめると思いますか？

異常な悲哀：症例メアリー

メアリーは50代後半の既婚女性である。彼女は臀部から右脚にかけての麻痺のため地方の一般病院に入院になった。2カ月前に症状が現れるまでは，メアリーは地域の中で非常に活躍し教会の奉仕活動にも積極的に参加していた。夫とも非常に幸せな生活を送れていた。入院の約1年前まで，彼女と夫は2世帯住宅の2階に住んでおり，その1階には彼女の母親が住んでいた。内科医，神経学者，神経外科医，整形外科医の努力にもかかわらず，メアリーの問題は明らかにならなかった。複雑な検査が繰り返されたが，その結果は，彼女は健康であり起き上がって歩けるはずだというものであった。

メアリーはうつ病であった。話す速度は遅く，睡眠に問題があり，朝は早くに目が覚めて，その後は過去の失敗を思い悩んでいると言った。彼女は悲しげに見え，体重は過去6週間の間に5kg減少していた。これまでにうつ病の既往はなかった。注意深く調べていくうちに，入院の3カ月前，メアリーの小さいころからのかかりつけ医が，つらく苦痛を伴う病気のために亡くなったということが明らかにな

った．メアリーは，その病気が何であったかを正確には知らなかったが，その病気が自分に強い影響を与えたと言った．その話のついでに，彼女は自分の母親が約1年前に亡くなったといった．しかしそれは大した問題にはならなかったとも言った．

第3セッションで，母親についての情報がさらに得られた．メアリーの母親は，亡くなる前の2～3年間，同じ家の1階に住んでいた．メアリーは1日数回は階下に降りて母親の世話をしなくてはならなかった．母親の右足が麻痺していて動くことができなかったからである．母親が亡くなったとき，メアリーは非常に解放された気持ちがしたに違いない．生じた悲哀反応も極めて弱いものであった．しかしながら，約1年後，強い罪悪感を伴う反応が生じた．メアリーは母親の杖を使うようになり始め，次第に階下におりたり外に出たりしなくなってきた．麻痺は，母親の死に対する気持ちによって生じた罪悪感に取り組むメアリーなりの方法のように思われた．そして，かかりつけ医の死に対する悲哀が問題をいっそうひどくした．メアリーは母親が亡くなった1年後の同じ日に入院した．

この患者への治療姿勢は，積極的な指示を与えず，支持的に接するというものであった．2人の亡くなった人と患者の関係を再構築することが治療の最初のステップになった．彼女は，母親が亡くなる前後の状況を詳しく話すように励まされた．たとえば，その2～3年間に彼女が行った身体面での世話，2人の毎日の活動の詳細，その2～3年間，そして母親が亡くなったときの彼女の反応などである．また，かかりつけ医が病気になって亡くなったと分かったときの状況や彼女の反応についても話すように勧められた．彼女は，気持ちを楽にするためにその医師に特に頼っていたからである．

麻痺の隠された意味については解釈しなかった．実のところ，母親に麻痺があったということと彼女が母親の杖を使っているということとの関連についてあるセッションで治療者が触れると，メアリーは治療を中断しそうになった．

初　期（セッション2～3）

最初のセッションでメアリーは母親に対して十分な世話ができなかったということへの罪悪感を述べた．母親に特別な食事を与えて，良い方の足をマッサージし続けていれば，母親が今まで生き続けていたかもしれないと彼女は感じていた．彼女はまた，かかりつけ医への同情を怠ったということで後悔していた．医師自身が病気だということを彼女は知らず，母親に関する援助やアドバイスを繰り返し求めたというのである．

第2セッションまでに，メアリーは次第に杖を使って歩くことができるようになっていた．そして，3週目までに，杖なしで歩くことができるようになっていた．彼女は退院したが，週1回の精神療法は続けた．睡眠と食欲の障害は改善したが活動性はまだ上がらなかった．

中　期（セッション4～9）

　治療中期には，母親と医師に対するメアリーの怒りが表にあらわれてきた。下におりてきて世話をしろと母親がむやみに叫ぶので，母親が亡くなる6カ月前からメアリーは事実上母親の部屋から一歩も外に出られなくなっていたと語った。メアリーは，孫に会いに行くことができず教会活動や夫と一緒の社会活動をすべて諦めなければならなかったということに対して憤っていた。夫は表立っては不満を言わなかったが，自分の中に閉じこもるようになり，情緒的に彼女から離れていった。

　さらに話していくうちに，メアリーは母親と長い間うまくいっていなかったということが明らかになった。母親は「大学は女性にとって時間の無駄だ」と言って，彼女が大学を辞めて仕事につくようにさせた。対照的に弟は法学部に通った。自分が家族の重荷をすべて背負わなければならず，弟は週1回花やキャンディを持ってくるだけで「良い息子」と思われていたのに，実質的にすべての身体的なケアをしている自分に対して母親は決して満足しなかったということに怒りを覚えていた。

　母親の病気の終末期にメアリーが疲れきってかかりつけ医のもとを訪れたとき，彼は，自分は患者を見ることができないので，よそに紹介しなくてはならないと言った。彼女は，子どものころから何でも打ち明けて相談できる人として付き合ってきたその医師から見捨てられ拒絶されたと感じた。

終結期（セッション10～12）

　治療が終わりに近づいた頃には，メアリーの症状は消えて杖を使うこともなくなっていた。彼女は再び教会の活動を始めた。また，あまり便利ではない上の階は人に貸して，自分たちは下の階に移るという計画を立てた。彼女は自分が大学をやめたときの状況について弟とよく話し合うことができ，また，そのことに対する気持ちを打ち明けることができた。彼女は，自分自身の子どもや孫に，そして夫と一緒に送ってきた生活のすべてに満足していると語った。

　メアリーは，治療を終結することについて少しためらいがあるといった。しかし，ストレスを感じたときには気持ちを打ち明けて相談できる新しいかかりつけ医を見つけていた。麻痺の潜在的な心理的起源は全く話題にならずに治療は終わったが，終結の時点で抑うつ症状は完全に消えていた。

　いくつかの点で，この症例はIPTの典型例ではない。治療契約がはっきりとは結ばれていないからである。それでも，関係をもう一度見直し，亡くなった母親に対する適切な気持ちを表現する機会を持てたことによって，悲哀のプロセスが進み問題が解決した。

「悲しみすぎる」

　複雑化した死別反応の多くの患者が，悲しむことを避ける。それはおそらく，喪の感情が苦しすぎて耐えられないと思ってのことである。これらの患者に対しては，治療者は感情表現を励ます。別の，おそらくより稀な問題は，患者が心から悲しむ人の役割を引き受けてしまい，それをやめられないというものである。そのような患者は「悲しみのプロ」になってしまう。つまり，悲しみが彼らの生活を乗っ取ってしまい，それが長く続くことが多く，「蛇口をひねって止められない」ような感じになるのである。生活の他の側面は萎縮してしまう。ソフォクレスのエレクトラは，若いときから「子供もなく嫁ぐこともなく」[訳注1] 悲しみ続けたが，良い例である[原注1]。

　「悲しみすぎる」患者は，喪を，期待される役割であり義務であると考えていることが多い。亡くなった愛する人との関係の何らかの側面について表現されていない罪悪感があって，悲しむことが償いになると感じているのかもしれない。悲しみすぎる患者の治療における治療者の役割は，亡くなった人を見捨てるとか裏切ると感じることなく，以前は満足できていた活動に戻ったり新しい活動を始めたりする優美な方法を見つけるのを手伝うことである。そうする際に，治療者は患者の周囲の人たちの反応と同じことを言わないように注意しなければならない。周囲の人たちは，患者の行動に苛立ち，「もうたくさんだ！」と言っていることが多いものである。患者は喪をやめる必要はなく，亡くなった人を忘れることはないが，喪が患者の人生のすべての瞬間を占領する必要はないのである。

「悲しみすぎる」：症例レスリー

　レスリーは，夫を失った63歳の主婦であったが，息子たちに連れられて治療にやってきた。彼女の夫は7年前に糖尿病の合併症で亡くなっていた。レスリーは葬式に出，そこで彼女の強烈な死別をドラマチックに示した。しかし，通夜の後，彼女

訳注1）大芝芳弘訳「エーレクトラー」（『ギリシア悲劇全集4』岩波書店，1990）より。
原注1）頭に浮かぶ別の文学の例は，チャールズ・ディケンズの『大いなる遺産』（Great Expectations）のミス・ハヴィシャムである。彼女の人生は，彼女が婚約者に捨てられたときに止まってしまった。結婚式用のテーブルは放置されて腐り，時計はその悲劇的な時間のまま止まり，彼女はぼろきれになったウェディングドレスを着ている。しかし，IPTにおける悲哀には死が必要なので，この問題は複雑化した死別反応ではなく役割の変化と呼ばれるものであろう。

は家に引きこもってしまい，具合が悪いと主張した。数少ない友達の輪からも引きこもってしまった。彼女は疲れすぎて歩けないと言い，それ以来ずっと家から出られなくなり，息子たちが買い物や他の用事をしてくれることを期待した。彼女は夫の部屋と持ち物を，彼が亡くなったときのままにしており，それはまるで聖堂のようだった。地元の神父が彼女を訪ねて，長引いている彼女の喪について話し合った。彼女はあまりにも打ちひしがれていて教会にも行かれなかったからである。彼女の医師は「神経を落ち着かせるために」彼女にジアゼパムを処方した。

　息子たちは頭に来ていた。引きこもりとずっと続く葬式を母親にやめさせようとするあらゆる試みが，さらなる涙につながり，父親に対する不義だと責められることになった。息子たちがレスリーを精神科医の診察に連れて来たとき，彼女は嫌々来た。彼女は外見に無関心で，化粧もしておらず，面接の間中泣き続けた。彼女はうつではないと言ったが，夫は彼女の人生のすべてだったので，彼が亡くなってからというもの自分には生きる目的がないのだと言った。積極的な自殺念慮はないと言った。慢性的な睡眠障害，気力低下，決定困難や集中困難，夫と結婚生活についての侵入的・反復的な想起，そしてさまざまな身体症状と不安症状があった。精神病を疑わせるものはなかった。

　レスリーは本当に多くの側面で夫に依存していたということが明らかになった。収入，現在は成人した息子に任せているような用事，「夫の」友達を中心とする社会生活などである。彼女は結婚生活と夫を率直にすばらしいものとして語ったが，彼女の余談や息子の話からは，多くの緊張があったことが示された。中でも，レスリーは，夫が病気になったために十分に彼女の世話ができなくなったと感じており，世話をしてほしいと要求したことが彼の健康を損ねたかもしれないということも感じているようだった。彼女はまた，夫が亡くなる直前に，薬局からインスリンをもらうことについて口論をしたが，それは彼女の過ちであり，彼の死を早めたのだと打ち明けた。今彼女は彼のために祈る義務があり，いかなる場合にも自分自身のために何もしてはいけないのだった。

　治療者は共感的に聴き，夫の死が彼女にとってどれほどひどい喪失だったかを伝え，彼女の問題を大うつ病と診断した。愛する人を亡くした後に悲しむのは適切なことだと正当化し，彼女の状況は未だに「世話」を必要とするものであり，うつ病を治すためにいろいろなことを話すのは理にかなっているだろうと言った。まだいくらか不承不承ではあったが，レスリーは12週間の治療に合意した。

　初期のセッションは夫婦関係に焦点を当て，最初はそのポジティブな側面が強調されたが，間もなくより苦しい問題にも入っていった。レスリーは，自分が転居を拒んだので夫は仕事上の機会を追求できなかったと感じており，自分のかんしゃくによって夫を傷つけたと感じていた。「私は彼に押しつけたことはなかったのに」，彼は静かで，従順な人だった。治療者は彼女が，夫の，そして彼らの関係の，強さ

と弱さについて，より三次元的な目で見られるように徐々に助けていった。彼の死の前後の出来事は，死と同じくらい悩ましかったことだが，その話し合いから，レスリーは悪くなかったということが明らかになった。

レスリーがいくつかのセッションに写真のアルバムを持ってきて，これらの気持ちが明らかになる中で，治療者はレスリーのソーシャル・スキルと興味を探った。彼女にはトランプを一緒にする友達がいた。「夫の友達」の何人かは，実際に，彼女の友達でもあった。そして彼女は以前には定期的に教会に通っていた。治療者と患者は，これらの活動がかつてはどれほど楽しかったかを話し合い，それらを再開することが夫の思い出を裏切ることになるのかどうかを話し合った。治療者は彼女に，夫の思い出に**敬意を表するために**外出することを考えるように優しく勧めた。墓地に行き，教会に行き，孫に会いに行くのだ。異議を申し立てながらも，彼女はそうし始めた。

6週間のうちに，レスリーの喪は強度が減じ，抑うつ症状は軽くなり，彼女はセッションで泣くことがほとんどなくなった。彼女はジアゼパムを飲むのをやめた（適切に漸減した）。活動について，彼女は最初に罪悪感を表現した後，前よりも楽しんでいるということを認めた。彼女は友達に再び連絡をとり，友達は彼女を喜んで迎えた。そして選択肢を探った後で，彼女は夫に敬意を表するための一つの方法は，糖尿病のための地元の資金集め組織に参加することだと決めた。12週間の治療の終わりまでには，彼女は正常気分になっていた。彼女はその後の3年間，クリスマスカードを送ってきて，自分の健康状態が良く幸せだと伝えてきた——夫のことは悲しいが，「うつではない」と書いてあった。

この症例は，この明らかに高度に依存的な女性が，その依存を息子たちから治療者へと移す危険性を示している。治療の限定された期間の枠組み，患者の罪悪感が明らかになったこと，そして治療者が治療外での対人関係を再び育てるということを強調したことが，そのリスクを減じた。

第 4 章

対人関係上の役割をめぐる不和

　対人関係上の役割をめぐる不和とは，患者と少なくとも一人の重要な他者が自分たちの関係に対して抱いている期待にずれがある状況をいう。役割期待のずれのひとつの例としては，妻は家計を助けるために外で働かざるを得ないが本当は配偶者に養ってもらうことを期待している一方，配偶者は妻が経済的な責任を分担することを期待している，という夫婦関係が挙げられる。また別の例として，母親は，自分自身の母親に対してやっていたのと同じように，ティーンエイジャーの娘が友人関係の詳細を自分にすべて打ち明けることを期待している一方，ティーンエイジャーの娘は，大人になるためには自分自身の心の中にとどめておかなければならないものもあると感じている，という母娘関係が挙げられる。どちらの例でも，両者は自分たちの関係について異なる期待を抱いている。これらの期待は相容れないものであり——つまり，ずれており——したがって不和と定義される。

　IPT の治療者は，うつ病が起こり長引く上で対人関係上の不和が重要であると思われる場合に，対人関係上の不和に焦点を当てる。これは通常，不和に改善の希望がほとんどないまま遷延したり反復したりする場合に起こる。そのような状況では，うつ病の患者は，自分はもはや不和をコントロールすることができないと感じ，その関係が自分に与えてくれているものがなくなってしまうと脅かされて感じたり，自らの人生をやりくりする能力がないと感じたりするために，自尊心を失ってしまう。役割をめぐる不和を永続化させる典型的な特徴は，「どうすることもできない」という患者の無力感（不和が**行き詰まり**に達したということ），貧弱なコミュニケーションの習慣，あるいは本当に歩み寄れない相違である。

対人関係上の不和の診断

　治療者がIPTの焦点として役割をめぐる不和を選ぶ際には，明らかなものであれ隠されたものであれ，「重要な他者」との対立の裏付けが患者から示されなければならない。そのような不和は，通常，患者が最初に述べる不満の中で，あるいは対人関係質問項目を聞いていく過程で明らかになる。IPTのいくつかの研究によると，配偶者との不和が，最もよく見られる問題領域となっている。しかし，実際問題としては，うつ病患者の生活における重要な対人関係上の不和を認識するのは難しいこともある。

　典型的には，うつ病の患者は絶望感で頭がいっぱいになっており，その状態は自分だけの責任によると考えるものである。うつ病エピソードに明らかなきっかけがない場合で，患者が現在の対人関係における問題点を明らかにできない場合，対人関係質問項目（第2章に記載）を聞いていく際に，患者が何を述べているかということだけでなく患者が何を省いているかということにも注意することが重要である。現在あるいは最近の重要だと思われる対人関係についての話が不十分であったり過度に理想化されたりしている場合には，患者が認識したり検討したりしたがらない問題の手掛かりとなることがある。抑うつ症状の発症の前後で対人関係がどのように変化したかについて，患者に注意深く尋ねるべきである。対人関係がうつ病をどのように促進したか，あるいは回復の阻害にどのように関与しているかについての理解から，治療戦略が示唆されることがある。

治療の目標と戦略

　対人関係上の役割をめぐる不和の治療の一般的な目標は，満足できる解決のために，患者が，まず不和を明らかにし，行動計画を選択し，最終的には，非適応的なコミュニケーションパターンを修正するか，相手への期待を再評価するか，あるいはその両方を行えるように，援助することである。改善は，患者や相手の期待や行動が変化するという形をとることもあるし，患者の態度が変化してより受容的になるという形をとることもあるし（この場合，自分のニーズをその関係以外のところで満たしてもらおうと試みることもあるし，試みないこともある），その関係を満足できる方法で解消するという形をとることも

ある。IPT治療者は，患者を特定の問題解決に導くということをせず，また，うまくいかない関係を維持するための努力もしない。

　対人関係上の不和の患者の治療をすることは，片側のみの夫婦療法の形に似ていることが多い。治療者は，相手を治療に参加させることに意味があるか，意味があるとしたらどの程度治療に参加させるのかを決めなければならない。たとえば，不和の相手が職場の同僚や上司であれば，あるいは，やる気のない配偶者であれば，それはあまり価値がないことだろう。対人関係上の不和において患者のみの参加で治療をすることのメリットは，達成したことのすべてが患者の力によるものだったと言えることである。同席治療では，治療者のおかげだと言われるのは避けられないだろう。

　対人関係上の不和に対する全体的なIPTの治療戦略は，役割期待のずれがどのように不和に関連しているかを理解し，不和の解決と役割の再交渉をもたらす手段を講じられるように患者を援助することである。この，探索してから行動へという流れは，初めの頃のセッションは探索とコミュニケーション分析にあて，後の方のセッションは決定分析にあてる，という形で，治療の全経過にわたって行われることもある。しかし，具体的な，個別の問題を扱う場合には，探索と決定が単一のセッションで行われることもある。

　治療計画を進めるうえで，治療者はまず役割をめぐる不和がどの段階にあるかを確認する。

1. **行き詰まり**は，患者と「重要な他者」との話し合いが止まり，「冷たい結婚」に象徴される，くすぶった低レベルの憤りが存在していることを意味する。
   - あなたと［相手］は，話し合いをやめてしまったのですか？
   - お互いを「無視」しているのですか？

2. **再交渉**は，患者と「重要な他者」が相違を率直に意識しており，たとえ成功していないとしても，変化を引き起こそうと積極的に努力していることを意味する。
   - あなたと［相手］は，自分たちの違いに気づいていますか？
   - 事態を変えようとしていますか？
   - よく議論しますか？

第4章 対人関係上の役割をめぐる不和　77

3. **離別**は，取り返しのつかないほど関係が崩壊したことを意味する。
    - あなたたちの違いは大きすぎるので，関係を終わらせようと考えているのですか？

　これら3つの段階のそれぞれにおける治療者の課題と期待は異なる。たとえば，行き詰まりの状況に介入すると，交渉が再開したときに初めのうちは明らかな不調和が増すことがある。一方，不満足な再交渉の段階での不和の治療課題は，関係者を落ち着かせて争いの解決を容易にすることかもしれない。離別の段階における不和の治療は，第3章で述べられている悲哀の治療と共通する点が多い。どちらも，患者がその関係を正しく把握し新たな愛着を自由に形成できるように治療者が援助するものだからである。

　役割をめぐる不和を探っていく上で，治療者はさまざまなレベルでの情報を求める。現実的なレベルでは，次のような質問が行われる。

- 不和における表向きの問題は何か？
- 患者と重要な他者との間の，期待と価値観の相違は何か？
- その関係の中で患者は何を求めているか？
- 患者にはどんな選択肢があるか？　すでに検討されてきたものは何で，まだ検討されていないものは何か？
- 関係を変化させるために患者が利用できるものは何か？
- 相手は何を求めているのか？
- 過去には彼らはどのように不一致を解決してきたのか？
- 関係の強いところと弱いところ　関係の中で良かった部分と失望したところは何か？
- どんな変化が現実に可能なのだろうか？

　話し合われている特定の不和の重要性を理解するために，治療者は以前の関係における類例を探す。たとえば，患者がアルコール依存患者と繰り返し関わりを持つ場合のように，類例が明らかなこともある。患者が他人を操作して自分を拒絶させる場合のように，より微妙なこともある。以下のような質問が有用である。

- これは以前にも起こったことがありますか？

- 他にも同じような関係がありますか？　あなたがお話しになっている関係は，あなたと○○との関係と同じように聞こえます。

類例が見つかれば，以下のような問題が探索の鍵となる。

- 患者はその行動によって何を得るのか？
- その背後に隠されている中心的な仮説は何か？
- なぜ患者は似たような不快な状況に陥るのか？

治療者は，抑うつ状態そのものが原因となっているかもしれないことについて，すでに自己批判的なうつ病患者を責めないことが重要である。これらの質問は，常に好奇心をもって，楽観的な調子ですべきである。

　　ここで何が問題だったのか考えてみましょう。そうすれば，どうすれば良くなるかを判断することができるでしょうから。

不和の人の対人戦略に特別な注意を払うと，コミュニケーションパターンにおける問題点が明らかになることが多い。たとえば，ネガティブな感情に直面したりその感情を表現したりすることを関係者たちが怖れ，解決可能な問題であっても事態が「通り過ぎる」のを単に待って無視しようとする場合，苦痛を伴う不和の繰り返しが永続することが多い。患者に次のように尋ねると役に立つことがある。

- あなたはご自分の感じたことを○○に直接伝えたことがありますか？（そうであれば：どんな反応が返ってきましたか？）
- 直接伝えると何が起こると思いますか？（試してみることができますか？）

ここでの目的は，患者が，怒り，恐怖，悲しみの入り交じった複雑な感情を認識し，それらの感情に対処する方法を考え出せるように援助することである。方法としては，たとえば，それらが起こるような状況を避ける，自分の望みを直接表現する，不合理な疑念に基づく衝動的な行動を減らす，などがある。うつ病の患者は，一般に，対人関係状況において自分のニーズを主張したり怒りを適切に表現したりすることが苦手である。

役割をめぐる不和を，患者自身がその中で担っている役割も含めて患者が十

分明確に理解すれば，治療者と患者は，実際に行動を起こす前に，多くの選択肢の結果がどうなるかを詳細に考慮する段階へと進むことができる。

　患者が自分の要求と望みを相手に直接表現し，双方の要求を考慮に入れた解決策を相手と一緒に考え出すことができる場合には，役割をめぐる不和の再交渉が成功する。互いの要求がある程度理解され，双方からある程度の妥協がなされるであろう。患者が問題を予測できるように，そして感情と希望を表現するリハーサルとして，ロールプレイが大変重要な準備となることが多い。

対人関係上の役割をめぐる不和：症例アリス

　アリスは，治療を開始したとき，28歳で，結婚して10年たっていた。彼女は夫の仕事を手伝っていた。彼女の主訴は，自分を取り巻くあらゆるものに対する興味の欠如，苛立ち，そして夫婦関係の問題であった。彼女の症状は，悲しい気分，入眠困難，食欲と興味の喪失，女性として自分が不十分であるという心からの感覚などであった。夫との関係は，その前の4～5カ月間に著しく悪化していた。

　彼女は，夫が彼女の存在を当然のものとみなしており，セックスパートナーとして，また従業員として，夫の要求を満たしている限りにおいてのみ彼女に興味があると信じていた。患者は，一方では自己非難をし無力感を抱き，もう一方では自分の望みについて夫の配慮や関心がないということに憤慨し非難する，という二者の間を揺れていた。彼女は，まず何かについて話し，次に別の話をすると，何を話しているかを見失いがちであった。

　彼女は自分のうつを，仕事に対する夫の強烈な興味と，その結果として二人の関係に生じた変化として彼女が感じているものとに関連づけていた。自らの問題が始まったのは治療を受けに来る4カ月前であると彼女は言ったが，特別な出来事は何も確認できなかった。その代わり，彼女は，夫の態度が自分本位で支配的であり彼女の感情に対する思いやりが欠如していることへの不満が募ってきたと言った。

　アリスは，自分たち夫婦の歴史を回顧した際，貧乏であったが幸せだった「古き良き日々」への郷愁を口にした。夫が5年前に会社を手に入れてから次第に無視される感じがしてきたと彼女は言った。彼女の対人関係を探索することによって，親密な関係を築いたり維持したりする能力のなさに関連した生涯にわたる孤独感だけでなく，ソーシャル・サポートの不足も明らかになった。彼女は，いくらかバラバラになっている家族の9人の子どものうちの1人であった。きょうだいは全員が同じ市に住んでいたにもかかわらず，患者は現在きょうだいとはごくわずかな接触しか持っていなかった。彼女は母親に相当な親近感を抱いていたが，夫のことを母が決して認めていないと自分で信じていたために，母との関係はいくらか緊張したものになっていた。

現在のうつ病と発症を取り巻く出来事について，そしてうつ病が夫との関係にどのような影響を及ぼしたと彼女と思っているかについて情報を集めた後，アリスが治療から何を得たいと望んでいるのか，つまり治療がどのように自分の役に立つことを期待しているのかを治療者は探ろうとした。彼女は次のことを求めていると述べた。(1)「話し相手」。彼女はこれらの問題を夫と話すことは不可能だと感じていたため。(2) 夫への向き合い方を学ぶこと。(3) 夫に彼女を尊敬させること。責任のない子どもや従業員としてではなく，妻として関係を持たせること。

　第1回のセッションが終わったとき，IPT の問題領域の見地から患者をいかに概念化するかについて治療者にはまだ確信がない状態であった。生活歴からは，患者が対人関係上の役割の欠如を持っていることが明らかになった。しかし，彼女は夫との対人関係上の役割をめぐる不和という具体的な問題を抱えて治療に来たのであり，セッションが進むにつれ，行き詰まりの段階にある夫婦不和が焦点となった。

初　期（セッション2〜4）

　初期のセッションでは，アリスの話の中心は，結婚と夫への依存についてのアンビバレンスであった。彼女は「既婚女性」であることが意味するものに対する失望を表現し続け，彼女が次第に夫に依存し夫に支配されるようになったプロセスについて述べた。彼女は，夫がまるで非難がましい父親であるかのように関わっていた。夫を満足させることができそうもないために夫を怒らせてしまうことを彼女は怖れていた。彼女は取りうる選択肢を非常に制限して考えており，夫を喜ばせるために自分の望みを否定するか，あるいは結婚から逃れるかのどちらかを選ばなければならないと思っていた。対人関係質問項目から，自分の願望に関する，引きこもり，否認，間接的なコミュニケーションのパターンが明らかになった。彼女は自分が必要としているものを他人が「知っている」ことを期待しているようであり，自分の要求が魔法のように予測されて満たされないと，拒絶されたと感じるのだった。

　これらのセッションにおける作業の大部分は，結婚生活に何を期待しているか，そして，もっと快適になるためには物事がどのように変わらなければならないと思っているかを，アリスとともに検討することが中心となった。彼女は結婚生活を続けると決めていたので，目標は，夫とのコミュニケーションを改善すること，そして夫への依存を少しでも減らして自分のすべての要求が満たされるように独自の興味を育てることに設定された。

　まず検討したのは，アリスと夫とのコミュニケーションの問題だった。彼女は前の晩のケンカの話をした。真実に向き合うのを避ける自分のいつものやり方が，夫婦の間がより疎遠になってきたことと関連していることを認めた。彼女は怒っているときにだけ本当の要求を表現することができるが，自分の怒りの深さに怖くなって罪悪感を抱く——そして，彼女は沈黙するが，心は煮えくり返ったままなのだと

語った。これらのセッションの間に，遠回しにではあるが，店で一緒に働いている若い女性と夫が「いちゃついている」という疑念を彼女は話し始めた。まるで自分自身の判断が信用できないかのように彼女はこう言った。「みんなそうだと言うけれども私にはわからない……わからないわ」。その後，彼女は夫が過去数年間連続して愛人をつくっていたと言ったが，夫は自分の元を去らないと確信していた。4回目のセッションの最後に，彼女は，夫に期待していることを，腹が立つまで待たずに話してみると言った。しかし，典型的なことであるが，彼女は次のように言って水を差した。「でもわかっていますよ……うまくいくわけがないんです」。

中　期（セッション5〜8）

アリスは第5セッションの初めに，前の晩に夫が彼女にあてて書いた手紙を持ち出した。まず手紙でコミュニケーションしておけばいざ向かい合ったときに難しい事柄を話し合いやすくなるので，手紙を用いる人は多い。手紙の中で彼は，彼女への愛について，彼らの崩壊した結婚について，そして「物事を変える」力がないように自分が見られることへの不満について語っていた。彼女は夫の誠意についての疑念を表現した。「私はどうしても信じることができないんです……彼は自分の望むところに私を置いておきたいだけのように思えます。そして同じことが繰り返されるだけなのだわ」。彼を一度セッションに呼んでみることは役に立つのではないかと治療者が提案すると，彼女はひどく落ち着かなくなった。「私は彼についてこれ以上話したくありません。私は自分の問題について話したいだけなんです」。後に，彼女は，夫に聞いてみることに同意したが，夫は来ないだろうと感じていた。

2人がそろって同席セッションに来たとき，それ以前のセッションで報告されたコミュニケーションの問題がその時間に実際に演じられた。アリスはその時間の大部分で沈黙を保ち，夫にほとんどの話を任せた。彼女が自分の不満についてしぶしぶ語り始めると，ついには夫のマークに女子販売員との関係を問いただした。しかし，彼は即座に否定した。その時間が終わるまでには，彼らは治療者を通してだけではなく，より直接的に話し合うようになった。

同席セッションの後にアリスの外見に著しい変化が現れた。今までの彼女はどちらかというとくたびれて陰気に見えていた——いつも黒い服を着ていた。彼女は明るい色の服を着るようになり，全体的な態度が，明るく，自信のある，「前向きの」性質になった。彼女とマークは何回か外食に出かけ，長いこと会っていなかった親戚を訪ねた。彼女は行動範囲が広がったことに少しは満足したが，それでもマークの動機について疑念を表現し続けていた。彼女は，自分の望みについて夫に話し始めたところ拒絶された感じがしたことが何度かあったという話をした。しかし，最も印象的だったのは，「彼が聞きたいかどうかはともかく，私が何を考えているかを彼に知らせる」という彼女の決意であった。

アリスはまた，経済的な心配がなくなってから自分と夫が「お高くとまっている」と他の人たち（特に彼女の家族）が思っているのではないかという怖れについても話した。彼女は，自分のみすぼらしい素性と，マークの新しい「しゃれた」やり方への不安について述べた。成功して社会的に尊敬されるようになったことをマークが楽しんでいるのに対して，アリスはそのために家族や昔の友達から離れて壁ができたように思い，少し当惑していた。彼女は，言ってみれば自分の根から切り離されてしまっており，社会における自分の新しい地位に落ち着けずにいた。

　中期セッションの大部分の時間は，この夫婦が互いの，そして家族との触れ合いを再確立するために行っている努力を探っていくことに費やされた。8回目のセッションの終わり頃，アリスは終結についての不安を認めた。その翌週，「アリスは病気で，自分で電話をかけたくないそうです」と，マークが電話で妻の予約をキャンセルしてきた。

終結期（セッション9〜12）

　予定されていた次のセッションで，アリスは再び，夫の仕事をめぐる問題について話し始めた。彼女の話の内容も性質も，ともに初期のセッションを思わせるものであった。その直前のいくつかのセッションで見られた比較的内省的な姿勢はほとんどなくなっていた。しかし，時間の中頃になって，アリスは穏やかになり少し深く考えるようになった。彼女はついに言った。「私はマークに自分の愛を見せるのが怖い，ただそれだけなんです」。治療者がこの感情を話題にし始めると，彼女は極めてさりげなく，夫が離婚について話していたと言った。自分はそれを深刻に受け取っているわけではないと彼女は主張したが，そのために彼女はうまく機能できなくなっているように見えた。そのセッションの終わり頃，彼女は再び終結の問題を持ち出し，自分はまだ独力でやっていけるほど強さを感じてはいないという心配を口にした。

　その後のセッションで，治療者は終結に対するアリスの感情について探り続けたが，アリスはその話題を避けたり終結に対して特別な感情を持っていることを否定したりする傾向があった。アリス夫婦は今まで以上に議論するようになっていた。彼らの衝突の一部は，子どもがほしいというマークの欲求と，今以上に拘束されることに対するアリスの著しいアンビバレンスが中心になっているようであった。彼女はまた，子どもができたらマークが自分のもとを去るかもしれないということを怖れていた。マークの父親もアリスの父親も共に家族を捨てていたため，これは必ずしも不合理なことではなかった。妊娠することに関して彼女が抵抗したもうひとつの要素は，それが単に夫にさらに「降伏」することを意味するのではないかという彼女の考えであった。夫婦間での議論は増加したが，それにもかかわらず，彼女は前の週に比べて抑うつ感が弱まっていると報告した。「物事は内に閉じ込めてお

くより外に出した方がよい」と彼女は言った。最終セッションでは，アリスはいくらかイライラしていた。終結に対する彼女の感情を探ろうと試みたが，否認と，大したことがないように見せかけた怒りしか明らかにならなかった。

しかし，この嵐のような終結セッションの3日後，アリスは「謝罪」のため，そして結局のところ自分の気持ちは実際に改善したのだと言うために，電話をかけてきた。彼女は「私は自分の力でやってみたいと思います」と言い，さらなる治療の紹介を断った。

この症例でのIPTの経過は不和を完全には解決しなかったが，患者は治療の終わりまでには無症状になっており，不和における中心的な問題を理解していた。彼女が自分自身で，あるいはさらなる治療によって，それらを解決するか否かはわからなかったが，少なくとも解決しやすい状況にはなっていた。

対人関係上の役割をめぐる不和：症例サル

サルは31歳の既婚男性である。彼は，初回面接時には失業していたが，1週間以内にテレビ修理工助手としての仕事を見つけた。サルの主訴は，数カ月前から気力と意欲が減退してきたことであった。彼はすぐに身体的に消耗してしまうためになかなか家の用事を済ませることができないといった。また，あまり眠れなくなりセックスにもほとんど関心がなくなっていた。「僕には気持ちがなくなってしまった」と彼は言った。

初　期（セッション1～4）

サルは，伝統的なイタリア系家庭の長男であった。家族の情緒的な世話役は彼の母親であり，父親は厳格で「冷たい」男で，サルは父親と全く仲良くできなかった。父親は批判的で近づき難く「怖い顔で脅しつけ」ていた。自分は学校では成績が悪かったとサルは言った。学業に興味がなかったのである。彼は高校2年の時に学校を中退して海兵隊に入ったが，それは，どうせきちんとやれるわけがないと父親が断言したことに対する挑戦だった。兵役期間が終わると，彼は父の命令に従って建設工事の仕事に就いた。父はそこの職長だった。仕事での2人の関係は，意見の相違のために緊張することが多かった。

5年前，サルは落下事故を起こして膝と脚を負傷した。建設工事は生産的で儲かる仕事だと思っていたが，それ以上続けることができなくなってしまった。そして車椅子の彼の世話をするために仕事をやめた妻に対して，彼は前よりも依存的になった。サルは，落下事故がなければ，あるいはその後に元の仕事に戻ることができていたら，今頃自分は職長になっていただろうと言った。この身体的障害の結果，

彼は労働者災害補償を受けて職業訓練を受けながら，テレビ修理工へと仕事を変えた。

彼は障害が自尊心に及ぼした影響は大したものではないと考える傾向にあり，主に夫婦間の問題について語っていた。彼は，服装も乱れ疲れた様子で予約時間に現れることが多く，自分から情報を伝えようとはしなかった。このため，治療者は積極的な態度を維持し，具体的な質問をし，注意深く対人関係質問項目を実施した。中心テーマとして明らかになったものは，人生全般に関する彼の無能感と無力感であったが，特にそれは父親と妻との関係において強かった。初期のセッションが終わるまでに，サルの抑うつ症状が夫婦間の不和と関連していることが明らかになった。この不和は，サルが自分の望みをなかなか妻に伝えられないこと，そして彼らが次第に疎遠になってきたことと大きく関連しているようであった。そこで，妻との建設的なコミュニケーションを妨げている障害について彼に理解させることが治療の中心になった。

中　期（セッション5〜8）

5回目のセッションで，サルは妻との関係についてさらに詳しく考えるようになってきた。彼は，結婚生活で自分が不幸であるということと，「麻痺した」感じのために自分の気持ちを言葉に表すのが難しいことを話していたが，そのうちに泣き出した。彼が言うには，彼は自分の気持ちの多くに「しがみついて」きており，それが妻との関係に破綻を生じる原因になっていたということだった。次のセッションで，彼は再び家庭の問題を持ち出し，そのとき初めて自分と父親との間に類似点があることに気づいた。彼は，父親が自分に対してとったのと同じように突き放した態度を妻に対してとることが多いと思うと語った。

7回目のセッションは転機となった。彼はそれまでよりも多くのことを打ち明け，この1週間，自分と妻がいかに「情緒的」で親密だったかを説明した。彼と妻は前よりも率直に話し，そして，脚の障害に対して損害補償の形で補償を受けるよりも保険会社から一括して金を受け取ろうという結論に落ち着くことができた。この問題は1年間以上にわたって彼らの悩みの種だったが，この決定を下すことで，彼ら夫婦の経済的負担が大幅に軽くなると思われた。

8回目のセッションで，サルは自分の全般的な姿勢が改善しているように感じると言った。彼が変わろうとして，考えや気持ちを妻と共有しようとすると，妻も妥協し始める。これは彼にとってうれしい驚きであったという。彼と治療者は，彼が感じていることをもっと妻と共有するためにとれる方法について検討した。

終結期（セッション9〜12）

この期間にサルは解雇された。彼は，解雇へと至ったいくつかの事情と，解雇と

いう出来事をめぐる苦痛と怒りの気持ちについて考えていった。自分がすぐに次の仕事を探しにいかなかったことを彼は不思議に思っていたが，その理由は，保険の支払いを受けていたことと，雇用状況を評価して慎重に計画を立てるためであると考えていた。彼は解雇されたことを良い機会に妻に意見を求めた。以前であれば，妻に喧嘩をふっかけて仕事の心配を間接的に押し付けていただろうと彼は思った。彼は，選択肢についてよく考え，翌週仕事を探し始める予定でいた。

　10回目のセッションで，サルは，治療を始める前の自分は妻に対してあまりにも自分を閉ざしていたが，今は前よりも率直になろうとしていると言った。彼は，自分の気持ちを表現しても妻が否定的に反応したり「暴力的に」反応したりしないということに気づいて驚いていた。続いて彼は，妻の反応を前もって判断し続けることはできないが，妻が動揺するのではないかという怖れのために親密な気持ちをあまり多くは妻に打ち明けられないと未だに感じているのだと言った。治療の終結について話し合っているとき，彼は，治療を受けることについて初めに心配していたことは，主に，自分がはっきりさせたくない気持ちを暴かれるのではないかという怖れだったと言った。彼は治療者が「頭の中に飛び込んできて」無理やり気持ちを引き出してしまうのではないかと怖れていたのだった。しかし，治療がむしろ自分のことを探索し発見するものであったことに嬉しい驚きを感じていた。

　第11セッションの初めに，彼は，話すことがたくさんあると言った。彼は，自分で取り仕切ることのできる下請け人の仕事に就くことを考えて楽しみにしていた。家では自信が増し無気力感が弱まってきたように感じており，家の用事を前よりも気持ちよくすませることができるようになっていた。その結果，彼が妻から感じる圧力も減った。彼は前よりも妻と直接的にやりとりするようになり，妻を助けたいときにはそう言い，何の説明もなく妻を遠ざけることはしなくなった。彼は，負傷後の経済的な問題と何もできない状態によって非常にやる気をそがれていたことを認めた。そして彼が修理工として働いている間に抱いた，落伍者であるかのような気持ちもまた，うつの一因になった。それは，彼が自分の能力に見合うだけの生産性を上げていなかったためである。終結について話す中で，サルは自分が治療者と共有したほどのものを妻とまだ共有できていないことに当惑していると語った。

　最後のセッションで，サルは治療に対する肯定的な感情を口にし，「再び目覚める」感覚を自分自身の内部に体験したと言った。治療中彼の気持ちはリラックスしており，治療者との間に生じたのと同じ率直な気持ちを妻との間にも作り出したいと言った。

対人関係上の役割をめぐる不和：症例リサ

　リサは，28歳のアーチストであったが，「私の人生のこの1年間は地獄だった」という主訴で受診した。彼女は，前の婚約者と別れた後，この1年間のほとんどの間，

うつだったと言った。

初　期（セッション1～2）

リサは3年近く婚約していたが，その間，婚約者であるロイは，コンドームを使わずにセックスをしようと主張していた。時と共に彼の体重は減り始めていたが，彼女はそのことにほとんど注意を払っていなかった。ある日彼は，彼女と別れて男性のところに行く，そして自分はエイズだと言った。彼女は自分がそれを聞いて「少し怒りを」感じたと言ったが，ほとんど直ちに「死にかけている人」に関して否定的な気持ちを持ったことについて自分を批判した。彼女はそれから大うつ病を発症し，絶望的な気分，睡眠・食欲・気力の低下，消極的な自殺念慮などがあった。彼女のハミルトン抑うつ評価尺度は20点台半ばであった。

ロイは二人が住んでいたアパートを出て，共有の所有物もたくさん持って行ったが，二人の関係はその後も続いた。彼は頻繁に彼女に電話をしてきて身体的な痛みについての不満を言ったが，その所々で多数の（コンドームを使用しない）セックスの自慢話もした。リサはよく彼にチキンスープを持って行ってあげた。彼女は共有の銀行口座に貯金をし続け，彼はそこから金を引き出していた。彼女は友達関係から引きこもり，ロイと別れたことや彼の行動について詳細を友達に話すのを控えていた。検査の結果彼女はHIV陰性だったが，まだ陽性に変わる可能性のある期間中だった。

対人関係質問項目から，他人の支配的で時にはサディスティックな行動にリサが受動的に従ってしまう例が他にも見つかった。そこには彼女の独裁的な父親も含まれていた。対人関係の中で，彼女は全体的に明るく，支持的で，自己主張をせず，密かに不満は感じるが明らかに怒ることはなかった。精神力動的な観点からは，彼女は容易にマゾヒスティック・パーソナリティ障害を持っていると考えられたであろう。その代わりに，彼女はこの大うつ病エピソードの前から軽度の気分変調性障害を持っていたのかどうか，という診断上の疑問が生じた。IPT治療者は，この行動パターンに注目しながら，リサに，彼女は治療可能な大うつ病にかかっているということを強調し，「あなたのうつ病が，ロイとの間にまだ続いている関係と関連していると考えないのは難しいですね」と，役割をめぐる不和との関連を強調した。リサは14回のセッションの治療に同意した。

中　期（セッション3～10）

中期の最初の方のセッションは，ロイについて，そして彼らの関係についてのリサの気持ちに焦点が当てられた。治療者は，彼女が罪悪感を抱き続けている怒りを認識できるように彼女をサポートしようとした。ロイの浮気と，自分がHIV陽性であると知りながらコンドームを使わないセックスをすることによって彼女に

HIV感染のリスクを与えたことについて話し合った。治療者はこれらを「ルール違反 transgression」と呼んだ。人間関係における礼儀として，明らかに，あるいは暗に合意されているルールを破ったということであり，「誰もそんなふうに振る舞うべきではありません。そのような振る舞いを受けたときには，あなたは腹を立てる権利があります」と言った。2〜3セッションの後，リサは自分には腹を立てる理由がいくらかあるということを認め，それをセッションにおいて表現し始めた。ロイに向き合う準備としてロールプレイが行われたが，何週間たっても，実際に向き合うことは起こらなかった。治療者は苛立ちを感じ始めたが，制限された期間と，事態を前に進めるように優しく勧めることに任せた。リサはセッションで自分の怒りを口に出すことでいくらか安心を感じたが，うつのままであった。

リサは第9セッションに上機嫌で現れ，バタバタとドアを開けて入ってきた。彼女はレストランで偶然ロイに会ったと言った。最初は何と言うべきかわからなかったが，彼が挑発的な，批判的なことを言ったとき，彼女は「彼をとっちめてやった」のだった。彼女は，彼は彼女をそのように扱う権利はなく，彼女の命を危険にさらしたのであり，謝るべきだということを怒りながら言った。彼はよくもまああずうずうしくやってきたものだ！　さらに，彼女は続けて，自分の持ち物を返してほしい，そして彼は彼女と一緒に銀行に行って合同の口座を閉じるべきだ，と言った。そして，彼がコンドームをつけないセックスを人と続けるのであれば，彼女は友達に彼の不名誉な行動を話してやる，と言った。彼は明らかに驚き，そして，十分に懲りたようで，言い逃れをやめ，彼女と共に銀行口座を閉じたのだった。

自分の成功に支えられ，リサは直ちに正常気分となり，他の抑うつ症状も和らいだ。勇気づけられた彼女は，父親にも電話をし——父親の行動は治療の焦点ではなかったのだが——彼女に対する扱い方について彼をしかりつけたのだった。治療者はリサの自己主張を祝い，これらの関係をコントロールし気持ちを表現したことと，抑うつ症状の改善の間の関係を指摘した。

翌週，リサは次に何をしたらよいかがわからないと，少々当惑した感じだったが，彼女は再び抑うつ的になることはなかった。その後のセッションの間に，彼女はロイとの関係の嫌な思い出のあるアパートを出て，より報酬の高い新しい仕事を見つけた。

終結期（セッション11〜14）

終結期のセッションでは，治療者とリサは彼女の感動的な進歩と，人間関係において彼女を不幸にしたかもしれなかった脆弱性を振り返った。リサは友達が彼女の新しい態度に気づいたと言った。彼女自身，人間関係において他人に譲りすぎてしまってきたということを認識し，今では人と関わるときのやり方を変え，もっと自己主張するようにしていたのだった。彼女はもはやうつではなく，IPTを終えるこ

との適切さを認識していたが,「自分がどうしてこうなったのか知るために」精神力動的治療に紹介してもらえないかと尋ねた。それに応じて紹介が行われた。

＊　　＊　　＊

　最後の症例は, IPT と精神力動的精神療法との違いを示している。力動的精神療法であれば, 患者の「性格学的な」マゾヒズムに焦点を当て, 気分障害という主要な問題と混同してしまっただろう。IPT はまた, たとえば, 父親と患者の関係ではなく, 現在の対人関係的危機に焦点を当てた。IPT では性格を変えるための試みはしなかったが, 患者の新しいソーシャル・スキルを育て, 自分の気持ちを主張し, 怒りを表現するように援助した。大うつ病エピソードの寛解とともに治療が終わったとき, 異なる治療適応のために精神力動的精神療法を紹介することは妥当だと思われた。

第 5 章

役割の変化

　役割の変化に関連したうつは，生活変化にうまく対処できないときに起こる。ほとんどすべての人が社会システムの中で複数の役割を持っており，それらの役割が自己という感覚に織り交ざっていく。役割それ自体が，付随する地位と同じく，個人の社会的行動や対人関係に重要な影響を及ぼす。新しい，馴染みのない役割に早急に適応しなければならない必要がある場合，その反応として社会的機能の障害が起こることが多い。これは特にその人が喪失と感じる変化の場合に見られる。役割の変化を経験するすべての人が変化を喪失と感じるわけではない。うつ病になっている人は，役割の変化を喪失と感じていることが多い。喪失は，離婚の場合のように直ちに明らかになることもあるし，子どもが生まれた後の自由の喪失のようにより微妙なこともある。退職あるいはその他の社会的・職業的役割の変化も，特に社会的地位の低下を伴う場合，微妙な喪失となることが多い。その他の役割の変化の例としては，転居，転職，実家を出ること，経済的変化，病気によって家庭内での役割が変化すること，新しい責任，引退などがある。
　最も頻繁に遭遇する役割の変化は，人間のライフサイクルの次の部分に進むときに起こる。そのような変化は，生物学的な成長や発達段階の一部として当然のものであったり，社会的・文化的パターンに従ったものであったりするために，標準的な変化と考えられる。思春期への移行や，出産，出産能力がなくなること，老化に伴う身体的能力の低下は，生物学的に標準的なものである。社会的変化は，社会的階級や時代に大きく影響されるものであるが，大学入学や実家を初めて出ること，結婚，昇進，引退などが含まれる。ほとんどの変化が本質的には良いものでも悪いものでもなく，一般的に有利な点と不利な点を含んでいるものだということに気づくのは重要である。うつの人は，もちろん，変化のネガティブな側面に焦点を当て，プラスの可能性を見ることができてい

ないかもしれない。

　新しい役割がうまくできていないと感じる人や，役割あるいはその地位に満足していない人は，うつ病になることがある。これらの問題は，患者が部分的にしか気づいていない，新しい役割についての考えと関連していることが多い。そのような考えは，その人にとって変化が何を意味しているかを明らかにしようと治療の中で体系的に試みていくとはっきりしてくることがある。望んでいた昇進の後だというのに抑うつ的になる人は，一般に，責任と自立に関する葛藤に苦しんでいるものである。実は，他人からもっと指示をもらえる，負担の少ない，前の従属的な役割の方が快適だったのである。

　うつ病が起こりやすいのは，標準的な役割の変化の必要性を感じてはいるが要求される変化に手こずるとき，あるいは特定の役割に関してうまくいっていないことを正確に認識してはいるが行動を変えたり役割を変えたりできないときである。役割の変化に関連したうつ病の場合，患者は役割の変化に対応する能力がないと感じている。変化は，患者の自尊心とアイデンティティを脅かすものとして，あるいは自分には対応することのできない困難として感じられることがある。患者は，変化の前には人生は快適だったと思っていることが多く，変化について，混沌とした，コントロールできないという感覚を述べることが多い。

　一般に，役割の変化に対処することの難しさは以下の事柄に関連している。

1．慣れ親しんだソーシャル・サポートと愛着の喪失
2．怒りや怖れなど，役割の変化に伴う感情のコントロール
3．新たなソーシャル・スキルの必要性
4．自尊心の低下

　うつ病は発達上の役割の変化に関連していることが多い。たとえば，思春期後期や成人期初期（十代の終わりから二十代の初め）におけるうつ病は，典型的には，役割のアイデンティティに満足感を得たり家族以外に親しい関係を作ったりすることの難しさを伴っているものである。こうした問題を持つ患者は，親に対して必要以上の愛着を示す。若い成人の生活に典型的な役割の変化の問題としては，他に，職業上の役割，結婚生活における役割や親としての役割への適応などがある。

　成人期中期には，うつ病は，自分の選んだ仕事で満足や成功が得られなかっ

たり，結婚生活上の問題があったり，親としての役割が減っていくことと関連することがある。高齢期には，引退による役割と地位の喪失，健康の衰え，病気，転居，親戚や友人の死によるソーシャル・サポートの喪失がうつ病と関連していることがある。正常の死別プロセスが終わっていても，幼なじみや親しい家族の喪失は，埋めることの難しい空白を作っている可能性がある。

「役割の変化」の問題の診断

　IPTの問題領域として役割の変化を診断するには，患者のうつ病とそれに関連する臨床的問題が，役割の変化を伴う生活上の変化に続いて起こっているという証拠が必要である。ほとんどの例では，この関係は患者と重要な他者の目には明らかなものであり，患者はどの変化が問題であるかを容易に判断できるものである。たとえば，卒業，初めての職探し，目前に迫った結婚，最近の離婚，引退などである。
　役割の変化を探る上で，以下のような質問が役に立つことがわかっている。

- 最近あなたの生活に変化がありましたか？
- 誰かと別れたり離婚したりしましたか？
- お子さんが家を出ましたか？
- どなたかがあなたと同居するようになりましたか？
- 引っ越しましたか？
- 学校に通い始めたとか学校が終わったとか，仕事を始めたとかやめたというようなことがありましたか？
- 昇進や降格がありましたか？
- 引退しましたか？
- 経済的な問題がありますか？　健康問題は？
- 一人で暮らすようになりましたか？

　変化（引退，実家を出たこと，離婚など）について教えてください。あなたの生活はどのように変わりましたか？　大切な人で会えなくなったのは誰ですか？　その人たちの代わりになったのはどなたですか？　（引退者・離婚者・学生としての）新しい役割はどんな感じですか？
　変化の前の生活はどんなだったのでしょう。

治療者は，卒業，転居，人と親しくなったり別れたりすること，仕事を得たり失ったりすること，昇進したり降格されたりすること，経済状況が大きく変わること，重い病気にかかること，など，年齢やその時期に合った生活上の変化を探すべきである。これらの出来事のそれぞれが，重要な他者との関係の変化を伴うかもしれない。

役割の変化の治療を計画する

患者が人生のどの時期にいるかによって問題は異なるだろうが，あらゆる役割の変化に共通したいくつかの要素は，変化に関連したうつ病をIPTで治療する際の課題と目標を決める上で役に立つ。役割の変化に対処する際の問題は，以下の4つの課題が中心となっている。

1．古い役割をあきらめる。
2．罪悪感，怒り，喪失を表現する。
3．新たなスキルを獲得する。
4．新しい愛着とサポートを育て，新しい役割のプラスの側面を見つける。

表5.1はこれらの課題の概略であり，患者の進歩をチェックするために治療者が尋ねる質問の例を示している。

古い役割を評価する

第1の課題は，第3章で述べた悲哀の促進に似ている。精神療法家は，やめた活動や失った愛着を評価することによって，失われた役割に対してバランスのとれた見方ができるように援助する。一般に，役割の変化に対処するのが難しい患者は，古い役割によって得られていた利益を理想視し，そのマイナス面を軽視するという傾向にある。失われた役割のいろいろな側面を振り返る際には，古い役割において困難だった部分を患者が認識できるように援助すると役に立つ。同時に，そのプラスの側面を見つけて悲しむということもする。たとえば，ある患者は夫と別れることに大変な困難を感じていたが，それはどんな状況であれ，女性は既婚者であるということを社会から期待されていると思っ

表5.1 患者の進歩をチェックする

課　題	治療者の質問
1. 失った役割の評価を促進する。	前の，離れた・失った・変化したもの――古い家，前の仕事，両親と住むこと，前の配偶者など――について教えてください。良かったことは何ですか？　悪かったことは？　どんなところが好きでしたか？　好きでなかったところは？
2. 感情表現を励ます。	○○をやめたり離れたりするのはどんな感じでしたか？　あなたがそこを離れたときのことを詳しく教えてください。あなたは新しい状況でどのように感じましたか？　初めはどのようでしたか？
3. 新しい役割に合ったソーシャル・スキルをのばす。	今は何が必要ですか？　それはどのくらい難しいのですか？　それによってあなたはどのような気持ちになりますか？　うまくいっていることは何ですか？　うまくいかないことは？
4. 新しい対人関係，愛着，ソーシャル・サポートを築く。	あなたが知っている人は誰ですか？　あなたの力になってくれる人に誰ですか？　知り合いになりたい人がいますか？
5. 新しい役割におけるプラスの側面を見つける。	あなたの新しい生活はどんな感じですか？　プラスの面はありますか？　プラスになりそうなことは？

ていたからだった。彼女は，離婚者としての役割を受け入れることができなかったため，自分の結婚がどれほどの失敗であり自分の人生においてどれほど破壊的な要素であったかを認められずにいた。

感情表現を励ます

　変化がたとえ望まれ求められたものであっても，古い役割をやめることは喪失として体験されることがあり，喪のプロセスが起こる。古い，慣れ親しんだ役割の中では，患者は必要とされるソーシャル・スキルに熟練しているという満足感を持っていたかもしれない。また，古い役割を遂行する上では，自尊心の維持に欠かせない，満足のいくソーシャル・サポートのシステムが作られていたかもしれない。

変化を容易にするには，変化についての気持ちを引き出すことが有用である。変化についての気持ちには，悲しみ，罪悪感（おそらく，自分の期待に完全に応えられるような生き方ができなかったこと），怒り，失望などがある。

新たなソーシャル・スキルを育てる

ほとんどの重要な変化では，新しいスキルの獲得が必要とされる。IPT治療者は職業カウンセラーではないので，さまざまな仕事に就くための患者の適性を判断する任務を背負っているわけではない。その代わりに，治療者は役割期待の意味を評価できるように援助し，患者が持っている対処能力の十分な活用を妨げている信念や感情を明らかにしようとする。

新しい役割では新しいスキルが必要となるかもしれないが，それは，新しい役割で要求されることに応えるためと，新しい人間関係や愛着を形成するためと，両方である。治療者は患者が変化に対処するための強みやスキルを現実的に評価できるよう援助してもよい。その際，患者がそれらを過大評価したり過小評価したりしている領域はないか，注意深く探る。そのようなスキルとしては，自分自身のアパートを見つけること，新しいコミュニティになじむこと，新しい仕事を見つけること，人をもてなせるようになること，などがある。新しい要求に対処することの難しさは，行動不安と関連していることが多い。そのサポートとして，治療者は難しい状況のリハーサルのようなことをさせてもよい。たとえば，起こりうる最悪のことを患者に想像してもらい，その状況のロールプレイをするのである。

他の重要な問題としては，新しい役割に関する，間違った，型にはまった憶測がある。そのような姿勢は，望ましくないモデルとなっている過去の人間観察と同一視しているところから形成されることが多い。このような態度に対しては，治療者は，型にはまった考え方とは矛盾する具体例を患者が認識するように援助できることが多い。たとえば，ある62歳の女性は，高齢市民グループに関わることに大変な困難を感じていた。それは自分が「年をとっている」ことを意味するからだった。しかし，彼女が「高齢」という言葉によって意味するもの（孤独，活動の欠如，興味の欠如など）を評価してみると，実際に彼女自身が社会的に孤立しているという状況が分かってきた。逆に，彼女と高齢市民グループとのわずかな触れ合いからさえも，グループの人たちが彼女よりも「高齢」ではなく活気があり，熱心に活動しているということがわかったのだ

った。

ソーシャル・サポートを築く

　新しい役割を引き受ける際には，ソーシャル・サポートの新しいシステムを発展させ，新しい人々との間で，今までと同じ形の関係だけでなく新しい形の関係も作り上げていくことが必要となることが多い。さらに，新しい社会的役割によって得られるものは，古い役割によって得られたものよりも親しみがなく，それほど欲しいものではないことがある。このような役割の変化は，女性がフルタイムで子育てしなくてもよくなり社会復帰する場合に起こることがある。以前に働いた経験があったとしても，仕事で要求されることが著しく変わっている場合もある。数年の間に，仕事をこなすことが難しく思えるようになったかもしれない。また，求人のある就労可能な仕事の種類も前とは全く違っていることが多い。「男性の世界」と感じられる職場に入っていくことに不安を抱く女性は多い。古い友達と楽しむ時間は減っているのに，それに代わる新しい関係を職場の同僚との間に築くのをためらうこともある。

　必要なソーシャル・サポートを患者が得られるように治療者が援助できることとしては，他人と関わりを持つことができる機会についての検討がある。うつの患者は，支持的な関係を形成する機会を見過ごしやすく，社会的に孤立してきていることが多いようである。新しいソーシャル・サポートと新たな機会も含めて，新しい役割のポジティブな側面を話し合う。

役割の変化：症例エレン

　エレンは6歳の息子を持つ27歳の母親であり，パートで店員の仕事をしている。彼女は市販薬を用いて自殺しようとし，その3週間後に治療を受けにきた。自殺企図のきっかけは不倫関係の終結であった。彼女はアルコール依存の夫との10年間の結婚生活に常に不満を抱いていた。夫は経済的な援助は着実に与えてくれるが愛情はほとんど与えてくれなかった。しかも，夫は週に数回酒を飲むと言葉による虐待をし，時には暴力をふるうこともあった。彼女は不倫関係を持つことで「自分に何が不足していたかに気づいた」という。その関係はほんの数カ月間続いただけで，相手は前の女性のところに戻ってしまった。エレンはそれを知らされた直後に，捨てられたという感覚と絶望感のため衝動的に自殺しようとしたのであった。彼女は

救急外来で治療を受けて家に帰ったが，その後に重い抑うつ症状が現れた。症状が3週間続いたとき，彼女は専門家を受診した。これは彼女の最初のうつ病エピソードであった。

初　期（セッション1～3）

エレンは，自分のうつは結婚生活を終わらせることと愛着を断つことの難しさと明らかに関係していると思っていた。彼女は数年前に夫から離れたことがあったが，離れている間に彼女に対する夫の対応が改善し，2カ月後に夫のもとに戻った。しかし，すぐに元のパターンに戻ってしまい，エレンはだまされたと感じた。彼女は治療が「夫と別れる助けになる」ことを望んでいると言った。彼女は，自分は夫からもっとまともな扱いを受けてもよいはずだと思っていたが，実際に夫と別れられるとは思えないでいた。彼女の感情は失われ，快楽を感じられなくなり，良いことが起こるわけはないと悲観的に考えるようになっていた。

エレンの母親は，独裁的で，受動─攻撃型であった。エレンは，5歳年下の妹と共に，この母親に育てられた。父親は，エレンが6歳の時に他に女性を作って家族を捨てていた。母親が他の男性と関係を持つことはなかった。エレンが想起したのは，自分たち家族は，支えになる男性の気持ちを引きつけることができない，魅力のない見捨てられた女たちなのだという気持ちであった。自分自身と家族に関するこうした考えは，彼女の個人的な魅力や社会的な能力とは正反対のものであった。実際には，彼女自身は高校時代を通して成績優秀で人気者だった。彼女と母親との関係は（圧倒的に）過度に親密であり，17歳の時に彼女が結婚したのは母親と実家から離れるための手段であったと思われる。しかし，それでも彼女の問題に母親が出しゃばることを完全に阻止することはできなかった。母親の言うことに反対すると依然として気がとがめていた。彼女は，これも治療の中で取り組みたい問題だと感じていた。

2回目のセッションまでに，エレンは夫に家を出るよう頼んだ。夫は結婚生活に対する自分自身の不満を表現し，進んで同意した。エレンは有頂天となり，抑うつ症状が改善したと言った。彼女は，夫と別れられるかどうか確信が持てずに何年間も過ごしたにもかかわらず，夫との別れに関する葛藤から驚くほど解放されたとも述べた。また，いつ休暇を取るかというような問題について話し合うときに，母親に対して以前より率直になれたとも言った。これらの2回のセッションでは，夫と母親との彼女の関係を検討することに大部分の時間が費やされた。この話し合いによって，彼女が自分の決定に責任を持つのを避け，母親や夫など他の人に決めてもらおうとしていたことが明らかになった。彼女は自分自身の判断力を信用しておらず，物事を徹底的に考えることを躊躇していた。自分自身に責任を持つことを不安に感じていたのは，夫を失うことが（あるいは夫を去らせることが），自分は魅力

がなく女性的でなく価値が低いということを意味すると確信していたためであった。これはちょうど父が去った後に彼女が自分と母親に対して抱いた思いと同じであった。彼女と男性との関係のパターンは，どんな犠牲を払ってもすべての欠点に目をつぶり男性と関わりを持ち男性と共にいるというものであった。彼女は今まで世帯主として自分の力で生きてきたことがなかったために，1人になることの恐怖についても訴えていた。

　最初の3回のセッションで集められた情報から，治療の焦点は，エレンが夫からの離別に関連した役割の変化を乗り越えるのを援助することになるであろうと判断された。そこには以下の段階が含まれることが予想された。(1) 夫および夫の家族に代わる新しい情緒的サポート源を見つけられるよう援助する。(2) 一人になることへの恐怖と自分自身の判断力を信用しない傾向を探索し修正する。(3) 子どものしつけなど，一連の新しいソーシャル・スキルを養うよう援助する。(4) 自分自身に価値があるということと，（どのような男性であれ）夫を持っている，ということとの違いがわかるように援助する。エレンは，自分と夫との違いが相いれないものであると確信しており，自分が結婚に終止符を打ちたいのは確かであると言っていたため，このケースは「役割をめぐる不和」としてではなく「役割の変化」の1つとして扱うことに決められた。

中　期（セッション4〜10）

　エレンは夫と別れて気分的には良い状態が続いていた。別のサポート源を求めて，彼女は初め姻戚や母親を含む拡大家族に頼ろうとしたが，その人たちは皆，彼女がいなくなってから夫がどれほど「哀れ」に見えるかというような話をして，夫とやり直すようにしきりに勧めた。彼女は，以前もこれらの人たちに助けてもらおうとしたために夫と復縁することになったということに気づき，もう一度昔の女友達とつき合い始めることにした。5回目のセッションの前に，帰らせてほしいとやってきた夫の頼みを彼女は断った。夫は頼みに来た時に酔っていたと彼女は言った。精神療法家は，どのような状況であれば彼女の意にかなう和解ができるかを尋ねて，和解の可能性があるかどうかを確かめようとした。エレンは，どのような状況でももう一度喜んで結婚を続けていけるようになることはないと感じていた。

　夫と別れた4週間後，彼女は別の男性とデートをした。彼女はこれをプラスの体験であると思ったが，つき合う男性に何を求め何を期待しているのかを10年ぶりに考えなければならないことに奇妙な感じがした。ちょうどこの頃，彼女は息子に手こずり始めていた。息子は学校でも家でも暴れるようになっていた。彼女は，しつけの役割を夫に任せがちだったことと，離婚について息子と話し合うのを自分が嫌がっていたことに気づいた。次の何回かのセッションでは，彼女がどのように息子と関わり，離婚についてどのように息子と話をするか，そして夫に代わってどのよ

うに息子をしつけるかを詳しく話し合うことになった。息子の行動は家でも学校でも改善し，彼女は息子に親近感を覚えるようになり始めた。

　5回目のセッションからは，患者の症状は改善してきた。依然として良い日と悪い日とはあったが，快楽を感じられない，無気力で絶望的な感覚がなくなっていた。エレンはデートを続けていたが，ある男性に関心を持つようになってきた。治療では，彼女が夫のどこに最初にひかれたのかを話し合った。夫は彼女に依存しており，彼女なしではとても「哀れ」な感じになるために，彼女にとって夫は「安全」な存在であった。彼女は男性に拒絶されることを大変怖れており，そのため彼女に関心を持つ男性には，すぐに，そして無条件に惹かれるということに気づいた。その結果，彼女は自分がかかわり合いになる男性に対する識別力を失っていた。彼女はまた，将来異性とつき合って同じように非生産的なパターンに陥ったときにそれと気づけるような初期の兆候について精神療法家と話し合い始めた。

終結期（セッション11〜13）
　治療の終了が近づくにつれ，エレンは，空虚感と倦怠感，そして自分の人生に行き場がないという感覚を報告した。彼女はこれを治療の終了とは関連づけていなかった。そして，今の状況が必ずしも永遠に続くわけではないとわかっているにもかかわらず，（再び出現してきていた）夫を持たずに生きることは価値がないという感覚についての話が中心になった。父親が不在だった思春期に自分を責め自分に価値を見いだせないでいたという話題が多くなった。そして，年をとって醜くなることなど，気持ちが動揺することについてもエレンは話し始めた。治療者は，こうした感情を治療の終結と自分の力でやっていくことへのエレンの恐怖心とに関連づけて説明した。そして，そうした彼女の恐怖心と，実際の彼女の能力のレベルや魅力を示す事柄とを対比してみるようにした。

　この頃，夫はまだエレンに自分を呼び戻させようとしていた。それに気をそらされながらも，彼女は以前のパターンを再び思い出し，たとえ今自分が寂しく不幸に思っているとしても，もし結婚生活を再開すれば，もっと長く続く不幸を自分自身に運命づけることになるだろうと考えた。最終セッションで，彼女は治療の間に変化した自分の姿勢や行動を振り返ったが，それは，子どもとの関係の改善，男性や女性の友達の輪が広がってきていること，デート，自分のニーズと異議を他人に伝える能力の向上，自立心や能力の感覚の改善などであった。それに基づいて，患者は，たとえある程度の寂しさを我慢しなければならないとしても，元の生活を再び始めたくはないという結論に達した。

＊　　＊　　＊

　患者の今回のうつ病エピソードは，結婚生活に欠けていたものに注目させるよう

な不倫関係が契機となって引き起こされた。彼女は長い間夫への不満を意識していたにもかかわらず，夫以外の人との関係がどのようなものかを経験するまでは，夫への不満を無視することができていた。患者は破滅的な結婚から抜け出そうと治療を受けにきたが，自分の力でその変化を成し遂げられるとは感じていなかった。治療者は，新しく要求されるもの，得られるソーシャル・サポート，より自立したひとり親になることによって得られるものについて患者が評価していくのを手伝った。夫と別れるにあたっては，次のことが必要になった。(1) 寂しさに耐える。(2) 男性と関係しなくても自尊心を維持する。(3) 子どもを育てる。(4) 新しい友達をつくり，デートをする。いずれの場合でも，治療者は，要求されるものに伴う恐怖について検討し，自分が実はそれを満たす能力を持っているのだということを彼女が確認できるよう援助した。

息子のしつけの場面では，治療者はひとり親であることに関するエレンの姿勢を評価しただけでなく，息子のことをどのように考え息子とどのように話したらよいかを患者に積極的に教えていった。これは患者がほかの場所では得ることができなかった情報であった。ソーシャル・サポートに関しては，母親や親戚との関係よりも対立の少ない新しい関係を患者が見つけられるように援助した。患者が新しい役割に入るのを助けるために，治療者は，彼女が終わらせたいと思っていた役割——夫と結婚しており，母親と深く関わっていること——に対する気持ちを明らかにするのを手伝った。このプロセスを通して，これらの関係は得るものよりも失うものの方がはるかに多いと患者は判断した。このように考えることによって，求めている変化を成し遂げるための負担を受け入れようという気持ちが彼女の中で強くなっていった。そして治療者は，新しい役割から得られるものについて一緒に考える際に，患者が独り立ちしているということに安心と誇りを持つことができるように手助けしていった。

役割の変化：症例ロジャー[原注1]

ロジャーは，50歳の離婚したビジネスマンであったが，3カ月間続いた大うつ病のために治療を受けに来た。きっかけは何もないと彼は言ったが，彼が最近昇進を見送られたということがすぐに明らかになった。ちょうど50歳になったところで，彼は25年間働いてきた会社において頂点に立てることは決してないということがわかったのだった。彼のソーシャル・サポートは限られていたが，それは彼が一般に家族や他の人間関係よりも仕事を優先させてきたからだった。結婚27年になる妻は，前年，出て行ってほしいと彼に言い，2人の子どもたちは遠くの大学に行っていた。

[原注1] J. C. Markowitz and H. A. Swattz, Case formulation in interpersonal psychotherapy of depression, in Handbook of Psychortherapy Case Formulation, ed. T. D. Eels (New York, Guilford Press, 1997), 192-222より改変して引用

友達の輪は，仕事の同僚であり，彼の競争相手であり，恥ずかしくて自分の失敗を話すことができなかった。彼の症状には，消極的な自殺念慮があり，自分の人生は終わっており，死ぬしかないだろうという絶望感があった。睡眠障害と集中力の低下が，仕事での彼の能力を妨げた。彼のハミルトンスコアは23であった。30歳のときの，前のうつ病エピソードは，仕事におけるより小さな挫折に関連しており，内科医による抗うつ薬投与によって治療が成功していた。

初　期（セッション1～3）

治療者は対人関係質問項目を行う際に，ロジャーが，明らかな役割の変化だけでなく役割をめぐる不和にも直面しているのかどうかを判断しようと探った。彼は妻と冷たく距離のある関係を維持しており，子どもたちとの間にはもっと優しい距離をとっていた。子どもたちのことを彼は経済的に支えており，不一致はあまり起こっていなかった。上司や同僚との間に大きな問題はなかった。実際に，ロジャーの話からは，なぜ彼が昇進できなかったのかを判断するのは難しかった。治療者は他の治療法のメリットも考えた。ロジャーは抗うつ薬に反応した経歴があったが，薬物によってまた症状が和らぐとしても，この大きな人生の危機を解決するために彼には精神療法が必要だろうということは明らかだと思われた。

治療者は彼に役割の変化というフォーミュレーションを与えた。その理由の一つは，ロジャーは他の人間関係よりも自分の仕事における変化にはるかに焦点を当てているようだったからである。主要な問題として明らかな役割をめぐる不和を除外した後，治療者はロジャーに，彼は大うつ病にかかっていて，それは役割の変化に関連していると伝えた。役割の変化というのは，すなわち，彼が長い間切望してきた高いポジションにつくことは決してできないという認識のことである。治療者は，苦しいことではあるけれども，状況は絶望的ではないと主張した。ロジャーには探る価値のある選択肢があるということである。ロジャーは，治療作業を進める上で，難しい，心理的な直観力があまりない人だということがわかったが，治療者は徐々に支持的な同盟関係を築いていった。

中　期（セッション4～10）

ロジャーはSSRIを服用しながらIPTを始めた。IPT治療者は，失われた成功の夢に対する喪の作業から始めた。つまり，彼が期待していたオフィス，役員手当，名誉が得られないことであり，同僚の目が彼を馬鹿にしているように見えることについてであった。治療者は彼に気持ちを表現させた。同時に，彼はロジャーに，関わりを避けていた同僚と関わるようにとも言った。再び話すようになってみると，同僚が彼を見下しているわけではないということに彼は気づいた。それどころか，多くの同僚が彼に同情してくれているようで，自分たちの苦しかった経験を話して

くれた。IPTセッションのロールプレイでリハーサルしてから上司と話をしたとき，ロジャーは，自己主張をしつつ，しかし怒ったり過剰反応したりすることなく，自分の状況についての説明を求め，上司はそれに応じた。ロジャーの側に何らかの個人的な落ち度があったわけではなく，会社の状況が主な理由となって昇進できなかったのだということを知って，屈辱感が減った。その話し合いの後，彼は上司と共に働き続けることができると感じた。

　選択肢を探る中で，ロジャーは他の仕事の可能性も調べたが，彼が満足できそうなものはなかった。彼は自分の居場所で「あまりにもしっくりと」感じており，他の仕事を探すには自分の年齢がネックになると感じていた。彼は徐々に自分の居場所に残ることに満足するようになっていった。その間，治療者は彼に友達や家族と話すように励ました。彼らのほとんどは彼が考えていたよりもはるかに同情的だった。彼らもまた，彼のことを弱いとか落伍者とみなすのではなく，むしろ今でも精力的なエグゼクティブだとみなしているということを知って彼は安心した。ロジャーはやがて別の会社で高い地位を提示されたが，その間に自分の会社と上司とに折り合いをつけるようになっていた。自分が切望していた昇進を得ることはなかったが，彼はメンツを保てる昇給を得て，会社に残る決意をした。彼のハミルトンスコアは，第9セッションまでには正常範囲──5──になっていた。

終結期（11〜14週）

　治療の終了が近づいたが，ロジャーの正常気分は続いた。彼は投薬のフォローアップとして3カ月ごとに治療者に会うことにした。彼は治療が終わることについていくらかの安心を感じていた。延々と治療を続けなくても「自分を落ち着ける」ことができたからである。同時に，彼自身も驚いたことであるが，治療者と治療のプロセスが好きだったということも認めた。治療者と患者は，うつ病へとつながった対人関係ストレスである，彼のエグゼクティブとしての自尊心への打撃を振り返った。また，ソーシャル・サポートを維持することの必要性についても話し合った。彼は仕事のためにそれを軽視すべきではなかった。彼らはまた，彼が自分の状況を改善するためにやったすべてのことを振り返った。最後に，今までの2回のうつ病エピソードに引き続いて再発するリスクについて話し合い，予防的治療の必要性についても話し合った。ロジャーは，3年後のフォローアップにおいても，投薬によって正常気分を保っていた。

第 6 章

対人関係の欠如

　大うつ病の患者の社会性が乏しく，対人関係をうまく持つことができなかったり長続きさせられなかったりしてきたという場合に，「対人関係の欠如」が治療の焦点として選ばれる。このような「欠如」を有する患者は，長続きする関係や親密な関係を成人になってから一度も築いたことがないという場合もある。あるいは，最近の変化や対人関係上の不和とは特に関連していない，人生全体に広がる寂しさや社会的な孤立感を持っていることもある。一般に，対人関係の欠如を有してきた患者は，他の問題を抱える患者よりも重大な障害を有する傾向にある。患者が対人関係の欠如と他の問題領域のいずれかを共に持っているのであれば，後者に焦点を当てるのが望ましい。

　対人関係の欠如に含まれるのは，以下のような患者である。

1. 社会的に孤立した人。私生活においても職場においても親しい人がいない。親しい人間関係を作ることに慢性的な困難を抱えている。
2. 対人関係の数や範囲は適切だが，満たされなさを感じていたり，維持が難しかったりする。一見人気があったり仕事で成功していたりするが，慢性的な自尊心の低さを抱えている。
3. 未治療，あるいは過去に受けた治療が不十分だったため，症状が長引いており，対人関係を妨げている。

　対人関係の欠如の患者から気分変調性障害の患者を除外することは重要である。慢性のうつ病の人は，社会性が乏しく，自尊心が慢性的に低く，一見「性格学的な」特徴に見えるからである。私たちの経験では，実際に，対人関係の欠如の患者——つまり，悲哀，対人関係上の役割をめぐる不和，役割の変化などの急性のきっかけがない人——は，慢性のうつがその根本にあることが多い

ものである。治療を求めに来た大うつ病は、もともとの慢性のうつ病の増悪であり、「二重うつ病 double depression」（Keller and shapiro, 1982）になっているのかもしれない。対人関係の欠如の患者の中で気分変調性障害の患者を区別する理由は、アプローチが異なるからである。気分変調性障害用の IPT の修正版（IPT-D）は、第12章で述べる。これらの患者の中には、社会恐怖（社会恐怖に対する IPT の修正版については第22章を参照）を持っている人もいる。これらの患者を除外すると、もともと少ない対人関係問題領域であった（Wolfson et al., 1997）対人関係の欠如は、ますます少ないものになるのではないかと考えている。

対人関係の欠如の診断

社会的機能として最も望ましいのは、親友や家族と親密な関係を持っており、次に、それよりは強くないが満足できる関係が友人や知人との間にあり、そして、何らかの仕事の役割において適切に機能し人間関係を持っていることである。対人関係の欠如の患者としては、社会的に孤立している人たちに焦点を当てるのがよいだろう。社会的に孤立している人たちは、親友や友人との関係がなく、仕事上の役割を持っていないこともある。ソーシャル・スキルが長年あるいは一時的に欠乏していることもある。

治療の目標と戦略

対人関係の欠如の治療の目標は、患者の社会的孤立を減ずることにある。現在、患者には意味のある対人関係がないのであるから、治療の焦点は、過去の関係や治療者との関係に、そして新しい関係を築き始めることに当てられる。対人関係の欠如の問題に取り組む上での課題は以下の3つである。

1. 過去の重要な関係を、悪い面も良い面も含めて振り返ること。
2. それらの対人関係の中で繰り返された問題や似通っていた問題を検討すること。
3. 治療者に対する患者の否定的な気持ちと肯定的な気持ちを検討し、他の

関係における類似のものを検討すること。

過去の重要な関係，中でも幼少期における家族との関係を振り返ることは，このような患者にとって非常に重要である。うつ病患者は，過去におけるポジティブな体験を忘れたり小さく評価したりしていることが多い。各々の関係を振り返るたびに，その関係の最良の部分と最悪の部分を判断することが大切である。過去の関係が最も良い状態だった時のことを振り返ると，満足すべき新しい関係をこれから発展させていくうえで役立つモデルが得られることがある。治療者はこう尋ねてもよい。

- 親しい方がいますか？　どなたですか？
- 現在どんなお友達がいるか教えてください。親しくしているご家族は？　その方たちとはどの程度会っていますか？
- その方と一緒に何を楽しんでいますか？　その方たちとの間にどんな問題を抱えていますか？
- 友達を作るのは難しいと思いますか？
- 親しい関係を作った後に，それを維持するのが難しいですか？
- 人と親しくなることは楽しいことですか？　やりたいことですか？　それのどこがいやなのでしょうか。

治療者はその後，現在からだんだんと過去にさかのぼって対人関係を振り返っていく。

- あなたが前に楽しいと思っていたような友人関係や活動を今からまた見つけていくにはどうしたらよいでしょうか？

症　例

28歳の男性ジョーは，非常に引きこもっていた。彼の現在の対人関係をもっと満足できるものにするためには，過去におけるポジティブな関係が役立った。ジョーは十代後半には両親との関わりを断っていた。しかし彼は，父親と一緒に課題を決めて行った作業を，満足感とともに記憶していた。彼は構造化されていない状況では他人との交際を楽しむことができなかったのだ。そこで，地元の病院でボランティアの仕事をすることによって孤独を減じた。

うまくいかなかった対人関係や過去の対人関係上の困難を詳しく振り返ると，治療者は新しい関係において予測される問題領域に気づくことがある。治療者は，患者にとって困難につながるような状況のパターンを見いだして，それがどんな状況であるかを患者が確認できるよう援助すべきである。そうすることによって，患者が将来そのような状況を避けたり困難を徐々に解決できるようになったりすることを期待するのである。たとえば次のようにである。

症　例

　30歳のある女性は，他人との社会的接触を避けるよう自らを閉ざしていた。彼女は，一度に2・3人以上の人と関わることに対して極度の不安を抱いており，それが主な原因となって職を失った。彼女は，複数の人たちがいるような状況では精神生理学的症状を起こしてしまい欠勤して周りに迷惑をかけることが多かった。彼女は，自分が排除され嫌われているという感覚や，不安な感覚を抱いていた。このような感覚は彼女の昔の家庭環境と関係があった。自分の問題が何であるかを確認することができたので，彼女は前よりも気に入った職を見つけた。そこは，小さな会社で，たった一人の上司と頻繁にやりとりをするだけでよいようなところだった。それと同時に彼女は，友人を1人ずつ家に呼んでもてなすようにして，孤独をいくらか減じることができるようになった。

他のタイプの問題を持っている人たちと比べると，社会的に孤立している患者の場合は，患者治療者関係に注目することが重要である。患者治療者関係は，患者が他人と関わるやり方についてのデータを治療者に最も直接与えてくれるものである。さらに，患者治療者関係において生じてくる問題を解決すると，患者が治療外での対人関係の親密度を深めるための良い手本となることもある。治療者あるいは治療そのものに関する患者の歪んだ，あるいは非現実的なネガティブな感情を率直に話し合うことは特に重要である。この群の患者の典型は，他人に向き合って問題を解決するよりも関係を断つことを好む。たとえば，次の例である。

症　例

　24歳のある男性は，7回目のセッションの開始時，ことさらに沈黙していた。彼は治療を中止したいと言い始めた。治療が自分の役に立つとは思わないのだと言

> った。治療者は自分が行った何かのために彼が気を悪くしたのか，あるいは何かを行っていないために気を悪くしたのかと尋ねた。すると彼は，治療者も他の人たちと同じように自分を拒絶しているだけなのだと答えた。どういう意味なのか説明するよう求めると，治療者が述べた励ましの言葉を患者が完全に聞き誤っていたことが分かった。患者は，自分の誤りを発見したため，また自分の不満を表現したため，楽になった。患者と他者とのコミュニケーションは全体的に抑制されていたが，このやりとりがもとになって，患者のコミュニケーションを治療でもっと広く検討することになった。

対人関係の乏しい患者が治療者に対して抱くネガティブな感情を扱うことは，対人学習の見本となるだけではなく，自分は侮辱されたと患者が想像して治療を早く打ち切りたがることを予防する安全弁として働く。治療者は次のように言ってもよい。

> 私たちは，あなたが他人との関係においてもっと楽になるようにすることに焦点を当てるのですから，面接の中で私があなたを悩ませたり，怒らせたり，不快にさせるようなことをやったとしたら，それを話してくれることはとても重要です。そういうことをおっしゃっても，私は気分を害したりしません。実際に，あなたが嫌な気分になったときにはそれを言ってほしいのです。そうすれば，状況をよく見て，どういうふうに対処できるかを一緒に考えられるからです。

患者が治療で学習したことを治療外の関係に応用できるよう助けるために，治療者はコミュニケーション分析とロールプレイを広く利用してもよい。患者が他人との関わりを増やそうと試みたときは，それが成功するにしろ不成功に終わるにしろ，その試みを詳しく振り返ると，容易に修正できるようなコミュニケーション・スキルの問題が明らかになることもある。他人に近づくことへのためらいを克服できるよう助けるために，治療者は困難な状況のロールプレイを勧めてもよい。

> パーティーで，知らない人ばかりの部屋に入るところをやってみましょう。人と知り合いになるにはどうしたらよいでしょう？　会話をどんなふうに始めますか？

対人関係の欠如の短期治療は特に難しいということは強調すべきである。したがって，目標設定は，この問題に取り組むのを「始める」ところに限られるべきであり，必ずしもそれを解決することとはしない。対人関係の欠如の患者

は，どんな治療法によっても治療がより難しく，IPT が焦点を当てる対人関係的な生活状況やスキルがない。他の問題領域も同時に持っているのであれば，対人関係の欠如は治療焦点として選ぶべきではない。それでも，そのような欠如のある患者が，IPT でうまく治療されることも多い。

悲哀，役割をめぐる不和，役割の変化は，そのような焦点を持つ患者に対人関係の焦点を説明する上で役に立つ言葉だが，「対人関係の欠如」はやや軽蔑的な響きがある。フォーミュレーションは次のように伝えた方がよい。

> あなたのうつは，他人との関係を作ること（維持すること）の難しさと関連していると思います。これから12週間で，他人との関わりがもっと楽にできるようになれば，あなたのうつも良くなると思います。

対人関係の欠如：症例ボブ

ボブは，22歳の独身で，地元の定時制大学に通いながらコックの仕事をしていた。彼は母親と一緒に暮らしていた。治療は雇用主の勧めによって受けにきた。彼は，この1～2カ月間，抑うつ気分とイライラがあるのだと訴えた。症状は，食欲不振（前の月に体重が4.5kg減少），睡眠障害，泣き出す，通常の活動への興味の減少，気力の欠如，快楽消失，易刺激性などであった。自殺念慮はないと言った。初診の2週間前，彼は母親と喧嘩して母親を殴った。それまで母親を殴ったことはなかったと彼は言った。以前に精神科受診歴はなかった。

ボブは，症状が現れてきたのは，3年間にわたって交際した女性ジルとの関係が終わる約1カ月前だったと言った。彼が「気まぐれ」で気持ちにゆとりがないためジルは彼と別れることに決めたのだと彼は言った。別れて以来，彼はジルと会っておらず話もしていなかった。

ボブは地方の南部のコミュニティで，19歳の未婚女性のもとに生まれた。ボブの父親は，母親の妊娠中に別の女性と駆け落ちし，近くの町に住み着いて，別の子どもをつくったと言われていた。ボブは完全に母親のみによって育てられ，父親とは連絡を取らなかった。13歳の時，彼は母親と共にニューイングランドに引っ越してきた。これは，ボブにとっては大変難しい変化に感じられた。彼は，自分が場違いであると感じ，南部訛りとスポーツができないことを恥ずかしく思った。彼にはほとんど友達ができず，どちらかと言えば孤独な生活を送った。その後数年間，学校での成績は悪く，素行について母親との口論が絶えなかった。

高校入学後すぐに，彼はジルに出会った。ジルは，能力はあるが過去の成績が悪かった学生に学業を奨励するための特別な高校に通って成功した学生だった。自分

の学校に転校してくるよう，ジルはボブを説得した。彼はやがて前よりも勉強に興味を持つようになり，運動選手として成長し，自己破壊的な行動をやめた。教職に関心を持ち，卒業後は大学に入学し，授業料を支払うためにパートタイムで働き始めた。

ボブが治療を始める2年前，キーパンチャーとして働いていた母親が糖尿病の合併症で入院し，続いて抑うつ状態となった。母親は健康保険に入っていなかったので，医療費の支払いは相当なものであった。母親が入院する少し前，ボブは家を出て独立する計画を立てていた。この理由の一つは，ジルが，自分たちのプライバシーのために彼自身のアパートを持ってほしいと望んだことであった。彼は母親の負債だけでなく心理状態を懸念した。そして，母親との同居を続け，学業を削ってフルタイムで働くことに決めた。初診の時点で，ボブの母親はまだ仕事に戻っていなかった。

初　期（セッション 1 ～ 4）

最初の評価の時，ボブはしわだらけのだぶだぶの服を着ていた。椅子に沈み込んで非常に小さな声で話すので，何を言っているのか聞き取れないことも多かった。彼は重度の抑うつ状態だった。適切な医学的検索が行われた後，抗うつ薬の投与が開始された。さらに，症状に著しい改善がみられるまでは週2回治療者に会うこと，その後の面接は週1回とすることが同意された。これらの初期の各セッションでは，患者の症状を検討し，処方に関する質問事項について話し合うことに時間が費やされた。第2回のセッションからは，ボブは徐々に抑うつ的な様子ではなくなり，前よりもよく話すようになり，自分の外見に注意を払うようになった。治療者は，重度のうつのために生じた日常的な仕事上の問題を処理できるようボブを積極的に援助した。

治療者は続いて，ボブとジルとの関係，彼のソーシャル・スキルの欠如，ジルとの別れへと至った出来事を検討し始めた。ジルは，彼が東北部での生活に適応するための手本であったし，彼が他人との関わり方を学ぶのを助けてくれた。したがって，彼女との関係は彼にとって極めて重要なものだった。ところが，その関係は姉と弟の関係にとてもよく似ていた。ジルは親密さや愛情を求めたが，彼はそれを怖れ，彼女の要求が大きくなると自分の殻に引きこもるようになってしまった。愛情に耐えることができなかったのだ。彼は恋人に対して劣等感を抱いており，自分は彼女の興味を引く価値はないと感じていた。彼はまた，ジルとの関係は母親への不実を意味すると考えていたため，罪悪感も抱いていた。実際に，ジルと別れる直接のきっかけとなったのは，ジルと共にアパートへ引っ越すのを彼が拒んだことであった。

ボブと母親との関係を振り返ることによって，誰とも（彼の父親とも）結婚したことのない女性の一人息子であるという事実が，母親から受ける期待を彼がどう受け止めるかにいかに影響を及ぼしているかがわかった。母親は彼を極めて特別に扱

ったが，しかし同時に，母親の人生における男性の必要性を埋め合わせるような頼れる人間として扱った。母親は彼が生まれたとき，養子に出すよう周囲から促された。しかし，彼を手元に置くことは屈辱であり不便だったにも関わらず自分はそちらを選んだのだと母親は彼に言った。母親は，自分はボブに愛されて面倒を見てもらうことを必要としているので自身の健康の維持に彼の存在は欠かせないのだ，と彼に感じさせた。しかし，母親はまた，彼は妊娠中の自分を捨てた全く無責任な父親の名残を示すものだということも感じさせた。将来は悪い父親のようになるのではないか，と言われることが多かった。したがって，ボブは，他の女性と関係を持ちたいという願望を抱いたり家を出る計画を立てたりすることは，父親と同じように自分も母親に不当な扱いをする無価値な男であるということを示すものだと考えた。

現在の対人関係を振り返った結果，治療開始時にボブは母親以外の誰にも親近感を抱いていなかったことが明らかになった。彼は男性との関係を避けていた。他の男性と比べて，自分は不器用で口べたでしっかりしていないという感じがしたからだった。その上，彼は，自分は男らしくないし，母やジル——軽いつきあい以上の女性関係はそれだけだった——のような強い女性との関わりが多すぎると感じていたが，同時に，彼は多くの男友達を軽蔑してもいた。その理由は，ドラッグや女性に関して無責任だということであった。彼は女性と知り合いになることはできると感じていたが，その関係を維持する能力に欠けていた。学校や職場でのボブの対人関係は比較的表面的であった。非常に出来が良いために，あるいは非常に出来が悪いために注目されないよう，彼は一生懸命であった。

ボブの現在の対人関係が貧しく，ソーシャル・スキルが不足していたため，問題領域は「対人関係の欠如」と定められ，以下の戦略が立てられた。

1. 過去の重要な対人関係に焦点を当てること。母が彼に対して抱いている期待を彼がどう認識しているかを明らかにすること。過去のポジティブな経験のうちどんなものが新しい愛着のモデルとなりうるかを確認すること。より現実的でバランスの取れた父親のイメージが浮かぶように，父親に関する彼の考え方の再検討をサポートすること。こうした過去の重要な対人関係を振り返ることによって，そのような関係が見本となったために大人になってからの有意義な愛着の形成がどれほど妨げられてきたかを明らかにできるよう援助したいと治療者は考えた。

2. 現在の対人関係を修正するため，ボブの対人関係のもち方についての直接の情報源として患者治療者関係に焦点を当てること。

当面の焦点は，患者の現在の生活状況と母親・恋人・同僚との関係に当てられた。

中　期（セッション5〜8）

　5回目のセッションの終わりまでに，ボブは事実上無症状となっており，薬もちゃんと飲めていた。彼の気分は前よりも明るくなっていた。服装や身だしなみに注意を払うようになったので，彼の外見は劇的と言えるくらいに変わった。また彼はいろいろな活動に対する興味が増したのを感じていた。5回目のセッションは，あらかじめ決められていた治療者の休暇（これについては治療開始時に患者と話し合われていた）のため，治療が1週間中断した後に行われた。ボブは，自分でいくつかのスポーツのイベントに出かけたこと，過去数カ月間避けていた，絵を描くことと文章を書くことの2つの活動に時間を費やしていることを報告した。またデートをしようと考えているかと治療者が質問すると，自分はすぐに感情的に愛着を感じるのだが，すると「すぐに離れてしまう」ため，女性と関わりを持つことは怖いのだと答えた。彼は前の週の治療者の不在について直接には意見を述べなかった。ボブの経過は良好なように思われたので，治療者は治療の残りの期間の面接を週に1回とすることを提案し，彼は同意した。

　6回目のセッションの日，彼の同僚が電話をかけてきて，彼は地方に行っているため今日は行けないが翌週には行くと言った。ところが，彼は次の予約日にも現れず，キャンセルの電話もかけてこなかった。治療者がその翌日彼の職場に連絡すると，彼は，予約のことを忘れていたが次回は翌週のいつもの時間に行くと言った。治療者は，約束が2回続けて守られなかったことと5回目のセッションの内容を振り返り，ボブが，おそらく治療者の休暇について，そして多分週2回の面接から週1回に変えたということについても，大変腹を立てているのだと判断した。

　ボブは翌週いつもの時間に来た。2週間前のセッションに来られなかったのは，父の子どもである2人の異母妹を訪ねてその都市に行ったためだと彼は説明した。それまで彼は妹たちについて何も話したことがなかった。父親についての話を妹たちとしたところ，父親が本当に無責任な男であるという自分の見解がさらに強まったと彼は言った。続いてボブは，その次のセッションに来られなかったわけは，予約のあった午後，好きな女性と一緒にいたためだと言った。予約の時間に行けなくなるということに気づいてはいたが，その女性と共にいることの方が自分にとって重要だと思ったのだった。

　治療者は，治療者の休暇についてボブがどう感じたかを聞いていなかったが，と尋ねた。彼はそれを気にしてはいないと主張した。しかしその後，「ちょうど治療が始まったばかり」だったのに不在になった治療者に対して本当に腹が立ち，その時点で治療をやめることも考えたのだと認めた。治療者は，ボブも実は治療者と同じように（妹たちに会いに行くという）休暇を取っていたのだということを指摘した。その2つの出来事の間には関連があるかもしれないということを彼は認めた。次に治療者は彼がなぜもっと早く自分の感情について話さなかったのかという質問

をした．これは，怒りの気持ちを表現することの難しさについての生産的な話し合いへとつながった．怒りの気持ちを表現すると事態は必ず収拾がつかなくなり，自分は捨てられるか，あるいは「メンツを保つ」ために去らなければならないのではないか，という彼の怖れが特に話し合われた．彼は治療に愛着があると述べることができた．そして彼の怒りに対して治療者が否定的な反応をしないということに驚き感謝していると言った．ボブはまた，最近職場で友達を作ろうと努力したことを話題にし，ある同僚に近づくことが不快だという話をした．ボブがどういう言い方をしたらよいかを練習するロールプレイが行われた．

終結期（セッション 9～11）

次のセッションで，ボブは，母が交際を始めた男性に対する気持ちを話した．彼は，その男性は父親と同じように無責任であると感じており，その男性とともに時を過ごしているときの母は思慮が浅いと思っていた．ボブは，自分が二人の関係を認めないということを，母親かその男性のどちらかに話そうと考えていた．母親の社会生活に彼が関与するのは妥当なことかどうかを治療者は尋ねた．ボブは，母親を「見張ってやる」のは自分にとって妥当なことであると断言した．ここから話し合いはさらに進み，彼という子どもを諦めないと決断した母親への恩義の気持ちについて，そして，父親のように無責任なところが自分にもあるのではないかという彼の怖れについての話し合いが行われた．彼は，自分の思春期の早期が母親にとってどれほど大変であったかについて，そして「その埋め合わせをしたい」という願望について話した．これに対して，治療者は，母親のデートは彼女もまた子離れに向けて準備しているということを示すものかもしれないとほのめかした．そして，ボブは母親を援助することをやめる必要はないが，自分自身のニーズや人間関係にもっと関わることが彼の年齢では妥当なのだということを説明した．親離れ・子離れについてどういう願望と期待を抱いているかを母親と直接話し合うよう治療者は彼を励ました．

次のセッションで，彼は独り立ちしたいという願望と，早く家を出なかったことがジルとの別れにつながったという考えをそれまでよりも強く表現した．彼は，まだまだ若いうちに「世界を見てみたい」という願望を述べた．また，自分の父親についてもっとよく知りたいという願望を述べ，つらい思い出について話した．その思い出とは，16歳で南部の親戚を訪ねたとき，叔母が彼の父親の若い頃のことを2～3時間話して聞かせた，というものだった．彼は父親について母親と話したいと思っていたが，それはあまりにも母親の気分を損ねるだろうと幼い頃から感じており，一度もやったことがなかった．父親の話といえば，ちょっとした，腹立たしいエピソードに限られていた．今，彼は父親について母親と詰そうと思っているが，まだその準備が完全にはできていないのだと言った．治療者は彼が母親に対してど

んなふうに言うかという練習を手伝い，彼は母親が何と言うかを推測した。ボブは，父親のことを考えたときに味わう空虚さに比べれば，父親の悪い側面であっても理解する方が望ましいと思う，と気持ちを語った。

　次のセッションのはじめに，ボブは今度の夏の終わりに母親のアパートを出ることに決めたと言った。それは，母親との長い会話の後で決めたことだった。その会話の中で，彼は自立することが必要だということに母親が同意したので，彼は驚いた。母親が彼に依存していると思うと嬉しかったと彼は認めた。母親が彼に与えてくれたものを償うチャンスだと思っていたからである。家を出たいという彼の願望について母親がそのように落ち着いて話し合ったために彼は混乱し，母親はどちらかと言えば脆い女性であるという彼の考え方は正しかったのだろうかと考えた。彼は父親について母親と話した。しかし，母親の気が進まなかったのか，母親には無理なことであったのか，いつもと同じ固定されたイメージの範囲を超えることはできなかった。ボブはその夏，親戚に会って父親について尋ねるために南部に旅行する計画を立てていた。また，彼は，夏の終わりにカリブの島で休暇を過ごす計画も立てた。それは彼が長い間やりたいと思ってきたことであった。気分が良くなったら母親も仕事に戻るということを彼は母親と話し合っていた。家を出ても母親を経済的に助けることはできる，そして母はもう十分元気で仕事に戻れる，と彼は判断していた。

　治療の終わりが近づくにつれ，ボブは仕事や学校の人間関係の中で前よりも自己主張できるようになったこと，そして前よりも進んで男女の友達を作ろうとするようになったことを報告した。家を出て独立するという計画に母が協力してくれることに彼は驚き，またほっとしており，前よりも独り立ちした感覚を抱くようになった。彼はジルとの関係が絶たれてしまったことは今でも悲しく思っていると述べ，ジルに会ってみたいという願望を表現した。しかし，自分が女性の側に多くのものを与えられると感じるような新たな関係を築きたいと思っていた。彼は数週間服薬していなかったが，何の症状も再燃しなかった。最終セッションが終わるとき，彼は涙ぐんで治療者の援助に感謝した。

　ボブは，治療開始時には重度のうつで，長年にわたる著しい対人関係問題を有していたにも関わらず，短期治療のいろいろな特徴を利用してかなりの成果を上げることができた。初期のセッションでは，彼が日常的な機能を果たせるよう援助するために，薬物療法と，治療者の積極的かつ支持的で構造化する姿勢が必要だった。このアプローチによって症状が消失したために，彼はいくつかの重要な変化を遂げることができた。第1は，治療者の休暇と彼が自分で休んだセッションをめぐっての治療者とのやりとりの中で，支持的な男性と関係を築きたいという自分の願望を認めることができた。もっと重要なことは，怒りの感情を話し合うことは必ずしも

人間関係の終わりを招くのではなく，むしろ人間関係にとって有益な結果を生むこともあるのだということを発見する機会を得たことだった。自分の怒りについて治療者と話し合えたことによって，彼は自分が肯定され評価された感じを抱き，治療作業を続けていけそうな気持ちが強くなった。

ボブと母親との現在の関係を振り返ることによって，妥当な自立願望が明らかとなった。そして，それに続くセッションを通して，母親と同居する理由となっていた感情の多く（過度の罪悪感や父親と同一視されることへの怖れなど）は不合理であるということを患者は認識することができた。さらに，母親は新しい男性と交際を始めるというような自分自身の人生を持っており，彼の転居に賛成している，ということを発見して彼は驚いた。

最後に，父親に関する患者の気持ちを話し合うことで，彼は父親と同じ種類の男にはならないですむということを認識することができた。彼は父親について親戚に質問することによって父親に関する作り話と現実とを区別しようとした。これは重要なプロセスであった。なぜなら彼は，父親がどんな人間かということを知らずには自分がどんな人間かを本当に知ることはできないと感じていたからだった。満足すべき大人の生活をボブが自ら発展させることができるようになるにはまだ多くを残したまま治療は終了したが，患者の気持ちは今までになく力強く楽観的であった。

初期のセッションの主な目標は，主要な背景情報を得ること，治療同盟を形成すること，患者が症状を何とかコントロールしたり同僚からの社会的孤立を減じたりするのを援助することであった。治療者は，温かく支持的な姿勢を維持したが，比較的非侵入的でいた。それは，ボブは脅かされた感じを抱かずに自分のペースで「心を開く」必要があるということを治療者が感じたためであった。「今，ここで」の「生きた」関係が比較的欠如していたため，母親以外の家族や同僚との社会的接触が広がるよう援助することを目標として，過去における関係，特に家族内の関係に関する患者の感情の検討に重きが置かれた。後期のセッションは，終結の問題を扱い，彼の対人問題のうちいくつかのものの起源をよりしっかりと理解することに費やされた。彼は活動を再開し，社会的孤立は減じられた。

ボブのケースは，IPTの初期の例であり，治療者のいくつかの側面はその後の年月で変わってきた。同じ症例を今日治療するとしたら，IPT治療者は，休暇の問題に焦点を当てるのではなく，治療外での社会的状況において患者が怒りの気持ちを表現することの難しさをもっと早く扱うかもしれない。怒りを適切に表現することのそのような難しさはうつ病患者に典型的な困難として予測されるものである。臨床試験で実証されるにつれて，IPT治療者は対人関係的な手法により自信を持ったため，より精神力動的な技法から離れてきた。次の症例は，この間に発展してきた治療戦略の微妙な変化を示している。

対人関係の欠如：症例マイケル

42歳のデータ事務員マイケルは，17歳からのうつ病で受診したが，実は，気分変調性障害も伴っていた。彼のうつ病は増悪し，遅刻が増え，仕事の能力が落ち，職が脅かされるほどになっていた。彼は両親ときょうだいと同居しており，わずかな友人とバランスの悪い関係があり，デートをしたことはほとんどなかった。

初　期（セッション１～３）

ハミルトン抑うつ評価尺度のスコアは21で，彼の通常の抑うつ状態よりはいくらか高いようであった。対人関係質問項目で顕著だったのは，人間関係の乏しさとそれらの関係における彼の問題であった。マイケルは自分のニーズを無視して友達のニーズに応えていた。彼は自分のことをする代わりに，友達の使い走りをしていた。彼は対人関係において自分のニーズを表現することに極度の困難を感じており，誰も自分に興味を持たないだろうと信じていたため外出して人に会うのが怖かった。彼は童貞で，女性と軽い接触をする以上の考えには圧倒されてしまうようだった。そしてそのレベルの接触ですら，どのように交渉したらよいかがわからなかった。

この症例は気分変調性障害として治療してもよいものだったが，治療者はその代わりに対人関係の欠如のモデルを用いた。彼女はマイケルに，彼はうつ病であり，うつ病であることが，対人関係を作ったり対処したりすることが難しいことに関連しているようだ，と伝えた。しかし，IPTの16週間の間に，マイケルは社会的な状況を扱う新しい方法を学び，それによってうつ病を改善することができるだろうと言って安心させた。彼は慎重で懐疑的であったが，やってみたいと言った。

中　期（セッション４～12）

治療は，マイケルが職場，家庭，そして社会的な対人関係状況に対処できるように助けることに焦点が当てられた。治療者と患者は，気力がなく，眠れておらず，やる気もないのに職場で機能することの難しさについて話し，彼が持っているものを最も効率的に活用することの必要性を話した。何週間かの励ましの後，ロールプレイで準備した上で，マイケルは上司と会ってどうすれば仕事がもっとおもしろくなるかを話し合った。驚いたことに，上司は同情的で，彼の毎日の仕事を，はるかにおもしろくなるように変えるのを許可してくれた。再びロールプレイでリハーサルが行われ，マイケルは友達に，自分の仕事をしなければならないので，彼らの使い走りはもうやらないということを伝えた。これによって，彼が自分の仕事に取り組む時間と気力が生まれ，彼は自分の仕事をもっとよくできるようになった。

実家できょうだいと共に住んでいるマイケルは，兄のステレオに非常に悩んでいると言ったが，それについて何もできないと感じていた。治療者の質問によって，

彼は兄にステレオの音量を下げてほしいと願っていることが引き出され，それから治療者はどのようにすればその選択肢が実現するのかを尋ねた。いくらかの話し合いの後，マイケルは家の中で何らかの権利を持っており，兄に音量を下げてくれと頼んでも何も悪くはないということに気づいた。特に夜遅い場合はそうである。彼の言葉や声の調子を選ぶにはいくらかのロールプレイが必要だったが，その後彼はうまくメッセージを伝えることができた——またしても，結果は成功で彼は驚いた。

　もっとデリケートだったのは，彼が1回か2回デートした女性との関係であった。彼女は彼の行動によって当惑していた。電話で話したときには，彼は彼女に会いたいようなのだが，彼女が訪ねていくと時々彼はドアも開けないのだった。セッションでは，マイケルは時に非常なパニックになってしまって彼女に会えなかったのだと打ち明けた。自分たちのもろい関係をうまく扱えないのではないかと怖くなってしまったのだった。一つの単純な解決法は，彼が彼女に来てほしくないときにはただそう伝えるということだった。その選択肢があるということが彼にはよくわかっていなかったが，彼のニーズを伝える重要な自己主張であると言えた。彼が，この女性に，来てほしいときと来てほしくない時を伝えることが新たにできるようになると，マイケルは彼女との関係と自分の気分をずっとうまくコントロールできているように感じた。彼の気分は今では正常気分であった。彼女との関係は，まだ非常に親しくなったわけではなかったが，前よりも強くなったようであった。

終結期（セッション13〜16）
　終結期のセッションは，マイケルができるようになった自己主張，それによって仕事と社会生活において得られた進歩，そしてそれらと彼の気分障害との関係に焦点が当てられた。彼は今までになく気分が良いと言った。彼は治療が終わることについていくらかの疑念と怖れを持っていたが，治療が続くとしたら治療者に依存してしまうという怖れも認識していた。治療者と患者は，うつ病は再発の可能性のある病気であるということを話し合い，それは患者の落ち度ではないのだということを話した。彼は終結時と，6カ月後のフォローアップ時に正常気分のままでいた。

　この症例は，気分変調性障害の症例における対人関係の欠如のモデルの利用について示している。実は，重要な要素の多くが共通している。たとえば，このような症例においては，患者の病気に，パーソナリティ障害としてではなく医学的な病気として焦点を当てること，そして一般に，自分のニーズや怒りを適切に表現するようなソーシャル・スキルを育てていくことである。このような患者の人生を完全に見直すには16週間は十分ではないだろうが，抑うつ症状を軽減させ，社会的機能の新しい方向に踏み出すことはできる。対人関係の欠如におけるIPTアプローチの最も重要な側面は，患者がパーソナリティ障害であると治療者が予断するのを避け

なければならないということである。マイケルのことを，回避性，自己敗北性，あるいは統合失調質パーソナリティ障害と考えることすらできたかもしれないが，これらの一見慢性の「パーソナリティ」問題に見えたものは，IPT の短期の治療で大きな改善を示しており，彼の気分障害の慢性度を反映したものである可能性の方が高かった。

第 7 章

治療の終結

　IPT は期間限定の，オープンエンドでない治療として明確に定義される。頻度と期間は治療の初めに治療者と患者が結ぶ契約において決められる。IPT の期間と頻度はさまざまである。急性のうつ病エピソードの治療には，12〜16週間，45〜50分間のセッションが週1回，時には週2回行われてきた。維持治療では，2つのスケジュールが用いられてきた。1つの研究では週1回のセッションを6カ月間，もう2つの研究では月1回のセッションを3年間である。他の頻度や期間も可能であり，現在検証中である。現在までに用いられてきた頻度や期間は，主に研究のプロトコルによって決められており，現在の多くの治療の長さが医療費の支払いをする第三者やマネジドケアによって決められるのに比べればましであろう。いずれの場合でも，最初の契約を守ることが重要である。治療の最適な期間は患者によって異なるであろう。でも，目標に焦点を当てるため，それぞれのケースで，時間枠は治療の初めに特定するべきである。その契約を変更するときには，はっきりと話し合うべきである。

　他の期間限定治療と同様に，治療終結の最低2〜4セッション前には終結について特に話し合うべきである。終結に当たって患者が直面するのは，一つの対人関係を終えるという課題と，精神療法家からの援助なしにこれからの問題に対処していけるという感覚を確立するという課題である。これらの課題を達成することができないと，治療の終わりが近づくにつれ，あるいは治療終了後すぐに，抑うつ症状が再燃することもある。そのように症状が悪化すると，改めて絶望感がもたらされるかもしれない

　終結の課題を容易にするために，最後の3〜4セッションには次のような内容が含まれるべきである。(1) 治療の終了についてはっきりと話し合うこと。(2) 治療の終了は悲哀の時となる可能性があると認めること。(3) 自分には自立した能力があると患者が認識できるようにしていくこと。

おそらく，患者はすでに新しい対処方法を試してきているので，この時期にはもう自尊心を回復していると考えられる。それにもかかわらず，患者は，進歩はすべて精神療法家の援助によるもので，援助がなくなると間違いなく後戻りしてしまうと感じるかもしれない。治療の目標は患者が治療外での生活（仕事，恋愛，友情）をうまくやっていけるよう助けることなのだということを患者に対して強調しなければならない。治療者患者関係は治療外での患者の健康と能力を高めるためのものであり，「現実世界」の人間関係の代用ではないのである。

　患者が治療の終了に関してまだ何も表現していないのであれば，最低でも3～4セッションが残っているうちに，治療者は治療の終了の話題を持ち出してそれに対する反応を引き出すべきである。多くの患者が，治療の終了に関して自分が抱いている気持ちに気づいていないものである。治療者との関係を大切に思うようになったということを認めるのに躊躇している患者もいる。治療者との関係がなくなるのは寂しいということに患者がすでに気づいている場合や，終結が近づくにつれて軽い症状の再発を感じている場合，患者はそのような気持ちをうつ病の再燃と解釈することがある。この誤解を防ぐために患者に伝えるべきことは，治療の終わりが近くなると患者は治療の終了に関して懸念・怒り・悲しみの気持ちを抱くのが普通だが，これらの気持ちが起こったからといってうつ病が再燃したということではない，ということである。実際に，そのような気持ちは通常，うまくいったチームを解散するときに感じる適切な悲しみと，それに関連した，しかし病的な抑うつ気分の症状を患者が区別できるように治療者がサポートするための機会となる。

>　私たちは二人とも悲しく感じていると思います。こんなにうまく一緒にやってきたのに，それが終わろうとしているのですから。悲しみはうつと同じでしょうか？　あなたは罪悪感を抱いていたり，死にたいと思っていたりしますか？　それとも，これは，あなたが人生において何かを失ったりがっかりしたときに感じる適切な悲しみの気持ちなのでしょうか？　あなたはもううつ病ではないのですから，うつ病と，役に立つ感情である悲しみの区別をするのは重要ですね。悲しみは，あなたの周りで何が起こっているかを教えてくれるものなのです。

　自分には新しい問題に対処する能力があるということに患者が気づくのを助けるために，治療者は，患者が自分の力で成し遂げた成功や，友人・家族・教会その他治療外で得られるサポートや，患者が自らの問題に取り組むために始めた方法に，治療期間を通じて，しかし特に終結期には，体系的な注意を払うべきである。最終受診では，治療者は，将来問題が起こりそうな領域を話し合

い，万一何かが起こった場合にどのように対処できるかを話し合うことによって，将来の問題に対処できるという患者の感覚を強めることもできる。実際に治療環境の外の対人関係への取り組みのほとんどを患者がやったわけであるから，治療的な指導が役に立ったかもしれないが，うつ病の真っ最中にすら，社会的なリスクをとりソーシャル・スキルを育ててきたのは本当は患者自身なのだということを治療者ははっきりと伝えることができる。そして，比較的短い治療期間であるのに，患者が達成したことのリストには，深い感銘を受けることが多い。

> 私のおかげだと言ってくださってありがとうございます。また，私たちは良いチームとしてがんばってきましたね。でも，実際に現場でご主人と話し合った（昇給を求めた，など）のは誰でしたか？　私はコーチとしては力になったかもしれませんが，このうつ病から抜け出せるようにご自分の生活に実際の変化をもたらしたのは，あなたなのですよ。

　特に重要なのは，将来どのような場合に援助を求める必要があるかを自分で判断する能力である。精神的苦痛の初期の警告信号やストレス状況がどんなものであるかを確認すべきであり，対処する方法（家族，友人，その他）を話し合うべきである。再燃や再発は，患者の落ち度ではなく，再発することの多い病気の一つの側面として話し合うべきである。

　それまでに確立された治療の進め方のパターンは，終結が近づいても中断される必要はない。治療が終わるというのに新しい問題を持ち出し続ける患者もいる。より典型的には，最終セッションが近づくにつれ，新しい問題領域に手をつけることが止んで，治療経過とまだ残されている選択肢を振り返る機会が得られるようになる。患者は治療を評価して将来必要となるものを判断する機会を与えられるべきである。多くの患者が，実際には驚くほど容易に IPT を終結する。彼らは得たものに力づけられ，治療者との関係に満足すると同時に，より長い治療を必要としないことに安心もする。

　IPT は万能薬ではないので，すべての患者が IPT に反応するわけではない。患者が治療において努力をしても反応しなかったのであれば，治療者は――薬物療法の臨床試験におけるのと全く同じように――患者は自らのベストを尽くしたけれども，**治療の方がうまくいかなかったのだ**，ということを指摘することによって患者の罪悪感に向き合うことが重要である。それから治療者は，自分の選択肢を探る必要性という重要な IPT の概念を用いて，うつ病はとても

治療可能な病気で，ある治療法がうまくいかなかったことは残念だけれども，幸いなことに他にも効果的な治療法がたくさんあるのだということを強調して患者を励ますべきである。まだ希望はあるのである。

しかし，気分の症状に改善をみなかった患者であっても，必ずしもIPTから得るものが何もなかったというわけでもない。多くの例で，彼らは実際に治療の焦点であった対人関係問題領域を変化させ，うつ病に直面しているというのに人生の重要な側面を変化させたということに満足を感じることができる。そのような成果を認識するということは，対人関係上の成果と気分の改善が関連しているという仮説を破ることになる，と明らかにすることにもなる。治療者はこう言うとよい。

> あなたはご自分がやると言ったことをやり，そしてあなたは本当に，［複雑化した悲哀，役割をめぐる不和，役割の変化］を解決するために重要なステップを踏みました。私はあなたに，IPTでは，対人関係の問題領域の解決は，抑うつ症状の改善につながると申し上げました。通常はそうであるからです。あなたはご自分のやるべきことをやりました。あなたをがっかりさせたのは治療の方であって，その反対ではないのです。

終結に伴う困難

寛解した患者の中には終結に対して不安を抱く人もいるので，治療を計画通りに終結しないという判断は患者の不安に基づいて下すべきではない。終結したくないという患者には，さらなる治療は可能だが，——診断からその他のことが示唆されるのでなければ——本当にそれが必要かどうかを見るために最低4〜8週間は待つべきだということを伝えるべきである。この例外となるのは，未だに重度の症状があり，治療の間に，ほとんど，あるいは全く改善を示していない患者である。このようなケースでは，まだ試していない薬物の使用，別種の精神療法，別の治療者による精神療法など，代わりの治療が考慮されるべきである。そして，必要であれば，直ちに始められるべきである。

重度な症状はないが終結に対して不安やためらいを抱いている患者に対して，治療者は以下のように言ってもよい。

> 治療が役に立ったと思っている場合，セッションを終了するに当たって何らかの

不安を抱く患者さんは多いものです。しばらく治療を離れる期間があった方がよいということが，私たちの経験でわかってきました。次の治療について決めるのは，これから8週間のあなたの様子を見てからにしましょう。もちろん，必要があれば私に電話してくださって結構ですし，そのときには治療の手はずを整えましょう。

　うつ病がほんとうに治ったのであり，もうぶり返さないのだということに安心できるのには，しばらく時間がかかるでしょう——寛解したばかりの人はそう感じるものなのです。うつ病の症状と，うつ病を引き起こす可能性のある生活状況については，ずっと意識していてください。たとえば，○○のような状況ですが，今では違ったやり方でそれに対処できるはずですね。

　治療者の中にも，同じように終結に困難を覚える人がいる。単に治療者が終結に不安を感じるからという理由で治療を続けない，ということは重要である。精神療法を終えるということは，長期治療を行う治療者が最も困難を感じるところかもしれず，期間限定の精神療法に適応するために最も苦労することの一つとなりうる。多くの患者の治療を12〜16週間で終えることができるという自信がつくまでは，それは難しいことだろう。研究からは，それは可能であることが多いということが示されている。雰囲気は伝染し得る。治療者が自信を持って終結することができなければ，寛解したばかりの患者が終結に自信を感じることは難しいだろう。治療者が，治療の目標はうつ病エピソードを治すことであり，いつまでも治療を続けることにあるのではない，ということを自分にも患者にも思い出させることが重要である。

長期治療の適応

　一部の患者には，長期治療が適応となる。たとえば，長期のパーソナリティ問題を持つ人，対人関係を始めることはできるがそれを維持することができない人，対人関係を始めるスキルを持っていないために永続する孤独感を持っている「対人関係の欠如」の人，再発防止のために維持治療を要する反復性うつ病の人（第11章参照），治療への反応がなく未だに急性期のうつ病の患者などである。

　期間限定治療では，初めに契約した期間が守られるべきである。より長期の治療を要する患者の場合は，別の治療者を紹介したり，新たな別の契約をしたりするべきである。同一の治療者で焦点や技法を変化させてもよい。

第 8 章

具体的な技法

　IPTで用いられる技法の多くは力動的精神療法に共通のものであり，ずっと以前に Bibring（1954）や Menninger と Holzman（1971）によって記述されている。一方，IPTは重要な点において力動的精神療法とは異なる（Markowitz, Svartberg, and Swartz, 1998）。IPTの技法は，力動的精神療法とは異なる戦略の一部として用いられる。それは，洞察を増すことではなく，うつ病エピソードを治療するということである。それぞれの技法は，患者の特徴やその患者特有の対人問題に応じて，特定の順序で，さまざまな頻度で使用される。これらの技法は，多くのタイプの精神療法を実践している臨床家にとって馴染み深いものだろうが，IPTを実践する治療者がとり得る選択肢の範囲をはっきりさせるために，ここで定義しておく。技法はIPTの主要要素ではない。特有なのは，ここまでの章で記された戦略の方である。

　それぞれの患者が，それぞれに異なった技法の組み合わせを必要とする。ここでは，治療者側の侵入度の少ない順に，また，付加技法を除き，一般に治療関係の発展に伴って用いられることが多い順に，技法を挙げていく。

　患者は期間限定治療を用いて，対人関係問題領域についての気持ちを話すとともに，変化のための行動を起こすように励まされる。患者は，苦しいものも気持ちのよいものも含めて，自分の気持ちに正直でいるように励まされ，そして（オックスフォードの Christopher Fairburn のIPTグループの言葉を借りれば）治療の期間を利用して物事を変化させるように励まされる。

探索的技法

　探索的技法を用いて患者の症状に関する情報を体系的に収集し問題点を示す

のは，指示的に行われることもあるし非指示的に行われることもある。

非指示的探索

非指示的という言葉は，一般的で，イエス・ノー式でない質問や言語化を意味する。患者から情報を引き出すときには，質問への反応の形式（言葉を選択したり，詳細を述べたり）を自由にさせることがベストである。題材について比較的自由に話し合えるようにするには，一般的な，イエス・ノー式でない質問が最も良い。これは特にセッションの初めの頃にはそうである。治療者は通常セッションを，「前回お会いしてからいかがですか」という，焦点化する効果のある，しかしイエス・ノー式でない質問で始める。

題材が生産的な方法で話し合われている場合には，患者を励まして話し続けさせるために非指示的技法を用いることができる。この技法には以下のものが含まれる。

- **支持的承認**．うなずいたり，「なるほど」「そうですか」「続けてください」などと言ったり，患者を励まして話し続けさせるように考えられた他のコメントをしたりする非指示的技法。
- **話し合われている話題の拡張**．初めの話題を続けるよう治療者が患者を直接的に励ましたり，前に話された話題に戻るよう患者を誘導したり，あるいは患者がすでに用いた重要な言葉や強く気持ちが込められた言葉を繰り返したりする，非指示的技法。
- **受容的沈黙**．関心をもって熱心に話を聴く態度を治療者が維持して，患者を話し続ける気にさせるような非指示的技法。

非指示的探索は，患者に新しい題材を持ち出させたり，初期のセッションで触れられなかった問題領域を確認したり，前のセッション以降に起こった出来事について新しい情報を聞いたりするのに最も役立つ。セッション内容の構造化を控えることにより，治療者は，治療における患者の責任感（集中する領域を患者が選ぶことができるため）と治療者に理解され受け入れられているという感覚（治療者は自分が選んだ関心事を正当なものとして受け入れている）を促進する。

非指示的探索の使用のガイドライン

　非指示的探索が最も良い適応となるのは，自分自身に問題があるという感覚を持っており，言葉を用いて治療者と有効なコミュニケーションができる患者である。患者がそれまで隠していた何かを話そうともがいている，あるいは治療の焦点を有効に転じようと試みている，と治療者が感じる場合にもまた有用である。患者があまり言葉を用いない場合，身動きがとれなくなって指示を求めている場合，より積極的な技法や特定の技法（決定分析やコミュニケーション分析など）が必要とされる場合にこの技法を用いるのは誤りである。

題材の直接的引き出し

　この技法では，指示的な質問を用いたり，新しい話題に転ずるために治療者の方から質問をしたりする。抑うつ症状の評価などの形式的な質問項目はこの治療技法カテゴリーに含まれるであろう。具体的な質問をしていく前に，イエス・ノー式でない質問をするべきである。たとえば，患者の配偶者について尋ねるときは，最初に「あなたのご主人について教えてください」という質問をした後，しだいに具体的な質問にしていく。直接的引き出しの一つに，患者と重要な他者との重要な関係を体系的に詳しく検討する対人関係質問項目がある（第2章参照）。

直接的引き出しの使用ガイドライン

　直接的引き出しの最も良い用い方は，特定の問題領域を詳細に評価するときや，治療者の対人関係仮説をチェックするときである。具体的な質問は，何らかの目的（ある状況における自分の役割を患者が理解できるよう援助する，データベースを発展させる，避けられている感情を引き出す，など）が念頭にある場合にのみ，そして話の成りゆきの中で不自然にならないようにして，尋ねるべきである。あまりに突飛な質問やあまりにも多くのイエス・ノー式の具体的な質問は避けるべきである。特に何の考えもなく過度に具体的な質問をしたり，ある問題についてすでにうまく検討している患者の話の腰を折る質問をしたり，感情の表現を抑制する質問をしたりすることは誤りである。

感情の励まし

　感情の励ましとは，患者が感情を表現し，理解し，コントロールするのを助けるように考えられたいくつかの治療技法を意味する。精神療法では比較的自由に感情が表現されるが，そこが他の人間関係と比較した場合の精神療法の特徴である。他の人間関係では，感情的要素が高度に抑制されていることが多いものである。治療における学習は感情的学習であり，感情を扱うことは変化をもたらす上で欠かせない。新しい対人戦略を発展させるとき，患者が優先すべきものを決定し，感情的に意味のある目標に向けて努力する上で，他人に対する感情を引き出すことが役に立つ。

　感情の性質と患者の性質によって，IPTの治療者は次の3つの大きな戦略を進める。

1. 変えることのできない，あるいは変えるべきでない出来事や問題についての苦しい感情の認識と受容を促進すること。
2. 望ましい対人変化をもたらす上で感情的体験を利用するよう患者を援助すること。
3. 成長と変化を促進するかもしれないような，新しい，認識されていない，望ましい感情を発展させるよう励ますこと。

苦しい感情を受容する

　重要な他者に対する強い敵意や性的感情に関連した過度の罪悪感を持っている患者は多い。このような患者は，単に部分的にしかそういった感情に気づいていないこともある。たとえば，歪んだ，あるいは遅延した悲哀反応の重要な側面は患者にとって受け入れられないものであることが多い。この種の，苦しい，認識されていない，あるいは抑制された感情を裏付けるようなことを患者が示している場合，感情の明確な表現を励ますことが治療者の仕事となる。これを行う一つの方法は，敏感な領域へと質問を進めることである。たとえば，患者と重要な他者とのやりとりの詳細を引き出したり，患者が感情的反応を示した話題を広げていったりする。別のやり方は，治療において感情を伴う事柄を話し合っているときに患者が感じた気持ちを繰り返し尋ねていくことである。感情が表現されてきたら，患者がそれを受け入れられるよう治療者が援助する

ことは重要である。「ほとんどの人がそんなふうに感じるでしょうね」あるいは「腹が立って当然ですね」というような表現を通して直接的に安心させることが役立つこともある。あるいは，治療者は単に沈黙することによって，患者の感情を暗黙のうちに受容していることを伝える。自らの敵意や性的な感情に従って行動してしまうことを怖れている患者に対しては，感情と行動の区別をはっきりさせることが重要である。つまり，後者は必ずしも前者の結果として起こるわけではないということである。

対人関係の中で感情を利用する

　精神療法学派の中には，治療の内外を問わずカタルシス式に感情を表現することが感情処理の最も良い方法だという信念を持ったものもある。IPT では，治療セッションの中で強い感情を表現することは多くの治療作業の重要な出発点であると考えるが，セッション外で感情を表現すること自体が治療目標となるわけではない。治療目標は，対人関係の中で患者がより効率的に振る舞うことができるよう援助することであるため，状況に応じて，感情を表現することも抑制することもどちらも必要になるだろう。

　IPT 治療者は患者が感情的体験をコントロールできるよういくつかの方法で援助する。第1に，患者と重要な他者は苦しい感情を引き起こす状況をなくすような変化をもたらそうと交渉してもよい。たとえば，配偶者の行動に繰り返し失望と怒りを感じている患者は，配偶者の行動が変化すればそのようには感じないかもしれない。第2に，適切なときには，患者は苦しい状況を避けるようにしてもよい。感情コントロールの第3の方法は，気持ちが静まるまで，感情を表現したりそれに従って行動したりするのを待つことである。これには，配偶者とともに計画して，話し合うべき問題について二人ともある程度距離が取れるようになるまで議論を延期するような戦略も含まれるだろう。

　苦しい感情を変える第4の方法は，感情を伴う話題に対する患者の考えを修正するよう援助することによって，この考えに反応して起こる感情もまた修正されるようにすることである。

　　あなたはうつ病なのですから，最悪の事態を予測しやすくなっています。それが起こる可能性はどのくらいありますか？（そしてそれが仮に起こるとしても，その最悪の事態に対処する方法がおそらくあるでしょう）

この認知的戦略は，不安のコントロールにおいてとくに重要である。うつ病の患者は不合理な考えや恐怖に関して高レベルの不安を抱くことが多い。不合理な考えを明らかにし，状況を理解するための代わりの方法を患者が考えつくよう手伝うことで，治療者は不安を軽減できるかもしれない。怒りについても，怒りが起こった状況を患者がどう理解しているかを修正することによって緩和することができる。このように理解を修正することは，変えることのできない環境に対しての，より成熟した受容につながることが多い。

抑制されている感情を育てられるよう患者を援助する

　患者の中には，普通ならば強い感情を感じるような状況であるのに感情が抑えられていたり，非適応的に感情が欠如したりしている人もいる。あまりにも自己主張がないため，自分の権利が他者によって侵害されても怒りの感情を抱かないこともある。怒りは感じるが，はっきりした行動でそれを表現する勇気を欠く患者もいる。他人が自分に対して別のふるまい方をすべきだという考えが頭に浮かんだことがないために怒りを感じない患者もいる。このような患者に対しては，患者は粗末な扱いを受けているのだということを指摘するのが役立つこともある。他の種類の感情（愛情・感謝・思いやりなど）を感じて表現することが難しい患者には，これらの感情を抑制している不合理な怖れを発見するよう援助してもよい。

感情の励ましを用いるガイドライン

　極度に感情が抑制された人たちには，この技法は濫用してはいけない。患者が，悲しみ・怒り・愛情といった強い感情に気づいていないように思われるときにはことさらである。治療者は通常，感情的に重要な話を注意深く聴き，それを広げていくよう励ますべきである。
　しかし，激しく，拡散した，あふれんばかりの情動体験に悩まされている患者たちには，これらの圧倒的な体験を抑制するよう援助することが戦略となることもある。また，怒り・敵意・悲しみについて，それらの感情を理解しようという努力なしに爆発させようとする単純な繰り返しはおそらく非生産的となろう。そのような場合，治療者は，たとえば強い感情に関する患者の考えについて質問することで情動の表現を妨げる。また，治療者は，衝動的な感情による行動を遅らせるためのさまざまな戦略を患者とともに検討し，結果について

熟考するための時間を与えてもよい。

　感情的反応が奨励されるべき患者と奨励されるべきでない患者とを区別しないのは誤りである。その他の誤りとしては，感情的な事柄に関して患者から手がかりを得損ねること，適切なときにこの技法を使用し損ねること，患者の感情を言語的にしろ非言語的にしろ承認しないことなどがある。

明　確　化

　治療者は，患者が話したことを再構築してフィードバックするために明確化を用いる。短期的な目的は，実際にコミュニケーションされた内容に患者がよりよく気づけるようにすることである。より長期的には，この技法によって，以前に抑制された題材を患者が検討できるようになることもある。明確化のための具体的な技法には以下のようなものがある。

　言ったことを繰り返してもらうか，言い換えてもらう。これは，患者が誤ったことを述べたとき，何かについて，意外な，もしくは普通でない言い方をしたとき，あるいはその前に述べたことと矛盾したことを言ったときに特に有効である。

　治療者が，患者が言ったことを言い換えて，それが言わんとしたことであったかどうかを尋ねる。言い換えは，患者の言ったことを対人関係の文脈に当てはめるようにして行われるべきである。たとえば，妻が遅く帰宅した出来事を話している患者が「腹が立ちました」と言って気持ちを表現した場合，治療者はそれに対して「あなたは奥さんに腹を立てたのですね？」と言う。

　治療者は，患者が述べたことの論理的な拡張に注意を向けたり，患者が言ったことの裏にある仮説を指摘したりする。

　題材について患者が表現したことの中での**違いや矛盾に患者の注意を促す**ことは最も有効な明確化技法の一つである。ある話題について患者が感情表現したことと言葉で論じたことの間に，矛盾が見られることもある。時間がたって同じ題材が出てきたときに矛盾に気づくこともある。違いは，意図ととして述べられたことと目に見える行動の間に，また患者の目標として述べられたことと現実的な限界の間にみられることがある。矛盾した言い分に患者を直面させる際には，探求していくような気持ちで行うことが重要であり，責めるようなやり方をしてはいけない。矛盾を指摘するには，「あなたは前にはYと言って

いたのにXと言ったのは面白くありませんか？」あるいは「あなたが今おっしゃったことと［以前にあなたがおっしゃったこと］の違いから，何がわかるでしょうか？」というような言い方ができる。

　言動のすみずみに広がる，役に立たない信念や考えをほのめかすような言葉は，治療者が明らかな形に言い直し，それが真の信念を表しているのかどうかを患者に尋ねていく。たとえば，両極端の考え方をする癖のある人がいる——特にうつのときには。仕事についての患者の話から，治療者は，完全な成功か全くの失敗かのみで途中の段階はないと患者が考えているということを指摘し，これは，抑うつ的な歪みであり，うつ病の治療に一緒に取り組んでいく中で解決する可能性があるということを指摘する。しかし，認知療法とは異なり，これらの不合理な考えを具体的に分類したり，検証したり，疑問を投げかけたりはしない。その代わりに，治療者はこれらの考えを，単に，患者の対人機能を妨げているうつ病エピソードの症状として説明する。

明確化を用いるガイドライン

　最適な使用法は，治療者が頭に何らかの仮説を持っていて，患者がそれに関連する話題を話しているときに用いる，あるいは患者がポイントを理解したことを確認したいときに用いることである。そのポイントとは，理解されそうなときに設定されるのであって，強い，無関係な感情を患者が感じているときにではない。

コミュニケーション分析

　コミュニケーション分析は，患者がより効果的にコミュニケーションできるよう援助することを目的として，コミュニケーションの問題を調べて認識するために用いられる。治療者は特に，患者が重要な他者との間で行った重要な会話や議論について高度に詳細な話を聞くことによって，コミュニケーションにおける問題点をさがし出す。対人関係上の出来事の再構築は，やりとりの「逐語記録」と，重要なポイントにおける患者の気持ちと意図の両方を聞きながら行う。

　コミュニケーションが悪いと，それぞれが互いに，支持的な，あるいは矛盾のない期待を抱いている場合でも，対人関係上の不和の原因となることがある。

対立の現実的な基盤がある場合には，コミュニケーションが貧弱だと不一致が比較的微少なものであっても解決不能なものとなりうる。コミュニケーションの問題が起こる理由には多くのものがあるが，その大部分で，一方の人が，もう一方の人の考え・気持ち・意図に関する誤った憶測を率直に修正しないことが一因となっている。ありふれたコミュニケーションの問題には以下のようなものがある。

率直に向き合う代わりに行われる，曖昧で間接的な非言語的コミュニケーション。言語的コミュニケーションには，非言語的コミュニケーションと比べて，その明白さと理解しやすさの点からみて多数の利点がある。言語的コミュニケーションを信用しない，あるいは率直に自分の気持ちや考えを表現することを怖れる多くの患者が，他人に要点を分からせるために非言語的コミュニケーションや行動に頼る。そのような人たちは，怒ったときには拗ね，寂しさを感じたり何かを奪われたように感じたりするときは自殺のそぶりを見せる。これらの行動が向けられた人には，相手が何を求めていて，どうすれば最もうまく応えることができるのかがわからない。

自分がコミュニケーションしたという間違った憶測。多くの人が，自分の言いたいことをはっきりとさせなくても他人は自分の必要としているものや自分の気持ちが分かると憶測し，他人が自分の要求を推測することを，つまり事実上，心を読むことを，期待している（「もちろん彼は私が何を考えているかわかっているわ」）。これは怒りと不満につながることが多いが，その気持ちもまた語られず表現されない。あるメッセージを伝えようと努力してきても，相手がそれをちゃんと聞いたり理解したりしたかを確かめてみない人もいる。

自分が理解したという間違った憶測。多数のうつ病患者は他人からのひどい報復や批判を怖れており，自分が批判と受け取ったものが実際にそう意図されたものであるかどうか尋ねることを怖れる。

不必要に間接的な言語的コミュニケーション。多数のうつ病患者は，他人に対するかなり合理的な期待や批判であっても直接表現することをひどく抑制している。その結果，患者たちは他人からひどい扱いを受けたことに対する憤りを積もらせるが，当の本人は相手を怒らせたことに気づいていない。患者は，直接的コミュニケーションの代わりに，ほのめかしや曖昧なメッセージを用いることがある。

沈黙——コミュニケーションの打ち切り。沈黙が，他人との意見の相違を扱う上で，効果的な，相手を激怒させる方法であることに気づいている患者は多

いが，完全にコミュニケーションを打ち切ってしまうことの破壊的な可能性に
気づいていないことがある。

コミュニケーション分析を用いるガイドライン

　コミュニケーション分析は，上記のものやそれ以外のコミュニケーションの
問題を同定することと，より効率的なコミュニケーションができるように患者
を導くことを目的としたものである。

　問題のあるコミュニケーションを同定する際には，他人の考えや気持ちに関
して患者が抱いた憶測を注意して聴く必要があることが多い。コミュニケーシ
ョン分析を用いるのに最適なのは不和が存在するときであり，特に，最近議論
したこと（あるいはコミュニケーションが不成功に終わったこと）があるとき
である。たとえ患者が抵抗したり退屈したりしても，患者の記憶が許す限り徹
底的に行おうとすることが重要である。治療者がフィードバックを与える前に，
まず患者に自分自身の結論を出させるべきである。

　特定の会話を最後まで聴いたり追求したりしないこと，患者に自らの結論を
出させないこと，患者のコミュニケーションを誤解すること，貧弱なコミュニ
ケーションに対して代案を提供しないことなどは誤りである。

治療関係の利用

　この技法では治療者や治療に対する患者の気持ちが話し合いの焦点となる。
治療関係の中での考え・気持ち・期待・行動は，それが他の人間関係における
患者の特徴的な感じ方や行動方式のモデルとなる限りにおいて検討する。

　個人療法では，患者と治療者との関係は，患者の対人機能のスタイルについ
て治療者に開かれている唯一の「生の」データである。人はそれぞれに特徴的
なやり方をすべての対人関係に対して適用するという仮定に基づき，治療者と
患者のやりとりは，患者が他の対人関係について学ぶのを援助するために用い
ることができる。IPTでは，患者治療者関係は治療の主要な焦点ではなく，治
療関係から他の力動を推定する試みは控えめにしか用いられない。しかし，患
者が，治療の発展を妨げるようなやり方で治療者のことを考えたり治療者に対
して行動したりするときには，「今，ここで」の治療関係に注意を払わなけれ
ばならない。それを怠ると，治療の中断や非生産的な治療へとつながることに

なる。

　この関係のモニタリングを促進するために，治療の過程で治療者あるいは治療のプロセスに関して不満，懸念，怒りやその他の否定的な気持ちが生じてきたらそれを治療者に表現するよう，治療のはじめに患者に伝えておくべきである。より肯定的な気持ち（たとえば，強力な専門家により助けられているという誇張された感覚など）は，治療の発展を妨げるよりはむしろ助けると考えられるので，体系的に検討する必要はない。

　治療者に対する否定的な気持ちを表現するよう患者を励ますことは，多くの大変重要な機能を持っている。患者と治療者が，患者の正当な懸念，あるいは非現実的な懸念をめぐって交渉することが，患者が他人とやりとりするときのモデルを提供する。

　また，それによって治療者は治療における歪みを修正したり純粋な欠陥や問題を認めることができる。さらに，治療に対する非現実的で否定的な反応を分析すると，患者が他人に対して歪んだ見方をしているということを理解し修正するための説得力のあるデータになる。たとえば，患者がデリケートな話題を避け始めたり，しばらく沈黙したりするときに，相手から攻撃される，嘲笑される，見捨てられる，罰せられるなどということを過度に予期していることが明らかになる場合が多い。

治療関係を用いるガイドライン

　この技法を用いるのに最適なのは次のような場合である。

1. **役割をめぐる不和**。治療関係の技法によって，自分は他人の目にはどう映るかということについてのフィードバックが得られる。また，病的なやりとりを治療者とともに再体験し，もう一歩前進してそれを解決することによって，患者が病的なやりとりを理解するのを助ける。
2. **悲哀と喪失**。治療者への反応によって，患者が他者からいかに切り離されてきたか，あるいは失った人との関係を反映するような関係をいかに発展させてきたかが示される。
3. **対人関係の欠如**。患者は治療者との間に他の対人関係のモデルとなる関係を育てる。

タイミングが重要

この技法は，問題が持ち上がったとき（遅刻したとき，あるいは何も話すことがないとき）には特に有効であるが，何らかの治療同盟が形成されるまでは問題を取り上げないことが重要である。治療関係の現実的な制約は，患者と治療者の現実的な特徴と同様に，認識しておかなければならない。

この技法を用いるタイミングを誤ったり，患者と治療者とのやりとりを誤解したり，治療者や治療関係に関する患者の正確な認識を考慮に入れ損なったりすることは誤りである。

行動変化技法

うつからの回復が持続するかどうかは，通常，治療外での患者の対人行動の変化次第である。IPTで治療者が利用できるのは，以下のものである。

1. 指示的技法
2. 決定分析
3. 行動変化を促進するロールプレイ

指示的技法

指示的技法に含まれるのは，教育，助言，モデリング，あるいは，比較的単純で現実的な問題を患者が解決するのを直接助けるなどという介入である。治療の初期の段階でポジティブな作業関係を築くにあたって，治療者は，交通手段・住宅・公的経済援助を見つけるというような現実的な問題解決を直接助けられる可能性に気を配っておくべきである。治療目標は患者が自立して機能できるよう援助することであるから，直接的援助や助言の多用は避けるべきである。それよりも，新しい状況を自分自身で分析することや自分自身で選択することを患者に教えるべきである。全体的な戦略としては，治療者の与える援助は治療が進むにつれて比較的直接的なものから比較的間接的なものへと移行するべきである。直接的な介入が正当であると思われるときには，以下の技法が役立つことがある。

助言や提案は，患者は自らの力で好ましい決断を下すことができないと治療者が考える場合にしか提供されるべきでない。患者は，治療者を試すために，治療者がよく知っているとは思えない領域（たとえば所得税）での不必要な助言や援助を求めたりすることがある。そのような場合，治療者は，患者が自分に対して抱いている非現実的な期待を探ろうと考えてもよい。助言を与えることは，ときには重要なこともあるが，治療にとって有害となりうる。それは，たとえ誰かの助言にしたがうことを患者が自ら選ぶのであっても，患者が自分自身に対して自分自身に関する責任を持つという一般的な原則に反するためである。

　限界設定は，自分自身や治療に対して破壊的な行動をとる，高度に衝動的な患者に対して必要となることがある。治療を続けるのであれば一定の行動を控えるよう，治療者は患者に求めることにしてもよい。

　教育は，一般的なものも特定のものも，IPTの主要な機能である。究極的には，IPTのすべての介入が，他人とのやりとりについて患者を教育することを目的としている。特定のものとしては，患者には人生における一連の重要なテーマに関する知識が欠如しているにすぎないこともある。治療者は，うつ病の特徴と一般的な心理的原則について，あるいは現実的な問題を解決する方法について，患者に役立つような教育をしてもよい。教育は，患者が自分自身で選択できるような技術を提供することが目的なので，助言を与えるよりも望ましい。

　直接的援助は現実的な問題を解決するためにしか用いるべきでない。対人関係上の問題については，援助を受けてはいても自分に責任のある現在進行中の問題であるというメッセージを患者に伝えるべきである。

　モデリングは助言を与えるのに似ている。患者の問題と同様の問題を治療者がどのように処理してきたかという例を患者に示すことになるからである。この技法は，問題を抱えているのは自分だけではないということ，他人は問題解決に成功してきたのだということを患者に伝えるのに役立つ。

指示的技法を用いるガイドライン

　理想的には，教育を除き，指示的技法は控えめに用いられるべきである。初期のセッションで，治療者が自分を助けてくれる人として認識される雰囲気を作るために用いるのが最も良い。また，治療者が持っている情報を得ることで患者が明らかに助かる場合，あるいは患者の持っている情報がひどく誤ってい

る場合（たとえば，どのようにして福祉の支払いを受けるかについて），直接的助言が役立つこともある。助言は，理想的には，直接的な提案という形ではなく，患者が今まで考えたことのない選択肢を考えてみるようサポートするという形をとるべきである。「……ということを考えてみてもよいのではないでしょうか」という言い方がよいだろう。

　頻繁に使用しすぎるのは誤りである。あまりに具体的で直接的な提案，患者の自律感覚を損なう提案，間違った情報や間違った認識に基づく提案も同様に誤りである。

決定分析

　決定分析は，与えられた問題を解決するために患者がとりうる広範囲な行動（とその結果）を考えるのを援助する技法である。これは IPT における主要な行動指向性の技法であり，治療外で使用できるように患者にはっきりと教えておくべきである。決定分析はコミュニケーション分析の後に行われることが多い。多数のうつ病患者が，自滅的な決定をしてきた歴史を持っている。その一部は，患者が，合理的な選択肢をすべて考えてみることができず，自らの行動の結果を評価できなかったために生じている。決定分析における治療者の役割は，患者が広範囲の選択肢を認識するのを助け，各々の選択肢を適切に検討するまでは行動を待つべきだと主張することである。

　決定分析は解決すべき対人問題が患者にあるときにはいつでも用いることができる。最初のステップは，問題となっている対人関係状況における目標を決めることである。「どんなことが起こってほしいですか？　これがどんなふうに解決すれば，あなたは一番幸せですか？」というように尋ねる。決定分析の目標が決められたら，治療者は「今は他にどんな選択肢があると感じますか」あるいは「あなたがとることのできるすべての選択肢を考えてみませんか」と，一般的な質問をすべきである。それに続く話し合いでは，治療者は，患者が無視してきた有用な代案を指摘できるように注意を払っておき，それぞれの一連の行動の結果として予想されるものを患者が検討できるよう導くべきである。決定分析を行うと，選択肢に対して患者の考えが過剰に制限されていることや，結果に関する考えが非現実的であることが明らかになる場合が多い。決定分析において治療者は非常に積極的となるが，選択肢の中から選択をするのは患者である。

決定分析を用いるガイドライン

　最適な使用をするには，患者がまず問題を徹底的に話して分析すること，そして治療者は患者が実際に何をすべきかの提案を避けることである。問題について話し合い続け考え続けるという選択肢は常にある。各々の行動の結果を考える際には徹底的に行う。

　決定に向けて患者が活動しすぎたり急ぎすぎたりすること，あるいはすべての情報が手に入り考慮されないうちに早まって用いることは誤りである。可能性の幅が狭すぎるときは，あらゆる機会を考えに入れることができていないか，行動の結果をきちんと考えることができていないかである。たとえば，役割をめぐる不和においては，夫婦間の不一致の性質について，お互いの真意は何か，それぞれの行動をとった場合のメリットとデメリット，患者が今までに試みてきたことは何か，ということを十分に理解することが重要である。行き詰まりをどのように解決するかを患者が決定できるように援助するのはその後である。

ロールプレイ

　この技法を用いる場合，治療者は患者の生活の中のある人物の役割をする。ロールプレイは2つの重要な課題を成し遂げるために用いることができる。その2つとは，(1) 他人に対する患者の気持ちやコミュニケーションスタイルの検討，(2) 他人に対する患者の新しいふるまい方のリハーサル，である。

　第1の課題であるが，患者が他人との関係の感じを十分に伝えていないと治療者が思うときにロールプレイを用いることができる。治療者が他人の役をすると，患者は新鮮で参考になるようなやり方で反応することがある。

　第2の課題については，もっと自己主張をしたり怒りを表現したりするなど，新しい方法で他人とやりとりできるよう患者をトレーニングするためにロールプレイを用いることができる。今までとは違うやり方での行動を考えるところから実際にそうすることへと進むのは大きな飛躍である。患者は変化したいという願望や必要に何年も前から気づいていたが今までできずにきたということが多い。ロールプレイによって安全な環境での練習をすることができるので，計画から行動へのよりスムーズな移行の準備となることがある。

ロールプレイを用いるガイドライン

この技法は，気持ちを表現する構造を提供することによって，ある対象に関する患者の気持ちを引き出す役に立つ。また，患者がいくつかの難しい状況の練習をするのを助ける上でも有効な場合がある。他人に対して自己表現をするリハーサルとなる重要な技法であり，ソーシャル・スキルの乏しい患者（たとえば，対人関係の欠如の患者）の場合には特にそうである。この技法はまた，IPT を他の力動的精神療法から区別するものでもある。

必要でないときにこの技法を用いたり，最後までやり遂げなかったり，患者が適切に対人状況に関われないときにこの技法を試みないことは誤りである。

付加技法

契約設定

これは，初期のセッションでの，半構造化された一連の課題のことである。その目的は，IPT について患者を教育し，治療作業におけるパートナーとしての患者の協力を得ることである。この課題に含まれるのは，IPT の原理を患者がわかるように説明すること，IPT の技法を説明すること，患者がなぜ治療を受けに来たかについての治療者の理解を患者に伝えること，治療の現実的な次元の話し合い（セッションの時間と頻度，治療期間，予約時間，キャンセルの取り扱い，料金など〔第2章参照〕）である。

管理上の詳細

これは，治療の実務的な側面，すなわち，予約時間や休暇の予定などの話し合いのことである。

患者に IPT の技法を説明する

患者は精神療法がどのように効くのか，それは友情やカウンセリングとどこ

が違うのか，ということに興味を持っていることが多い．初めて治療を受けに来た患者も，他のタイプの精神療法をすでに受けたことのある患者も，そうかもしれない．そのような患者には次のように言うとよい．

> 私はあなたをサポートしたいと思いますが，この関係は友情に代わるものではありません．治療では，ご自分の問題，ご自分の希望や怖れについて，率直に語ってください．あなたが率直になれるということは，あなたが親しい友情を持つことができるということを示す一つの証拠になります．治療は，あなたがどんな気持ちや望みを持っていても評価を下さない人と話をする機会になります．私の仕事は，あなたの現在の人間関係の中で挫かれている気持ちや望みに対処できるようにサポートすることです．そのような気持ちや望みは，うつ病と関係したものかもしれませんが．
>
> 私は，あなたが経験されている問題を理解し取り組むことに役立つはずの情報が得られるように，質問をしていきます——問題の中には，今のあなたには不可能だと思われても，おそらく解決できるようになるものもあるでしょう．そのような問題について，苦しい気持ちも楽しい気持ちも，あなたが表現できるように私は励ましていきます．私はあなたの気分を悪くするつもりはありません．だってあなたはうつ病なのですから，すでに罪悪感を抱いているし，ご自分に評価を下しているでしょうから，それをさらにひどくしたくはないのです．
>
> この治療で一緒に探っていくことは，あなたのうつと生活状況の関係です．特に他人との関係において，あなたに起こったことで，あなたがうつ病になるのにつながった可能性のあることです．

IPTについてもっと知りたいという患者は，IPTの患者本『うつ病を克服する：患者のための対人関係療法ガイド』（*Mastering Depression: A Patient's Guide to Interpersonal Psychotherapy*. Weissman, 1995，邦訳未出版）を読むこともできる（訳注：本書367ページの訳注を参照）．

第 9 章

よくみられる問題

　精神療法の経過中に起こる問題には，患者の社会的・文化的信念によるもの，患者が治療のことをよく知らないために起こるもの，治療関係に固有のぎこちなさに基づくものなどがある。ここで述べる問題は一般的なものであり，もともとのIPT，その修正版，そしておそらく多くの精神療法に適用することができるものである。それぞれの修正版に特有の問題は，該当する章で述べられている。

　これらのよくみられる問題には，明らかに重複する点も多いが，大まかに分類すると（1）患者のうつ病を反映した問題，（2）治療そのものにおける問題，（3）患者がよく懸念すること，となる。

患者のうつ病を反映した問題

患者が慢性的にうつである

　患者の中には，症状がより軽度であるが慢性のうつ病，すなわち，気分変調性障害があったところに急性うつ病エピソードが上乗せされた人がいる。症状の急性増悪はこの場合「二重うつ病」と呼ばれる（Keller et al., 1982, 1984）。そのような患者の場合，挫折・悲嘆・低い自己評価は，本人の世界観や他者との関わり方の特徴となっている。内気さ，対人不安，自己主張の欠如，怒りの表現の難しさなどの対人関係上の困難は，気分変調性障害の患者の典型的な特徴である。患者が急性期のうつ病である間は，その障害の慢性的な性質を評価するのは難しいだろう。急性期には，患者は最悪の状態（依存的，悲観的，否定的，怒りっぽい）であるように見えるが，無症状になるとかなり変わること

がある。患者が急性期にあるときに推測されたパーソナリティは，誤解を招き治療的悲観につながり得るものである。Ⅰ軸障害の存在下でのⅡ軸障害の診断は避けるべきであるが，特に慢性のⅠ軸障害があるときにはなおさらである（Bronisch and Klerman, 1991; Loranger et al., 1991）。

すでに述べたように，「対人関係の欠如」に見える多くのうつ病患者が，実は慢性のうつ病を患っている可能性がある。IPTは気分変調性障害患者のために修正されており，それは対人関係の欠如のモデルよりも楽観的な見通しを持つものである（Markowitz, 1997; 第12章参照）。予備的なデータからはこの修正の効果が示されている。慢性的な落胆は，慢性うつ病患者だけでなく治療者にとってもやる気を失わせるものなので，そのような患者に対して治療者は希望を持って楽観的であり続けることが特に重要である。

患者がうつ病は治らないと思っている

治療の初期の段階では，うつ病の患者は自分の症状が決して寛解しないと感じていることが多い。初期の戦略は，患者がコントロール感と希望の感覚を取り戻すのを助けることである。安心させるだけで十分なケースもある。多くの患者は，うつ病は対処可能なものであると一たび感じれば，うつ病に取り組むために自分自身が持っているものを活用することができる。自分は問題に取り組めているという感覚を患者が持てるように単にサポートするほかに，さまざまな支持的方策が役立つ。

うつ病という症候群について患者を教育する。つまり，病気の一部となっている，睡眠・食欲障害，気力の欠如，悲観についてである。治療者は絶望のことを「患者が実際にうつ病にかかっているということを示す説得力のある症状」として説明することができるが，それは症状に過ぎないということをはっきりさせておく。

> あなたが絶望を感じていないとしたら，本当にうつ病なのだろうかと私は疑問に思うことでしょう。でも絶望感は，うつ病の単なる症状であって，絶望する必要はありません。実際に，うつ病は最もよく治る精神科的障害の一つなのです。うつ病とその治療（精神療法，薬物療法，あるいは両方）について学んでいくほど，絶望を感じなくなると思います。治療が効果を示すためには時間（最低6週間）が必要ですが，うつ病による絶望感という症状によって治ろうとする気持ちが挫かれないようにしましょう。

患者が一人になることを怖れている

一人にされると症状が増悪する場合，治療者は社会的孤立を減ずるための応急対策と長期的戦略を患者とともに検討してもよい。反対に，敵意を持っている，その他助けにならない特定の人と関係すると患者が抑うつ的になる場合には，そのような人との接触を減らしたり，関係についての「再交渉」をしたりするための方法を，治療者と患者は見つけることができる（対人関係上の役割をめぐる不和については第4章を参照のこと）。

患者がコントロールを失うことを怖れている

コントロールを失うのではないかという恐怖は，自殺したがる患者や，敵意に満ちたファンタジーに悩まされている患者にみられることがある。これらの患者にとっては，精神療法家に連絡を取りやすいということが治療開始時には特に役立つことがある。1週間に数回患者と会う，毎日電話する，電話で24時間連絡が取れるという保証などは，重度な障害を持つ患者を安心させることがある。これらの方法は，それだけのサポートが本当に必要だと思われる患者のみにしか与えるべきではない。通常とは違う方法を提供すると，障害の程度の軽い患者の場合は驚きをもって受に取ることがある。そのような患者は，精神療法家は自分のことを「本当に病気である」と思っているのだというメッセージを受け取る可能性がある。

体系的にうつ病の病歴をとっていく際に，自分の症状を精神療法家が予想しているように思えると安心する患者は多い。患者のうつ病をさらに標準のものとして扱うために，精神療法家は，予後が良いということとうつ病は治療に反応するということのみでなく，われわれの社会ではうつ病性障害がとても多く見られるという話をしてもよい。うつ病の患者は，否定的な見通しを持つという特徴があり，うつが決して終わらないと感じるものだということを指摘するのは特に有用である。多くの患者の場合，現在のエピソードの前にもうつ病エピソードの既往がある。適切なときには，うつ病になりやすいということは，重大な生活上の問題に対する患者の反応に影響を与えているようだということを話してもよい。また，可能であれば，以前の場合には患者はうつ病を解決することができたのだということを治療者は示してもよい。

患者が自分の願望を受け入れることに困難を感じている

　多くのうつ病患者は，自分の願望を受け入れることが難しく，自分の願望に基づいて行動することを躊躇する。それは，自分の要求は受け入れられない，あるいはいずれにしても満たされそうもないということを学んできたためである。したがって，たとえば，夫に支配されている女性は，自分は違う扱いを受けるのが正当であり期待してよいのだと信じていなければ，夫からの支配を，従順に，しかし怒って，受け入れるかもしれない。うつ病患者，特に慢性のうつ病患者は，自分の望みやニーズを「わがまま」であると思い，罪悪感から他人のニーズを自分のニーズよりも優先させてしまう。自分のニーズや望みを抑えたり否定したりする傾向に取り組むには，精神療法家は，「あなたは○○から何を求めているのですか？」というような質問を患者に繰り返し行い，自分の願望をより自由に考えるよう患者を励ましていってもよい。さらに基本的なやり方は，単純に，患者の行動の中に表現されているニーズを示して暗にそれを正当化することである。ここでも，治療者は，自分自身のニーズが妥当なものだと認めるのが難しく他人のニーズを優先させてしまうことがうつ病患者の特徴的な問題であり，自分には価値がないという気持ちと関連していることが多いのだということを患者に伝えてもよい。

　患者にはこのように言ってもよい。

　　ご自分の望みやニーズを表現するようにしてください。正当な感じがするもの，正当だとは思えない望みについても話し合いましょう。そうしたら，どんな変化が現実的なのかということを話していけますね。

患者がプラスの体験を避ける

　うつ病の患者の中には，急性エピソードの間はいかなる出来事にも喜びをもって反応することができない人もいる。楽しい出来事に反応はするが，楽しいことが起こるだろうと期待するのは難しい人もいる。後者の群の患者は，実際には楽しめるはずの活動を計画したり関わったりすることができないことがある。そのような患者の場合，患者の過去と現在の満足源を振り返り，満足できるような活動を増やすよう患者を励ますという治療戦略が役に立つだろう。悲哀と喪失によって抑うつ的になっている患者に対しては，患者が新しい活動と対人関係で「空のスペースをうめる」のを治療者は特に積極的に助ける。治療

者は，「喜びや楽しみを感じられないのはうつ病の一部です。うつ病が良くなれば，そのような苦しく空虚な気持ちもなくなるはずです」と言ってもよいだろう。

患者が家族やグループの問題は自分のせいだと思っている

うつ病患者の中には，自分がほとんどコントロールできない，あるいは部分的にしかコントロールできない状況について，自分のせいだと思っている人がいる。認識されていない家族やグループの力動から生ずる力によって特定の個人に特別な圧力がかかることは多いが，圧力を受けている人は，必ずしもその力がそのグループから来るものとは感じていない。このようなケースでは，グループや家族の力動の簡単な原則（たとえば「スケープゴート」）と，そのような原則によってグループにおける患者の役割がどのように説明できるかを患者に教えることができる。治療者は，うつ病になると，グループの力動に一致する形で，患者は罪悪感から自らを「スケープゴート化」することがある，ということを指摘してもよい。この情報をもって，ソーシャル・ネットワークにおける自らの役割の性質を変えていくよう患者を導くことができる。治療者は患者が状況に対して感じている自責と過剰な責任感から，この難しい状況を変えるために患者ができることへと，焦点を変えるべきである。

　うつ病になると，自分ではほとんどコントロールできない，あるいは，全くコントロールできない状況について自分を責めるのが典型的です。自分を責めることは，うつ病の一部なのです。あなたのせいでないことについて，あなたが悪いのだというプレッシャーが他の人からもかかるかもしれません（うつ病の最中には，あなたはスケープゴートになる必要は絶対にないのです。現状がそうだとしても）。こういうことが，対人関係状況を解決できるように治療の中で話し合っていく重要なテーマなのです。

患者が治療を敗北だと思っている

治療が必要になったことを，さらなる敗北だとみなすうつ病患者は多い。そのような例では，その状況では治療を求めるのが最も賢明なことなのだというだけでなく，治療に関して患者がネガティブな期待を抱いていることを考えると治療を求めるのは勇敢なことでもあるのだということを患者に気づかせなけ

ればならない。IPTではうつ病を医学的な病気と定義しているので，治療を求めることは，糖尿病，高血圧，喘息など他の医学的な病気で治療を求めるのと同じく適切なことである。治療を求めるということは，状況を把握してそれまでは未解決のままにされてきた問題について何かを積極的に行おうとする試みとして説明することができる。したがって精神療法家は，援助を求めること自体は問題について積極的に取り組むことなのだという患者の理解を育てるべきである。

うつ病を医学的な病気として話すだけでなく，治療者はうつ病についての先入観に関する患者の気持ちを探る必要があるかもしれない。患者と重要な他者はうつ病をどのように見ているのだろうか？ 家族のうつ病が他の親戚の行動や見方にどのような影響を与えてきたのだろうか？ うつ病についての心理教育の一環として，治療者は以下のことを明らかにしてもよい。

> 長い間精神科的な問題については混乱がありましたし，怖れもありましたが，それは変わってきています。研究からわかってきていることは，うつの症状をたった2・3持っているだけでも，他のさまざまな医学的な病気を持っているのと同じくらい，あるいは，それ以上に，生活を損なうということです（Wells et al., 1992）。プロザック（訳注：本邦未承認のSSRI）のような新しい抗うつ薬がよく知られるようになったおかげで，一般の意識も高まり，人々は，うつ病はとても多く見られる，治療可能な病気で，弱さや怠けではないということを理解し始めています。あなたはうつ病なのですから，本当のことを理解することが重要です。あなたが悪いのではありません。治療を求めることは，うつ病から脱するための前向きな第一歩なのです。

患者が自殺しようとする

自殺は，うつ病にみられる危険の中で最も重度なものである。このため，自殺に関しての脅しや行動は常に深刻にとらえなければならない。

精神療法家の第1の任務は，自殺念慮を表現する患者に入院が必要か否かを決めることである。それは，意志の真剣さ，以前の自殺企図の致死性，患者のソーシャル・ネットワークの中で他人が近くにいるかどうかということも考慮に入れなければならない複雑な判断である。入院が必要でなければ，患者にとって自殺が持つ意味を探索することが適切となる。探索の出発点になるのは，自殺は対人コミュニケーションや問題解決における何らかの試みを示すものだという仮説である。自殺念慮が起こり始めた状況に注意を向けるべきである。

自殺によって対人関係に何を及ぼそうと意図しているかを評価するには，自分の死に他人がどう反応すると想像しているかを検討したり，死とはどのようなものであるかという患者の考えを検討したり（亡くなった愛する人などと再会できるという幻想があるかもしれない），死によって何が果たされるかを評価したりすればよい。自殺によって最も大きな衝撃を受けるのは誰だろうか？自殺によって意図された結果を成し遂げるためのより良い方法を考えてみるよう，患者を援助できることが多い。

　自殺したがる患者には，他人に見捨てられたと感じさせてはならない。治療者は，患者が自殺しそうに感じるときにはできる限り連絡が取れるようにしておく――電話での連絡をとりやすくしたり，臨時のセッションを設けたりする。治療者は自殺のリスクの可能性を認識しておくべきだが，楽観性を維持する。

　　これが，私にとって最も心配な症状なのです。本当に落ち込んで，人生が良くなるということを想像もできないと，自殺するリスクがとても高くなるのです。うつ病が良くなれば，ほとんどの場合，生きていたいと思うものです。うつ病の真っ最中というのは，人生は生きる価値があるかどうかを判断するのには，最悪の時期です。あなたの気分が良くなるまで，ちゃんと生きていてほしいのです。この危機の間，私はあなたのそばにいます。自分だけで考えないでほしいのです。

治療における問題

患者が精神療法家を友人や家族の代わりにする

　家族・友人・仕事・教会などからのソーシャル・サポートの乏しい患者は，精神療法家をその代わりとして考えることがある。援助するという治療関係の性質を友人や家族の代用のように思わせておくのは，患者にとって有害である。倫理的な精神療法家は，患者に自分のプライバシーを打ち明けたり患者と社会的活動を共にしたりしない。IPTのポイントは，常に患者の焦点を治療関係よりも治療外の「実生活」に当てさせることである。患者が治療外の人間関係の代用として治療関係を利用し始めたら，ただちにその問題をはっきりさせることが重要である。治療者は次のように言ってもよい。

　　あなたは，ご自分の問題，希望，憧れについて私に対してかなり率直に話せてい

ますね。それは，あなたには親密な友情をもつ能力があるということを示しています。しかし私たちは友達でも家族でもありません。あなたにとって最も重要なことは，私たちの関係以外でのあなたの生活がどんなものであるかということです。友達や家族の中で，あなたが私と話しているように話せる人は誰ですか？　あなたがそういう人たちを見つけられるようにするには（あるいは，他人に対して率直になることについての恐怖を克服できるようにするには）どうしたらよいでしょうか？　生活の中であなたを助けてくれる人は誰ですか？　その人たちにどのように近づくことができますか？　今までに信頼できた人は誰ですか？

患者が予約をすっぽかしたり遅刻したりする

他の多くの治療において，これは治療における問題とみなされるだろう。IPTでは，うつ病を病気として焦点づけるため，うつ病自体に関連した問題だとみなされる。

この問題への最初のアプローチとしては，単純にその行為へ注意を向け，些細な誤解が解決されていること，あるいは現実的な問題が原因ではないことを確認する。たとえば，患者は，今までの経験から，待合室には患者がたくさんいるのだから予約に遅れることは問題ではないと思っているかもしれない。この場合，割り当てられた時間は患者一人のためにあけてあるのであり，精神療法家は重複する予約を取っていないということを説明するべきである。また，セッションを休むことや遅刻することは，問題に取り組む時間が減ることを意味するのだと患者に気づかせてもよい。これは，期間限定のプレッシャーを利用して患者の動機づけを高め，治療を前に進ませることになる。患者によっては，ベビーシッターを頼むなどという現実的な問題のために習慣的に遅刻していることもある。治療者は，患者が最も受診しやすい時間にスケジュールを設定する努力をするべきである。

患者の遅刻によって苛立っている治療者は，それはおそらくうつ病のせいなのだろうということを頭に留めておくべきである。患者がセッションに来ることの難しさはうつ病の症状のせいだと考えると役立つことが多い。

> 気分がとても悪いときにセッションに来るのは大変ですよね。ベッドから出る気力がないときには，何をしても事態が良くなることなどないと思うものですし，希望ややる気を持つことは難しいものです。そしてセッションの間ずっとここにいると考えると，不安な感じがすることもあるでしょうね。でも，そういう症状と闘うために，残りの限られた時間を利用する必要があるのです。

こうすれば，うつ病の症状を患者のせいにするということが避けられる。それは，患者自身が，あまりにも陥ることが多い混乱である。

患者が自分の行動の意味（たとえば，「私は○○について話したくないので遅くきていたのです」）をすぐに理解しないときは，その行動が起こった状況（感情的なセッションの後だけ遅刻する）と，その行動によって意図されたと考えられる，対人関係への影響（遅刻によってセッションが短くなる，精神療法家を怒らせる，など）を検討してもよい。

治療者は，その行為を，間接的で非効率的な対人コミュニケーションとして扱うよう試みる。その試みは，挑発的な行為が他者に影響を及ぼすことに患者が気づいているか否かに関わらず，また，この間接的な方法によって伝えられることに患者が気づいているか否かに関わらずなされる。たとえば，治療は役に立つと感じており自分でも協力したいと思うのだが，何かわからない理由によって予約の時間を思い出せないだけなのだと患者は思っているかもしれない。自分の混乱した気持ちによく気がついていて，予約を休んだことについて尋ねればその気持ちについて話し合うことができる患者もいる。患者がこのような行為の意味を見つけ出せるよう援助するうえで，非協力的な行動と関連した出来事について話し合うことは役立つ場合がある。

たとえば，治療の初期には時間を守っていた患者が，多動の息子との腹立たしい関係について話し合っていたとき，超然として助けにならない夫に対する，積年の，それまでは認めていなかった憤りに話題が移っていくと，予約を休み始めた。治療者はこれを患者に指摘し，夫婦関係に向き合ってみるよう励ました。その関係は，うつ病である患者が信じているほどには行き詰まっていない可能性があった。

非協力的な行為を探る別の技法は，その行為が対人関係に及ぼす影響を患者が認識している，あるいは少なくともそれが起こることを患者が少しでも意図しているという考えからスタートするやり方である。そのような場合，その行為が治療者に与える影響を患者に気づかせることが最初の目標となるべきである。患者は家族や友人にも同じ方法で影響を及ぼしているということが分かることが多い。たとえば，次の症例である。

症　例

短期の波乱に満ちた関係しか人と持てない，と治療を受けに来た患者は，早々と

> 予約を休むようになり，その責任を精神療法家に押しつけた。治療者は，患者の行為は人を怒らせる性質を持っているということについて彼と話した。患者の行為の検討が進むにつれ，患者が明らかにしたのは，他人が自分に対して肯定的に応える可能性を信じておらず，いさかいが起きると関係が落ち着いているときよりも心地よく，相手とのつながりを感じるということだった。

　非協力的な行為を検討した結果学習したことを応用する際には，そのような行為のコミュニケーションとしての側面を指摘し，代わりの，もっと直接的に要点を伝える方法を患者が見つけられるような援助を試みるべきである。患者が非言語的なコミュニケーション方法を用いるのは，肯定的な感情であっても否定的な感情であっても，それをより直接的に表現した場合に起こる結果に対して不合理な怖れを抱いているためかもしれない。たとえば，怒って直接的な衝突を避ける方が不満を言葉に表すよりも望ましいと患者が思うのは，相手から大きな報復があるという予測に基づいているのかもしれない。可能なときにはいつでも，これらの非適応的な対人行動は，うつ病が原因となっているか，少なくとも影響を与えているということを指摘することが重要である。

患者が黙っている

　いかなる治療においても何らかの沈黙は起こるものであり，議論を必要としない場合がほとんどである。全体として，IPT は，話し合うべき話題を提供したり問題検討の方向づけをしたりする上で患者と精神療法家が責任を共有する治療法である。治療者が，リラックスした，会話調の姿勢をとるため，沈黙が問題となることは実際にはほとんどない。しかし，2～3分あるいはそれ以上の長い沈黙を許すことが重要だというときもある。感情的な事柄が話し合われてきた場合，あるいは，ある問題について質問に答えるのではなく自発的に明らかにすべきことを患者が持っていると精神療法家が感じる場合，沈黙が生産的となることもある。私たちの経験では，これは悲哀を扱うときには特にそうである。強い感情が出てきたことが心配になった治療者が患者を遮ってしまうと，患者の喪のプロセスを阻害し，そのような感情は危険なものであると暗に示すことになるのである。複雑化した死別を患者がいったん悲しみ始めたら，治療における沈黙には重要な価値があることが多い。それは美徳であり，問題ではないのである。

時折，患者は沈黙が気になり，作業が進んでいないと感じる。そのような場合は，時間の体験を共有することも IPT には必要であり，そこには活発な話し合いだけでなく沈黙も含まれるのだということを伝えてもよい。

沈黙が持続する問題であれば，その理由として考えられることを患者に質問して意味を探っていく。患者は，改善が著しかったのでそれ以上話すことがないと感じているのかもしれない。この場合は終結の話し合いを始めるべきである。問題が解決されたと患者が思っていない場合，現在の問題の話し合いを妨げているものは何かを探り始めてもよい。ここでの基本的な仮説は，患者が，何かについて葛藤する考えや気持ちの認識を避けている，あるいは何らかの話を持ち出したいのだが治療者がどう反応するかを心配している，というものである。

治療者は，沈黙している患者に対して，何を考えているのか，あるいは話し合いを控えている何かがあるのかを尋ねることから手をつけてもよい。このような質問をすると，通常，他人に対して自分の考えや気持ちを明らかにすることと関連した不合理な対人恐怖の発見へとつながる。治療の中で患者がコミュニケーションの躊躇を克服し，他人に関して抱いている（他人は難色を示すだろう，気にかけてくれないだろう，がっかりさせてしまうだろう，などの）憶測についてよりよく理解できれば，それは治療外でのコミュニケーションの改善につながるかもしれない。治療者は「私がどう思うかが怖くて話せないのですか？ 私が難色を示すと思っているのですか？」と尋ねてもよい。

遅刻について検討する場合と同様，治療者は，対人関係において沈黙が及ぼす影響を指摘するというやり方を選んでもよい。たとえば，患者は，正当な不満を口に出すよりも，習慣的にふくれっ面で沈黙を利用しているのかもしれない。この場合，沈黙の不快な効果と，このコミュニケーション方法が比較的非生産的な性質をもっているということの両方を患者が理解できるよう援助してもよい。

　人間関係においてあなたが求めていることや，相手がやっていることであなたが困っていることを直接話すのは，時々難しいことがありますね。でもこれは，変えればあなたのプラスになる種類のことです。あなたがご自分のニーズや悩みを言わずにいると，他の人は，あなたが何を求めていて，何がいやなのかを知ることが難しくなります。他の人に知らせなければ，その人たちが自分の行動を変えてくれる見込みはないでしょう。

患者が話題を変えたり避けたりする

　患者と治療者は中期に進む上で，IPTの治療焦点に合意していなければならない。したがって，治療者は，話し合いの中心的な話題を一つかそれ以上の対人関係問題領域にするという患者の同意を得ている。ほとんどの患者がこのテーマを追求したいと思い，セッションが横道にそれてしまったときには治療者が話を元に戻すよう舵取りするのを受け入れる。実際に，これは治療者の責任の一部である。患者がそのときの話題――たとえば，役割をめぐる不和において難しい配偶者に向き合うこと――を怖れていても，治療者は「問題を避けて，ますます絶望を感じるよりも，問題に対処するために何ができるかを考えた方がよいですね」と優しく主張し続ける。

　それでも，重要な題材の話し合いはさまざまな方法で回避されることがある。たとえば，幼少期の出来事しか話さない，繰り返し話題を変える，与えられた問題の話し合いを率直に拒絶する，などである。沈黙の場合と同じく，精神療法家が最初に反応するやり方は，問題に関して事実に即して言及するというものである。特定の問題が持ち出されたときにのみ患者が話題を変えることに治療者が気づけば，そのように観察したことは患者と共有することができる（ここでは，問題となっている話題は対人関係問題領域と関連していると仮定している。IPT治療者は，対人関係の焦点と関係がない場合には，心理学的に興味深い可能性のある話題でも，適切に無視をしてよい）。特定の話題を避けていることを指摘する際には，治療の焦点として治療者と患者の双方が同意した確認済みの問題のみでなく，自分が関心をもっていることを話すという患者の比較的な自律性を念頭に置くことが重要である。沈黙の場合と同様，問題を指摘した後は，問題を繰り返し続けることで患者が意図していることと，この行為が他者に及ぼす効果を検討して，フォローアップしていくべきである。

　　気になることなら何でも話してくださって結構です。すべてについて話し合う必要はありません。でも，あなたが話すのを避けているように見える話題は，あなたの現在の問題において重要かもしれません。もしかするとあなたは恥ずかしいために何かを話すのを避けておられるのかもしれません。多くの患者さんがそのように感じるものなのです。あなたが何をお話しになっても私が驚くことはまずないと保証しておきたいと思います。

患者が不満を言い非協力的である

うつ病患者は，何ものも自分を助けることはできず自分のうつは永遠に続くと感じていることが多い。そのような気持ちは直接患者を非協力的にする。このような患者に対して徐々に希望を持たせていくことは重要である。予後は良いと正直に伝えてもよい。大部分のうつ病患者は治療をしなくても6カ月から1年で回復するからである。比較対照試験におけるIPTの効果に関する所見も患者に知らせることができる。しつこい不満への反応の仕方で，安心させることよりも一歩進んだものは，その行為を利用して，対人関係の中で抱いている不満を患者が理解できるような援助を試みることである。過度に不満を述べる人は，中心にある懸念に直接直面するのを避けるために比較的些細な問題を選んでいるのかもしれない。決してかなえられない期待を他人に対して抱いており，自分自身の面倒をみる方法を学ぶ必要のある患者もいるかもしれない。不平の意味が何であるかに関わらず，自分の行為の効果を患者に気づかせて，不満を扱うための代わりの方法を知らせることができる。

症　例

レイラは，42歳の既婚女性で4人のティーンエイジャーの子どもがいたが，セッションの半分以上の時間を，治療者が役に立っていないという不満を述べることに費やした。私立学校の名前を教えてほしい，仕事が見つかるように助けてほしい，と頼んだのに治療者が頼まれたことの一つをやらなかったからである。不満の中で，彼女には夫との不和があるということが明らかになった。最初に夫の話をしたときには理想的に語られていたのだったが。彼女は多くの現実的な心配に圧倒されており，夫に助けを求めることができないと感じていた。治療者は夫との役割をめぐる不和と，彼からもっと建設的なサポートを得るにはどうしたらよいか，という話に焦点を移した。

患者が過度に依存的である

うつ病患者は自らの能力を低く見積もり，自分で簡単に得られるようなものでも他人が与えるべきだと感じることが多い。治療においては，不適切な助言を繰り返し求めたり，対人問題あるいは別の問題に不適切な形で介入するよう治療者を説得しようとしたりする。IPTは支持的な治療法であり，精神療法家

が現実的な役に立つこともあるが，提供する援助の種類は焦点が絞られ限られている。患者が単純に治療関係の限界を誤解しているのであれば，それを説明するだけで不適切な要求を十分に減らせることもある。患者が執拗な場合，それは，自分の力を認めるのが不本意だったり不可能だったりすることを探る機会となるかもしれない。

治療者は次のように言ってもよい。

> うつ病の人は，ふつう，自分自身の能力を過小評価するものですから，たぶんあなたは今のように私に頼っているのだと思います。うつである時に他人に頼らなければならないと感じるのは自然なことで，支えてくれる人を見つけることはあなたにとって良いことです。でも，私たちは，あなたがご自分の状況を改善するために本当にできることに焦点を当てる必要があります。あなたがご自分で感じていらっしゃるよりも能力があるということをお示ししたいと思います。あなたがそれをご自分に対して証明し，対人関係の状況へのコントロールを取り戻せば，気分も良くなり，私を含めて，他の人に依存している感じがしなくなってくるでしょう。

同じ論理に従い，治療者はうつ病患者の依存的な行動が必ずしも依存性パーソナリティ障害を示しているわけではないということに注意すべきである。

患者が治療を故意に妨害する

治療関係に焦点を当てることはIPTの重要な要素ではないため，患者が精神療法家に対してポジティブな感情を持ち治療への高い期待を抱いている場合は，それが進歩を妨げる（たとえば，全能の治療者に助けられているという期待が高すぎるために，患者が問題を自分自身で解決しようと独立した努力をしない場合）のでなければ，体系的には検討しない。しかし，治療者や治療に対する否定的あるいは反治療的な感情の徴候を見つけるために，治療者は絶え間なく治療をモニターするように気をつける。そのような感情は，比較的微妙な言語的・非言語的コミュニケーションの形を取ることもあれば，遅刻，欠席，沈黙，付随的な問題を過剰に論ずること，露骨な非協力性，自殺行為などの問題行動の中に表現されることもある。

このような問題についてはこの章で後述する。ここでは問題のある態度と行動を治療者が扱う際の基礎となる原則を論じる。

このような状況に直面した場合，治療者の目標は次の2つとなる。(1)その行動を止める，あるいは和らげる。(2)患者の破壊的な行動を，治療外の対人

関係における問題と関連づける。行動をコントロールすることができれば，治療関係の中での問題の扱い方は患者が他の関係での問題に取り組む際のモデルとすることができる。

　破壊的な態度や行動を扱う際は，一般的に，行動について事実を話すことからその意味と対人機能を理解する試みへ移行するという順序で探索を行う。したがって，精神療法家は，行動の意味の検討に進む前に，単純な誤解や現実的な理由が原因でないことを最初に確認しておかなければならない。一般に，患者の破壊的な行動は，ネガティブな気持ちの間接的で非効率的なコミュニケーションであると理解することができる。より直接的で効率的な，代わりの自己表現法を見つけられるよう患者を援助するべきである。この領域に入る際には，うつ病の多くの人が他人に苛立ちや批判を直接伝えるのが難しいということを指摘し，治療の内外でやってみるようにと患者に伝える。

> 　治療について何か嫌なことがあったら，それが何であるかを気軽に私に教えてください。直接的なやり方をすれば，あなたが自分自身を表現する役に立ちます。今まで話してきたように，他の人に向き合うことは，あなたが感じられているほどには危険ではなく，時々あなたが気づくよりもずっと役に立つものなのです。うつ病になると，本当はそうではない状況でも自分が無力だと感じる人は多いものです。あなたにはうつ病の症状があるのですから，ご自分の気持ちを表現するのは難しいでしょうが，治療が進んで気分が良くなってくれば，もっと簡単になるはずです。

精神療法家が患者に対して強い感情を抱く

　精神療法家は時折，強い気持ち——怒り，性的魅力，退屈など——を患者に対して抱いているのに気づく。このような気持ちは，治療者の対人関係様式の延長であるかもしれないし，あるいは患者による挑発的な行為への反応であるかもしれない。治療者はその2つの可能性のどちらがより本当らしいかを考えることが重要である。患者に対する反応であれば，患者が他人の中に引き出す反応を治療者が理解する上で役立てることができる。これは，患者の力と弱点を判断し治療外での問題のある対人関係を調べる上で役に立つことがある。そのような行為が他人に与える効果について患者が学ぶのを援助するために，精神療法家は上記のような反応を患者に伝えてもよい。実際に，患者が挑発的なやり方で行動していることが明らかな場合は，それを認めないと，誠実に反応するという治療者の能力についての疑念を患者の中に引き起こす。たとえば，

次の症例である。

> **症　例**
> 　治療者は，頭が良く議論好きな20代初期の患者との間に，予約時間のことやセッションの初めの頃に患者が言ったことの記憶などさまざまな話題に関して常に意見の相違があるということを発見した。治療開始時のこの男性の主訴は社会的孤立ということだった。このため，治療者の反応は，患者の対人問題に対する重要な鍵であると思われた。治療者が自分の苛立たしさを表現すると，患者は安心した様子になり，なぜこんなに長い間治療者は患者のいやな行為に我慢してきたのか不思議だと言った。さらに話し合いを進めることによって，自分の弱さを見せれば他人は自分を食い物にするはずなので他人には攻撃的なやり方で接しなければならないという，患者の長年の信念が明らかになった。

自分の反応，特にネガティブな反応を示す技法は，注意深く控えめに用いるべきである。一般的には，評価を下さずに患者の問題を認識する姿勢が望ましい。さらに，精神療法家が患者にネガティブな気持ちを表現するときは，問題にするのは，変えることのできる行為であって，患者の人格ではないということが重要である。この種の介入のタイミングをはかるために治療者が確認しておくべきことは，患者がそのような反応を挑発していることと，その挑発について学習すれば治療外での同様の行為を理解する助けになるということである。患者と精神療法家の間の衝突を解決することは，正しく用いれば，一般的な不和の解決法の学習を援助する強力な手段となり得る。

重要な他者に参加を求める場合

患者にとっての重要な他者に1回またはそれ以上の治療セッションに参加してもらうことは，夫婦問題など対人関係上の役割をめぐる不和の問題を持つ患者，そして思春期の患者に関して考慮される。同席面接，あるいは個人面接は，以下の目的のために用いることができる。(1) 追加情報を得る。(2) 重要な他者の協力を得る。(3) 対人問題の解決と，患者と重要な他者とのコミュニケーションの改善を促進する（思春期うつ病については第13章，同席IPTについては第15章も参照のこと）。治療に他人を関わらせるいかなる場合にも，治療者は守秘義務を守るということを患者に保証する必要がある。

家族は患者の病気について罪悪感を抱いていることがあり，自分を責めてい

る場合がある。自責はよく見られることだと認め，重要な他者の役割について評価を保留することは役に立つ。うつ病を病気として考える IPT の医学モデルは，そのような罪悪感を減じることにつながるだろう。他方，家族が実際に患者の苦しみの原因を作っている場合がある。その家族が役割をめぐる不和における相手であれば，これは認識すべきことである。

　IPT は個人療法として作られたが，治療者は——患者が同意すれば——次の2つの目的のどちらのためにも，いくつかの治療セッションに重要な他者を加えることにしてもよい。

情報提供

　うつ病患者の対人困難は，うつ病の特徴を家族が誤解することによって増悪することが多い。たとえば，妻の無関心は家事をすることへのわがままな抵抗であると解釈する夫もいるし，夫が食欲と性的関心を喪失したことは，自分を直接批判するものであると思う女性もいる。うつ病は予測可能な特徴をもち，予後は良好であり，原因が不明の症候群であると説明すると，患者の状態に対する近親者の懸念と罪悪感が減じることは多い。さらに，患者の回復をどうやって助けることができるかを近親者に教えることができる。患者がうつ病である間，過度に患者を責めたり過度に患者の責任を免除したりしないよう近親者に注意しておくべきである。

　自殺したがる患者で，重症だが入院の必要はない場合，近親者は，患者の状態を観察し薬を投与する任務をもった補助的精神療法家となることができる。

情報収集

　近親者に直接情報を尋ねたり，患者と重要な他者とのやりとりを観察したりする。いずれによっても，患者一人からでは得ることのできなかった情報を精神療法家は得ることができる。

　　ご家族が治療に参加することになっても，守秘義務が破られることはありません。私はあなたとのセッションの内容を他の人には話しませんし，その人とさらに連絡をとる場合には，必ずあなたと話し合います。同席セッションから何を得たいか，そして，何の話はしたくないかを話し合っておきましょう。

患者が治療を早く終えたがっている

　治療作業の最も完全な回避は，時期尚早の終結である。これを防ぐことのできない症例も多い。それは，実際に行為に及ぶ前に物事について徹底的に論じるべきであるという精神療法の前提は，多数の人びとの信念や対処法に反するためである。治療契約に関して患者と治療者の意見が一致しない場合や，契約を継続することは恐ろしいと患者が感じる場合にも，時期尚早の終結が起こることがある。

　治療を終結したいという希望を表明している患者には，まず，自分の問題が適切に扱われていると満足しているかどうかを尋ねるべきである。満足しているということは滅多にないものだが，その質問によって，まだ解決すべき題材があるという問題を示すことになる。治療者は，治療に関して患者が満足していない可能性のあることについて質問し，理にかなった要求を満足させるよう，あるいは誤解を解くよう，試みるべきである。この質問をするときには，治療を中止するという患者の計画は正当で有効な行動方針であるかもしれないということをほのめかすような調子で行うべきである。精神療法家と患者の間に解決不能な特別な問題が起こったり，あるいはIPTの手法で適切に扱うことのできない問題を患者が抱えていたりする場合は，他の精神療法家あるいは他の治療法を紹介することが賢明だろう。

　患者の終結の希望が，避けていた問題に直面させられたために生じているか，患者の一般的な対人関係問題に関連しているということを精神療法家が確信できるときには，終結の願望は他の症状と同様に扱うことができる。治療を中止するといって脅すことが対人関係上にどんな意味を持つかを探るために，単にその気持ちに基づいて行動するよりも気持ちについて考えて話してみるよう患者を励ますべきである。時期尚早に治療をやめることを患者が決めている場合は，治療に戻ることはいつでもできるし，それは敗北や屈辱を意味するのではないということを，できる限り強く伝えるべきである。

　　あなたが治療を早く終えたいのであれば，その理由を考えてみる必要がありますね。問題が十分に扱われたと感じていますか？　もううつではないのですか？　向き合うのがあまりにも苦しい，あるいは怖い何かがあるのですか？　私たち二人の間に，まだ話し合っていない問題が何かありますか？　まだうつが治らないのでやめるのですか？　あるいは，たぶん，IPTはご自分に合った治療法だとは思えないのかもしれません。そういうことであれば，喜んで，他の治療法を考えるお手伝い

をしますし，それを探すお手伝いもしましょう。私の一番の目標は，あなたの気分が良くなるということなのですから。

対人関係の観点からは，早く治療を終えたいという患者の願望は，共有されていない役割期待の一つの例である。そのような状況は役割をめぐる不和の特別な形であり，この場合の不和は患者と治療者の間にある。不和を生じているのは治療期間についてであり，患者は契約の再交渉を求めているのである。

症　例

42歳の女性が，20年間の結婚生活における問題に明らかに関連したうつ病エピソードで受診した。彼女は「役割をめぐる不和」という治療者のフォーミュレーションに合意したが，治療セッションで夫婦関係のある側面が明らかになってくると目に見えて落ち着かなくなった。彼女は，自分の結婚が「絶望的な轍」にはまっており，夫の行動についての長年の彼女の不満を話しても夫は変わろうとしないだろうし，実際に彼女と別れるだろうと確信していた。彼女はセッションに遅れて来るようになり，予定された14回のセッションの6回目には，治療をやめたいと考えていると言った。

治療者は結婚に「波風を立てる」ことについての患者の不安を指摘し，彼女が安心できるよりも早く物事を進める必要はないと保証したが，また，彼女が現状の結婚生活においてどれほど苦しいかも指摘した。事態を改善させようとすること——何が問題であるかをずっと前から認識していたにもかかわらず，実は，彼女が一度もやったことのない試み——によってどれほどのものを彼女は失うのだろうか。患者は少なくとも部分的には安心した。彼女はその後，夫との最初の何回かの話し合いから勇気を得た。夫は，彼女が思っていたほど強情ではなかった。治療を完了したとき，彼女は正常気分で，結婚生活もはるかに改善し希望が持てる状態になっていた。

患者には自己開示の問題がある

感情をともなう題材を引き出すには，タイミングが極めて重要である。患者が非生産的に動揺することなく自分の気持ちに耐えられるということを治療者が無理なく確信しているときに行う必要がある。抑圧された話題を患者が打ち明けるためには，精神療法家との信頼関係を確立しておく必要があるかもしれない。デリケートな領域を探る際にあまりにも性急に進むと，患者の防衛を強

めて進歩を止めることもあるし，時期尚早の終結につながることもある。治療関係は治療が進展するにつれて深まることが期待され，それにつれて患者は率直になっていくことができる。

　患者が自分のことをもっと打ち明けられるよう援助するには，治療者は，患者の強い感情の表現や，逆に，そのような強い気持ちが起こって当然だと思われる出来事や話題を述べているのに強い気持ちが表現されないということを参考にしていく。ある話題に対して患者が感情的な反応を示し始めたら，その題材をさらに検討して気持ちをもっと十分に表現するよう励ます。感情的にはほとんど重要でない題材を患者が話しているように思われたら，治療者は重要な問題に焦点を戻すよう試みてもよい（実際には，対人関係の焦点そのもの——悲哀，役割をめぐる不和，など——が，患者が話していることの妥当性を示すガイドとなることが多い）。高度に感情的な話題を引き出す際には，精神療法家は，それとなく，あるいは明白に，自分がそのような感情（実は患者のコントロール下にはないもの）を受容しているということと，そのような強い気持ちは行動（患者のコントロール下にあるもの）に必ずしも移さなくてもよいと確信しているということを，共に伝える。次のような方法で伝えることにしてもよい。

　　多くの人にとって，あまりよく知らない人に感情的なことを話そうとするのは気持ちの良いものではありません。何かを打ち明けるには，私のことを信頼できると感じる必要があるでしょう。時がたつにつれて，心を開きやすくなってくるでしょう。そして，改めて言いますが，あなたが私に話してくださったことの秘密は守ります。
　　自分の気持ちを無理に変えようとすることはできません。また，あなたは自分の［怒り・怖れ・羨望など］を受け入れるのは難しいと思うでしょうが，私たちは誰でもそのような気持ちを持っているのです。でも，あなたがこれらの気持ちを持っているという事実は，あなたがそれを行動に移すということを意味するのではありません。私たちがそのような気持ちをよく理解することができるようになれば，あまり問題がなくなってきますし，理にかなった気持ちであることがわかるかもしれません。そうすれば，そのような気持ちをどうしたらよいかがわかるでしょう。

患者が他の治療の追加を求めている

　治療を続けている間に患者が他の治療の追加を求めることがある。追加しようとする治療は，別の種類の精神療法ということもあるし，向精神薬というこ

ともある。そのような行動に関しては，率直で，評価を下さない，とがめ立てしない態度を維持するべきであり，治療セッションの中で話し合うべきである。患者は他の治療法についての興味を治療者と話すように励まされるべきである。代案や選択肢を探ることはIPTにおける重要なテーマであり，たとえば，抗うつ薬を服用したりグループに参加したりすることは，健康状態の改善と生活の質の向上のために患者がとる生産的なステップを示しているかもしれない。IPTの初期の間は，うつ病とそのさまざまな治療法の説明の一部として，他の治療の選択肢を話し合うべきである（第2章参照）。このように話し合うと，IPTの経過を通して他の治療法の話を率直にできる前提ができるはずである。

　患者が，経済的な問題や保険が効かないことによって治療の継続が難しいと言うときには，治療者はそれが口実に過ぎず，患者は本当はただ治療を早く終えたいのではないかということを判断すべきである。しかし，経済的なことが重要な問題であれば——そしてそれは決して少なくないことだが——その状況はIPTにおける対人関係の選択肢を探る機会となるかもしれない。患者が比較的短期の，メリットを得る可能性がかなり高い治療を完了できるだけの資金を引き出せるところは他にあるか？　対人関係上の困難のために，実際には得られる資金が得られていないのではないか？

症　例

　夫婦間の役割不和を持つうつ病の妻は，とても怯えており自分には価値がないと思っていたので，裕福な夫に治療費を頼むことができなかった。自分の問題が二人の問題であることを認識していなかったのである。この不和を治療する上での重要な側面は，治療者と話し合ってこの不均衡を認識し，自己主張できるように治療でロールプレイをし，ついには自分たちの財力について，治療費も含めて，夫と話をすることだった。したがって，夫婦間の不和，うつ病エピソード，そして請求書の問題は，すべて同時に解決したのだった。

患者がよく懸念すること

　私たちは，教育された消費者が最も良い患者であると信じている。患者はま

すます自分の病気について直接質問するようになり，直接的で，正直で，情報に富む答えを期待するようになる，と治療者は予測することができる。多くの答えが本章や他の章に記されている。ここでは他で十分にカバーされていない懸念について以下に記す。

私は「生物学的な」うつ病なのでしょうか？

　精神医学はかつてうつ病が「生物学的」なものか「心理的」なものかをめぐる観念論的な論争にエネルギーを浪費した。その論争は的を外れたものだった。うつ病によって脳内の神経伝達物質と受容体に（可逆的な）変化が起こり，睡眠と食欲の障害，気力と性欲の低下，集中困難や記憶困難のような生理学的・生物学的症状が起こるという点では，すべてのうつ病が究極的には生物学的である。この生物学的な土台を超えて，うつ病は心理的あるいは心理社会的な状況の中で起こる傾向にある。動揺するような変化が患者の生活状況に起こったのかもしれないし，生活状況についての患者の受け止め方が変わったのかもしれないし，生活状況に対処する患者の能力が変わったのかもしれない。したがって，生物学と心理学のどちらもが，すべてのうつ病に本質的な影響を与えていると言えるかもしれない。

　治療は，薬物療法，精神療法，あるいはその両方となるかもしれない。薬を用いるという決断は，抑うつ症状の重症度，再発歴，患者の希望に応じて行われる（臨床家のイデオロギーを単に反映するものであってはならない）。精神病性あるいは妄想性のうつ病患者，あるいは双極性障害の患者には，投薬（あるいは電気けいれん療法）が必要である。精神療法は病気が改善する中で，役立つ付加治療となるかもしれない。他のタイプのうつ病患者は精神療法だけでうまくいくことが多い。

　患者が投薬を受けているか否かにかかわらず，患者はうつ病を，心理社会的ストレスがきっかけとなることが多い生物学的な障害だと考えることができる。

私の子どももうつ病になるのでしょうか？

　患者は，精神科的な病気も含めて，主要な病気の多くについての遺伝的な基盤についての知識を持つようになってきている。ますます，うつ病の遺伝的な基盤についての懸念が出てきた——あるいは，患者の言い方によれば，「つま

り私の子どももうつ病になるということでしょうか？　私がうつ病であるということは，私の子どもたちもうつ病になりやすいということなのでしょうか？」ということである。患者には，うつ病は確かに家族内で伝達されるということを伝えることができる。患者がうつ病であれば，患者の子どもは，うつ病になったことのない親の子どもよりも，2〜3倍うつ病になるリスクが高い。しかし，別の言い方をすれば，うつ病になる通常の確率が5パーセントであるとすれば，うつ病の親の子どもがうつ病になるリスクは10〜15パーセントだということである。この情報の良い部分は，患者の子どもはうつ病にならない可能性が高いということである（つまり，85〜90パーセントがかからないのである）。患者には，うつ病が家族内で伝達されるメカニズムはわかっていないということも知らせることができる。遺伝子と遺伝的な脆弱性によるのか，それとも親のうつ病によって生み出されるストレスによるのか，それともその組み合わせによるのか，ということはわかっていないのである。うつ病には良い治療法があり，そのごく初期に見つけることもできるため，早期の予防は可能である。他方，患者がうつ病で，その子どもも同様の問題を持っているようなら，それに注意を払い，真剣に受け止め，子どもとそのことを話し合い，持続するようなら子どもをサポートする人を見つけるように患者に伝えるべきである。

お酒を飲めば気分が良くなるでしょうか？

うつ病とアルコール乱用・依存の併存率は，特に男性においては高い。うつ病患者の中には，アルコールが，少なくとも短期的には，症状を軽くすると感じる人もいる。短期的には，アルコールは睡眠を改善し，苦しい記憶や現在の経験を和らげ得る。しかし，アルコールはうつ病に対しては悪いものであるということを患者に警告する必要がある。長期的には，睡眠を妨げ，気分を落ち込ませる。実際に，アルコールは患者のうつ病をさらに悪化させ得る。同様に，アルコールは患者の対処能力を下げ，家庭や職場でさらなる問題を起こし，うつ病治療の妨げとなり，自殺のリスクも高める。同じことが，不法な薬物の使用や合法の薬物の乱用によっても引き起こされ得る。もしもアルコールや薬物の問題を持っているのであれば，それについて正直に話し，治療者からの援助を求める必要があるということを患者に伝えなければならない。

第 10 章

大うつ病の急性期治療の効果データ

　IPT は一連の研究と，さらなる研究に向けての修正の中で発展してきた。それらの研究のそれぞれが，特定の精神科的障害や，特定の患者群に対する効果を検証してきた。ここで述べるのは急性期の治療研究の結果である。うつ病に対する維持治療の結果と特定の年齢層や他の対象に対する結果は，この後の章で述べられている。

ボストン・ニューヘイヴン研究

　急性うつ病の治療法としての IPT の効果の最初の検証は，81名の大うつ病の外来患者を対象とした，4群に分類した16週間の無作為化比較対照試験であり，IPT，アミトリプチリン，その組み合わせ，不定期の対照治療を比較したものである（DiMascio et al., 1979; Weissman et al., 1979）。この研究は，治療マニュアルを守るように治療者をトレーニングしたという点で時代の先を行っていた。アミトリプチリンの用量は一日100〜200mgとされた。その時代には典型的な量だったが，現在試みられる量よりは少ないかもしれない。不定期治療においては，患者は精神科医を割り当てられ，必要だと感じるときに連絡をとるようにと言われた。定期的な治療セッションは計画されなかったが，患者は十分に苦しいと感じたときには電話で治療セッションの予約をすることができた。

　結果の分析からは，それぞれの積極的な治療は，不定期の対照治療よりも症状を減ずる効果が高く，アミトリプチリンと IPT を組み合わせた治療はそれぞれの積極的な治療を単独で行った場合よりも効果があった（これは，精神療法と薬物療法を組み合わせた方が単独治療よりも有利であることを示した多数

の研究の一つである)。治療終了時までにはIPTとアミトリプチリンの間に症状減少の有意な差は見られなかったが,アミトリプチリンの好ましい効果の方が早く現れた。他方,IPTとアミトリプチリンは異なる症状群に優先的に効果を示したようであった。薬はうつ病の自律神経症状に最初の効果を示し,IPTは気分,無感情,自殺念慮,仕事,興味に主に効果を示した (DiMascio et al., 1979)。急性期の治療の終わりには,治療群間で社会機能の違いはなかった。

1年後の自然経過を調べたフォローアップでは,多くの患者が短期のIPTから得たメリットを維持していた。IPTを受けた患者は,投薬の有無にかかわらず,1年の経過中に有意に心理社会機能を改善させていた。社会機能に対するこの効果はアミトリプチリンのみの群には見られず,16週間の治療終了の時点ではIPTを受けた群においても明らかになっていなかった (Weissman et al., 1981)。すべての治療における多くの患者が,フォローアップの1年間に追加の治療を必要としたと報告した。これは,急性期の治療は持続した効果には不十分であったということを示唆しており,現在では多くの研究において認識されている事実である。そのために現在では維持治療が行われることが多い。

NIMH TDCRP 研究

今日までに行われた中で最も野心的な急性期治療研究である,NIMHの多施設共同うつ病治療研究プログラム (NIMH TDCRP) (Elkin et al., 1989) では,250名のうつ病外来患者が,無作為に,イミプラミン,IPT,認知行動療法 (CBT),プラセボのいずれかに割り当てられて16週間の治療を受けた。この研究はいくつかの点において草分け的であった。それは,IPTとCBTをうつ病の治療法として初めて直接比較したものだった。それは,これらの治療法が開発された場所を離れて用いられた初めての試みだった。IPTとCBTの創始者たちは,TDCRPのために治療チームのトレーニングをしたが,研究の現場には,それぞれが創始された中心地 (IPTはニューイングランド,CBTはフィラデルフィア) を取り巻く独特の雰囲気が欠けていた。この研究は,したがって,IPTとCBTを他の場所に効果的に伝えることができるかということを調べたものだった。TDCRPはNIMHが多施設において行った初めての精神療法研究であった。

それぞれの治療法を定義づけるためのマニュアルが用いられ,独立した遵守

モニターが，治療者が適切に治療を行ったかどうかを確かめるためにセッションのテープを評価した。イミプラミンとプラセボには臨床マネジメント（CM）がそれぞれ行われ，薬物療法においては積極的な精神療法が行われていないということを保証する初めての研究上の試みを表すものとなった。薬物療法家は，改善の理論的根拠の説明をすること，副作用を調べること，ドクター・ウェルビー（訳注：1971年に日本でも放映された米国の医学ドラマの主役の内科医）調の温かく指示的なアドバイス（Fawcett et al., 1987）を提供することが許された。治療セッションはテープに録音され，治療法が遵守されていることを確認するためにモニターされた（Hill et al., 1992）。

　ほとんどの対象が少なくとも15週間あるいは12治療セッションを完了した。IPTは各治療法の中では最も脱落率が低かった。症状の軽い患者──ハミルトン抑うつ評価尺度（Ham-D; Hamilton, 1960）スコアが19以下──は，プラセボ／CMも含めて，すべての治療法で改善した。軽度の抑うつ患者にはすべての治療法が同じように効いたので，治療法の間には全体的に違いが見いだされなかった。しかし，より重度の抑うつ患者（Ham-D>20）では，違いが現れた。イミプラミン／CMは最も早い反応を起こし，プラセボよりも着実に優位を保った。IPTはイミプラミン／CMと，いくつかの効果尺度で匹敵し，プラセボよりも平均の結果が優位であった。対照的に，CBTは改善が中間レベルであり，この群においてはプラセボよりも優位ではなかった。

　KleinとRoss（1993）はTDCRPのデータを再解析した。Johnson-Neymanの技法によって「薬物療法は精神療法よりも優位であり，精神療法はプラセボよりもいくらか優れていた……特に，症状が強く障害がある患者においては」（Klein and Ross, 1993, p.241）という治療効果の順序が示された。著者は「CBTはIPTに比べてベック抑うつ評価尺度（BDI）が約30以上の患者においては比較的劣っていた。このスコアは通常，中等度と重度のうつの境界と考えられている」（p.247）と述べている。この再解析はそれ以前に報告された結果（Elkin et al., 1989）と一致していたが，治療法間の違いをより鋭く指摘したものであった。

　Sheaら（1992）はTDCRPの患者の自然経過を，治療終了後18カ月間フォローアップする研究をした。薬物療法の患者を含めて，すべての患者が16週間の後に治療をやめていた。研究者は，4つの治療群における寛解者において，回復（治療終了後に症状が最低限になっている，あるいはなくなっていて，フォローアップにおいても維持されているということが定義）における有意な違

いを見いださなかった。わずか30パーセントがCBTで回復し，IPTでは26パーセント，イミプラミンでは19パーセント，プラセボでは20パーセントだった。16週間の治療の終了までに寛解した患者の中では，18カ月間のフォローアップで再発した患者はCBTでは36パーセント，IPTでは33パーセント，イミプラミンでは50パーセント，プラセボでは33パーセントだった。著者は，特定の治療を16週間行うだけでは，多くの患者を完全で持続する回復に導くには不十分だという結論に達している。

　ボストン・ニューヘイヴン研究とTDCRPの両方において，16週間の治療では寛解を導入することはできるが，うつ病からの回復を維持することは保証されないということが見いだされた。これは臨床的には意味をなすことである。大うつ病は，再発や再燃をする病気であり，精神療法であろうと薬物療法であろうと，いかなる急性期治療も完全に治すことはできない。研究からは，急性期のIPTはうつ病エピソードを治すことはできるが寛解を維持するためには月1回のレベルの継続・維持治療が必要である可能性が示唆されている。IPTの修正は，月1回という低頻度であっても，急性期治療で得られたものを維持する効果があることが示されている（第11章参照）。

オランダの研究

　オランダのBlomら（1996）に，気分障害の患者へのオープン試験においてIPTが有効であったと見いだした。この成功に基づき，Hoencamp（1996，私信）らは，ハーグにおいて，IPTのみ，ネファゾドン（訳注：SNRI）のみ，IPTとネファゾドンの組み合わせ，IPTとプラセボの組み合わせを，急性の大うつ病に対して比較するRCTを行っているところである。

神経画像

　イギリスのDurham大学のMartinらは，うつ病治療における神経画像の利用について報告している（S. Martin，私信，1998）。彼らはDSM-IVの大うつ病でHam-Dスコアが18以上の28名の患者を，ヴェンラファキシン（訳注：SNRI）（15名，平均1日用量75mg）か週1回のIPT（13名）に無作為に振り分

けた。SPECTを利用して，開始時と6週間後に評価を行った。どちらの治療群も大いに改善したがSPECTの変化のパターンは異なっていた。ヴェンラファキシン患者は統計学的に有意な角回と背外側前頭前野（DLPFC）の正常化を示し，IPT患者はDLPFCと辺縁系の中心帯状回の正常化が示された。これらは初めて報告されたIPTについての神経画像所見であり，この種の研究にしては比較的多くの対象についての報告である。反復研究が行われる必要があるが，刺激的な結果である。

反応予測因子

ある障害のすべての患者がすべての治療に反応するわけではないということは以前から知られてきた。NIMHのTDCRPのような多くの対象を用いた比較治療研究によって，どのような臨床的特徴を持った患者にどの治療が最もよく効くかという評価ができる。この情報は，患者に施す治療の選択肢を示した，鑑別治療学（Frances et al., 1984）に加えられるべきである（表10.1を参照）。

患者側の因子

Sotskyら（1991）はTDCRP研究において治療結果を予測するいくつかの患者側の因子を見いだした。社会的機能不全の基本レベルが低いうつ病患者はIPTによく反応したが，重度の社会的欠如（おそらく「対人関係の欠如」の問題領域に相当）のある患者の反応はそれよりも悪かった。症状がより重度で集中が困難な患者はCBTへの反応が不良であった。うつ病の最初の症状の重さと機能障害はIPTとイミプラミンへの反応の良さを予測するものだった。イミプラミンはまた仕事での機能が難しい患者に最も効果があった——おそらくその作用の早さを反映しているのだろう。

その次の分析で，Sotsky（1997a）は非定型うつ病の症状，特に気分の反応性と，通常とは逆の自律神経症状（睡眠過多，多食，あるいは体重増加）を持つTDCRPの対象者はイミプラミンへの反応が悪かったということを報告した。IPTもCBTも，プラセボと薬物療法よりも非定型うつ病の患者に対して有意に高い反応率を示した。この分析は，三環系抗うつ薬は非定型うつ病に対しては弱い治療であるという過去の研究結果を裏付けるものであり，非定型う

表10.1 大うつ病に対するIPTの結果の予測因子

良好な予後因子	研究	注
患者側の因子		
社会的機能不全の低さ	Sotsky et al., 1991	
症状の重さ	Sotsky et al., 1991	プラセボ／臨床管理との比較
機能障害	Sotsky et al., 1991	プラセボ／臨床管理との比較
非定型うつ病	Sotsky, 1997a	プラセボ／臨床管理，イミプラミン／臨床管理との比較
強迫性パーソナリティ障害？	Barber & Muenz, 1996	CBTとの比較
治療者側の因子		
対人関係への焦点	Frank et al., 1991	
治療同盟	Sotsky, 1997b	

不良な予後因子	研究	注
患者側の因子		
対人関係の欠如	Sotsky et al., 1991	
睡眠時脳波の異常	Thase et al., 1997	
回避性パーソナリティ障害？	Barber & Muenz, 1996	

つ病に対する精神療法についての新しい情報を提供するものである。

BarberとMuenz（1996）は，Personality Assessment Form（パーソナリティ評価フォーム）（Shea, Glass, Pilkonis, Watkins, and Docherty, 1987; Shea et al., 1990）をうつ病患者の回避性および強迫性パーソナリティタイプの尺度として用いて，TDCRPのデータを再検討した。治療を完了した対象のみを検討し，彼らはIPTはCBTよりも強迫性パーソナリティ障害の患者に有効であり，CBTは回避性パーソナリティ障害の患者に対してHam-Dが良好であるという仮説を確かめた。Blattら（1995）は，TDCRPのデータを用いて，異なる尺度であるDysfunctional Attitude Scale（非機能的態度尺度）（Weissman and Beck, 1979）を用いて，完璧主義と承認の必要性という同様の概念を調べた。しかし，Blattら（1995）は，結果における有意な違いを見いださなかった。どちらの研究もパーソナリティ障害に対して信頼のできる診断尺度を用いていない。うつ病の予後に対するパーソナリティ特性の役割は興味深く，さらなる研究を必要としている。

BarberとMuenz（1996）はIPTがCBTよりも，非婚，別居，あるいは離婚した患者において有効であり，CBTは既婚，あるいは同居者のいる患者に

おいて有効である（Ham-Dにおいて。BDIでは異なる）ということを報告している（Sotskyら（1991）は治療の中で同様の所見を報告している）。これをどのように解釈すべきかは明らかでない。これらの患者が役割の不和に直面しており，役割の不和はIPTの治療において効果が低い領域だということなのだろうか？

「難しい」，援助を拒絶する患者についての興味深い研究で，Foleyら（1987）は，そのような患者は治療者がきちんと治療を続けることを阻む傾向があるが，そのような患者の「難しさ」は，最初の症状の重さよりも，治療者の行動に影響を与えるということを見いだした。しかし，これらの患者の特徴は最終的には治療結果には影響を与えなかった。

もう一つの研究は，生物学的な見地から予後に光を投じるものである。Thaseら（1997）は，91名のうつ病患者において，異常な睡眠時脳波（睡眠効率，REM潜時，REM密度）の患者は，睡眠パラメーターの異常がない患者に比べるとIPTに対する反応が有意に悪かった。症状の重症度からは，IPTへの反応を有意に予測することはできなかった。というのは，より重度の患者（Ham-D>20）の43パーセントが反応したのに対し，より重症度の低い患者の反応率は53パーセントであった。対照的に，異常な睡眠パラメーターの患者の37パーセントしかIPTには反応しなかったのに対し，正常睡眠の患者の58パーセントが反応した（p=.03）。IPTへの無反応者の4分の3が，その後薬物療法に反応した。

治療者因子

Frankら（1991）はIPTの焦点化の「純度」——治療者がセッションの焦点を対人関係のテーマに維持する能力——が，反復性うつ病に対するIPTの維持治療において再発防止に有意に関連していることを見いだした。月1回のIPT維持セッションの対人関係特異性が高った患者は，うつ病の再発までの期間の中央値（訳注：データを短い期間から順に並べたとき中央に位置する期間）が2年間であったが，治療が対人関係にあまり焦点付けされていなかった患者では再燃までの期間が5カ月しかなかった。

Sotsky（1997b）は，治療同盟の強さはTDCRPにおける4つのすべての治療の結果に有意な影響を与えたと報告した。そこには薬物療法も含まれる。

第 2 部

気分障害への IPT の適用

はじめに

　IPTのもともとの対象診断は，成人外来患者で精神病症状を伴わない大うつ病性障害であった。第2部では，気分障害に向けての修正と効果を述べる。IPTは当初は急性うつ病エピソードから薬物によって回復しつつある患者を治療する継続治療研究の中で開発された（第10章参照）。一つの領域で効果を示した多くの治療法と同じく，IPTはそれ以来，他の「適応外使用」に向けて検証されてきた。成功した治療は新しい診断の適応へと拡張されることが多い。たとえば，双極性障害に対する抗てんかん薬の使用や，セロトニン再取り込み阻害薬が，最初の適用対象であった大うつ病から，気分変調性障害，強迫性障害，神経性大食症，その他の精神科的症候群へと広がっていること，βブロッカーがもともとの心血管性の適応から社会恐怖と爆発性障害へ，認知行動療法（CBT）が大うつ病からパニック障害，神経性大食症，その他の状態へと広がっていることを参照していただきたい。

　通常，その治療が新たな領域で有効であるということを期待するのには理論上の理由がある。双極性障害の薬物療法では，「キンドリング」理論が抗てんかん薬の使用を妥当なものとした（Post et al., 1996）。IPTの広がりは，おそらくいくつかの要因を反映している。第1に，IPTは大うつ病に対して効果があることが証明されている。第2に，同様に研究され検証されているCBTは，他の適応にうまく広がってきている。第3に，患者と治療者は，感情状態と環境は関係しているというIPTの焦点が，精神科的症候群に対して筋の通った合理的なアプローチだと思っているようである。感情と環境のこの関連づけは，精神科的症候群の治療にとって本質的に普遍的なツールとなる。この関連がどれほど重要であるか，それが治療戦略としてどれだけ効果があるかは，もちろん症候群によって異なるだろう。

　心理社会的な問題は，診断カテゴリーによっておそらくさまざまであろう。うつ病の患者は，統合失調症，パニック障害，神経性大食症，物質乱用の患者とは異なるストレスに直面しているか，あるいは少なくともストレスに対して異なる反応をするだろう。成人の，非精神病性のうつ病外来患者にはうまくい

く4つの問題領域——悲哀，役割をめぐる不和，役割の変化，対人関係の欠如——は，他の症候群にも適用されるかもしれないし適用されないかもしれない。それぞれの治療対象に最適な効果を表すためには，IPTの修正が必要になるかもしれない。

　この後に述べる研究の中には，特定の治療対象の心理社会的ニーズと問題領域に合うようにIPTマニュアルを実際に修正したものもある。具体的なマニュアルのリストは第25章に示してある。しかし，もともとのIPTのアプローチを変えなかったものもある。

　新たな適応に対してIPTを検証することに関心のある研究者たちは，過去の間違いを繰り返さないために，すでに道を進み始めた人たちに相談した方がよい。しかし，IPTを修正するときの一般的な原則は，(1) 対象とする治療対象のニーズを評価する。通常，治療対象は，診断，診断のサブタイプ，年齢層によって決まってくる。(2) 標準的なIPTアプローチを，その対象に特有な心理社会的なニーズや問題に合わせて修正する。(3) このアプローチを臨床試験において検証する。

　IPTが急性の大うつ病の治療に効果を示したため，研究者たちはうつ病患者のサブグループに適用できないかと考えた。うつ病の薬理学が高齢者と思春期の患者で異なるのと同じように，うつ病の精神療法も異なるかもしれない。IPTは気分変調性障害（慢性うつ病）への主要な治療法として，双極性障害への付加治療として検証されつつある他，身体的な状態によって抗うつ薬の使用が難しい患者，つまり抑うつ的な身体疾患患者と周産期の患者に対して検証されつつある。

第 11 章

反復性の大うつ病に対する維持 IPT（IPT-M）

障　害

　うつ病は繰り返す傾向がある。つまり，1回のエピソードを患った人は一生のうちに2回目のエピソードを持ちやすい。かかったエピソードの数が多いほど，再発の可能性が増す（Keller et al., 1992）。Frank ら（1991）は注意深く大うつ病の**寛解，再燃，再発**という言葉を定義づけた。急性期に効果のある治療法を見つけるだけでなく，大うつ病のように再燃や再発する病気を予防できる治療法を決定することは重要である。そのような予防的な効果は精神療法よりも薬物療法においてはっきりと示されてきた。したがって，多くのうつ病患者が急性エピソードが解決した後に治療を必要とする。治療が難しい患者もいる。多くの患者が夫婦間の，家族の，その他社会的な複数の問題を抱えており，医学的・社会的サービスを使うことが多い（Wells et al., 1989; Klerman, 1990）。

　画期的な研究において，ピッツバーグ大学の Frank, Kupfer らはうつ病の再発リスクが高い128名の患者に対して薬物療法と精神療法の予防効果を比べた（Frank et al., 1989, 1990）。そこで用いられた精神療法は，IPT-M（IPT の月1回の維持治療）であった。この研究と，ピッツバーグで行われた類似の高齢うつ病の研究（Reynolds et al., 1999）だけが，今日までに発表されたうつ病に対する精神療法の長期的な維持効果の研究である（訳注：本書が出版された後にさらに研究データが発表されている）。

　IPT の維持治療の開発は，反応はしたが再燃のリスクが高い患者に対して，急性期の IPT の成功を引き延ばす新しい可能性を開いた。

理論的根拠

　急性エピソードが軽減した後にうつ病の治療を続ける理論的根拠は，うつ病の自然経過についての体系的な研究に基づいている（Angst, 1986; Keller et al., 1982a,b, 1983; Keller, 1985; Coryell and Winokur, 1994）。ほとんどの患者が急性エピソードからは回復する。自然経過を見たデータからは，1年から2年以内に80パーセントの患者が回復することが示されている（Keller et al., 1982a）。慢性のうつ病はそのようなエピソードが2年以上続くことによって定義づけられるが，約10パーセントの患者が慢性のうつ病になる（Weissman and Akistkal, 1984）。慢性うつ病の寛解はその後何年にもわたって起こり続けるが，最初の2年に比べるとはるかに少ない割合になる。

　ほとんどの患者が一生に一回の急性エピソードを経験し再発はしないということが長い間信じられていた。この期待はその後疑問視されている（Sargent et al., 1990）。最近の報告では，入院するほどでないとしても，臨床的に有意な再発と再燃が高率に起こることが示されている。

　再発を予防し再燃を減じる上での抗うつ薬による薬物療法の価値は確立されている。しかし薬物に代わる効果的な治療法は，精神療法を含めて，必要である。薬物療法が適していない，あるいは不可能なときに治療を必要とする患者は多い。妊娠中，授乳中，大きな手術のときなどである。高齢者は，薬物への耐性が低い可能性があるが，多剤併用の相互作用にすでにさらされていることが多い。また，彼らは反復性のうつ病の長い経過を持っていることもある。したがって，高齢者もまた抗うつ効果のある精神療法の恩恵を受ける可能性のある人たちである。薬物に耐えられない，あるいは反応しない患者，そして薬を全く拒否する患者も同様である。うつ病患者の約10～15パーセントが最初に受ける投薬を中断したり，耐えられなかったりする。別の15～25パーセントは薬物療法に対して控えめな反応しかしない。そして5～10パーセントは薬物療法を拒否する（Klerman, 1990）。

　反復性うつ病の患者にとって，うつ病に関連する社会的・対人関係的問題はエピソードの間に解決しないことがあり，再発のきっかけとなることがある（Keller et al., 1992）。大うつ病エピソードの発症はライフ・イベントの増加と関連していることが多い。特に，不和，離別，離婚，死別による対人関係の喪失や混乱の後にはそうである。したがって，精神療法は維持治療において，唯一の治療として，あるいは薬物との組み合わせにおいて，反復性うつ病がもた

らす社会的・対人関係的な結果やうつ病エピソードのきっかけをうまくコントロールすることを助けるための役割を持ちうる（Frank et al., 1991）。

維持治療の概念

急性期の後に続けられる治療を定義づけるためにいくつかの言葉が用いられてきた。「継続治療」，「維持治療」，「予防治療」などである。継続治療と維持治療の区別はいくらか学術的である（Frank et al., 1991）。恣意的であるがますます受け入れられてきている治療期間についての定義は，エピソード解決後6カ月以内の治療は継続治療であり，6カ月を超えると維持治療となる，というものである。

継続治療は，抑うつ症状が軽減した後に，つまり，急性期の寛解の後に続けられる治療のことを言う。寛解後短期間（2〜6カ月間）の間に症状が再び起こることはもともとのうつ病エピソードの再燃と考えられる（Frank et al., 1991）。したがって，続けられる治療の目標は，短期治療でもたらされた寛解を持続させることである。つまり，再燃を予防することである。維持治療は，それよりも長い治療期間のことを言い，急性期の患者が回復し少なくとも6カ月間無症状でいた後に行われるものである。その目標は新しいエピソードの**再発を予防**することであるか，少なくとも反復性のエピソードを持つ患者の再発までの期間を延ばすことである。

予防治療というのは，治療が終わった後に回復を維持する治療効果のことを言う。予防は維持治療と同義に用いられてきたが，予防についての唯一のエビデンスは自然経過のフォローアップ研究によるものであり，急性期の治療が患者の将来のエピソードに対して何らかの「予防接種」になるかということを研究者が判断しようとしたものである。これらの研究は，治療がコントロールされておらず，脱落率が異なっているために，解釈が難しい。症状が残っている患者は治療を求める傾向がある——もともと受けていた治療とは異なる治療を求めることが多い。したがって，特定の治療が終わった後の患者の自然経過の研究は，混合物を含んでいる。治療を受けて良い状態が続いている人もいるし，再燃して他の治療を求めた人もいる。

維持治療にはまだ普遍的な定義がないので，維持治療と継続治療の効果のエビデンスをここでは一緒に振り返る。このエビデンスは，急性エピソードの寛解後のうつ病患者の臨床試験から得られているが，さらなる治療がうつ病の再

燃や再発を防ぐか否かを判断しようと試みたものである。

最初の研究

うつ病患者における IPT の最初の体系的な研究（Klerman et al., 1974; Paykel et al., 1976）は，今日の基準では継続治療と考えられるだろう。1960年代末には，三環系抗うつ薬が急性のうつ病に効果があるということが明らかになっていた。しかし，治療をどの程度続けるべきなのか，治療における精神療法の役割は何なのかということは明らかになっていなかった。

これらの疑問に答えるための試みとして，Klerman ら（1974）は 4 〜 6 週のアミトリプチリンに反応した150人の急性うつ病患者に対する研究を行った。反応とは，症状が50パーセント減少したということであり，対象の約70パーセントがその基準を満たした。患者は高い割合（週 1 回 1 時間）か低い割合（月 1 回15分間）で IPT の維持治療を受けるように振り分けられ，それらの 2 つのグループはさらにアミトリプチリン（100〜150mg ／日），プラセボ，薬なしに分けられた。対象は女性に限られ，全員ではないが，ほとんどが，非精神病性の大うつ病であった。

この研究で用いられた IPT の初期のバージョンは，個人セッションからなり，その性質は主に支持的で，「今，ここで」を強調し，患者の現在の問題と対人関係に焦点を当てたものだった。患者は，家族との関係や社会的な関係において非適応的なパターンを見つけ，より良い適応的な反応ができるようになるように援助された。治療を定義したマニュアルの草稿は作られたが，IPT はこの最初の研究では「高接触 high-contact」と呼ばれ，IPT を受けない患者は「低接触 low-contact」と呼ばれた。この控えめな命名は，精神療法に効果はないだろうという予測を反映していた。そのときまでに行われていた数少ない精神療法の試験では効果が示されていなかったからである。治療はその量と目標を明らかにされ，トレーニングとスーパービジョンによって，治療者間の同等性が保証できるように努力した。脱落率は治療群によらず全般に低かった（12パーセント以下）。

維持アミトリプチリン治療は，患者が IPT を受けたかどうかに関わらず，プラセボと薬なしに比べて再燃を予防する上で有意に高い効果を示した（p<.05）。アミトリプチリンと組み合わせた IPT はアミトリプチリンのみよりも効果があるということはなかった。しかし，Hollon と DeRubeis（1981）に

よって記されているように、プラセボなしの「高接触」IPT は、高接触あるいは低接触 IPT と組み合わせたアミトリプチリン（再燃率はそれぞれ12.5パーセント、12パーセント）とほぼ同じ効果（再燃率12.5パーセント）があった。精神療法をプラセボと組み合わせたもの（再燃率28パーセント）では、低接触の精神療法と比較して、精神療法の全体的な効果が減じられた。

IPT 単独治療は低接触の精神療法に比べて有意に社会的機能を高めた（p<.05）が、アミトリプチリンと低接触精神療法はプラセボと低接触精神療法に比べて優れていなかった（Klerman, 1990）。それぞれが異なる治療効果を示すため、アミトリプチリンと IPT の組み合わせが最も再燃を予防し社会的機能を改善する効果が高かった。抗うつ薬と IPT の間にはネガティブな相互作用は見られなかった。

反復性うつ病に対する維持治療としての IPT

その次に Frank らによって行われた研究（1989, 1990）は、最も包括的な IPT の維持試験である。それは、その長さと精巧さにおいて比類のないものである。この研究とすでに述べた Klerman ら（1974）の研究は、今日までに報告されたうつ病に対する維持精神療法の研究の全体を代表している。この研究で治療された対象は大うつ病の複数のエピソードの既往があり、寛解を達成しており、再燃と再発の高いリスクがあった――プラセボ群の結果が示すように。したがって、高用量のイミプラミン、比較的低頻度の IPT-M、そしてそれ以外の治療条件、という研究対象となった治療の予防効果をよく検証するものであった。

修　　正

IPT-M はこの研究のために特に開発された IPT の維持治療の形である。急性期の IPT と同じ全般的原則に基づいているが、いくつかの点で異なっている。急性期の IPT が通常週1回（weekly）行われるのに対し、この治療は「弱く」（weakly）行われた。つまり、月1回ということである。この研究はこの領域では初めてのものだったため、IPT-M の頻度を決めようとする試みはなかった。それに比較して、イミプラミンはこの治療研究では高用量に維持

された。

　IPT-Mの目標は、急性期の終結期と同じであるが、再燃を遅らせたり防いだりすることであった。その焦点は新たなエピソードの兆候や症状に注意することに当てられた。治療者は、この延長された治療の大きな視野の中で将来のエピソードを防ぐための対人関係戦略を育てるように努めた。IPT-Mは、期間限定であり、3年間続けるということが決められていた。しかし、明らかに、この時間枠は短期治療の圧縮された構造とは異なる効果を持っているはずだった。長い時間枠のために、治療者と患者は、1つの特定された焦点に執着するのではなく、問題の発生に合わせて、IPTの4つの問題領域（悲哀、役割をめぐる不和、役割の変化、対人関係の欠如）の間を移動することを選べた（Frank, 1991）。

症　例

　リタは、63歳の既婚の芸術家であったが、反復性のうつ病が5カ月間続いて受診した。最初のハミルトン抑うつ評価尺度のスコアは28であった。それまでに彼女は非妄想性の大うつ病を35年間に4回繰り返しており、エピソード間の気分と機能は良好であった。彼女の病気の長さとそれまでの治療の複雑さ、焦燥と転導性、若い頃の幸せなときの話を長々とする傾向のために、病歴聴取は複雑であった。

　リタは自分の気持ちについて話すのはいやだということと、副作用があるために薬を飲むことも拒否するということを同時に言った。現在のエピソードは、8年ぶりのものであったが、彼女の夫が医師開業から引退したのと同時に起こっていた。彼女はこれを、夫婦の威信と経済力の減少と感じていたが、特に「ワーカホリックな」配偶者とともに過ごす時間が増えることを心配していた。夫の仕事は、彼らの間の緩衝物として役立っていたようだった。「夫が一日中家の周りをぶらぶらするので私は気が狂いそうです」と彼女は言った。彼女は絵描きから引退していないのに、彼はじゃまをして、生産的な仕事を不可能にしていた。リタには自殺の怖れはなく、いくらかのソーシャル・サポートがあり、投薬を拒否しており、明らかな役割をめぐる不和をもって受診したため、IPTは合理的な治療の選択肢であると治療者は感じた。

　実際に、リタは急性期の12週間のIPTで症状の寛解に至った（HAM-D=5）。この治療では、役割をめぐる不和、彼女が夫婦関係をどうしたいのかということ、そしてどのようにそれを解決できるかに焦点を当てた。彼女は夫が家のまわりを心配そうに侵入的に歩いていることを指摘し、彼女のアトリエを「立ち入り禁止」とし、近くの病院でボランティアで指導をするように彼を励ました。これによって、二人

は一緒にいる時間をもっと楽しめるようになった。

　12週間の治療が終わったときに，治療者はリタが劇的な改善をしたことを話し，彼女の将来のエピソードのリスクを考えて，継続治療と維持治療の選択肢について話し合った。彼らはその後2年間，月1回のフォローアップのセッションに合意した。これらのセッションの特徴は，結婚生活と夫の引退に関する進歩の報告となった。リタは自分の交渉スキルが改善したことに満足し，自分の「難しい」夫をうまく扱っており，良い結果を得ていると感じていた。他の問題は，急性期の治療ではちょっと触れられただけだったが，時々現れた。それらは，孫をめぐる子どもとの不和，寛解して15カ月になる深刻な身体疾患についての役割の変化，そして親友の死についての悲哀――複雑化した死別反応――であった。2年の間，彼女のハミルトン尺度のいくつかのポイントは軽く変動したが，正常気分を保った。そして2年後に，治療は役に立ったが十分であると彼女は言明し，終結した。

効　　果

　Frankらの研究では，反復性のうつ病（少なくとも3回のエピソードの既往があり，平均7回［！］）を持つ128名の急性のうつ病患者は，組み合わせ治療に反応した。高用量のイミプラミン（平均210mg／日）と毎週のIPTセッションである。寛解の基準を満たし継続治療の4カ月間安定し続けた後に，対象は5つの条件のどれかに無作為に振り分けられ，3年間フォローアップされた。継続治療の間にIPTのセッションは月1回に漸減した。5つの条件とは，(1) イミプラミンとIPT-M，(2) イミプラミンと臨床マネジメント，(3) IPT-Mのみ，(4) IPT-Mとプラセボ，(5) 臨床マネジメントとプラセボ，である。この研究の独特な特徴はその用量にあり，うつ病の維持治療試験で用いられたことのある中で最高の薬物用量とIPTの最低頻度（IPT-M,月1回）を用いたことである。

　イミプラミンを投与された患者は臨床マネジメントとプラセボの患者に比べて寛解維持期間が有意に長かった（p<.0001）。3年間の研究における寛解維持期間は表11.1に示されている。IPTを受けた患者は正常気分でいる期間がIPTを受けなかった臨床マネジメントとプラセボの患者よりも長く（p=.043），そしてIPTとイミプラミンの組み合わせはイミプラミン単独よりも1年間優れている傾向があった。著者は1日200mgの用量のイミプラミン維持治療はうつ病の再発を予防する効果的な方法であり，月1回のIPTは効果のある薬を服

表11.1　うつ病維持治療研究における再発までの期間

条件	（3年間）寛解維持期間	1年後の再発率
プラセボ／臨床マネジメント	45週間	65%
IPT-M／プラセボ	74週間	46%
IPT-Mのみ	82週間	
イミプラミンのみ	124週間	18%
イミプラミン／IPT-M	131週間	8%

（Frank et al., 1990より）

用していない患者においてエピソード間の期間を長くすると結論づけた。月1回のIPT維持治療単独では，再発までの期間が中央値で44週間延長されたが，それは反復性うつ病の女性が投薬なしに妊娠を完了し授乳するのに十分である。

　Reynoldsら（1999）は，この研究を同様のデザインで行った。彼らは反復性うつ病の187名の高齢患者（60歳以上）に対して，IPTとノルトリプチリンの組み合わせで急性期の治療をした。寛解し，その後継続治療後に回復した107名は3年間の維持治療の4つの条件のうち一つに無作為に割り当てられた。4つの条件とは，(1) ノルトリプチリンのみを投薬し，ノルトリプチリンの定常血漿レベルを治療濃度である80～120ng/mlに維持，(2) プラセボの投与，(3) 月1回のIPTの維持治療とプラセボ，(4) 月1回のIPTの維持治療とノルトリプチリンであった。再発率は，ノルトリプチリンのみの患者では43パーセント，プラセボ群では90パーセント，IPTとプラセボでは64パーセント，組み合わせ治療では20パーセントであった。それぞれの単独治療は統計学的にプラセボよりも優れていたが，組み合わせ治療はIPT単独よりも優れており，薬物単独よりも優れている傾向にあった。70代の患者は，60代の患者に比べて，再発しやすく，それもより早く再発する傾向にあった。

コメント

　Frankらの研究は反復性の大うつ病に対する精神療法についての初めての本当の維持治療研究であった。極端にリスクの高い群——プラセボを投与された患者の80パーセント以上が再燃し，それもほとんどが治療の最初の6カ月以内であった——においても，月1回の頻度のIPT-Mは平均1年半の再発予防効果があった。これは出産可能年齢の女性——最もうつ病になる頻度の高い

群――が投薬なしに妊娠し，出産し，授乳を開始するのに十分な期間である。Reynolds らの研究は Frank らの研究の基本的な所見を再現しているが，高齢者においては組み合わせ治療は薬物療法のみよりも優れているという点が相違である。

　高用量のイミプラミンと低頻度の IPT-M の比較は容易に誤解されやすい。イミプラミンの用量を精神療法の頻度と同等に下げれば，投薬群における再発率は高くなるだろう。しかしこの研究の前には先例がなかったため，IPT-M の間隔を月1回と選択したことに不合理ではなかったし，実際にいくらかのプラスを示した。この研究は精神療法の頻度を明らかにするための研究というテーマを提起するものである。たとえば，隔週の IPT-M ではどうだろう？[訳注1]

訳注1) Frank et al. (2007) は無作為に週1回，月2回，月1回の IPT による2年間の維持治療に振り分け，頻度による効果の違いが見られないことを確認している。

第 12 章

気分変調性障害に対する IPT（IPT-D）

障　　害

　慢性のうつ病は，急性のうつ病に比べると注目されずにきたが，研究からはそれを深刻にとらえるべきであることが示されている。気分変調性障害は広く見られ，成人の約 3 パーセントを冒し，女性の方が男性の 2 倍かかりやすい（Weissman et al., 1988; Kessler et al., 1994）。有病率も併存率も高い。Rand Medical Outcomes Study では，急性の大うつ病よりも気分変調性障害の方が人を衰弱させる経過をたどるということを見いだしている（Wells et al., 1992）。気分変調性障害の患者の定義（American Psychiatric Association, 1994）は，最低 2 年間患っており，症状のある日の方がない日よりも多く，症状がない状態は続かない，というものである。治療を受けにくる頃には病気になって何十年もたっているという患者が多い。

　気分変調性障害の患者は静かに苦しむ。彼らは罪悪感，絶望感，無価値感を抱く。気分変調性障害は人生の早期に始まることが多いため，患者はこれらの症状を生まれてからずっと持っていたと思っていることが多く，自分のパーソナリティの一部として受け入れている。気分変調性障害の患者は罪悪感と自分の存在を正当化する必要から懸命に働く傾向がある。しかし気力がほとんどなく，集中が難しく，そして物事を達成しても自分はニセモノだと感じがちである。対人関係の困難は気分変調性障害であることを証明するものである（Kocsis et al., 1988a; Stewart et al., 1988; Cassano et al., 1990）。気分変調性障害の患者は，自分の内面がどれほど「悪い」かを発見されたくないので，他人が自分と親しくするのをいやがる。自分のパーソナリティは欠陥品だと感じて

いる。さらに，自己主張や怒りの表現などのソーシャル・スキルが苦手であるため，対人関係に入っても傷つきやすい状態のままである。したがって彼らは社会的な注目や親しい人間関係をいやがり，治療を受けに来るときには通常独身である。

気分変調性障害は DSM-IV（American Psychiatric Association, 1994）において，慢性で，長引き，発症がはっきりしない障害であると定義づけられている。症状は大うつ病と同じであるが，数が少ない（7つの症状のうち最低3つ。大うつ病エピソードでは最低5つ）。発症後2年以内に大うつ病の診断基準を満たす場合には，「大うつ病性障害，慢性」という診断が代わりに下される。しかし，多くの患者がどこかの危機においてさらなる抑うつ症状を発症し，「二重うつ病 double depression」（気分変調性障害の上に大うつ病エピソードが重なったもの）の基準を満たすようになる（Keller and Shapiro, 1982）。

気分変調性障害は歴史的に過小診断されてきたし，不適切な治療をされてきた（Weissman and Klerman, 1977）。この説明の一つとなるのは，気分変調性障害はそれだけで受診する人がほとんどいないということである。気分変調性障害の患者の多くが，併存する障害の診断基準を満たす。たとえば，大うつ病，不安障害，そしてⅡ軸障害である。驚くことではないが，これらの診断は慢性うつ病の痛烈な影響を反映している。つまり，社会恐怖，回避性，依存性，自己敗北性パーソナリティ障害など，感情的な色彩を帯びる障害ばかりである（Markowitz et al., 1992a）。少なくともこれらの併存障害のいくつかは，気分変調性障害の症状が他の障害の診断基準の一部に見えている可能性があり，したがって，併存診断は，一見パーソナリティ障害に見えるものも含めて，気分変調性障害の治療に伴って解決する可能性がある（Markowitz, 1993a,b）。気分変調性障害は，時々，併存障害の結果として生じる続発的なやる気の喪失という誤った見方をされてきたが，実際には通常は併存障害よりも前からあるようである（Marikowitz, 1993a）。

コーネル大学医学部のオープン試験では，気分変調性障害の患者を16週間の急性期個人療法の枠組みで治療した。慢性に何年も患った後にようやく正常気分になったばかりだという患者の治療を中断するということはフェアではないし非現実的なので，IPT-D に反応した患者は月1回の継続セッションと維持セッションを2年まで受けた。

この研究は，短期の介入が慢性の状態を効果的に治せるかどうかという問題を提起した。多くの精神療法家が，気分変調性障害患者の症状が慢性であるた

めに勇気を失い，改善はあまりしないだろうという予測とともに治療を始め，長期の，無期限の治療を行う（Markowitz 1994, 1998）。気分変調性障害の患者は，ネガティブな予測に非常に敏感であるので，治療者のあきらめを認識し，実際に絶望的な予後を実現してしまうのも無理はない。気分変調性障害の患者に対して主たる治療として用いられる他に，IPT-Dは薬物療法に反応はしたが残遺症状がある人や，新しく出会った正常気分の中で「道に迷った」感じがしている人に対する付加治療としても役に立つだろう。

理論的根拠

DSM-III（American Psychiatry Association, 1980）が出版される前には，慢性に抑うつ的な患者は性格の障害や「神経症的」抑うつを持っていると考えられており（Kocsis and Francis, 1984），精神療法が治療法として好まれていた。その後，DSM-IIIでこの状態を気分変調性障害とするという妥当な再分類が行われた。多くの気分変調性障害の患者は抗うつ薬に反応するので（Kocsis et al., 1988b, 1994; Hellerstein et al., 1993; Versiani, 1994; Bakish et al., 1993; Bersani et al., 1991），研究のエビデンスに基づいて，抗うつ薬は治療の選択肢として考慮しなければならない。対照的に，精神療法はこの障害に対して比較的研究上の注目を受けてこなかった（Markowitz 1994, 1998）。

気分変調性障害に対する効果的な精神療法の開発はいくつかの理由のために重要である（Markowitz, 1994）。気分変調性障害の患者の約半分は抗うつ薬に反応しない。耐えられない副作用が起こる人もいるし，そもそも薬を飲むのを拒否する人もいる。薬物への部分反応例には精神療法による増強が役に立つかもしれない。薬物療法が医学的に比較的禁忌である患者もいるだろう。気分変調性障害の患者は治療を求めることが多いため（Weissman et al., 1988），非精神科のメンタルヘルス専門家は気分変調性障害の患者を自分の臨床の中で見つけることが多いかもしれないので，効果が証明されている治療法があれば役に立つだろう。

慢性うつ病の精神療法の予後についての文献は少ない（Markowitz, 1994）。慢性うつ病に対する精神分析や力動的精神療法の効果については何もデータがない。これらのアプローチには気分変調性障害患者に対してはマイナスがあるのではないかと私たちは懸念している。焦点が，気分障害ではなく，性格と内

的な葛藤に当てられているため，気分変調性障害の患者がすでに感じている自責を強化する可能性がある。同じ理由により，そのような患者は，中立の，比較的静かな治療者に困難を感じることがある。彼らは無風の抑うつ状態から自らを奮い起こすために，積極的なサポートを，「チアリーダー」をすら，必要としているからである。過去に黙想的な焦点を当てることも，現在に焦点を当てた行動志向のアプローチに比べると，すでに黙想にふけっている患者には役に立たないだろう。したがって，力動的精神療法は気分変調性障害の患者の治療に確かに広く用いられているが，そのような治療法についての実証的な根拠はなく，理論的な懸念がいくらかあるということである。

　認知行動療法（CBT; Beck et al., 1979）は気分変調性障害の患者の治療法として最もよく研究されてきたものである。すでに出版された7つの研究は小規模で，いくつかは方法論的な限界があるが，全体的な反応率である41パーセント（n=116）は抗うつ薬の試験の結果に近い。また，薬物療法とともに，そして薬物療法なしで，ソーシャル・スキル（Becker et al., 1987）と夫婦関係への介入（Waring et al., 1988）の効果を調べた小規模な研究もある。現在進行中の多施設研究では，慢性うつ病の治療法として，変形CBT（McCullough, 1992）とネファゾドンを比較している。

　この領域における研究が乏しいため，コーネル大学医学部の研究者は気分変調性障害の治療にIPTを適用した。彼らは，IPTならこの障害にとても顕著にみられる対人関係の困難に向き合い，頑固な気分障害を緩和すると同時に患者が必要とするソーシャル・スキルを育てる力になるのではないかと感じた。

修　　正

　これらは現在進行中の研究の治療マニュアルにおいて詳細に述べられている（Markowitz, 1998）。

1. 多くの気分変調性障害の患者は今までに気分が良かったことなどないと言うが，正常気分であった期間を探すことは重要である。急性のうつ病患者は，今ほど気分が悪くなかった時期があるということを思い出すことができるので役立てることができる。うつ病は一時的な異常であるというふうにとらえ直すことができるからである。気分変調性障害の患者

は通常そのような贅沢には恵まれない。それでもなお，治療者は健康であったときやよりよい対人関係機能があったときを探し，患者がよりよく感じよりよく行動できる能力があるという証拠として患者に示すべきである。

2. 治療の短さは，IPTの標準的な特徴であるが，この治療対象に対しては特に意味を持つ。何十年も続いてきたであろう状態にあえて16週間の治療を提案するということは，治療上の楽観主義を伝え，患者の慢性的に絶望的な見解を払いのける役に立つ。患者の自己観をこのように揺さぶることは，次のポイントによって強化される。

3. 急性の大うつ病と気分変調性障害の重要な違いは，後者の慢性度である。標準的なIPTは患者の人生の最近の出来事次第で決まり，治療者はそれを気分障害の発症に結びつける。しかし，定義によると，気分変調性障害の患者は気づかぬうちに始まる障害の発症から何年もたってから受診するものである。発症の前に重要な心理社会的な出来事が見つかったとしても，遠い昔のことになっていることが多い。「今，ここで」のことに焦点を当てるために，対人関係問題領域は修正を必要とする。

ほとんどの気分変調性障害の患者はあまりにも長くうつであったために，自分のうつは気分障害ではなくパーソナリティの一部だと思っているので，これが治療の焦点となる。治療者は患者が慢性の気分障害——気分変調性障害——を持っていると診断し，治療期間を健康への**医原性の役割の変化**と定義づける。したがってIPT-Dは，すぐに自分自身をパーソナリティ障害とみなす患者に医学モデルを強調する。治療者は患者にこう説明する。

> あなたは自分の感じ方がご自分のパーソナリティの一部だと思っていますが，それは本当は慢性のうつ病で，気分変調性障害と呼ばれているものです（ほら，DSM-IVに出ています）。他のタイプのうつ病と同じように，それは治療可能なものです。うつ病が，あなたの感じ方や他人との間でご自分をどう扱うかということをじゃましているのです。残りのセッションで，どこの部分がうつ病なのか，そしてあなたがうつ病でないときに本当はどんな人なのか，ということに焦点を当てたらどうかと思いますが，いかがですか？

治療は，役割をめぐる不和など，他の妥当な対人関係問題領域に焦点を当て

てもかまわないが，患者が世界観や人とのやりとりを見る目に大きな影響を与えがちだった長年のうつ病と闘っているということを常に踏まえて行う。

4．気分変調性障害の患者の主要な対人関係の問題は通常，適切な自己主張，怒りの表現，社会的なリスクをとることなどである。IPT-D の治療者はそれらを正常なものだとし（「誰にとっても難しいことですが，長い間うつ病を患っていて自信がないときにはさらに難しくなりますね」），まずセッションの中のロールプレイで練習し，その後実生活で試すように患者を励ます。怒り──自分についての罪悪感がありすぎて誰に対する怒りでも正当化することができないことが多い患者にとってはお化けのようなものだが──は，自己防衛として役に立つものとして説明することができる。

　怒りを感じるということは性格が悪いということではなく，自己防衛の一つの形なのです。誰かがあなたの足を踏んづけたら，あなたは痛みと同時に怒りを感じるものです。相手に教えなければ，2つの問題が起こります。1つは，あなたを傷つけていることが相手にはわからなくて，またやるかもしれません。第2は，あなたはその気持ちを打ち明けてさっぱりすることができないので，二重に気分が悪くなるのです。

患者がおそらく自らの人生の中で初めてそのような対人行動をとるときには，ためらいがちにやったとしても，新たな力を感じるものである。目標は，抑うつ的対人関係を続けるのではなく，健康な対人関係の「新記録」を作ることである。

5．継続治療を行えば，最近寛解したばかりの患者が，自分が得たものの地固めをして維持する役に立つ。私たちの経験からは，これらのセッションは，そのようなセッションで実際に行われる治療そのものよりも，治療者が引き続きそばにいてくれる証拠として患者にとってより重要である。新たな，より楽観的な自己観と，うつ病が本当に治ったのだという自信を身につけるには，急性期の治療の後，おそらく6カ月から1年間という時間が必要であるようだ。

6．慢性的な絶望とやる気の喪失のために，そして正常気分の記憶がないこ

とが多いために，気分変調性障害の患者の治療は難しくなりうる。コーネルの気分変調性障害治療研究の治療者たちは大うつ病エピソードの患者を治療するよりも気分変調性障害の患者を治療する方がより自信を必要とするということで意見が一致している。しかし治療の自信とスキルがあれば，治療を成功させることは可能である。IPTの技法を学んでいる途中の治療者にとっては，大うつ病の方が手をつけるのに容易な診断であろう。しかし，経験を積んだら，治療者は気分変調性障害を引き受けることを怖れるべきではない。

症　例

　バーバラは，40歳で，一度も結婚したことのない研究助手であるが，「思い出せる限りずっと」うつだったと言った。彼女は上司の実験室で「試験管に溶け込もう」として長時間働いていた。彼女の気力は限られていたため，自分が十分に働いたと思ったことはなかった。彼女は勇気を出して昇給を頼んだことが一度もなく，優秀な業務評価を5年間得ていたにもかかわらず，もうすぐクビになると常に確信していた。彼女は「透明なアクリル板の壁」を自分と他人との間に作っていて，デートをする勇気もほとんどなかったし，女友達の負担になっていると心配していた。「私は欠陥だらけの変人なのです」と彼女は言った。人がそれに気づくのは時間の問題だと言うのである。彼女は慢性の早期不眠と中期不眠，無力感，絶望感，無価値感，消極的な自殺念慮があると言った。彼女のハミルトン抑うつ評価尺度は23であった（正常は6未満）。

　バーバラの治療者は彼女が自分は変だと思い欠陥があると思っていても，**問題は本当は彼女にあるのではなく彼女がかかっている気分変調性障害という病気に**あるのだと言った。彼は彼女にDSM-IVの診断を見せ，関連するHam-Dの項目を彼女とともに振り返った。懐疑的ではあったが，彼女は16週間の治療に同意した。治療は彼女の職業的な機能と社会的な機能の両方に焦点を当てた。かなりの話し合いとロールプレイの後，バーバラは上司に昇給を頼んだ。彼女は最悪の事態を予想していたが，実際にはほめ言葉と昇給を得たことを喜んだ。彼女と上司は，今度のプロジェクトにおいて彼女がさらに高度な役割を果たすことについて話し合った。その後の数週間，彼女は自分が本当にそれに値するのかということを心配していたが，明らかに満足して安心していた。

　バーバラと治療者は彼女の社会的なやりとりも検討し，友人との間で彼女がもっと自己主張をする役割を果たせるように，そして，彼女を利用してきた友人に対しての以前からの怒りを表現できるように，話を進めていった。バーバラはそのように向き合ってしまうと関係が終わってしまうのではないかと思ったが，実際には，

関係は改善したようであった。デートはさらに複雑だった。バーで（これは治療者が提案したことではないが），そして博物館で男性と知り合おうとした誤ったスタートの後で，彼女は個人広告を通して好きな男性と知り合うことに成功した。急性期の治療が終わるまでには，彼女は不安定ながらも正常気分を感じており，自分の成功に満足しながらもそれが続くのかどうかということには自信がなかった。彼女のHam-Dのスコアは5に低下していた。

　バーバラはその後の6カ月間，月1回の継続セッションを行うことになり，その後は2カ月に1回にした。新しい恋人との関係はうまくいかなかったが，彼女はうつにはならず，その間，人生で初めての性体験を同僚と持った。16カ月間の後に彼女は言った。「私はついに先生を信じる気になりました。前は自分が気分障害にかかっていて，今はそうではないということが本当に理解できます！」

効　果

　完了が近い大規模な研究が，気分変調性障害に対するIPTの効果のデータを示しつつある。最初のパイロット研究のデータは前途有望なもので，コーネル大学医学部での3つの小規模な患者群を含んでいる。Masonは9名の対象を治療した。デシプラミンの研究試験に反応しなかった5名の女性と，投薬を拒否した4名である（Mason et al., 1993）。平均年齢は37 ± 5.4 (s.d.) 歳で，長く続く気分変調性障害があると言った（平均期間$22.4+18.9$年，人生の最初の5年間は除く）。対象は12.0 ± 4.9セッションのIPTを受けた（範囲は3〜16）。Ham-Dのスコアは開始時点で平均19.4 ± 5.0であり，すべての患者において治療の経過の中で低下した。終結時には，平均Ham-Dは7.4 ± 3.8であった。デシプラミンで治療した気分変調性障害の患者を無作為に選んで疑似実験的なデザインで比較すると，IPTの反応は薬物の反応と同等であった。

　IPTを用いて抑うつのあるHIV抗体陽性者を治療した別の研究には，2名の気分変調性障害の患者が含まれていた。これらの同性愛の白人男性は47年と32年の人生の間ずっとうつが続いていたと言った。HIV感染のストレスにかかわらず，彼らのHam-Dはインテイク時の平均20.5からIPT終結時の5.0に低下した（それぞれ12セッションと16セッション）（Markowitz et al., 1992b）。

　さらなるIPT-Dのパイロット研究では，他の治療者における再現検証もした。2名の治療者が6名の対象を治療し，Ham-Dを開始時の20.8 ± 6.4か

ら急性期の治療終結時（第16週）に8.5±6.3に低下させ，ベック抑うつ評価尺度（BDI；Beck, 1978）が25.2±9.5から12.7±8.2に低下した。反応者は全般に，フォローアップの2年半の間，月1回の継続セッションで，得たものを維持していた。

したがって，コーネル大学では17名の患者がIPT-Dを受けたことになり，そのうちの7名は精力的なデシプラミン試験がうまくいかなかった人たちであった。悪化した人はおらず，11名（65パーセント）は寛解した（Ham-D<8）。全体としては平均Ham-Dスコアは開始時の21.5±4.4から急性期の終結時には7.4±4.7に低下した。研究者たちはNIMHとNancy Pritzker Networkから研究費を獲得し，176名を対象として16週間のIPT-D，支持的精神療法，セルトラリン（ゾロフト），セルトラリンおよびIPT-Dとを比較する無作為化比較対照試験を行うところである。

カナダのオンタリオ州のハミルトンにあるMcMaster大学のSteinerらは，700名以上の気分変調性障害の患者に対して，12セッションのIPTか，セルトラリンか，それらの組み合わせを4カ月間行うか，という治療の研究をした。患者はそれから2年にわたってフォローアップされた。結果はまだ出版されていないが，予備的な所見はいくつかの学会で発表されてきた（たとえば，World Psychiatric Association, エルサレム，イスラエル，1997；NCDEU，ボカ・ラトン，フロリダ，1998）。1年後のフォローアップでモンゴメリー‐アズバーグうつ病評価尺度（MADRS）スコアが40パーセント低下したという基準で見ると，IPTのみを受けた患者の51パーセントは改善した——かなりのパーセンテージであるが，セルトラリンのみの63パーセントと組み合わせ治療の62パーセントに比べると有意に低い。しかしフォローアップの期間をみると，IPTは，単独でも薬物との組み合わせであっても，ヘルスケアと社会的サービスを直接利用する費用の有意な低さと関連していた。したがって，組み合わせ治療はセルトラリンのみと比べて同じだけ効果があり，費用がかからなかったと言える。

カナダのトロントで行われた別の研究では，純粋な気分変調性障害か「二重うつ病」のどちらかを患っている72名の患者の治療においてIPTをLuborsky（1984）の短期力動的精神療法と比較している。この研究における治療頻度は12回の毎週のセッションであり，その後，4回の月1回の継続セッションを行った。最初の結果では診断（つまり，純粋な気分変調性障害か二重うつ病の気分変調性障害か）による違いは示されなかった。ほとんどの患者が症状の改善

を示した（Frey, Gillies, 私信, 1996）。コーネルの研究者と同じように，このグループも，気分変調性障害は，治療はより難しいとしても，大うつ病と同様のやり方で治療可能であると見いだしている。

コメント

　慢性的に絶望している患者がはまりこんでいる気分変調性障害という轍（わだち）から引っ張り出すのは刺激的な仕事である。3つの独立したグループが気分変調性障害に対するIPTの臨床試験を行っているということは，症候群と治療法の両方についての関心が育ってきているということを証明するものである。私たちの臨床経験では，IPT-Dの原則は，薬物反応性の気分変調性障害の患者で，社会的・職業的機能が改善してはいても，未だに道に迷った感じがしていたりソーシャル・スキルが欠けていたりする人にも役に立つ。IPT-Dを受ければ，それらが解決しやすくなるだろう。

第13章

思春期うつ病に対するIPT（IPT-A）

背　景

　IPTは思春期うつ病全体に向けて修正され（Mufson et al., 1993），未修正のフォーマットでも思春期うつ病患者に（Rossello and Bernal, 1998），そして妊娠中の思春期うつ病少女に（Gillies, Clarke Intstitute, Toronto, 私信）用いられてきた。
　このIPTの修正は思春期の発達上の問題を組み入れており，第5の問題領域，**ひとり親家庭**を加えてある。ひとり親家庭は，Mufsonらが治療してきた思春期患者の間に多く見られるものであった。治療については親の許可を得，親は治療の初期に同席する。電話が容易に用いられ，適切なときには学校も治療に関わる（Moreau et al., 1991; Mufson et al., 1994; Mufson, Weissman, and Moreau, 1999）。これらの修正の詳細については，Mufsonら（1993）を参照されたい[訳注1]。

理論的根拠

　思春期うつ病に向けてIPTを修正し検証する理論的根拠として挙げられるのは，この年齢層においてうつ病が多く見られること，この年齢層においてうつ病が初発することが多いこと，若者においてうつ病のきっかけとなるストレ

訳注1）第2版（2004）を参照のこと。そこでは第5の問題領域「ひとり親家庭」が削除され，役割の変化の中で扱われている。

ッサーが認識されていること，そして効果的な薬物療法についてのエビデンスが乏しいということである．実際に，かなりの数の患者が治療を受けていない（Strober et al., 1998; Jensen et al., 1999）．臨床疫学，家族遺伝学，そしてハイリスク研究からは，大うつ病が小児期と思春期において起こることには疑いの余地がない．大うつ病の初発のピークの年齢は，多様な文化圏において，思春期に始まる（Cross-National Collaborative Group, 1992; Weissman et al., 1996; Christie et al., 1989; Merikangas et al., 1994; Kessler et al., 1994a and b）．抑うつ症状の疫学研究については，Earls（1980），Richman ら（1975），Lefkowitz と Tesiny（1985），Smucker ら（1986），Rutter ら（1976），Fleming と Offord（1990），Geller ら（1999），Emslie ら（1999），Ryan ら（1999），Jensen ら（1999）を参照されたい．

　小児期のうつ病の症状のパターンは，DSM-III（Ryan et al., 1987; Strober et al., 1981）と DSM-IV で述べられている大人のうつ病に似ている．また，心理社会機能の重大な障害とも関連している（Fleming and Offord, 1990; Brent et al., 1995）．思春期における障害としては，物質乱用，自殺企図，学校からのドロップアウト，反社会的行動などがある（Kandel and Davies, 1986）．うつ病は他の精神科的障害ともかなり併存しており，家族の機能不全（Geller et al., 1985; Kashani et al., 1988; Kovacs et al., 1988），高い再発率（Angst et al., 1990; Rao et al., 1995）とも高度の関連をしている．

治　　療

　思春期うつ病患者の治療をしている臨床家は，一般に，大人に効果のある治療法を行っている（Harsen and Van Hasselt, 1987）．三環系抗うつ薬の臨床試験は，プラセボと比較して効果が示されないという結果が繰り返されてきているが，その理由の一部は，プラセボへの反応が高いことにある（Campbell and Spencer, 1988）．しかし，最近のデータでは，セロトニン再取り込み阻害薬がうつ病の小児と青年に効果を示すことを示している（Emslie et al., 1997, 1998）．（Geller et al., 1999; Emslie et al., 1999; Ryan, Bhatara and Perel, 1999 を参照のこと．）

　いくつかの研究で，思春期うつ病患者への精神療法の効果が調べられてきた．Wilkes ら（1994）は非精神病性の思春期うつ病患者の治療のために認知療法

を適用した（総説については，Dujorne, Barnard, and Rapoff, 1995を参照のこと）。ClarkeとLewinsohn（1989）は，思春期うつ病患者がうつ病にコーピングできるように，行動的心理教育アプローチを開発した。

グループ精神療法

ReynoldsとCoats（1986）は，グループ認知行動療法，リラクセーション・トレーニング，対照群（ウェイティングリスト群）を30名の思春期患者の抑うつ症状の治療法として比較した。治療は5週間にわたって，1回50分間，10回の小規模グループミーティングで行われた。2つの積極的治療では，ウェイティングリスト群よりも抑うつ症状が減じた。2つの積極的治療群間での違いは見られなかった。この研究は，参加基準として診断ではなく抑うつ症状を用いているため，この結果を大うつ病性障害を持つ思春期患者に一般化することはできない。

Lewinsohnら（1990）は，54名の思春期うつ病患者の臨床試験を行い，2種類の「うつ病コーピング」コースとウェイティングリストの対照群とを比較した。患者は構造化診断面接を受け，大うつ病か小うつ病の診断基準を満たしていた。2つの積極的治療群ではウェイティングリスト群に比べて抑うつ尺度における改善度が有意に高かった。2つの積極的治療群間に有意な違いはなかったが，親が治療に参加した対象の方がそうでない対象に比べると改善度が高い傾向にあった。この研究は規模も大きく質も高いが，思春期うつ病に対する個人治療の効果を扱ったものではない。

個人精神療法

Brentら（1997）は，13歳から18歳の107名の思春期うつ病患者を，マニュアル化された12～16週間の3つの治療群に無作為に割り当てた。それらは，CBT，体系的な行動的家族療法，非指示的支持的精神療法である。対象はDSM-III-Rの大うつ病の診断基準を満たし，治療開始時のベック抑うつ評価尺度のスコアは少なくとも13であった。CBTはより早く大きく症状を改善させ，治療終了時には他の2つの治療法よりも回復率が高かった。

Robbinsら（1989a）は，38名の思春期大うつ病入院患者のパイロット研究において，著者がIPTと同様であると記した精神療法のオープン研究を行っ

た。治療を受けた対象の47パーセントにおいて症状が減じた。反応しなかった患者はそれから，三環系抗うつ薬と精神療法の組み合わせ治療を受け，それにはほとんどが反応した。デキサメサゾン非抑制とメランコリー型サブタイプは，精神療法への反応のなさと関連していた。標準化されたマニュアルはなかったが，RobbinsらはIPT様の治療に有望な結果を見いだし，思春期うつ病患者の治療としてIPTを研究することを支持する所見になった。

Krollら（1996）は，寛解した17名の思春期うつ病患者に対して，6カ月間のCBTの継続治療を行い，治療を行わなかった12名の過去の症例と比較するパイロット研究を行った。治療群においては再燃率が有意に低かった。無治療群が50パーセントであったのに対して，治療群では20パーセントであった。対象数が少ないことと，対照群が過去の症例であることから，これは，せいぜい可能性を調べる研究としか考えることはできない。

思春期うつ病に対する個人精神療法およびグループ精神療法の比較対照試験に基づくエビデンスは，未だに少ない。

修　　正

期間が限定されているというIPTの性質は，思春期患者が治療を求めたり続けたりしたがらないということに合っている。その目標は，思春期の発達上のテーマと類似している。「今，ここでのこと」，過去ではなく未来，不和の認識と解決に焦点を当てるということはすべて，思春期には適していると思われる。思春期には，親，学校，友達との不和に陥ることが多いものである。思春期は，教育，仕事，親密な関係の確立における大きな選択のときであり，IPTが焦点を当てるライフ・イベントが起こる。

MufsonらによるIPTの修正版であるIPT-Aは，非精神病性，自殺傾向のないうつ病外来患者で，日常的に薬物を乱用したり暴力的な反社会的行動をとったりしていない思春期患者のためのものである。

治　　療

初期のセッションの形式は変えられていない。

評　　価

　子どものうつ病と薬物乱用は高率に併存するため，また自殺行為（衝動的な性質であることが多い）の深刻な危険性のため，うつ病と薬物乱用の両方を十分に評価する。責任のある親（通常は母親）に診断のプロセスに参加してもらい，うつ病の性質，経過，治療の選択肢について教育する。親と子どもの両方が，うつ病についての心理教育の一環として，治療法の選択肢の話し合いに参加する。

治療上の接触

　接触を維持するため，そしてセッションのタイミングと間隔の柔軟性を確保するために，電話を用いる。治療の最初の1カ月間は，治療プロセスに入ることをサポートするために，治療者は週に1〜2回思春期患者に電話をしてみてもよい。これらの接触は治療者と患者の間の信頼関係を確立させる助けとなる。思春期患者が，治療者は自分のことを心配しており関わってくれていると感じる助けとなるのである。セッションの代わりに電話で連絡をとることは，回復とともに通常の活動を再開したいという思春期患者のニーズにも応えるものである。

学校の関わり

　治療者は学校とも連携する。治療者と学校は，学校に行っていない思春期患者が学校に戻れるようにするための個人的な学業プログラムを組む必要があるかもしれないし，治療的な介入の効果を評価する必要があるかもしれない。治療者は教育機関に対して患者の代弁者としての役割をとり，うつ病が学校での機能にどのような影響を与えるかを教師たちに教育することができる。治療者は学校との連絡を維持し，患者の行動と学業についての情報を得るべきである。学校は最も緊急の問題を提供してくれるかもしれないし，改善の最も強いエビデンスを提供してくれるかもしれない。患者の行動の観察から生じた質問をするために治療者に電話をかけるよう，学校の職員を励ますべきである。

親の関わり

　治療者は親と強い連携を維持し，親が患者の病気を深刻にとらえるように，うつ病の子どもを持っているという理解に適応できるように，そして思春期患

者の問題において彼らが演じているかもしれないあらゆる役割を認識するように援助していく。子どもと親の間に不和がある場合，あるいは子どもが強いられて治療に来た場合には，治療者は，子どもと親が，治療は（病気のエピソードはもちろんのこと）不和を限られた期間で解決する方法であると考えられるように援助するべきである。このアプローチは，対人関係問題の性質によっては，思春期患者だけのセッションでも用いることができる。

中　期

悲哀　悲哀の治療におけるIPT-Aの戦略は基本的には大人のIPTと同じであるが，思春期の発達上の課題を考慮に入れている。思春期に親を亡くすことは，通常の喪の課題に加えて，早すぎる別離と自立を必要とすることになる。よくみられる反応としては，引きこもり，抑うつ的な気持ち，偽の成熟，亡くなった人との同一化，より早期の発達段階への退行などがある（Krupnick, 1984）。思春期には，また，見捨てられたとも感じることがある。うつ病は感情的な症状ではなく行動上の問題として現れることもある。治療者は，薬物やアルコール乱用，性的逸脱，無断欠席の問題に注意しなければならない（Raphael, 1983）。

　思春期の悲哀は自殺企図のリスクもまた高く，特に，家族であろうと友人であろうと，喪失が自殺による場合にはそうである（Gould and Davidson, 1988）。問題に対処する合理的な選択肢として自殺を受け入れないようにするための具体的な戦略としては，亡くなった人が問題に対処するためにもっと適応的なやり方を選べたのではないかということを話し合い，思春期患者がより適応的な対処メカニズムを考えられるようにすることなどがある。

役割をめぐる不和　よく起こる対人関係上の役割をめぐる不和としては，伝統的な価値観を持つ親と，仲間と同じように振る舞おうとする子どもとの間に起こる争いがある。これらの相反する価値観は，思春期の子どもの行動についての期待のずれにつながる。この問題は，家族から離れようとする努力の中で，親の権威に対する正常な思春期の反抗においても起こる。

　思春期の子どもは，自分の不和を，破壊的な，反社会的な，あるいは，自罰的な行動として行動化することが多い。治療者は，それらの行動を気持ちに結びつけ，気持ちを直接表現するように励ますよう試みる。

　治療者は対人関係上の役割をめぐる不和がどのようにして抑うつ症状につな

がっているかを思春期患者と親に説明し，不和を解決することによってどのように症状が緩和するかを説明する必要がある．不和の相手である親を同席させ，セッションの中で関係の交渉を促進することが役に立ち得る．

役割の変化　思春期における正常な役割の変化には，(1) 思春期への移行，(2) 集団の関係から一対一の関係への移行，(3) 性的関係あるいは性的な願望の始まり，(4) 親と家族からの分離，(5) 仕事，大学，キャリア計画などがある．移行による変化を親が受け入れられない場合，あるいは思春期の子ども本人が変化に対応できない場合に問題が起こる．起こりうる問題としては，自尊心の喪失，自分自身の期待や他人からの期待に応えられないこと，増していくプレッシャーと責任，子どもが家族から離れられない，あるいはその反対，というようなものがある．

　役割の変化は，予想していなかった状況の結果として思春期の子どもに押しつけられることがある．予想していなかった，あるいは強いられた役割の変化としては，親になること，親から離れること，離婚・再婚・死・病気や親の障害によって家庭内の役割が変わることなどがある．役割の変化の問題が家庭内の役割の変化，分離困難，家族のプレッシャーによる場合には，治療者はいくつかのセッションに親を同席させてもよい．治療者は，親を治療に参加させることによって，思春期患者が自分の役割を手放すようにサポートすることができるし，必要であれば，家族が正常な役割の変化に適応して思春期の発達を制限したり機能を損ねたりしないようにするよう援助することもできる．

　思春期の本人だけでなく，他の家族も思春期における役割の変化を受け入れることに困難を抱いているかもしれない．親は，正常な発達上の思春期の課題，それらの課題が親から引き出す気持ち，その気持ちに対処する方法について教育を必要としているかもしれない．治療者は親の懸念と怖れを評価し，可能であればそれらの気持ちを正常なものだと言い，それらを適切な文脈に位置づけるように努める．

対人関係の欠如　対人関係の欠如は，思春期の発達上の課題の達成を妨げ得るものである．その課題は主に社会的なものである．たとえば，友達を作る，課外活動に参加する，仲間のグループに入る，デートを始める，恋人関係・キャリア・セクシュアリティについての選択ができるようになる，などである (Hersen and Van Haselt, 1987)．対人関係の欠如の結果として，思春期の子ど

もは仲間のグループや人間関係から孤立し，それがうつ病や自己不全感につながり得る。これらの抑うつ的な気持ちは，さらに社会的な引きこもりを悪化させ，うつ病が治ったときに対人関係スキルの遅れの度合いを増すことがある。

治療者は，孤立につながったパーソナリティの特性ではなく，うつ病の結果だと思えるそれらの対人関係の欠如に焦点を当てる。

ひとり親家庭[訳注2]　ひとり親家庭は，離婚，別居，親の投獄，婚外子，病気や暴力による親の死，エイズ，犯罪，薬物乱用に由来する社会的な問題によって生じる。これらの状況のそれぞれが，思春期の子どもと保護者である親に独特の感情的な葛藤を与えるものである。状況によって，ひとり親家庭の子どもはうまく機能することもあるし，重要な問題を起こすこともあり，そこにはうつ病も含まれる。

離婚や別居後の対人関係上の対立の増加は，思春期における抑うつ気分，不安，身体症状の増加と関連している（Mechanic and Hansell, 1989）。親が家を出て行った場合，その親が帰ってくるのか来ないのか，そもそもまだ生きているのかどうかが不明である場合が多く，見捨てられたという気持ちや，親のネガティブな行動を受け入れることの難しさを伴うことが多い。子どもの抑うつ反応の強さは，どの程度の別れなのか，どれほど突然であったのか，前にも起こったことがあるかどうかによることが多い（Jacobson and Jacobson, 1987）。いなくなった親との子どもの関係と，残った親との子どもの関係は，どちらも変わることが多い。これらの出来事への反応としては，抑うつ気分，性的行動の増加，養育親との間のしつけと自立をめぐる対立の増加などが多い。

ひとり親家庭におけるIPT-Aの治療課題には，以下のようなものがある。

1. 親がいなくなったことは思春期の生活を著しく混乱させるものであることを認識する。
2. 喪失感，拒絶感，見捨てられたという気持ち，出て行った親から罰せられたと思う気持ちなどを扱う。

訳注2）第2版（2004）のIPT-Aでは，ひとり親家庭という問題領域が削除され，役割の変化に含められた。家族構造の変化に伴う役割の変化という見方をすることによって，ひとり親家庭のみならず，再婚，養子縁組など他の家族構造の変化も考慮に入れることができるという観点にも基づいている。しかし，ここで述べられているひとり親家庭の問題は，臨床的に未だに有用であると考えられるため，本書においてはそのまま訳出した。

3．いなくなった親との関係に残されている期待を明らかにする。
　　4．残っている親との関係がうまくいくよう交渉をする。
　　5．いなくなった親との関係を確立する。
　　6．適切であれば，現状が永続することを受け入れる。

　親がいなくなったことに関連する気持ちを思春期の患者が話すのを助ける際に，治療者は養育親をセッションに参加させてもよい。セッションの焦点は，配偶者に対する親の記憶を話し合うことであり，両親について思春期の子どもが持っているかもしれない誤解を修正することである。適切なしつけと子どもの行動に対する制限など，思春期の子育ての問題について話し合うために親だけとのセッションを持つことも役立つ場合がある。

最後のセッション

　思春期患者の治療を終結するということは，その家族との関わりも終結するということを意味する。最後のIPT-Aセッションは，治療プロセスに関わってきた患者，親，他の家族を含めた家族セッションにしてもよい。この最終セッションでは，患者が呈している症状，対人関係上の不和，治療目標と関連している問題領域，治療目標の達成度を振り返り，治療の結果として家族のやりとりと機能がどのように変化したかを話し合う。患者と家族は終結後に症状が再発する可能性を認識しておくべきである。適応となれば，さらなる治療の手配，うつ病エピソードが将来再発した場合の対処について話し合っておくべきである。

　治療者は，数週間で解決する一時的な後退と，症状の再発の区別をすべきである。家族は前者を大目に見て，思春期の子どもが治療者への依存から自立へと移行するのをサポートすべきである。症状が数週間で解決しなければ，さらなる治療が必要かどうかを判断するために治療者に連絡をとるべきである。終結時に思春期患者が明らかにさらなる治療を必要としているのであれば，その時点で適切な手配をすべきである。

薬物療法の使用

　Mufsonら（1993）は，支持的・精神療法的に4週間介入しても抑うつ症状に反応が見られない場合には投薬を勧めている。薬物療法を行うという決定は，適切な形で，精神科医，治療者，患者，親との合同セッションにおいて話し合

うべきである。組み合わせ治療が2人の治療者によって行われる場合には、処方する児童精神科医とIPT治療者の連携が不可欠である。

自殺したがる患者

　思春期における既遂自殺は珍しいが、自殺企図と自殺念慮は多く見られる（Shaffer et al., 1988）。自殺の可能性は初期の評価において重大な要素であり、治療を通じてモニターすべきである。思春期患者に対しては、死について、死への願望について、自殺することについての考えがあるかどうかを尋ねるべきである。治療者は、患者の過去の自殺企図について、現在の自殺念慮について、そして今後の計画について、その意志と致死性を評価するために詳しく尋ね、具体的な答えを得るべきである。この評価に基づいて、そして家庭と家族の安定性をよく考えて、治療者は思春期患者に深刻な自殺のリスクがあるかどうかを判断しなければならない。確信が持てなければ、治療者はセカンドオピニオンを求めるべきである。深刻な自殺のリスクのある思春期患者はIPT-Aの対象とはならず、通常は精神科への入院を必要とする。

　自殺念慮のある思春期患者がIPT-Aに適合するかどうかは、治療者と治療同盟を確立し維持する能力による。この同盟の基礎となるのは、自殺はしないということ、もしも衝動に駆り立てられたら直ちに治療者に知らせるか救急外来に行くということを思春期患者が確約することである。治療者は思春期患者の自殺の可能性をモニターするのみでなく、怒りや悩みの気持ちを伝える手段として、あるいは葛藤を解決する試みとしての自殺の不適切さについて話し合う。

暴力的な患者

　思春期患者が殺人傾向を持つことはほとんどないが、時折、攻撃的・暴力的な行動を通して不満を発散する子どももいる。他人を傷つけようとする患者の考えの評価は、自殺行動の評価と同時に行われるべきである。自殺の評価の場合と同じように、治療者は、その行動を実行する意志と可能性について高度に具体的な質問をする。この評価に基づき、治療者は思春期の患者が他人を傷つけるリスクがあるかどうかを判断しなければならない。リスクがあれば、治療者は（州によっては、法律によって）患者を入院させ、患者が傷つけたいと思っている相手に警告をする義務がある。

　他害行動の深刻なリスクがある思春期患者は、IPT-Aには適していない。

他人に対する怒りや敵意を漠然とした脅しという形で表現する思春期患者の場合は，治療者との信頼関係を確立でき，自分の行動をコントロールできると感じ，治療中には暴力を実行に移さないという合意ができるのであれば，IPT-A に参加することができるかもしれない。治療者は怒りを伝えるためのより適切な方法と，怒りを発散させるやり方について，思春期患者を教育すべきである。

物質乱用

　スクリーニングと病歴聴取の際には，薬物とアルコールの使用・乱用についてすべて聞くべきである。家族に思春期患者の薬物使用について尋ねるべきである。必要であれば，IPT-A を始める前に，思春期患者に物質乱用の治療を紹介すべきである。IPT-A に入るためには，思春期患者はいかなる物質も乱用・使用していてはならず，治療の間薬物を使わないでいるということを約束しなければならない。薬物乱用が主でうつ病は二次的なものであると思われるのであれば，思春期患者を薬物治療センターに紹介すべきである。治療者は，薬物使用につながる，仲間からのプレッシャーや家族の力動に対処できるよう，そして，患者が薬物を断つことを家族の誰かがサポートできるよう，思春期患者を援助することができる。

不 登 校

　疲労感，集中困難，快楽消失（アンヘドニア）によって，学校に定期的に通うことができない思春期患者もいる。学校を 1～2 週間休んでしまうと，追いつくのがあまりにも難しいと思い，欠席した後に学校に行くことを恥ずかしいと感じ，結果としてさらに長い間家にとどまることになる。治療者は，初期の評価の際に，思春期患者と親に，登校しているかどうかを尋ねるべきである。治療者の役割は，学校に戻ることの重要性を強調し，思春期患者が学校に確実に戻れるように，親と学校の援助を得ることである。治療者は思春期患者に対して，学校に戻りたいと思わず恥ずかしいと思うかもしれないが，恥ずかしさは最初の日に晴れるであろうし，学校で生産的に過ごすことによって気分が良くなるだろうということを説明すべきである。思春期患者には，うつ病が良くなれば集中力も改善するということを伝えるべきである。治療の間中，治療者は，思春期患者の登校と成績をチェックし続け，必要であれば学校と連絡を取り続けるべきである。

保護的行政機関

このような機関は，有害な環境にあったり放任されていたりする子どもたちの福祉を守るものである。それぞれの州には子どもの虐待の通報に対処する機関（訳注：日本では児童相談所に当たる）があり，どのようなときに，どのようにして通報するかをそれぞれの法律が決めている。子どもはすでに治療開始時に保護的行政機関の管轄下にあるかもしれないし，治療者は治療の経過の中で子どもに害が及ぶ可能性があるという情報が得られたら行政機関に通報する義務が生じるかもしれない。保護的行政機関に連絡をとることは，子どもや親との治療同盟を妨げ得るものである。治療者はこの可能性を認識し，子どもと親の両方にとってストレスフルな状況を和らげるためのサポートを提供するために知らせたのだということを患者と親が理解できるように援助しなければならない。治療者は，保護的行政機関は家族がよりよく機能できるようにするために，思春期患者のソーシャル・サポートを増す一つの方法なのだということを強調すべきである。

性的虐待

治療者は，過去あるいは現在の性的虐待について注意深く尋ねるべきである。被虐待歴を示す可能性のある症状としては，抑うつ，自殺念慮あるいは自殺行為，性的逸脱，セックスについての重度の不安，問題行動などがある。思春期患者は，治療の経過の中で，治療者を信用し始めてからでないと虐待について打ち明けないかもしれない。虐待が現在進行中であれば，法律によって治療者は保護的行政機関に連絡をとる必要がある。虐待が過去に起こったものであっても，治療者は虐待が起こった対人関係的な状況を詳しく聞く必要がある。家族関係の正確な状況を知ると，治療の方向づけをしていくことができる。

学習障害

うつ病は一般的に認知の障害と関連しているものである。長期的な学習障害と，うつ病エピソードの結果として起こった障害との区別を治療者がする上で，心理社会的な経過を聞くことが役に立つ。この課題は，患者が，認知障害に見える長期的な抑うつ症状やパーソナリティ・スタイルを持っている場合には複雑となる。心理学的，あるいは教育的なテストが，学習障害を診断する上で役に立ち得る。学習障害が診断されたら，治療者は教育機関とともに，特別な教

育資源を手配する必要があるだろう。うつ病の結果として起こった認知障害は，他の抑うつ症状が治ったときには解決する。思春期患者と親への心理教育によって，子どもの障害の原因を説明することができ，それに応じて期待を修正することができる。

性同一性問題

自分の性的関心が同性愛だということに気づいた思春期の子どもは，孤立した感じを持つことがある。同性にも異性にも魅力を感じる思春期の子どもは，自分の性的志向について混乱を感じるかもしれない。治療者の役割は，善悪の評価を下さずに，子どもが性的な気持ちと性的志向についての懸念を検討できるようにサポートすることである。思春期患者の混乱した状態とうつ病とを関連づけることが適切であるかもしれない。自分の性的志向に満足し受け入れているのであれば，治療者はその判断をサポートすべきである。患者本人が他人にその情報を打ち明けることを望まない限り，治療者がこの話し合いを秘密にしておくことは重要である。

危機管理

以下の事態は危機と考えられる。身体的あるいは性的虐待，自殺念慮の悪化や自殺企図，友人や家族の自殺行為，家出，思春期患者の身体疾患，家族の病気や死，妊娠，家の内外での暴力，薬物の使用，法的な困難，他害念慮，思春期患者あるいはその家族による突然の治療終結などである。治療者の最初の課題は，危機的な事態の原因，思春期患者の反応，そして危機に対する家族の反応を見きわめることである。危機は治療者に対する，あるいは治療で取り組まれている問題に対する反応であるのか？　治療者はそのような危機が起こりそうだという警告サインを見逃したのか，それとも，治療者がその危機を予測して予防できたかもしれない情報を患者や家族が隠していたのか？　あるいは，その事態は予測不可能で，治療者，患者，家族のコントロールを超えた出来事への反応だったのか？

危機管理において第2の，しかし同時に行う課題は，緊急セッションをできるだけ早く手配することである。自殺・他殺念慮の場合，十分に早く予約がとれないときは，患者を最寄りの救急外来に送るべきである。緊急セッションでは，家族の関わりの必要性とその程度を判断する。18歳未満の子どもを扱う場合には，患者が重大なリスクにさらされているということを親に知らせるのは

義務である。関わりの程度は危機のタイプや患者と家族との関係によってさまざまであろう。治療者は，きっかけとなったことや，それに伴う感情について，思春期患者から全体的な話を注意深く聞き出さなければならない。全体の話を聞いた後に，治療者は再び患者や他人に害が及ぶリスクが入院に値するものであるかどうかを評価しなければならない。さらに，治療者は，医学的あるいは法的な相談や，保護的行政など，他の機関や団体にも関わってもらう必要性を評価しなければならない。

治療者が，患者は外来治療にとどまることができると判断したのであれば，IPT-A 治療契約を再検討し，必要に応じて修正するべきである。契約の中で変える可能性のある項目は，セッションの頻度，治療者と患者の間の電話の頻度，治療の焦点とする問題領域などである。時には，危機は重要な問題領域，あるいは２つの問題領域の相互作用が見過ごされているということを示唆する場合がある。治療者は患者の状況が安定したということが明らかになるまでは，危機の後，より頻繁に会うことを選んでもよい。

治療者が下さなければならない最も重要な決定は，患者を入院させるかどうか，そして他の治療を選んで IPT-A を終結させるかどうかということである。治療者が家族を関わらせることを決めたのであれば，患者はもちろん，家族とも別に会って，問題をどの程度理解しているかということと，どのようにすればそれを最もうまく解決できるかを評価することが重要である。治療者は危機についての交渉を援助するために家族との同席面接を何回か行い，それから患者との個人治療を再開してもよい。

症　例

ベティは愛らしい，しかしとても悲しい14歳で，４人のきょうだいの一番上の子であった。彼女は科学者か医師になりたいという願望を持っており，学校でとてもうまくやっていたが，彼女の世界は崩れてしまった。父親が突然亡くなり，保険や貯金がほとんどなかったのだ。母親はやりくりをするためにフルタイムの仕事をしなければならなくなった。ベティは年下のきょうだいの面倒を見なければならず，学校が終わってすぐに夕食を作らなければならなくなった。それは，彼女が友達と過ごしたり放課後にスポーツをしたりする時間がなく，夜には疲れ切って宿題もできないということを意味した。これらの変化に加えて，父親の死についての彼女自身の悲哀があったが，悲しんでいる母親はイライラしており寄り添ってくれなかった。学校での成績は悪くなった。学校に間に合うよう

> に起床することができないことが何度かあった。彼女の体重は減り，寝付きが悪くなり，憂うつに感じた。
>
> 　治療者は問題領域として，父親の死についての未解決の悲哀と学生から世話役への役割の変化の両方を判断した。母親には1回のセッションに参加するように頼み，そこでは，彼女もまた，うつ病であり悲しんでいるということが明らかになった。

IPT-Aの効果

　思春期うつ病患者のIPT-Aの2つの比較対照臨床試験がある。2つは主にヒスパニック系の患者を対象に行われたが，これは偶然の一致である。1つの研究はプエルトリコにおいて行われ，もう1つはコロンビア大学で行われ，病院の周囲の，ヒスパニック・コミュニティが主である地域から対象を得たものである。

　プエルトリコ大学のRosello, Bernal, Riveraは，DSM-III-Rで大うつ病，気分変調症，あるいはその両方の診断基準を満たした13歳から18歳の思春期うつ病患者を，IPT（22名），CBT（25名），ウェイティングリスト対照群（24名）に無作為に割り当てて比較した12週間の試験を完了した。研究者たちはMufsonの思春期患者用のIPTの修正版は用いなかった。彼らは，IPTもCBTも，対照群に比べると思春期患者の抑うつ症状の自己評価の低下に効果があったということを見いだした（Rossello and Bernal, 1998）。IPTはCBTよりも，自尊心と社会適応を増す効果があった。IPTの効果の大きさは0.73であり，CBTでは0.43であった。

　2つ目の比較対照試験は，Mufsonによるものだったが，14名の思春期うつ病患者に対するIPTの12週間の実現可能性研究として始まり，1年後にフォローアップを行った。12週間の後に，患者たちはインテイク時に比べて有意に抑うつ度が下がり，機能が改善していた（Mufson et al., 1994）。フォローアップ研究では，1年後に気分障害の診断基準を満たした患者は1名のみだということが明らかになった（Mufson and Fairbanks, 1996）。誰も入院させられず，自殺企図をせず，妊娠もせず，全員が学校に通っていた。しかし，約3分の1は治療終了後に深刻なネガティブなライフ・イベントを経験したと言った。暴力，身体的・性的虐待，親の精神病理，親の死などであった。1人の子どもは治療終了の2年後に入院した。この対象数の少なさと対照群の欠如は一般論を述べ

るには限界があり，比較対照試験を行う理論的根拠を提供するものとなった。

12週間の無作為化比較対照試験で，Mufson, Weissman, Moreau は，DSM-III-R の大うつ病性障害の診断基準を満たす，クリニックに紹介されてきた48名の思春期患者に対して，IPT-A と臨床的観察を比較した。患者たちは治療条件を知らない独立した評価者に隔週に会い，症状，社会機能，社会的問題解決スキルの評価が行われた。48名のうち32名がプロトコルを完了した（IPT-A の21名，対照群の11名）。

IPT-A を受けた患者は，抑うつ症状，友達関係を含む全体的な社会機能，問題解決スキルが有意に改善した。治療に参加した対象全体では，IPT-A の患者の75パーセントが回復の基準を満たし（ハミルトン抑うつ評価尺度スコア＜6），対照群では46パーセントであった。この所見は，急性うつ病思春期患者に対して，12週間の IPT-A が，実現可能で，患者に受け入れられ，抑うつ症状を減じ社会的機能と対人関係問題解決スキルを改善するということを支持するものである（Mufson, Weissman, and Moreau, 1999）。Mufson は IPT-A を，学校内にあるクリニックで多くの対象に対して検証しようとしており，またそれを思春期うつ病患者に対してグループの形式でもパイロット研究しようとしている[訳注3]。

思春期の母親うつ病患者

トロントのクラーク研究所の Gillies は妊娠している思春期うつ病患者（15歳～19歳）の治療法として IPT を検証した。この治療は，思春期の母親はうつ病になるリスクがより高く（Rodes and Woods, 1995; Beardslee et al., 1988），ソーシャル・サポートが症状を和らげる（McKenry et al., 1990; Rhodes et al., 1995）という観察に基づいている。プエルトリコの研究と同様に，IPT に対する特別な修正はされなかった。

思春期の妊娠に対するトロントの地域のサポート組織から，全員がベック抑うつ評価尺度スコア14以上を満たす30名の抑うつ思春期患者が，無作為に，個人 IPT，子育てスキルについての心理教育グループ，アートや工芸の活動の対照群のいずれかの12週間のセッションに割り当てられた。彼女たちの平均年

訳注3）学校内クリニックにおける RCT（r=63）で，IPT-A を受けた患者は通常治療群に比べて，ハミルトン抑うつ評価尺度，小児全体的評価尺度，生活スタイル質問票（SAS-SR），Clinical Global Impression Scale のすべてにおいて有意に大きな改善を示した（Mufson et al., 2004）。

齢は18歳であり，最初の平均BDIスコアは23（SD=8）であった。IPT参加者は毎週1回1時間の面接を受けた。11名の対象が脱落し，IPTには7名が残り，心理教育グループには7名，対照群には5名が残った。

　治療の前と後のBDI，社会適応に関する自記式尺度（生活スタイル質問票）（SAS-SR），大人・若者の子育て調査票（Adult Adolescent Parenting Inventory; AAPI）のスコアの多変量解析が3つの治療の効果の比較を判断するために用いられた。結果として，対象全体において，BDIとSAS-SRのスコアに基づく抑うつ症状と社会適応が有意な改善を示した。グループ間では統計学的に有意な差は見られなかった。しかし，BDIは心理教育グループでは9ポイント減じ，IPTグループでは15ポイント減少した。対照群と心理教育グループは中等度の抑うつから軽度の障害へと変化したが，IPT群では中等度の抑うつから正常へと変化した。グループ間での統計学的な有意差が見られなかったことは，対象数が少なかったことと，ばらつきの程度が大きかったことによって説明できるかもしれない。AAPIスコアは，子どもへの共感が全体に改善したことを除けば，治療によって変化しなかった。プロジェクトは現在進行中で，さらに解析が行われるであろう。この領域は，明らかに，さらなる研究を必要としている。

コメント

　思春期にうつ病が初発し，その後再発すること，高い有病率，自殺による死亡の可能性を考えれば，思春期うつ病患者の治療についてより多くの有効性データが喫緊に必要である。明らかになってきている治療データは有望であるが少ない。IPT-Aは，思春期うつ病においてSSRIと比べてどうなのだろうか？維持治療は再発を防ぐのだろうか？　うつ病が最初に起こったときに思春期患者を治療しておけば，長期的な病的状態を防ぎ，再発を減じるのだろうか？

　思春期うつ病患者の治療についての知識は，成人の治療についての知識に比べると10年以上の遅れがある。最近まで，未成年者は臨床試験から除外されてきた。最近FDAから子どもと思春期患者を含めた治療群における向精神薬の効果についての情報を要求されるようになって，臨床試験の数が増えた。この結果，若い人たちにおいて明らかに重要である心理学的治療の検証の機会も増えることになるかもしれない。

第 14 章

高齢者のうつ病に対する IPT

障　　害

　大うつ病は，ライフサイクルの至るところで起こるものであり，高齢者に対する診断基準は標準的な大うつ病エピソードのものと同じである。しかし，高齢うつ病患者は若い患者に比べて，身体的な痛みや便通など，身体的な症状により焦点を当てる傾向にある。

　米国の人口が高齢化するにつれて，高齢者のうつ病が増えている（Sholomskas et al., 1983）。気分障害は高齢者において最もよくみられる精神科的診断であり，時点有病率は一般人口の10～15パーセントである（Blazer and Williams, 1980; Frank et al., 1993）。高齢者のうつ病は，不均衡な自殺率と関連しており，病的状態のもとにもなっている（Lebowitz et al., 1997）。

　いくつかの臨床研究はもちろん，高齢者を対象とした3つの正式な臨床試験がある。最初の2つは，Rothblum ら（1983）と Sloane ら（1985）によるものだが，オリジナルマニュアル（Klerman et al., 1984）に基づく標準的な IPT アプローチを，小規模な急性期の研究に用いた。3つ目の研究は，ピッツバーグのグループによる大規模な試験で，高齢者のうつ病に対する維持 IPT として作られたマニュアルを用いた（IPT-LLM [Frank and Frank, 1988（未発表）]）。この研究では，IPT と，ノルトリプチリンによる薬物療法と，IPT と薬物療法の組み合わせを比較しているが，反復性大うつ病に対するピッツバーグ研究をモデルにしたものである（Frank et al., 1989, 1990；第11章参照）。これらの研究の有望な結果は後述する。

理論的根拠

　高齢うつ病患者にとって精神療法という選択肢が重要であることには，いくつかの理由がある。高齢患者は薬物療法の副作用に敏感である傾向にあり，治療用量の抗うつ薬に耐えられないことがある。別の薬を飲んでいることが多いため，薬物の相互作用のリスクがより高い。加齢に関連した悩ましいライフ・イベントが起こる可能性もある。たとえば，引退，衰弱，友人や配偶者の死などの喪失である。これらの生活上の変化はIPTの明らかな焦点となる。しかし，最近まで，高齢うつ病患者に対する精神療法の研究はほとんどなされてこなかった（Thompson et al., 1987）。

　高齢患者を治療する精神療法家は，高齢者は治療することができない，予後不良の患者であり，人生の終わりには選択肢も能力もより少なくなるという先入観を乗り越える必要がある。これらは，高齢うつ病患者が自分自身でも共鳴してしまう先入観である。しかし，大うつ病の治療において，他の年齢層と同じように，IPTが高齢者に有効であると期待しない理由があるのだろうか？

修　　正

　高齢患者が過去の想い出を語ることはほとんど避けられない。Sholomskasら（1983）は，高齢者の中には，心の内を打ち明けるのに典型的な50～60分よりも長いセッションが必要な人もいるし，この時間で十分だという人もいると指摘している。彼らは，この年齢層の患者では依存のニーズが生じることがより多く，社会的な資源や具体的な援助の話し合いが必要となることも多いと感じた。治療者は，たとえば，交通手段を手配したり，患者の主治医に問題を明らかにしてもらうよう電話をかけたりするような形で応えてもよい。Sholomskasらはまた，何十年も親しい関係を持ってきた患者は，それを終わらせることがより難しく，それに取って代わる選択肢がより少ないということも指摘した。

　これらのポイントが実際に高齢者と若い患者の違いを表しているのかどうかは明らかではない。高齢者に関する治療者の先入観を反映したものなのか？　あらゆる年齢層の多くのうつ病患者が，無力で依存的に見えるものであり，人生における選択肢があると思う人はほとんどいない。臨床家の中には，実際に，

高齢者に対するIPTは若い患者とほとんど同じやり方で行うことができると示唆している人もいる（Miller and Silberman, 1996; Hinrichsen, 1997）。高齢患者はいくつかの面で難しいとしても，治療者が悲観的にならず，高齢者に開かれている選択肢を過小評価しないようにすることが重要である。

　Hinrichsen（1997）はまた，認知障害が効果的な精神療法を妨げるという，臨床的に合理的な観察をしている[訳注1]。ミニ・メンタル・ステート・テスト（Folstein et al., 1975）を認知障害のシンプルなスクリーニングとして用いることができるだろう。

　ピッツバーグにおける高齢者の大規模な研究のデータ報告において，Millerら（1998）は，ノルトリプチリンとの組み合わせでIPT-LL（Frank and Frank, 1988）の治療を受けた127名のうつ病高齢患者の急性期治療では，直感とは反対ということになるだろうが，悲哀は対人関係問題領域として最も多いものではなかったということを見いだした。これらの症例での焦点として最も多かったのが役割の変化（41パーセント），続いて対人関係上の不和（35パーセント），その次が悲哀（23パーセント）であった。この対人関係問題領域の分布が，他の年齢層の患者のものと有意な違いがあるのかどうかは不明である。Wolfsonら（1997）は，IPTの焦点領域と組み合わせ治療における回復の可能性や速度には関連を見いださなかった。

症　例

　アランは，72歳の引退した弁護士だが，妻が乳癌で末期状態となっていた間に大うつ病エピソードを発症した。彼には64歳のときにうつ病エピソードの既往があったが，それは妻が初めて診断を受けて彼が引退を考えたときだった。彼はそのときには抗うつ薬と支持的精神療法に反応した。妻もまた，寛解に達した。妻の死の3カ月後，アランは息子に連れられて治療にやってきた。朝に最悪になる抑うつ気分があり，罪悪感と身体的な問題へのとらわれ，睡眠・食欲・気力・集中力の減少，計画はないが消極的な自殺念慮があると言った。24項目のハミルトン抑うつ評価尺度（Ham-D）スコアは25であった。彼には強迫的な特性があったが，正式にはⅡ軸診断を満たしていなかった。Ⅲ軸診断には，高血圧，狭心症，

訳注1）Carreiraらの研究（2008）によると，認知機能の低い高齢者においても再発防止効果があることが示されており，認知機能の低下に伴い，周囲との対人関係上の問題が増えることとその効果の関連性が注目されている。認知機能障害を持つ高齢うつ病患者に対しては，介護者にも治療に参加してもらう形の修正版が開発されている（Miller, M.D., et al., 2006）。

成人発症の糖尿病があった。

　アランの焦燥，便通へのとらわれ，妻の死についての罪悪感は，予定された16回のセッションのIPT治療のうち4セッションを使うほど病歴聴取を長引かせた。以前のうつ病エピソードのテーマを要約したような話の中で，彼は自分自身を自らのキャリアのために家族を顧みなかった「ワーカホリック」とみなしていた。今回は，妻の末期状態の時に自分の関わりが欠けていたことが妻を苦しめたと感じていた。彼は家族に愛されていないとも感じていた。彼は実際に，妻の状態が悪化するにつれて，比較的少ない友人と3人の子どもたちからだんだんと孤立してきていた。

　治療者は問題を複雑化した死別反応としてフォーミュレーションした。標準的なIPTのフォーマットと同じように，治療者と患者は，夫婦関係の性質，妻の死が近づいてきたときの妻についての気持ち，そして彼女が亡くなったとき，そして葬式のときに何が起こったかを探った。治療者はアランに，妻と病気を振り返って写真を持ってくるように励ました——彼はビデオテープも持ってきた。話し合いによって，アランは今自分が信じているよりも，また今までに話してきたよりも，実際には妻の世話をし，妻を気遣っていたということが明らかになった。

　彼は，ある程度は妻の世話をするために弁護士を引退しており——いくらかアンビバレントな選択であったが——彼女の看病という新しいキャリアで一生懸命働いた。彼の罪悪感は，病院における臨終の決定的な瞬間に結局は妻を見捨てたのだという感覚からのものだった。しかし，この瞬間を振り返っていき，そのときそこにいた家族に患者が尋ねてみると，彼の行動は完璧に適切であったということが明らかになった。彼の罪悪感はそれぞれのうつ病エピソードの際に起こる抑うつ症状として扱われた。この説明は，彼に安心をもたらすものだった。

　喪を促進するというIPTの戦略を追求しながら，治療ではやっかいな病気の間の妻に対するアランのアンビバレントな気持ちを探った。彼はだんだんと涙もろくなり悲しく感じたが，焦燥，罪悪感，怒りが減じ，自律神経症状は薄らいだ。喪は彼自身の身体的な問題や死の感覚についての話し合いにつながった。アランは全般的に自分自身のケアをよくしていたが，うつ病になると，彼の注意は消え去ってしまい，服薬を怠ってしまうのだった。

　治療者は，通常は精力的なこの男性に，45年間の結婚生活の喪失を埋める新しい活動と人間関係を見つけるように励ました。彼は高齢市民センターに参加することには関心を示さず，それは「年寄り」のためのものだと馬鹿にしていた。その代わりに，彼は子どもたちと孫たちとの関わりを増やし，古い友人や同僚を探しだし，高齢アメリカ人を助ける法律援助団体でボランティアをした。9回目のセッションまでには，彼のHam-Dスコアは正常範囲である6になっており，妻に対する喪の作業は続いていたにも関わらず，彼はその後も正常気分を保った。6カ月後のフォローアップでも，彼は正常気分で活動的なままでいた。

> 　この高齢うつ病の症例は標準的な IPT としても通るだろう。違いは微妙なものであった。たとえば，治療者はこの高齢男性の人生が，本人が言うように，「終わった」という先入観と闘う必要があった。病歴聴取は典型的な IPT セッションよりも長く，その理由の一部は，彼の長い人生にわたった対人関係質問項目には検討すべき多くの人間関係があったことであった。アランは若い患者よりも過去についての想い出を多く語ったが，これは喪のプロセスの治療の役に立つことが多かった。この猛烈に生産的で自立した男性は，治療者から具体的な援助を得る必要がなかった。

効　　果

　Rothblum ら（1982）は，60歳から85歳（平均70歳）で，DSM-III の大うつ病の診断基準を満たす18名の男女について記した。彼らはイミプラミン，アルプラゾラム，プラセボのいずれかの薬物療法との組み合わせで 6 週間の IPT を受けた。薬物は二重盲検法で投与された。薬物の用量は記されていない。著者たちは，これらの高齢患者は治療によく従い，治療に早く反応し，Ham-D は20.9から7.2に低下したということを見いだした。11名（61パーセント）が研究を完了した。患者たちは薬物療法と精神療法の組み合わせを受けていたため，この小規模な研究は IPT のみの効果を調べたものではないが，薬物療法との組み合わせではよく耐えられる治療であることを示している。

　Hinrichsen（1997）は，軽度の気分障害を持つ高齢患者の症例集を記している。16週間の IPT を完了した，薬物を投与されていない 6 名のうち 4 名が，Ham-D が平均で11から 2 未満に低下した。別の小規模な症例集で，Miller ら（1994）は，配偶者の死の後に大うつ病になった 6 名の高齢患者について記している。すなわち，高齢期の複雑化した死別反応である。IPT の平均17回のセッションの結果，17項目の Ham-D のスコアが18.5（±2.3）から7.2（±4.6）になるという改善があった。

　Sloan ら（1985）は，高齢うつ病患者に対する IPT の最初の比較対照研究を行い，IPT とノルトリプチリンとプラセボを無作為に割り当て 6 週間の試験で比較した。対象は26名の男性と29名の女性であり，平均64歳で，研究用診断基準（RDC）で 1 カ月以上の大うつ病性障害を持っている可能性のある（probable major depression）基準を満たす患者を治療した。Ham-D とベック

抑うつ評価尺度（BDI）は，3つの群とも有意に改善し，グループ間での有意差はなかった。

IPT群の平均Ham-Dスコアは6週間で23.8から15.8に低下した。プラセボ群で，6週間の時点で改善したと判断されたのは1名のみであった。IPTはこの小規模な研究ではノルトリプチリンと同じく有効であると思われ，脱落率はより低かった。IPTの対象は誰も脱落せず，ノルトリプチリン群の8名とプラセボ群の4名が脱落した。治療開始時に起立性低血圧があることが，ノルトリプチリンからの脱落を予測する因子となった（Schneider et al., 1986）。治療群の対象数が少なかったため，この研究において統計学的に有意な差を見いだす可能性が大きく制限された。

ピッツバーグのReynoldsら（1992, 1994, 1996a, 1997, 1999）による重要な研究は，IPTを高齢期のうつ病に対する維持治療（IPT-LLM）として評価した。これは本質的には，ピッツバーグにおける反復性うつ病に対する維持治療の画期的な研究の高齢者バージョンである。違いは，主に，IPT-MをIPT-LLMに変えたこと，イミプラミンをノルトリプチリンに変えたことである（第11章参照）。この研究は，対象数が多いこと，治療期間が長いこと（それ以前のほとんどの報告が，7週間以下のものである），研究デザインの全体的な厳密さにおいて，それ以前の研究とは異なっていた。

反復性単極性うつ病の高齢患者（187名）がIPTとノルトリプチリンの併用で急性期の治療を受けた。研究に入る条件は，Schedule for Affective Disorders and Schizophrenia（感情障害および統合失調症用面接基準：SADS-L; Spitzer et al., 1979）により，今回が少なくとも2回目の大うつ病エピソードの診断であるということと，17項目のHam-Dスコアが少なくとも17であることであった。急性期の治療は週1回のIPT-LLセッションで，録音され無作為にモニターされ，ノルトリプチリンは血中濃度により調整された。第8週までに治療用量のノルトリプチリンに反応しなかった患者には，短期間の付加薬物療法（4～6週間の炭酸リチウム，ペルフェナジン，パロキセチン）が認められた。

Ham-Dスコアが3週間連続して10以下で，ノルトリプチリンの血中濃度が最低50ng/mlであることが，反応したということの条件であり，継続期に入るための要件であった。16週間の継続期には，維持治療期の月1回の受診の無作為割り当てに向けて，受診回数を減らしていった。継続期の最後に，患者は無作為に4つの治療のうち1つに割り当てられた。4つの治療とは，月1回のIPT-LLMとプラセボ，ノルトリプチリン投与のための受診，プラセボ投与の

ための受診，月1回のIPT-LLMとノルトリプチリンであった——そして，3年間続けられた。

研究に入った最初の73名の患者のうち，61名（84パーセント）が研究を完了した。急性期にIPT-LLとノルトリプチリンの組み合わせ治療を受けたこれら完了者のうち71パーセント（研究参加者全体の66パーセント）が完全寛解に達したことが見いだされた。他の5パーセントは部分寛解と思われた。大うつ病の最初のエピソードが60歳以降の患者は，より若い発症の患者と同じように反応した（Reynolds et al., 1992）。次の報告では，Reynoldsのグループ（1994）は，IPT-LLとノルトリプチリンに反応したが，プラセボに割り当てられて再燃し，その後組み合わせ治療で再び治療されたた32名の「若い」高齢者（平均年齢67±5（s.d.），60〜78歳）について報告した。再治療は典型的には2週間のうちに始められた。症状は前よりも軽く，22名の対象（81パーセント）において再治療は最初の治療よりも短かった。寛解に達するために，最初の治療では13週間を必要としたのに対し，再治療では8週間しか必要でなかった。30名の患者がこの再治療を完了し，27名（90パーセント）が再び安定した寛解に達した。寛解率と寛解までに要した時間は，IPTとイミプラミンでの治療を受けた，同じ場所で前に行われた組み合わせ治療研究（Kupfer et al., 1989）で治療を受けた，より若い（高齢者でない）患者と同等であった。

この観察に基づき，Reynoldsら（1996a）は自分たちの研究（平均年齢68歳）における148名の高齢患者の反応率と治療結果を，前に行われたピッツバーグ研究における214名のより若いうつ病患者（平均年齢39歳）と事後比較した。高齢の対象は，急性期の寛解率（70パーセントに対して78パーセント）は同等であるが，反応までの時間がやや長く，継続治療中にいくらか再燃しやすい傾向にあった（6.7パーセントに対して15.5パーセント）。

Reynoldsら（1997）はThaseら（1997）と同様の所見も報告している。それは，睡眠時脳波が異常である患者はIPTに反応しにくいということである。Reynoldsら（1997）の研究における維持治療中の対象のうち，主観的に質の良い睡眠を報告した10名のうち9名（90パーセント）がIPT-LLMを受けながら少なくとも1年間は良い状態を保った。一方，投薬外来に割り当てられた16名の睡眠の質の良い患者で同じように少なくとも1年間は良い状態を保ったのは5名（31パーセント），IPT-LLMに割り当てられた睡眠の質の悪い9名の患者では3名（33パーセント），投薬外来に割り当てられた睡眠の質の悪い12名の患者では2名（17パーセント）であった，と述べている。

彼ら（Reynolds et al., 1996b）はさらにリチウム，ペルフェナジン，パロキセチンを治療の急性期に付加薬物療法として投与されたグループ（29名）を調べて結果を記している。これらの付加薬物は4～6週間の間最大用量が投与され，その後3～4週間をかけて減らしていった。ノルトリプチリンとIPTという標準的な急性期の治療を受けた119名の対象と比べると，これらの患者は急性期治療に反応しにくく（標準的な治療では反応率が83パーセントであったのに対して付加治療群では64パーセント），継続治療期にはるかに再燃しやすく（6パーセントに対して52パーセント），したがって，寛解や回復を維持しにくかった（77パーセントに対して49パーセント）。これらの対象はまた，急性期治療に長い時間がかかった。このサブグループにおいては，寛解を維持するために付加薬物も継続する必要があったのだろうということが示唆される。

Opdykeら（1996/1997）は，Reynoldsら（1996b）によって記された11名の再燃症例と3名の部分反応例を除外し，研究患者のうち治療の継続期に良い状態を保った105名の症状評価を検討した。対象は全体的に急性期に得たものを維持し，継続期にはさらに控えめな改善を示したということを見いだした。Ham-Dスコアは7（±2.3）から5（±3.0）に低下している。

研究の全体的な維持効果は，第11章に記されている。IPT-LLMとプラセボの組み合わせは，プラセボのみ（90パーセント）よりも3年間の再発率が低かった（64パーセント）。IPT-LLMとノルトリプチリンの組み合わせは，それぞれの単独治療よりも再発防止効果が高かった。

コメント

高齢者のうつ病に対するIPTの急性期の効果のデータは不十分である。今日までに行われた唯一の大規模研究は，急性期の寛解に達するためにIPTと薬物療法を併用しており，IPTには維持治療として焦点を当てている。しかし，高齢うつ病患者は若齢のうつ病患者と比べて，異なっているところよりも似ているところの方が多いように思われる。HIV陽性のうつ病患者と同じように（Marikowitz et al., 1998），意味のある違いを示してきたのは，データではなく，治療者（そして患者）の先入観なのかもしれない。高齢うつ病患者に対するIPTと他の精神療法の急性期の効果を詳しく調べるためにはさらなる研究が役立つであろう。Reynoldsらの維持研究の結果は，維持IPTの効用と高齢

患者の治療の両方についての理解を増すものである[訳注2]。

死別と関連したうつに対するIPT

　IPTは本来，解決されていない，あるいは複雑化した悲哀を治療するためにデザインされたものである。複雑化していない悲哀は精神科的障害ではない。しかし，著しい苦しみを起こすことがある。IPTは，喪失の問題に対処する上で，複雑化した死別反応と同じように，複雑化していない死別反応の個人をサポートできるのではないかということが期待されるだろう。そのため，Reynolds（私信，1996）は正常な死別反応への介入としてIPTを修正した。彼の研究は高齢者を対象としたものであるため，ここで述べておく。しかし，そのアプローチは，すべての年齢層に適用されるはずである。IPTの修正としては，治療の初期において，以前の，そして現在の人間関係と役割について，より詳細な情報収集をすることが含まれる。治療者はまた，配偶者に先立たれた人の生活の質と現実的な側面を詳細に探る。たとえば，請求書の支払い，経済的な負担，余暇活動，子どもたちとの関係などである。治療者はまた，配偶者に先立たれた人が得られるソーシャル・サポートも判断する（Miller et al., 1994を参照のこと）。

訳注2）Reynoldsら（2004）が59歳以上の反復性うつ病患者107名を対象に行ったRCTでは，IPT，ノルトリプチリン，組み合わせ治療はいずれもプラセボよりも有意に再発予防効果があり，組み合わせ治療はIPT単独，ノルトリプチリン単独よりも効果があったことが示されている。一方，70歳以上の高齢者に対する維持治療では　パロキセチンは再発予防効果があったが，IPT単独ではそれほどの再発予防効果がないことが示されており（Reynolds et al., 2006），認知症との関連から，対象をさらに精査していく必要があると考えられている。

第 15 章

夫婦間不和のあるうつ病患者に対する夫婦同席治療（IPT-CM）

背　景

　夫婦間不和のあるうつ病患者に対する夫婦同席治療（IPT-CM）は，個人IPTの技法を配偶者同席のもとでうつ病患者に活用するというものである。それは，機能不全のコミュニケーションを強調する夫婦療法の側面を取り入れている。本章は，まだ出版されていないIPT-CMマニュアルを凝縮したものである。IPT-CMマニュアルは，夫婦同席IPTと個人IPTを比較した臨床試験のために開発された（Foley et al., 1990）。IPT-CMで用いられる概念と技法は，結婚していない男女のカップルや同性愛のカップルなど，夫婦以外の関係にも適用することができる。しかし，研究という目的のため，最初のフォーミュレーションと臨床試験は，既婚の男女のカップルに起こる不和に焦点を当てている。

理論的根拠

　いろいろな研究が，夫婦間の不和とうつ病の関係を示している。その関係の方向性はさまざまである。研究から示されているのは，継続する夫婦間の問題がうつ病からの回復を遅らせるということ，そして，個人精神療法は，現在進行中の夫婦間不和を抱えるうつ病患者の治療において限界があるということである（Weissman, 1987; Bauseman et al., 1995; O'Leary et al., 1994; Gotlib,

Beach, 1995)。個人療法は夫婦療法に比べて、夫婦間の問題を持つ患者の離婚を促進する傾向にある（Beckman and Leber, 1995; Berg-Cross and Cohen, 1995; Koerner, Prince, Jacobson, 1994）。

修　　正

　IPT と同じく、IPT-CM は以下の特徴によって定義付けられる。

- うつ病の強調。少なくとも不和の当事者のどちらか一方が、臨床的に診断されたうつ病を持っていることが必要である。IPT-CM は、したがって、患者か配偶者が I 軸診断を満たすかどうかを強調しない多くの家族療法や夫婦療法とは異なる。
- うつ病の症状と夫婦関係の改善を強調した期間限定の目標。個人のパーソナリティを変えることを目標としていない。
- 構造化されており比較的作戦的な治療プランを作る。
- 積極的で指示的な治療姿勢。
- 夫婦との間に、早期にポジティブな関係と同盟関係を築く。
- 患者と治療者の関係の解釈（転移）を治療の焦点として用いることを避ける。
- セッション外における夫婦の対人関係の変化を励ます。

　IPT-CM の目標は、夫婦間で役割の関係を「再交渉」することによって、急性うつ病の寛解を促進し、役割をめぐる夫婦間の不和を解決することを促進するということである。IPT-CM は、夫婦のどちらか一方あるいは両方が現在進行中の婚外交渉をしている場合や、夫婦の両方が、離別の破壊度を低くするという目標に向けてであっても治療に参加したくないという場合には、適応とならないかもしれない。さらに、患者の配偶者が、精神病性の障害、躁病、あるいは統合失調症を患っている場合、特に薬物治療が行われていない場合には、治療は効果的にはならない。
　IPT-CM の基本的な手法と問題領域は IPT と同じであるが、各セッションに配偶者が同席するという点だけが異なる。初期の評価の後には、患者のうつ病の症状をコントロールするということが第 1 の目標となる。夫婦の一方が臨

床的にうつ病と診断されることによってうつ病に対する夫婦同席 IPT が始まるために，治療は以下の２つの相補的な目標を持つ．(1) うつ病患者の個人的な目標．その一番重要なものは，うつ病の症状を減ずることである．(2) 夫婦の機能を改善するという，夫婦としての目標．

初　　期

現在のうつ病エピソードの評価のためには，まず，患者の病歴を聴取しなければならない．しかし，評価のプロセスの間，少なくとも１回のセッションには配偶者も同席をすべきである．配偶者は，それによって患者のうつの程度と深刻さを知ることができる．そういうことは，それまで患者が話題にしたがらなかったかもしれない．

配偶者の臨床的な状態を評価する

第１の目標が患者のうつ病を治療することにあるために，配偶者は治療のこの時期には取り残されたように感じるかもしれない．あるいは，配偶者は非難されたように感じるかもしれない．そうならないようにするために，治療者は，配偶者もこのプロセスに参加させるように努力をすべきである．たとえば，患者の病歴を聴取する際に，治療者は，配偶者の目を通した現在のうつ病エピソードの経過も聴取すべきである．そのために，配偶者がどのようにこのエピソードを扱おうと試みてきたかということを尋ねる．

> あなたにはお連れ合いの症状がそのように見えているのですね？　いつから始まったことだと思いますか？　どのようなことに気づかれましたか？　いったい何が起こっているというふうに思いましたか？　ご自分の配偶者がうつだということに気づいたときに，何をなさって何をおっしゃったのかを教えてください．

配偶者の臨床的な状態を評価する際には，患者に対して用いたのと同じ臨床的な評価を行う．うつ病患者の配偶者の多くが，精神科的障害の診断基準を満たすものであり，最も多いのが大うつ病である．患者の配偶者にも，向精神薬の投与など，追加の治療が必要であるかもしれない．配偶者の重要な精神病理を知っておくことは，治療者にとって，その傾向を考慮して治療目標を定める

ための助けとなる。配偶者も臨床的な病気を持っているのであれば，変化をしたりうつ病の患者をサポートしたりする能力が限られているかもしれない。

うつ病の患者は，典型的には，治療に一人で現れるものであり，夫婦療法を勧められることを期待していないであろう。患者は，自分は夫婦療法を受けたいけれども，配偶者が嫌がるだろうと言うかもしれない。そうであれば，治療者は，患者自身が夫婦療法を受けたがっていないという可能性を，少なくとも最初は探るべきであり，どんな心配があるのかを探ってみるべきである。それから治療者は，夫婦療法の良いところを説明し，あるいは，自分は配偶者から援助を受ける資格があるという患者の感覚に訴えかけることによって，夫婦療法に向けて患者を動機づけようとしてもよい。たとえば，治療者は，驚いた身振りをして，「つまり，あなたの［ご主人・奥さん］は，あなたの健康などどうでもよいと思っているので，このうつ病が治るように助けようとしないということですか」と尋ねてもよい。

治療者は，夫婦療法を勧めるということについて，直接配偶者と話すことを申し出てもよい。配偶者は気が進まないようだと患者が言う多数のケースで，治療者が直接電話をかけると配偶者は良い反応を示すということがわかっている。

うつ病についての教育を夫婦にする

個人IPTと同様に，治療者はうつ病について夫婦に説明する。「患者」（訳注：夫婦のうち，患者として認められている方）に「病者の役割」を与える（第2章参照）。治療者は，うつ病の症状を考慮に入れて日々の活動をやりくりできるようにするため，患者の日々の機能を検討する。

あなたがうつになっているときに一日をどのように過ごすかを教えてください。

うつ病に関連して夫婦不和を評価する

夫婦不和の評価は，IPTの役割不和と同様に行う（第4章参照）。結婚生活についての不満を明らかにする。治療者は結婚生活における役割の理解と実行についてずれがある領域を判断しようと試みる。結婚生活における役割の不和は，責任と力，経済，他の家族との関係（拡大家族及び核家族），家庭外での

社会活動や仕事，性的な役割，コミュニケーションをめぐって起こることが多い。

配偶者はお互いへの不満の長いリストを持っていることが多い。それぞれの不満について，治療者は夫婦それぞれに対して，役割期待と，結婚生活のその側面が実際にその時点でどうなっているかという評価を尋ねる。結婚生活の機能の主要な側面についての質問には，以下のものがある。

責任と力

結婚生活がうまくいくために必要な作業にはどちらが責任を持っていますか。たとえば，家事，お金のやりくり，子育て，家の手入れ，社交は？　どのくらい柔軟に相手に責任を分かち合ってもらったり，助け合ったりしていますか？　責任の分担がどのくらい公平だと思っていますか？

経　　済

お金を稼ぐのは誰ですか？　お金について決めるのは誰ですか？　決める責任はどのように分担していますか？　財布の紐を握っているのはどちらで，家計簿をつけているのはどちらですか？

家族（拡大家族と核家族）

- 姻戚：姻戚との関係がどの程度お二人の関係に影響を与えていますか？　距離が近すぎますか？　それとも，遠すぎて力になってくれませんか？
- 子ども：子育てについて力を合わせていますか？　お子さんをめぐって張り合うようなことがありますか？　ご自分たちだけでやればもっと適切に対処できるようなことでも，どの程度お子さんが関わるのを許していますか？

家庭外での活動

それぞれどのくらいの自由がありますか？　一緒にやらない活動や一緒に参加しない人間関係はどんなものですか？　結婚していても，自分自身の仕事や趣味の活動を，合理的で許容できるとお互いが思う程度まで行えていますか？

性的・親しさ役割

どのようにして愛情表現しますか？　保護者的な役割をしているのはどちら

ですか？　どのように？　性生活はそれぞれにとってどのくらい満足できるものですか？　性的な問題が起こるのはいつ，どのようにですか？

コミュニケーション

特定の役割をめぐる困難に加えて，夫婦は役割を超えたコミュニケーションの問題を持っているかもしれない。最もよく見られる結婚生活の不満の一つは，お互いの間のコミュニケーションがないことである。コミュニケーションがないか，頻繁すぎる口論が特徴であるかもしれない。夫婦のコミュニケーション問題を評価するために，治療者は夫婦が治療のセッションでどのようにやりとりするかを観察しなければならない。自分たちのコミュニケーションがうまくいっていないということを夫婦がはっきりと話すことも時折あるが，より多く見られるのは，夫婦がそれを実演することである。個人IPTと同様に，治療者は不和の段階を判断しなければならない。再交渉か，行き詰まりか，離別か，ということである（第4章参照）。

結婚生活の歴史を再構築する

結婚生活の歴史に含まれるのは，二人が初めて出会ったときにそれぞれの人生に何が起こっていたか，どのようにして出会ったか，なぜお互いに惹かれたのか，結婚に対する期待は何だったのか，自分たちのデートやプロポーズ，性的関係，役割における変化，子ども，家計，不和，別れについてどう語るか，という情報である。最初のセッション（複数でもよい）の終わりに，治療者は夫婦に，治療の理論的根拠と時間枠を説明する。

これは，診断的であると同時に　治療的なやり方にもなる。それは，夫婦に，今よりも幸せだったときを思い出させ，過去にはどのように問題を解決していたかを思い出させ，一緒に作ってきた絆の連続性を思い出させるからである。不和を明らかにするためには，もう一方が結婚生活の歴史をどう見ているかを聴くことに価値があることが多い。

不和を否認する夫婦，認める夫婦

問題は完全に相手のうつ病のせいであると断固として譲らない配偶者もいる。患者のうつ病は夫婦問題に関連があるのではないかと認識しており，関係の改

善のための治療に関わることを歓迎する人もいる。病歴を聴取する際には，治療者は配偶者がとってきた立場を判断すべきである。

　配偶者が現在進行中の夫婦問題を容易に認識しない場合は，治療者は初期のセッションでその考え方に直接立ち向かうべきではない。そのような配偶者は患者のうつ病を自分のせいにされることを気にしており，治療が自分のためになると考えることができないことが多い。治療者は夫婦の相互作用を強調することで焦点を移動させるべきである。正常気分の配偶者をやる気にさせるためには，治療者は，うつ病でない方の配偶者が結婚生活についてどんな不満を持っているかという情報を引き出すべきである――たとえば，「あなたにとってはどんな感じでしょうか。ご自分の配偶者がうつであることで，あなたはどんな気持ちになりますか？　あなたはどんなふうに応えるのでしょうか？」と尋ねる。

　患者の病歴をとる際に，治療者は夫婦の歴史についての患者の見方に焦点を当ててもよい。特に，結婚生活がどのように変わってきたか，そのような変化が患者のうつ病にどのように関連しているか，ということに注意を払う。「うつ病があなたの結婚生活にどのような影響を与えましたか？」というように。

　治療者は，同様に，同じことについての配偶者の見方を明らかにしてもよい――「症状を起こしたのは何だと感じていますか？」――が，この際に目指すことは，配偶者の関心を，結婚において改善させたい分野に向けることである。治療者はどちらが夫婦問題の原因を作っているというようなことを言うのを控え，その代わりに，夫婦が選んだ役割の定義に問題があるのだとする。

　夫婦の両方が，うつ病エピソードの発症に先立つ夫婦不和を容易に認めれば，夫婦療法には2つの目的があると説明する。(1) 夫婦の両方が，患者の抑うつ症状に対処できるようになるようサポートする。(2) うつ病の発症や維持につながっている可能性のある夫婦不和を解決する方法を見つける。夫婦不和を率直に認めている夫婦の場合のテーマは，初期のセッションでどの程度患者の抑うつ症状に焦点を当てるかということである。症状が極度に重ければ，うつ病への対処にはより注意が必要であろう。うつ病が比較的落ち着いていれば，治療者は夫婦問題に直接取り組むことから治療を始めることを選択してもよい。

うつ病と夫婦不和の関係を判断する

　うつ病の症状はもっとも根本的な関係すら損ない，夫婦不和を悪化させ得る

ものである。治療者はうつ病患者に対して建設的な方法で反応できるよう援助するべきである。治療者は「あなたはお連れ合いの症状にどのように反応しておられますか？　相手がいらだっているとき，引きこもっているとき，泣いているときに，何をされますか？」と聞いてもよい。

　型にはまった，破壊的なやりとりを避けるように配偶者を励ましてもよい。つまり，心配しすぎたり，欲求不満で批判的だったり，引きこもって相手を見放したり，というやり方である。配偶者は患者に対してこれらのうち一つかすべての姿勢をとってきており，患者が改善する助けになれないことについて罪悪感を抱き当惑しているかもしれない。それへの対策として，治療者は患者のうつ病を本気で認識するように配偶者を励ますべきである。うつ病患者の配偶者でいることを「とても難しい役割」と定義してもよい。代わってあげる，常に励まそうとする，患者を見放す，という行動戦略をいずれも避けなければならないのである。うつ病患者を元気づける代わりに，配偶者はパートナーが苦しんでいることを認めるべきである。「あなたが悲しく悩んでいるのがわかる」というように。

　配偶者はまた，患者がどのように感じているかを尋ね，ポジティブな変化について話し，患者ができるだけ普通の日課に参加できるように励ましてもよい。

　治療者は治療の目標と戦略を設定する際にはうつ病患者の限界を考慮しなければならない。たとえば，一方がほとんどの活動に興味や喜びを感じることができないときに余暇活動をともにしたり愛情を示したりする方法を強調して治療を始めるのは賢明ではない。より望ましい初期の焦点は，コミュニケーションや権限の問題となろう。

対人関係質問項目

　対人関係質問項目（第2章参照）は，夫婦のそれぞれについてとる。すべてのケースで，結婚生活の詳しい歴史を聴取するべきである。初めて結婚した若いカップルの場合には，それぞれのパートナーの原家族との現在および過去の関係を詳しく聞くことが望ましいだろう。親が亡くなっている年配のカップルにとっては，原家族との関係は比較的重要でないだろう。

それぞれのパートナーの個人的な対人関係質問項目

　夫婦療法という文脈の中では，重要な友情，重要な成人時代と子ども時代の

人間関係，異性との関係がどう発展してきたかを体系的に振り返ることは必要ではないかもしれない。しかし，夫婦以外の人と夫婦のそれぞれの関係を判断し，夫婦のそれぞれの現在の社会的・職業的機能を評価し，結婚生活に入る前のそれぞれの社会的機能を評価することは有用である。それを知っておくと，夫婦のそれぞれが治療において何を求めているかの手がかりになるかもしれない。たとえば，夫には結婚する前にほとんどデートの経験がなく，自分自身のことを知的な能力はあるが女性にもてないと思っており，自分の孤独を解消するために結婚しようとしたのであれば，その経緯は配偶者に対する彼の役割期待に影響を与えるだろう。結婚外の現在の関係について知っておけば，夫婦のそれぞれが持っている資源とソーシャル・サポートについて治療者に情報を与えることになる。

それぞれの原家族における関係

　夫婦それぞれの家族が結婚と家族の機能についてどのようなモデルを提供したかということは，結婚生活においてそれぞれが果たそうとしている役割の手がかりとなる。たとえば，原家族が混乱しており，その中で過度に成熟してできが良くなることによって対処してきたとしたら，自分自身の結婚生活においても同じように世話焼きの，できの良い役割を果たそうとするかもしれない。その場合，自分がその役割を果たせるように，家族を要求がましく無能にさせてしまうという問題につながるかもしれない。

　治療者は次のように言ってもよい。

> 　次のセッションでは，あなたたちのそれぞれから，ご自分のご両親と，ご実家のご家族についてうかがいたいと思います。ご自身の結婚を理解するためには，あなたたちがご自分のご家族からどんなモデルを学ばなければならなかったのかを考えてみることが役に立つかもしれませんね。

　治療者は原家族におけるうつ病，他の精神科的障害，薬物乱用の家族歴を聞くべきである。この際，患者と他の親戚の精神科的障害に対して家族がどのような姿勢を持っているかを特に強調して聞く。

不満から再交渉へ

　ひとたび夫婦が自分たちの不和を認める気になると，お互いに対する不満の

長いリストを作ることが多い。不満は長く続いており，自分たちの手には負えないように見えるかもしれない。それらの不満は，夫婦のそれぞれが結婚生活における役割期待を相手に伝えようとして不成功に終わった試みを表している。治療者は次のように言ってもよい。

> お二人は○○について意見が一致していませんね。治療のここからの時期では，これらの問題について交渉して解決するさまざまな方法を見つけてみましょう。

不満のリストを分類する

　不満のリストを取り組み可能な数に減らすために，治療者は，期間限定治療の間に変えたいと思う重要な夫婦間の問題を2つか3つ決めるようにと夫婦のそれぞれに頼んでもよい。別のやり方としては，次の受診時に話し合う2つから4つの問題を家でリストに書いてくるようにと夫婦のそれぞれに頼むこともある。夫婦のそれぞれには次のセッションまでに相手にリストを見せないようにと伝える。目標をそれぞれが書いてきた方が，配偶者がいるところで準備もなく表現するよりも自分のニーズに率直になりやすいだろう。お互いのリストが似ていることに驚く夫婦は多い。それは，自分が考えていたよりも結婚生活について共通の理解をしていたということを示すものである。

治療者は裁判官の役をしない

　夫婦療法を受ける人たちは，治療者に裁判官の役を望むことが多い。裁判官の役とは，それぞれの不満を聞いた後で，どちらが「正しい」かを決める人である。裁判官の役割を避ける最も直接的な戦略は，それぞれの配偶者が治療者と同盟を結ぼうとしたら単にそれを指摘し，治療者の役割はどちらかの側につくことではなく夫婦が互いに交渉できるように助けることだとはっきりと伝えることである。

　急性期の症状のために，うつ病の配偶者の方が治療者に強い同情と援助を引き起こすかもしれない。他方，正常気分の配偶者はうつ病を引き起こした「加害者」に見えるかもしれない。この分裂を防ぐために，治療者は，夫婦の両方が問題に参加する必要のあるようなコメントをする。たとえば，片方の配偶者が絶え間なく不満を言うとしたら，治療者は相手がなぜそれを許しておくのかを尋ねる。

　治療者のフォーミュレーションは，夫婦が自分たちの目標として述べること

を，実行可能な治療契約に言い換える役に立つ。

中期：結婚契約の再交渉をする

　主要な目標は，結婚生活における役割を再交渉することである。それ以前のセッションで決められた中心的なテーマと焦点となっている問題領域に結婚生活についての新しい題材を関連付けることによって，治療の構造と一貫性を保つ。個人 IPT と同様，期待のずれが重要なテーマとなり，役割の変化への選択肢が探られる。
　典型的な中期のセッションは治療者の次の質問で始まる。

　　最近お二人の間はどうでしたか？　（あるいは）前回お会いしてから，お二人の間に何が起こりましたか？　（あるいは）今週はどんなことに取り組んでこられましたか？

　最初の質問で，典型的には，不和を表す一つかそれ以上のやりとりの話が始まる。治療者は，やりとりの中で起こったことを詳細に順序だてて夫婦のそれぞれから聞く。行動，気持ち，希望を含めて聞く。これは「最近のやりとりの微量分析」と呼ばれている。焦点となっている問題への理解を深めるよう夫婦を助けるためには，具体的なやりとりの微量分析と，これらのやりとりを現在の問題に関連づけることの間を行き来する必要がある。
　夫婦は一般的に出来事が編集された形で答えるものである。それぞれが不和の自分のサイドを支持する。このレベルでは，不和は変えられないものに見えるだろう。夫婦のそれぞれがなぜそうしたのかということとコミュニケーションの問題を変える方法を考えるために，治療者は不和の具体的な例となるやりとりの中での出来事の順番を再構築するための詳細なデータを必要とする。以下のような質問をする。

　　お二人はそれぞれ何と言ったのですか？　何をしたのですか？　それはどこで，どのようにして起こったのですか？　他に誰かいましたか？　お二人はそれぞれどのように感じましたか？　それぞれが何を期待しましたか？　それぞれ，何が起こっていると思いましたか？

　治療者は，出来事が起こった順序と，夫婦のそれぞれが何が起こったと考え

ているのかをはっきりさせながら，問題を探り通す。治療者は，話が脇道にそれるのを防がなければならない。配偶者がなぜそうしたのかということについて多くの人が不当な結論に飛びつく傾向をやめさせなければならない。たとえば，親しみのつもりで言ったことが小言のように聞こえ，反撃を引き起こすことがある。夫婦はそれから，何について言い争っているのかもよくわからないまま言い争いを始めることがある。夫婦がそのような典型的な言い争いを解明して中断するように助けると，他の似たような言い争いの話し合いにもつながることが多い。

　探索の手段として，具体的な不和をよく聞いていくことは，その根底にある相反する役割期待を知る手がかりとなる重要な詳細を与えてくれることが多いため，役に立つ。たとえば，以下の例である。

症　例

　長期にわたる不和の中で，L氏は妻が自分のビジネスの管理に口を出してくるこに腹を立てていた。L夫人は財務上のことにも彼のビジネスの技術的なことにも専門知識がなかったが，彼女が適切だと思う方法でビジネスの問題を扱うように要求した。彼は彼女のでしゃばりに腹を立てており，これを治療で扱いたい主要な問題としてリストに挙げた。この問題を話し合っているときに，治療者はL夫人がどのようにして夫のビジネスの問題についてそんなに知るようになったのかを尋ねた。その情報は，実は，彼から来ているということがわかった。L氏が自分自身の問題に少なくとも部分的な責任を持っているということを発見して，話し合いは，彼が一方的に妻を責めるというものから，夫婦関係においてずっとけんかをしていることがどのような作用を果たしているかを探るものに変わった。

　詳細を得ることはきわめて重要であるが，目標とされているより大きな問題領域には焦点を当て続けるべきである。たいして重要でない特定の不和を解決するためにあまりにも多くのセッションが費やされると治療目標を見失う可能性がある。治療では，いずれにせよ時の経過と共に変化する可能性のある一連の問題への解決策を提供するのではなく，不和がずっと続いている原因である問題や行動を明らかにし，将来起こる可能性のある不和を避けたり対処したりできるような技法を育てるべきである。

　解決は夫婦自身の考えや希望から得られるということを治療者は確認しなければならない。夫婦がどのように物事を変えられるかという話し合いを治療者

がさせようとしても，夫婦は応じることができないかもしれない。たとえば，以下の場合である。

1. 交渉・妥協・分かち合いのモデルを見たことがないので，変化のための知識がないのかもしれない。
2. 病的な行動から二次的な利益を得ているのかもしれない。
3. 表面的な願望から得られる結果を怖れているのかもしれない。

夫婦がなぜ変わらないのかということを探る最初のアプローチは，もっと一緒に過ごす時間を増やすというような彼らの目標に達するとどういうふうになるだろうかということを想像してみてほしいと夫婦に言うことである。

> どのように時間を一緒に過ごそうと思いますか？ 古い（病的な）行動の代わりにどんな新しい活動をしますか？ 問題を解決するために，お二人はそれぞれ何をしたらよいでしょうか？ この目標を達成することについて怖いと感じることがありますか？

親しくなることの怖れは，息苦しさや束縛として感じられるかもしれないし，夫婦がお互いにより率直になると起こるかもしれない怒りや攻撃的な気持ちであるかもしれないし，性的関係の怖れであるのかもしれない。治療者はそのような怖れを明らかにしようと努める。怖れについての考えを扱うためには，問題に間接的にアプローチをする必要がある。これらの考えをポジティブな方法で尋ねるのである。もっと一緒に過ごす時間を増やしたいと言っているがそれに手をつけられない夫婦に対しては，「理想的な夜はどんな感じでしょうか？」と聞く方が，「二人だけで夜を過ごすことについて怖く感じることはどんなことですか？」と尋ねるよりも好ましい質問であろう。

多くの夫婦が，病的な行動によって得られていたプラスの目的を得る新しい方法を見つけられないのではないかと，変化を怖れる。たとえば，常に口論をする姻戚の存在は，不愉快なものではあるが，夫婦が他の形で感情的な話し合いができないのであれば，ないよりもあった方が好ましいだろう。喧嘩は，親しさを感じる唯一の方法なのかもしれない。変化に対するこのような抵抗に焦点を当てるために，治療者は夫婦に直接尋ねてもよい。

> お二人には，こうやっていつも喧嘩することや距離をとることなどが必要なので

しょうか？　いつも必要としてきたのですか，それとも違っていたときもあったのでしょうか？　[あるいは] 事態がこのままであることが必要な，他の理由があると思いますか？　おそらくお二人がここから得ているものがあるのかもしれません……それは何なのでしょうか？……今までのやり方はどういうところが良いので，それをやめたくないと思うのでしょうか？

中期における治療者の役割

生産的なセッションのためには，以下のようなガイドラインがある。

コメントをポジティブに言い換える

患者は批判をされたり責められたりすることに敏感である。特に配偶者がいるところで治療者によってなされる場合はそうである。治療者によって「犯人」とみなされるのではないかという怖れがあると，用心深い参加しかできないことになったり，治療からの脱落につながったりすることがある。

治療者が変化を引き起こしながらも批判的に聞こえないようにするためのいくつかの方法がある。治療者は患者の行動を正当なものだと言うことができる。多くの患者が，怒りの結果として起こる行動について過度に自分を責めている。たとえば，配偶者を故意に傷つけたり罪悪感を抱かせたりするといったことである。婚外交渉は，罪悪感と仕返しを伴う大きな苦痛を引き起こすことがある。治療者がそのような事柄を扱うやり方は，事実に即した真剣なものであるべきで，そのような行動はよく見られるが解決可能であることを強調し，夫婦が自分たちの問題の解決のためにとってきたやり方はうまくいっていないということを示す。

治療者は，問題の原因はわがままな，あるいは悪意のある意図やパーソナリティの問題にあるのではなく，夫婦のやりとりにおける**役割期待についての合意の欠如**にあるとすることによって，夫婦のどちらかを責めるのを避けることができる。たとえば，絶え間ない　非生産的な言い争いは，必ずしも頑固さ，不信，妥協不能な相違の結果ではなく，生産的なルールによって話し合いをすることができないために起こるのかもしれない。そのように枠組みをつくると，夫婦のどちらも間違っていないということを保証することになる。両方がそのようなルールに従ってきたのであり，変化のための責任を等しく負っているからである。IPTではいつもそうだが，焦点は過去に対して評価を下すことよりも，未来を改善することにある。

夫婦が自分たち，自分たちの結婚生活，あるいは自分たちの行動にネガティブなレッテルを貼ることを治療者が受け入れなければ，一連の出来事や気持ちを完全に聞き出すことができる。たとえば，夫婦は前の週を「最悪」と言ってそれ以上に詳細に話さないかもしれない。夫婦に「最悪」の出来事の詳しい説明を強いてさせることによって（たとえば，何年ぶりかの率直な議論），治療者は出来事を理解可能なものに，あるいは進歩の兆候にすらすることができるかもしれない。

評価を下さない態度を守り温かさと肯定的関心を伝える

これは，もちろん，治療者が夫婦の行動のすべての側面を受け入れるということを意味するのではない。そうではなく，夫婦の問題は解決できるもので，個人の，あるいは二人の関係の永続的な特徴を必ずしも表すものではない，というメッセージを治療者は伝える。治療者は楽観的で支持的であり，患者の症状が最も強く感じられ，無力に感じられるときには，安心と直接的な助言を与える。

ネガティブな気持ちを一定範囲内にとどめる

治療者は感情表現を促進すべきだが，一定範囲内に保つべきである。怒りの気持ちが抑制されずに表現されたら遮り，制限し，夫婦にとって重要な話題に話し合いの焦点を維持し，そして，抽象的，技術的，あるいは，感情を伴わない知的な話し合いを避ける。

目標とする問題に内容を焦点づける

治療者には，治療目標に関連した話題にセッションの焦点を維持する責任がある。目標はそれぞれのセッションでフォーミュレーションされ言及され，中心となる治療目標から得られる下位目標も同じようにされる。中期のセッションのはじめには，治療者は夫婦に「いかがですか？」と聞くのではなく「今日は何に取り組みたいですか？」「今日のあなたの議題は何ですか？」と聞くべきである。「それはどのようにして起こったのですか」という質問は「あなたが何をしたためにそれが起こったのでしょうか？」に替える。

夫婦のどちらかと同盟を結ぶことを避ける

夫婦のそれぞれが治療者と同盟を結ぼうと試みるかもしれないが，治療者は

それを防がなければならない．治療者が片方の配偶者を攻撃しているように見える介入をしたり，片方の配偶者の立場に過度に同情し他方を責める気持ちを述べたりしてしまったときには，治療者はそのセッションを短く終えるように頼み，このセッションや他のセッションのビデオを見て，症例をスーパーバイザーや同僚と話し合うか，セッションのプロセスノートを書いて振り返る．治療者は，問題には両方の配偶者が関わっているということを強調するか，機能不全の夫婦役割という観点から問題を話してもよい．

結婚生活における役割の契約を再交渉する

治療者がそれぞれのセッションをどう扱うかということは，夫婦がお互いのコミュニケーションを，あるいは治療者を通してのコミュニケーションをどの程度一生懸命にやっているかということによって変わってくる．論争的な，怒っている夫婦に対しては，長い議論をさせておくのは無意味であることが多い．そのような場合，治療者は，最初は治療者を通して夫婦のコミュニケーションを行い，患者は治療者が尋ねたときだけ答えるべきだと主張してもよい．より気むずかしくない夫婦であれば，配偶者間のコミュニケーションを励ます．これは，お互いにほとんど話さない無口な夫婦には特に重要である．

治療者がお互いに直接話すよう頼む別の例もある．「あなたが今何を望んでいるのかを［配偶者に］直接話していただけますか？」と頼むときである．これは治療者が配偶者の言葉の影響を強めたいとき，あるいは，一方が相手について不満を言っていて，相手にやってほしいことを述べているとき，あるいは，配偶者に対する愛情や理解を話すときに，行うべきである．夫婦がコミュニケーションの問題を話し合うとき，その難しさを探るためにロールプレイを通してセッションの中でやってみるように励ますべきである．治療者は，夫婦のどちらかが「心を読んでいる」ときや相手の代わりに話している場合にも注意を払っておくべきで，「たった今，ご主人［奥さん］がどういう気持ちかを聞いてみたらどうですか？」などと尋ねる．

夫婦役割の割り当てをもっと満足できるものにするための選択肢を探り判断していく中で，治療者は時々，原家族から得た役割期待で，現在の関係においては非適応的なものを一方あるいは両方が持っていることを認識することがある．これらの期待に代わるものを夫婦が認識できるよう援助するために，治療者はまるで他のやり方がないかのように二人が振る舞ってきたということを指

摘する。夫婦のそれぞれの原家族のモデルがどのように現在の関係に影響を与えてきたかを振り返ることが有用であるかもしれない。このモデルは原家族ではうまくいったかもしれないが，別のモデルの方が良かったのかもしれない。あるいは，それは原家族ではうまくいったかもしれないが，夫婦の現在の生活には合わないのかもしれない。あるいは，それは原家族ですらうまくいっていなかったかもしれない。

　IPT-CM の中期の趣旨は，役割の再交渉である。「あなたは配偶者にどう変わってほしいですか？」というような質問はそのプロセスを促進するだろう。

終 結 期

　終結とそれについての夫婦の気持ちをはっきりと話し合い，達成されたものを振り返る。最後の 2～3 セッションでは，治療者は，今後問題が起こりそうな領域を検討しさまざまなことが起こった場合にどう対処するかということを探らせていくことによって，自分たちには将来の問題に対処する能力があるという夫婦の感覚を力づける。

　夫婦が終結したくないと思っているときには，治療に戻ることもできるが，その前に適切な期間（たとえば 1 カ月間）待つべきだということを伝える。例外は，患者の症状が重く，治療の間にほとんど，あるいは全く改善を示さなかった場合である。夫婦のニーズに応じて，別の治療（投薬か個人精神療法，あるいはその併用）が一方あるいは両方のために考慮されるべきである。

技　　法

　IPT-CM で用いられる技法は個人 IPT のものと同様であるが，同席治療では夫婦の両方がいるところで直接問題に向き合うことができる。

コミュニケーション分析

　この技法は，夫婦のコミュニケーションの問題を見つけ，より効果的なコミュニケーションを学ぶ気にさせるものである。夫婦面接というフォーマット

では，治療者はコミュニケーションの問題を（1）過去の言い争いを再演するように夫婦に頼むか，（2）現在の不和について交渉するように夫婦に頼むか，（3）どこかの時間の夫婦のやりとりを観察する，という方法によってコミュニケーションの問題の実例を作り出す。問題のあるコミュニケーションは，夫婦がお互いに協力的な，あるいは矛盾のない期待を抱いていたとしても対人関係上の不和を生み出すことがある。

あいまいで間接的なコミュニケーション

a）コミュニケーションが間接的だったり，あいまいだったり，不十分だったりしたときには治療者はそれを伝え，明確にするよう話し手に頼む。相手が応えるのを待ってから，治療者はこう尋ねてもよい。「奥さんがたった今おっしゃったことが理解できましたか？……そうですか，私もわからなかったんです」

b）治療者は一方が言ったばかりのことが配偶者に伝わるようサポートするために，そして治療者もまたそれを正しく理解したかどうかをチェックするために，言い換えてもよい。

c）治療者は言語的コミュニケーションと非言語的コミュニケーションの違いを指摘してもよい。たとえば，「あなたは『はい』とおっしゃいましたが，賛成しているようには見えませんね」と言う。

不正確な憶測

多くのうつ病患者が，報復や批判を怖れており，配偶者からの批判や罰として受け止めたものが実際にそう意図された行動なのかどうかを確認することを怖がっている。この「読心術」に悪意のない話し合いを言い争いに変えてしまう。治療者は夫婦の一方が自分の気持ちや動機を配偶者のせいにしているときがないか注意して耳を傾け，それから配偶者にその主張をチェックしてもらうように頼むべきである。

夫婦は行為と意図を区別できるようになるべきである。一方は他方が敵意として受け止めるような振る舞いや話し方をするかもしれない。意図を判断するためには，夫婦のそれぞれに，自分自身の怒りをモニターし，怒りに責任を持つように伝えておく。一方が，配偶者が行った何かについて怒りを感じるときには，怒りを引き起こした行動の動機を判断するために，配偶者に伝える。配

偶者は自分の行為が相手の気分を害していたということに気づいておらず，その意図は中立的，あるいは有益なものであったということも多い。

表現しなくても他人は自分のニーズや気持ちがわかると思っている患者は多い。コミュニケーションの試みをするときにも，配偶者がその意図を理解したかどうかを判断できるところまでコミュニケーションを続けていないかもしれない。この問題に対処する一つの方法は，それが起こったときに指摘することである。治療者は「奥さんはこれがあなたをいやな気持ちにさせることを知っているのでしょうか？……どうしてそれがわかるのでしょうか？」と尋ねたりする。それから治療者は妻に向かって「それがご主人をいやな気持ちにさせていたということを知っていましたか？」と尋ねてもよい。

沈黙：コミュニケーションの打ち切り

多くの患者が，沈黙や「ふくれっつら」が不一致を扱うために効果的で相手を激怒させる方法だということを見いだしている。彼らはコミュニケーションを打ち切ることの破壊的な結果に気づいていないかもしれない。沈黙は不一致へのアプローチとして好まれることが多い。夫婦が困難を解決する自分たちの力を信じられなくなっていたり，議論は結婚がうまくいっていない証拠だと感じていたりするためである。この信念を持つ夫婦は**議論を公正に生産的に行える**ようになる必要がある。

そのためには，議論を，全体的で幅広いものにするのではなく，行動という観点から，具体的で，焦点化されており，はっきりとしたものにしておく必要がある。妻が夫の習慣的な遅刻に腹を立てているのであれば，「あなたは思いやりがない」などというような漠然とした非難をするのではなく，この具体的な不満に焦点を当てた方がよい。特定の行動に焦点を当てると，変わるように頼まれている配偶者が，自分は何を頼まれているのかを知ることができるが，「もっと思いやりを持って」というような漠然とした頼み方をすると，応えることが難しい。

苦しい感情を受け入れる

重要な他者に対する強い敵意や性的な感情に関して過度の罪悪感を抱く患者は多い。患者はそれらの気持ちに部分的にしか気づいていないかもしれない。同席フォーマットでは，「あなたは彼（彼女）がそれについてそれほど強い気持ちを持っているということを知っていましたか？」というような質問をする

ことによって夫婦のそれぞれが相手の気持ちを認識するように励ますのが望ましいことが多い。

抑制された感情を表現するように助ける

時として，患者は明らかに非常に腹立たしいことが起こっているのに腹が立っているということを否定する場合がある。治療者は「気になることがあるのですが……どんな人でも，そういう状況では腹が立つと思います。あなたは腹が立っていないとおっしゃいました。そのように感じられないのはなぜなのでしょうか？」

愛情，感謝，思いやりなどの気持ちに耐えられない，表現できない患者に対しては，治療者はそれらの感情の抑制につながっている不合理な怖れを明らかにするよう援助することができる。

感情の励ましを用いるためのガイドライン

これらの技法は感情的に抑制されている患者に用いるものである。この技法を濫用してはならない。特に，悲しみや怒りなど強い気持ちに気づいていない人に対しては，そうである。しかし，強い，拡散した，あふれる感情に悩んでいる人に対しては，そのような圧倒的な経験を抑制できるように助けることがより良い戦略となるかもしれない。そのような気持ちを理解しようと試みずに，怒り，敵意，悲しみの爆発を単に繰り返すことは逆効果である。そのような爆発が起こったら，治療者は，その強い気持ちについてどう考えるかを尋ねることによって患者の感情表現を遮ってもよい。あるいは治療者は患者とともに，衝動的な気持ちに基づいて行動するのを遅らせるためのさまざまな戦略を探ってもよい。

夫婦同席セッションで互いの怒りが強くなりすぎそうなときは，治療者は感情を調整するためにいくつかの戦略を使ってもよい。

1. 治療者は，夫婦が直接話をするのではなく，治療者に話をすることで仲裁者として利用するように頼んでもよい。
2. 治療者は，より中立的な話題に切り替えてもよい。その際には，夫婦がとても動転していて今の話題を生産的に話し合うことができないので，落ち着くまで待つべきだということを説明する。治療者はこの戦略を，自分たちでも使ってみるように夫婦を励ましてもよい。

3．治療者は夫婦の関心をコミュニケーションの内容からプロセスへと転じさせてもよい．その際，二人がどれほど怒ってきているかを見て，その理由を考えてみるように頼む．
4．治療者は「私の耳が痛いんですけど！」というようなことを言いながら議論をさえぎろうとしてもよい．このような言い方は，夫婦の気をそらし，別の誰かが部屋にいるということに気づかせる助けとなる．

決定分析

多くのうつ病患者とその配偶者が，自己敗北的な決定をしたことがある．それは，すべての合理的な代案を考えることをしなかったため，あるいは，自分の行動の結果を適切に評価しなかったためである．うつ病が，そのような意志決定につながる原因と考えられるかもしれない．決定分析における治療者の役割は，夫婦が自分たちの選択肢をすべて認識できるように助け，それぞれの選択肢が十分に検討されるまでは行動を延ばすよう提案することである．治療者は次のような全般的な質問から始めるべきである．

　今ご自分にはどのような選択肢があると感じていますか？［あるいは］ご自分がお持ちの選択肢をすべて考えてみませんか？

エクササイズを課す

エクササイズとしては，治療が焦点を当てている主要な問題の**部分的な解決**を表すものが選ばれる．したがって，治療者は夫婦がその問題に対処しようと前に試みて失敗したやり方をよく検討することによって，過去の失敗を繰り返すことを避けるべきである．エクササイズは夫婦の役割機能の問題のある側面に焦点を当てる．たとえば，夫婦のどちらかあるいは両方が，配偶者に適切に関わることなく過度に子どもと関わっている場合には，治療者は子どもから離れて共にする活動を含むエクササイズを考えるべきである．たとえば，一緒に休暇をとるとか，一緒に夜の外出をするというようなことである．

それぞれの行動が固定的に分化している夫婦には，交代にやるという一連のエクササイズを用いてもよい．たとえば，しつけについて夫婦の間に深刻な不一致がある場合には，治療者は週の奇数日あるいは偶数日を選んで，お互いが，順番に，この活動に責任を持ち，もう一人は干渉しないようにと指導してもよ

第15章 夫婦間不和のあるうつ病患者に対する夫婦同席治療（IPT-CM）

い。この形式はそれぞれが相手の立場が持つ力を理解し自分の番になったときに相手の行動の要素を取り入れることにつながることが多い。

　この形式は広範囲の課題に用いることができ，コミュニケーション・エクササイズ（たとえば，一日ごとに一方あるいは相手が簡単な会話を始める責任を持つ）や愛情（たとえば，一日ごとに夫婦のそれぞれが相手に愛情表現をしてくれるよう頼む）のエクササイズもできる。これらのエクササイズは，問題全体を解決しようと意図されていないがゆえに強力である。エクササイズを実行しようとするときは，夫婦が自分たちの力で成し遂げていると感じられるようにサポートするのが治療者の仕事である。エクササイズは，少なくとも夫婦との作業同盟が確立され始めてから行われる必要がある。最低でも，夫婦のそれぞれが夫婦関係に取り組むことへの関心を明言していなければならない。

　実行を確かなものにするために，小さな，対処可能なエクササイズから始める。単に問題のある行動を減らすように夫婦に伝えても効果がない。それができるのであれば，自分たちで問題を解決しているだろう。変化を期待する領域を，相手の意志のコントロール下にある行動に限定するよう夫婦のそれぞれを援助すべきである。したがって，比較的永続的な特性（身長，外見）や感情状態（「彼にもっと私を愛してほしい」）は合理的な目標とはならない。愛や思いやりにおいて起こる変化ということについては，治療によって，お互いに対してより多くの愛を感じることを妨げてきた問題を解決できるよう夫婦をサポートするのだと言って話し合うことができる。治療によってお互いに対する行動が変われば，もっと愛情などを示したくなるだろう。

　エクササイズを選ぶ上での一つの視点は，新しく，ポジティブな行動の実行を強調し，古い，ネガティブな行動は強調しないということである。悪い習慣を減らすことは，それに代わる新しい習慣を学ぶよりも難しいものである。したがって，新しい行動を強調した方が，行動を変えなければならない側にとっては，負担や懲罰性を感じずにすむだろう。

　エクササイズははっきりと説明されるべきであり，治療者は夫婦のそれぞれが理解したということを確認するために，それぞれからフィードバックを得るべきである。これには，ある行動が行われる具体的な日や時間を選んだり，時間制限を設けたりすることも含まれる。たとえば，典型的な初期のコミュニケーション・エクササイズでは，治療者は，気が散らされない時間を30分間見つけるように夫婦をサポートしてもよい。課題の形式としては，夫婦の片方が話を始め，その間もう一人は聴き，遮らないことに合意するというものでもよい。

夫婦には自分自身について話をするようにと伝える。実際に，配偶者についての不満以外は何でも話してよいのである。次の15分間は，役割が逆になる。夫婦が課題の性質を理解しているということを確認するために，治療者はセッションの中でそれを練習するよう助けることもできる。

　夫婦はそれぞれの課題においておおよそ対等な役割を担うべきである。たとえば，エクササイズで，夫婦のどちらかが相手に譲歩（たとえば，食器を洗うなど）をするのであれば，もう一人はお返しの譲歩（たとえば，食事を時間通りに用意するなど）をするべきである。前述の「交代にやる」形式では，夫婦のそれぞれが与えられた行動の「責任を持つ」日の数を等しくし，もう一人は注意深い観察者となる。一方の配偶者の機能不全の行動であると夫婦の双方が合意するものに焦点を当てる際には，もう一人の配偶者の役割は相手が課題を実行するのをサポートすることになるだろう。たとえば，次の例である。

症　　例

　R夫人は，夫が子どもに十分な関心を抱いていないと不満を言った。彼は同意した。彼は，もっと関心を持ちたいと感じていたが，やり方がわからなかったのである。彼らにエクササイズを考案する際には，治療者は，子どもへのアプローチ法をR氏に「教える」役割をR夫人に与え，R氏は，限られた，しかし具体的なやり方で子どもたちと遊ぶように努めるという役割を果たした。

　いくつかの段階で，エクササイズを試みようという夫婦の動機付けを高めることができる。過度な悲観主義に対しては，治療者は，課題を実行することは，夫婦が問題を解決するために前に用いた方法とは異なるだろうということを強調するとよい。つまり，夫婦は，これから治療者と共に取り組みながら発展させるほどの技法のレパートリーを持っていなかったのである。エクササイズは，それが直ちに明らかにはならないとしても，夫婦のそれぞれにとって何らかの報いや利益も含んでいるべきである。課題の説明の仕方は，それが実行され達成される可能性に影響を与えるかもしれない。たとえば，抵抗の強い夫婦に対しては，エクササイズは重要であるが小さいことだと故意に話してもよい。より危機に関心を抱いている夫婦に対しては，課題を完了するだけで何かを達成したのだということを夫婦に信じさせるために課題が「重要」だと言うことに価値があるかもしれない。

　治療者は課題が達成されない可能性について夫婦と探るべきである。課題を

第15章　夫婦間不和のあるうつ病患者に対する夫婦同席治療（IPT-CM）

実行する上での失敗を未然に防ぐ一つの側面としては，夫婦のそれぞれに，たとえ相手が自分の役割をきちんと果たさないとしても，自分自身が作業の一部に責任を担っているという自覚を持たせることがある。さらに，治療者は夫婦の片方がエクササイズを実行することに失敗しても相手を罰しないように確認するよう試みる。エクササイズを課した後は，治療者は次のセッションでそれを話し合う。

夫婦がエクササイズを実行したら，治療者は達成感をはぐくむべきである。治療者は夫婦を祝い，それができたことに驚きすら表現してもよい。これは賞賛という形をとってもよい。夫婦が課題を実行しようとしなくても，治療者は批判を避けるべきである。同じく重要なのは，それを真剣にとらえ，エクササイズの実行ができなかったことについては夫婦の両方に責任があるとみなすことである。なぜ課題をしなかったのかという話し合いを夫婦にさせることは難しいことが多い。彼らは「忘れていた」などという最初の言い分を単に繰り返すかもしれない。治療者はこの説明を受け入れてはいけない。話し合いを発展させる一つの方法は，「誤った選択」の技法を用いることである。治療者は複数の答えを持つ可能性のある複雑な質問を提起するのだが，それを，わずかな選択肢しかない単純な質問に答えることを強制するという形で述べるのである。たとえば，治療者は次のように言ってもよい。

> 課題をやらないことには，ふつう，3つの理由しかありません。それは，(1) やり方がわからない。(2) 古いやり方から何か重要なものを得ていたのでそれをやめたくない。(3) 新しいことをやってみることに何らかの怖れを感じる。これら3つのことのどれが起こっているのだと思いますか？　それぞれの可能性について考えてみましょう。

これらの可能性の1つだけが正しいということは滅多にないが，このようなやり方で質問を提起することは話し合いを促進する。

失敗した，あるいは部分的にしか達成されなかったエクササイズの話し合いの後には，治療者は修正された課題を選んで実行するように試みる。その際，前述したガイドラインに従い，しかし前のエクササイズの話し合いで発見された困難を避けながら行う。時には単に同じエクササイズを再び課すということもある。エクササイズの例には，次のようなものがある。

リーダーシップ・エクササイズ

a）お金，休暇，姻戚関係などについての決定をする。
b）異なる専門分野を夫婦のそれぞれに割り当てる。

コミュニケーション・エクササイズ

a）解決につながる議論の仕方を学ぶ（「ケンカのルール」を学ぶ）。
b）その日の芳しくない側面について，決められた時間一緒に話すやり方を学ぶ。
c）より直接的にコミュニケーションする方法を探る。
d）配偶者の気持ちを認識する方法を学ぶ。

親密さエクササイズ Intimacy Exercises

a）二人だけで時を過ごす。夕食に出かけたり，映画を見に行ったり，週末に遠出をしたり，テレビを一緒に見たり，家でろうそくをともした夕食を一緒にとったり，など。
b）お互いに愛情を示す（配偶者が予想していなかったであろう良いことをする，相手を驚かす，居間で寄り添い手を握る，デートをする）
c）性的なエクササイズ（セックスを強化するために，セックスの時間と環境を変える，セックスの儀式を変える。たとえば，どちらから始めるか，前戯を長くするか短くするか，配偶者を満足させるやり方について気づきを深める，など）。

明 確 化

治療者の介入の例には以下のようなものがある。
a）夫婦のどちらかが言ったことを繰り返したり言い換えてもらったりするよう頼む。これは患者が言い間違いをしたとき，何かについて驚くような，あるいは普通でない言い方をしたとき，あるいは前に言ったことと矛盾しているときに役に立つ。
b）夫婦のどちらかが言ったことを言い換えて，それが言いたかったことだ

第15章　夫婦間不和のあるうつ病患者に対する夫婦同席治療（IPT-CM）　243

ったのかどうかを尋ねる。言い換えは，患者が言ったことを対人関係の文脈に位置づけるべきである。たとえば，妻の帰宅が遅かったという出来事を話しているときに，患者が自分の気持ちを「頭に来ました」と表現した場合，治療者は「奥さんに対して頭に来たのですね？」と反応する。

c）言ったことの論理的な拡張に注意を向けたり，暗黙の仮説を指摘したりする。有用な明確化の技法としては，夫婦の注意を題材の表現における**対照的なこと**や**矛盾**に向けるということなどがある。矛盾は，ある話題についての感情表現と言葉で話し合われていることの間に気づくかもしれない。対照的なことは，最初に意図として言ったことと実際の行動の間に，また，目標について言っていることと現実的な限界の間に見られるかもしれない。矛盾した言い方に夫婦を直面させるときには，治療者はそれを調べてみようという精神でアプローチすべきであり，責めるような態度でアプローチすべきではない。たとえば，次のように言う。

　　あなたが以前は［B］と言ったのに，［A］と言っているのはおもしろくないですか？　［あるいは］［A］と［B］の違いから，何がわかるでしょうか。

同席治療の過程で起こる問題

夫婦の一方あるいは両方が過度に悲観的である

　治療にくること自体が，夫婦が自分たちの結婚生活に取り組む関心があるという証拠であると考えられるかもしれないが，夫婦のどちらかが，治療がうまくいかないことを望んでいることもある。治療の初期に，夫婦が自分たちの結婚生活に，そして治療における作業に，どれだけやる気があるのかを評価することは欠かせない。たとえば，夫婦の一方あるいは両方が，すでに結婚は続かないと決めていて，その関係から自分たちを解放するために治療に入ったのかもしれない。治療者は，夫婦の目標が何であろうと共に取り組もうとするが，夫婦が自分たちの意図について正直であることは欠かせない。治療者は夫婦に3つの選択肢を提起してもよい。

1. 二人は今のままでいることもできる。しかし，どちらも変わらず結婚生

活が続いたら何が起こるだろうか？
2. 治療において問題に取り組むこともできる。これによって何が達成されるだろうか？
3. 二人は別れることもできる。

　治療の初めから第1と第3の選択肢を選ぶ夫婦はほとんどいない。これを理解しておくことは，後に治療作業への抵抗に対処する上で欠かせない。夫婦のどちらかが「ストライキに入る」ようであればいつでも，夫婦は第2の選択肢を選んだのだということを思い出させることができる。つまり，結婚生活に取り組むということである。時には治療者がとても杓子定規で融通が利かないことが役に立つ。たとえば，治療者は次のように言ってもよい。

　　ちょっとはっきりさせておきましょう。私たちは契約を変えているのだということをです。私たちはもう，物事を変えようとはしていなくて，その代わりに別れる方向に進むという選択をすると決めたのですね。あなたが言っているのは，そういうことですか？

　治療の初めの頃の悲観主義と治療妨害につながるものが，とりかえしがつかないほど「不当な扱いを受けた」という気持ちに関連して夫婦の一方が相手に対して抱く怒りだということもある。これは夫婦の一方あるいは両方が浮気をしたときに起こることが多い。過去の浮気に対する治療者のスタンスは，それは夫婦間に問題があるというしるしであり，それ以上でもそれ以下でもないというものである。浮気が終わっていれば，現在取り組む作業は，問題を解決して，浮気がもはや魅力的に見えたり必要に思えたりしなくてすむようにすることである。配偶者が結婚生活に取り組むことに関心を表現しているが，相手の過去の過ちについてがみがみ言うのをやめられない場合は，治療者は次のように言ってもよい。

　　あなたたちはお互いに対して本当に怒っているのですね。たぶん，先に進む前に，この怒りを発散しておく必要がありそうですね。

　それから治療者は，夫婦のそれぞれに，3分間を使って何を怒っているのかを相手に伝えるように指導してもよい。この時間の間，相手は単に聴くようにと指導される。この技法は，通常，議論がエスカレートするのを止める。喧嘩を持続させるのは双方の応酬だからである。

別の方策としては，夫婦に，怒りはとても重要なものだけれども，治療の中でそんなに多くの時間を割くことはできないと伝えることもある。その代わりに，治療者は夫婦に，毎晩30分間を選んで，「不当に扱われた」配偶者が苦痛を与えた側の配偶者にがみがみ言い，その間加害者側はただ聴き反応しないようにと指導してもよい。それ以外の時間にはその問題には触れないようにと伝える。この手段は，通常，責めるのをやめさせることになる。相手のいない非難をそんなに長い間続けられる人はほとんどいないからである。

　過剰な悲観主義の別の現れは，片方の配偶者が，どうせ相手が変わる意志もなければ能力もないことはわかっているのだから，自分は問題に取り組んだり変わったりする気はない，と断言するときにみられる。この姿勢に対処するやり方にはいくつかの選択肢がある。第1に，治療者は，夫婦のそれぞれが自分自身だけを変えることに責任を持っているというような言い方ではっきりと課題を伝えてもよい。次のようにである。

　　私の経験では，人は他人を直接変えることにはあまり成功しないものです。むしろ，自分自身を変えることに取り組んでいくと，相手も変わりたいと思うようになるのです。あなたは何年もの間，配偶者を変えようとしてきて，ご自身の頭を壁にぶつけてきたような気がしていますね。たぶん，別のやり方を試すときがきたのでしょうね。あなた自身を変えてみるということです。

　別の選択肢は，不満を言葉通りにとることである。たとえば，夫婦の一方が相手は課題に協力しないと言ったら，次のようにチェックしてみる。

　　可能性は2つしかありません。彼女が正しくあなたはそれをやろうとしていないのか，彼女が間違っていて，あなたはやろうとしているか，です。

　2つの可能性をあからさまに言うことによって，治療者は責められた側に，指示されたことに従う意志がないのであれば素直に問題を認識するという選択肢を与えることになる。この配偶者が疑問を持っているのに協力すると言うことを強制されたのであれば，取り消すのはより難しいだろう。そうであれば治療者は不満を言う人に対して，「それをやるかやらないかのチャンスをご主人（奥さん）に与えましょう」と言ってもよい。

　この介入の別の形としては，夫婦の両方に変化の責任を与えるというものがある。責められた方の配偶者に変化の意志があると言うのであれば，治療者は次のように反応する。「あなたは奥さんを説得するようにがんばらなければな

りませんね，彼女はあなたを信じていないのですから」

　不満を言う人を問題解決に関わらせるために，治療者は次のように言ってもよい。「ご主人はどのように変わったら良いかがわからないのかもしれませんね。たぶん，あなたが［あなたの話を聞く，子どもたちへの関心を示す，などの］やり方を教えてあげれば助かるのではないでしょうか」

配偶者の一方あるいは両方が過度に批判的である

　夫婦の両方が，治療は自分たちの役に立つだろうと感じることが重要である。一方が繰り返し配偶者への不満を言うことに治療を費やせば，それは非生産的であるだけでなく，不和を悪化させ治療を妨害することにつながり得る。この問題に対処するためのいくつかの技法がある。治療者は患者に，相手にコメントするよう励ましたり，それに対して相手が応えるよう励ましたりすることができる。

　　奥さんはああおっしゃいましたが，あなたはどう反応されていますか？　このことについて，あなたはどういう見方をされていますか？

　配偶者に対する批判をそのまま放置すべきではない。治療者はそれを，夫婦に正しい喧嘩の仕方を教育する機会として活用してもよい。たとえば，治療者は「卑怯なふるまいをしない」というルールを作ってもよいし，不満を言っている人に対しては，相手が変えることのできる特定の問題に焦点を当てられるように，不満を言い換えるよう励ましてもよい。

　治療者は責められた側に，不満を言っている配偶者がどう感じているかがわかるかを尋ねてもよい。答えが「ノー」であれば，治療者は責められている配偶者に「彼女が幸せになるためにあなたが何をする必要があるのかを教えてもらってください」と言ってもよい。そして，不満を言っている方には，「彼がどのように変わるべきか，もっと一生懸命教えなければならないですよ」と言ってもよい。

　治療者は不満を言う人にやめるように励ましながら，不満をポジティブな見地から言い直そうとしてもよい。

　　本当にお疲れさまです。ご自分のことだけでなく相手のためにまで話してあげたり問題を理解してあげたりしておられるのですから。でも，そうすると，あなたの

お連れ合いはこういうことを自分でやらなくてもよくなってしまうのです。彼（彼女）は，あなたにそれほど保護してもらって助けてもらう必要があるのでしょうか。あなたはそんなに一生懸命やらなければならないのでしょうか。

治療者はそれから批判された配偶者にこう言ってもよい。「あなたは奥さんにいつもあなたに代わって話してもらう必要がありますか？」配偶者はノーと言うだろう。そうしたら治療者はこう続けることができる。「では，あなたは彼女に，そうする必要はないということを説得しなければなりませんね」

厳しいやり方ではあるが，不満を言う人の批判を大げさに言うことによって冷やかすということもできる。

　あなたは，100パーセント悪い人と結婚しているとおっしゃっているわけですよね。どのように対処されているのですか？　本当に，良いところはみじんもないのですか？

一方あるいは両方の配偶者が遮ったり一人でしゃべったりする

過度な遮りや独占に対処する最も直接的で実用的なやり方は，それに関するルールを作ったり，単に「お連れ合いに話を終わらせてあげましょう。あなたの順番も来ますから」あるいは「お二人が同時に話すと聞こえないのですが」などと言って介入したりすることである。

夫婦が治療の内外で絶え間なく議論をする

口論の繰り返しは非生産的であり，治療を受けても良いことがないのではないかという夫婦の悲観を増すことになる。一つの反応の仕方は，夫婦は治療者を通して話すべきだと主張することである。あるいは，議論に限界とルールを設けるやり方もある。たとえば，治療者は家でもセッションでも，一つの議論に時間制限を設けても良い。制限時間の終わりには，夫婦のどちらにも決定的な言葉を言わせないように，両方が「あなたがそのように感じていることを残念に思う」と言うことで終わらせることができる。

別のやり方は，議論の中で夫婦にコーチすることである。一つのシンプルな指示は，それぞれの話から「あなた」という言葉を除いて，問題を「私」を主語にして言い換えさせるというものである。「……だから私は傷ついた」，「私は……したい」というようにである。

治療が進まなくなる

　治療は進まなくなることがある。患者は繰り返し同じ題材を焼き直したり，明らかな問題が残っているのに治ったと言ったり，重要な問題について話せなかったり感情が起こらなかったり，症状が悪くなったりする。これらの状況の扱い方はさまざまであるが，共通する仮説は**何か重要なことが避けられている**ということである。夫婦の一方あるいは両方が，治療者や相手に秘密を知らせないでいるのかもしれない。あるいは，治療が，まだ明らかに認識されていない個人の動機や夫婦の役割と相容れないのかもしれない。その他，夫婦が本当に良くなっており，もはや治療を必要としていないという可能性もある。

　治療が進まなくなったときには，治療者は，これらの状況のどれが起こっているのかを判断する。治療者は夫婦が治療を続けたいのかどうかを探ってもよい。たとえば，次のようにである。

> 　私は，この2～3セッションで，話すことがあまりなさそうだということに気づきました。私たちはもう治療目標に達していて，取り組み続ける必要がないのでしょうか。第4セッションで決めた目標を振り返ってみましょう。[あるいは，よりシンプルに，]お二人が話をしないのは，気分が良くなったからですか？

　後者であるということは滅多にないが，それを言葉にすることで，まだやるべき作業が残っていることを指摘することになり，治療目標に患者を再び焦点づける助けとなる。

　秘密が隠されているという可能性を探るために，治療者は次のように言ってもよい。

> 　私たちは姻戚の方たちの問題について，あまり進歩のないままに，行ったり来たりしているようです。治療で物事がスローダウンするときは，何かもっと重要なことが話されていないという場合が多いのです。時にそれは，浮気のように第三者についてのことであったりすることもありますし，今まで話すのが難しかったことである場合もあります。ここでもそのようなことが起こっているのだと思いますか？

　他の可能性が除外されたら，治療者は，結婚生活において問題となっている行動を維持している重要な力に治療が突入したと推測しなければならない。治療者は，治療が進まなくなった状況を評価することによってこの可能性を探ることができる。たとえば，その問題が始まったのはいつか，というようなこと

である。

「ルール違反」を扱う

（第4章参照。）悪行に基づく「秘密」を持っている結婚生活もある。これらの秘密としては，夫婦間の不貞や，財産の乱用や，他の形で信頼を裏切ることなどがある。実際の臨床では，何らかの悪行を治療者個人に対しては認めるが，その「ルール違反」を夫婦療法で配偶者に打ち明けることは拒むという状況が頻繁に起こる。秘密があると夫婦間不和の再交渉が難しくなる。この状況が起こったら，その人が秘密を打ち明ける準備ができたと感じるまで個人療法を続け，それを夫婦の精神療法の作業における話題にしなければならない。

対人関係という状況では，「ルール違反」を冒した人は，それを相手に打ち明け，許しを請い，償いをすると申し出，許しを受けなければならない。そうなって初めて，その関係の再交渉をすることができる。それに対応したプロセスが，苦しめられた側にも起こる。自分が傷つけられたということを認識し，知っている悪行に対して正当な要請をし，告白を聞き，許しを与え，償いの方法を提案し，関係を再交渉することによって問題を解決する。

症　例

35歳の主婦マーティナは，38歳の夫フレッドと，7歳と10歳の2人の息子と共に暮らしていた。最初のセッションに現れたマーティナは，魅力的で，身なりの良い女性で，悲しそうに見えて，泣くことが多かった。彼女は，自分の人生をドラマチックな言葉で話す傾向にあった。フレッドは，思いやりがあったが，感情を表に出さず，控えめで距離のある態度で柔らかく話した。

初　期
セッション1
うつ病の病歴と社会的な状況。この時間は，治療者が，マーティナとフレッドに16週間会うという説明から始まった。うつ病の病歴がマーティナから明らかにされ，その間フレッドは聴いていた。マーティナは4年間抑うつ的に感じていたと話した。それは，マーティナの実家の近くの故郷から転居したときに始まっていた。彼女は両親と頻繁に接触していた。マーティナたちが転居したのは，地方の，フレッドの大学時代からの親しい友達がたった一人だけいるが近くに親戚もいな

い，比較的孤立した地域だった。転居の少し後に，マーティナの母が乳癌にかかり，治療はうまくいったが，力になれなかったマーティナにはかなりの苦悩がもたらされた。

転居の後，フレッドは弁護士を開業し，マーティナは彼の秘書として機能した。この取り決めはストレスをもたらした。彼女は仕事と2人の幼い子どもたちの世話をしたいという願望の間で引き裂かれる感じがしたからである。2年後，フレッドは業務を変化させ，マーティナは家にフルタイムでいるようになったが，夫からどんどん孤立していくように感じていた。彼は，一日に12時間働き，土曜日にも働くことが多かった。彼女は子育てと家のことに全面的な責任を負っていた。マーティナは教会と子どもの学校を通して何人かの友達を作っていたが，自分がコミュニティの一部だとは感じていなかった。彼女は仕事をしているときの方が大きな自信を感じていたので，キャリアを追求することに決めたが，彼女の大学の学位では，仕事上のスキルにはならなかった。彼女は，法律の資格につながる困難な教育コースと，よりきつくない教師への道との間で引き裂かれる感じがしていた。彼女は後者を選び，前の年には地元のコミュニティカレッジで教育のコースをとっていた。

マーティナの大うつ病エピソードは，受診の6～8カ月前に発症していた。彼女は無感情と罪悪感が特徴の広範囲の不快気分があると言ったが，それは平日に悪く，夫が家にいる週末には改善していた。彼女は，いらだちを感じ，子どもたちにガミガミ言い，そして，発作的に泣くことが多く，それはコントロール不能と感じていた。集中することがいくらか難しかったが，授業中の勉強と家事はすることができていた。彼女は病気の母親の娘として，子どもたちの母親として，夫の妻としてのできが悪いことについて，あまねく罪悪感があるのだと言った。彼女はセックスと，ほとんどの楽しい活動への関心を失っていた。彼女は常に不安を感じており，頭痛が頻繁にあった。彼女は多くの社会的な接触から引きこもっていた。時折自殺念慮を抱いたが，実行しようという意志はないと言った。それは彼女の宗教的な育てられ方と家族的義務のためであった。早朝覚醒，焦燥，制止はないと言ったが，食欲の低下と7kgの体重減少があると言った。

うつ病に対する配偶者の見方

フレッドが妻のうつ病に気づくようになったのはつい6～8カ月前だった。それ以前には，彼女の不幸の程度を認識していなかったのである。いくらかの夫婦の問題に気づいてはいたが，彼は，本来妻の問題だと思っているものの治療に関わることには気が進まなかった。

うつ病に対する配偶者の反応

夫婦は，両方をがっかりさせ，消耗させた多くのやりとりを話した。いつものこ

ととして，フレッドが家に帰るとマーティナは泣いていた。彼が彼女の話を聞き出そうとすると，話し合いは彼女のキャリア計画についての複雑な気持ちが中心となった。彼は，開かれている選択肢を徹底的に検討しようとし，父親のような態度で正しい選択に彼女を導こうとしたものだった。すると，マーティナは，彼は支持的ではなく自己中心的であると責め，彼自身のキャリアだけを気にかけ，彼女や家族を気にかけていないと言って責めるのだった。マーティナの泣きながらの痛烈な批判に対して，フレッドは最初はこわばり，その後にそれは怒りとなるのであった。この「同情的な」，しかし支配的なアプローチをとるのではなく，彼女が「自分の行動をコントロールできない」ことについてガミガミ言うこともあった。マーティナの機嫌が悪いときには，彼はマーティナの気をそらそうとすることもあったし，何も話そうとしないこともあった。

　マーティナは自分の爆発を恥ずかしく感じると言ったが，夫がもっと家族に関心を向けることを望んでおり，彼女がキャリアを選ぶ上で彼のサポートを求めていた。フレッドの方は，家族から離れてこんなに多くの時間とエネルギーを使うことについての懸念を話したが，自分の仕事ではやむを得ないことだとも感じていた。彼は彼女の感情的な爆発によって消耗していたが，どのように反応したらよいかがわからなかった。

心理教育

　治療者は夫婦にうつ病についての教育をし，うつ病に対処する家族が共通して直面する問題について教育をした。マーティナのうつ病を引き起こしたものは明らかではないが，彼女は多くのストレスにさらされており，そしてひとたびうつ病になると，それらのストレスは圧倒的に見えるのだということを夫婦に伝えた。彼女は大うつ病の診断基準を満たしていた。彼女はうつ病を払いのけようとしていたが，うつ病に対して彼女がコントロールできることは限られていた。夫婦は対処するためにベストを尽くしてきており，フレッドは時には支持的にふるまってきたが，はねつけられてきた。すると彼は怒りと不満を持って反応し，マーティナのうつ病と引きこもりを悪化させ，それが彼女の孤立感をいっそうひどくした。彼の反応は「心配した夫の自然な反応」と説明された。しかし，うつ病の人は自分の症状を十分コントロールすることができないため，このやり方はうまくいかないのだった。うつ病の人に「元気を出し」たり変化をしたりするように言っても無益である。これらの介入は夫婦の両方を失望させるか怒らせるに過ぎない。

　配偶者は自分がうつ病を治すことができると感じるべきではない。他方，そばにいてくれて同情的な配偶者は力になるものであり，配偶者が引きこもるのは建設的ではない。そばにいるけれども押しつけないということは，配偶者が歩まなければならない微妙なラインである。

マーティナとフレッドには，うつ病の予後は良いということを伝え，受けることのできる治療の選択肢とIPTの詳細について説明した。治療者は最初の頃のセッションは夫婦について，そしてマーティナのうつ病についてより多くを学ぶことに費やすということを伝えた。

セッション2

セッションは，**結婚生活の歴史**を夫婦の両方から聞くことに費やされ，それぞれが交代で詳細を述べた。夫婦は大学時代にデートを始め，16年前に結婚した。マーティナは夫のことを自分が偶像視していた「キャンパスでの人気者」と表現した。対照的に，彼女は，哀れな娘であり，家から離れて寂しさを感じていた。彼は強く，支持的で，彼女を助けてくれた。彼は彼女の外見の良さ，彼に対する敬愛，彼女の温かさと情の深さに惹かれた。マーティナは二人の関係の初めから自己主張することは難しかったと言った。一つの例として，二人は正式なデートを一度もしたことがなく，週末の夜に彼女の寮に来るかどうかを彼が自分で決めていたことを挙げた。彼女は常に彼のために準備をしていて，彼が来なくても，あるいはとても遅く来ても，不満を言わなかった。彼女は彼とつきあえてとても運がよいと感じていたので，自分が何かを要求してもよいとは感じていなかったのである。結婚生活の間，二人は何度も転居し，フレッドの教育上・職業上の必要のために離れて過ごす時間が長かった。一度だけの短い期間を除いては，彼は2つの仕事をしているか，仕事をしながら学校に通っていたのだった。二人は多かれ少なかれ彼の教育的・経済的な流動性に合意していたが，それが自分たちを消耗させているということにも合意していた。フレッドが収入を得る一方で，マーティナは家事と育児に責任を持っていた。一時期，マーティナは比較的重要な仕事をしていた。彼女はその期間の自分が最も好きだったと言ったが，仕事と母親業を両立させることができなかった。彼女は子育てをしながらのキャリアと，フレッドのキャリアをサポートすることのバランスをどのようにとるかということについての長期にわたる内面的な葛藤を話した。

夫婦としての二人の機能を振り返っていくと，二人は，経済的なことや，姻戚関係や，子どものしつけや，性的な活動については著しい不和はないと言った。不一致の主要な領域は，意志決定，役割分業，そしてコミュニケーションであった。マーティナはいつも夫の要求に黙って従い，大きな決定にはほとんど関わらせてもらえず，つい最近の転居についてもそうだと感じていた。彼女はそれに慣っていたが，自己主張せず言いなりになった自分のことも責めていた。対照的にフレッドは，マーティナは多くの共通の決定に大きく関わってきたと感じており，整然と半ダースほどリストを挙げた。

役割分業については，マーティナは主に夫が家にいないことと家庭生活への関わりが欠けていることについての不満を述べた。彼女は一切の家事の義務を担ってい

ることに慣っていたが，メイドを雇うことにも気が進まなかったし，彼のキャリアをサポートすることが自分の義務だと感じていたので，夫に助けを求めることにも気が進まなかった。家事よりも重要だったのは，フレッドが，マーティナと家族との間に，時間的・感情的な関わりを欠いていることであった。それらは重大な問題であると夫婦は合意した。コミュニケーションについては，マーティナは，夫に話をわかってもらえると感じていた。他方，彼は，自分はできる限り気を遣っているが，疲れ切っていることが多く，妻の混乱した感情的で矛盾した要求にどのように応えたらよいかがわからないと認めた。この問題を話し合っている間，マーティナは，不満を感じ，何事も変わるわけがないという絶望をはっきりと述べた。

　治療者は，現在の結婚生活の機能において問題のある領域を振り返り，夫婦は自分たちのジレンマから抜け出す方法を見つけることができていないが，治療の作業が選択肢を探ることになるであろうし，そこには二人が今までに考えたことがないものも含まれるだろうと言った。

セッション3

　このセッションでは，夫婦のそれぞれの**原家族**と**対人関係質問項目**に焦点を当てた。夫婦のどちらも，よく働くことを強調する労働階級の家族出身であった。マーティナは，自分の両親の結婚生活は自分が避けたいモデルだったと言った。移民である父親は2つの仕事をしており，家にほとんどいなかった。彼女の母は気分屋で，家族の社会経済的なレベルと夫の不在について憤慨していた。両親は公然と口論することはなかったが，愛情表現はほとんどなく，宗教的な道徳を大いに強調した。患者は従順で，自己主張のない娘に育ち，学校の成績によって環境を克服しようと試みた。家族内での彼女の役割は，感情的な活発さで他人を元気づけることであった。患者は自分自身の憤慨と勤勉と孤立は自分の母親に似ていると認識しており，変えられる可能性についてますます絶望を感じていた。

　フレッドは大きな農家の長男だった。彼の両親はどちらも極度によく働き，厳しく，余暇活動も愛情表現もほとんどなかった。彼は家族の中で高い教育を受けて専門家になった唯一の人間であった。フレッドもまた自分の家族が結婚生活について厳格で喜びのないモデルを提供していることを認識していた。

　治療者は，セッションのまとめとして，夫婦のどちらもが新しい役割をもった結婚生活を築こうとしたということを指摘した。自分たちの家族が示したモデルには従いたくなかったのである。現在の治療の課題は，より大きな幸せを生み出す別のモデルを探ることであった。治療者に夫婦のそれぞれに，取り組むべき3つか4つの治療目標のリストを作ってきてほしいと言い，その目標に達するために夫婦の両方にできることを考えてきてほしいと言った。

セッション4

このセッションでは治療目標を検討した。マーティナは2つを挙げた。それは，(1) 一緒に過ごす「クオリティ・タイム（訳注：質の高い時間）」を増やす必要性，(2) よりよいコミュニケーションと彼女が意志決定に関わっていると感じられることの必要性であった。これらの目標をさらに練り上げる際に，マーティナは揺れ動いた。特に，「クオリティ・タイム」の問題についてである。一方では，夫はもっと彼女や家族と過ごす時間を増やさなければならないと彼女は言い，そうでなければ「結婚ではない」と言った。その一方で，彼女は，とても重要で忙しい仕事のスケジュールのある人の時間を要求する権利などないということを自己卑下するような言い方で言った。治療者は彼女の相反するメッセージを指摘した。つまり，彼女にとって，夫に，はっきりした正当な要請をすることは難しかったのである。さらに，この「相反するメッセージ」問題が，コミュニケーションの問題の背後にあるのかもしれなかった。するとマーティナはわっと泣き出し，自分はとても惨めで価値がないので，何の要求をする権利もなく，夫は彼女がいない方がうまくいくだろうと言った。彼女は自分が「弱者」だと感じていた。治療者は，マーティナは弱者ではなく「情にもろい」方なのであり，結婚生活において夫婦の両方に深刻な損失をもたらす痛みを背負っているのだと言った。夫婦の両方が，自分自身を酷使しており，共通の，そして個人としてのご褒美を与えていなかった。彼らの役割は異なりすぎていた。マーティナはすべての苦しい感情を表現し，フレッドはそれに応じて表現をどんどん減らしていたのである。

フレッドは，自分の治療目標を検討する際に，自分が過度に仕事に専心しており，家族と過ごす時間が少なすぎるということを容易に認めた。彼はまた，マーティナと話す際の不満を認めた。しかし，彼は変わるための「負担」は彼の側にあって，それは「苦痛」だろうと言った。治療者は，この変化から得られるメリットがわかるようにサポートしようと試みた。彼は家族や妻と一緒にいることが楽しいか？彼はイエスと答えた。彼らのために時間を見つけることはなぜ難しいか？彼は仕事に「駆り立てられる」ことを認め，それは最初の子どもが生まれたときに始まったと言った。良い父親であるということは，家族に不自由な思いをさせない人であることを意味すると感じていた。彼は，変わるのは難しいだろうと認めた。マーティナは泣き出し，彼は決して変わらないであろうと断言した。すると治療者は鋭くフレッドに「彼女は正しいのですか，それとも間違っているのですか？あなたは家族のための時間を見つけられますか，それとも見つけられませんか？」と尋ねた。彼はできると答えた。治療者はするとマーティナの方を向き，「彼に変わるチャンスを与えていただけますか？」と尋ねた。彼女はイエスと答えた。

治療者は，夫婦は同様の不和の領域を認識しており，同じ治療目標を持っていると言った。第1の目標は，一緒に過ごすクオリティ・タイムを増やすことであり，

第2の目標はより自由にコミュニケーションをする方法を見つけることであった。次のセッションは第1の目標に取り組むことに費やすということに全員が合意した。

中　期（セッション5〜12）
セッション5
　セッションの間に2週間が入り，それより前の2回のセッションはキャンセルされ日程を変更していた。治療者は出席についての問題を指摘した。夫婦の両方が，受診することへの興味を明言し，治療によって目から鱗が落ちるようだと言った。スケジュールの問題は，フレッドの不規則な仕事のスケジュールから起こっていた。治療者は治療と結婚生活全般が似ているということと，フレッドは両方のために時間を見つける必要があることを指摘した。セッションの多くの時間が，もっと多くのクオリティ・タイムを共に過ごすという目標を達成するための計画を考えることに費やされた。

　夫婦の両方が，フレッドの仕事のスケジュールの限界を認識していた。治療者は，子どもたちなしで一緒に過ごす時間を週に一回具体的に計画することを考えるよう提案した。この時間は共にする活動のために確保しておき，緊急事態が起こってその目的のために使えなくなったときには，日時を変更するのである。夫婦は興味をそそられた。話し合いの後，彼らは金曜の夜を選んだ。それから彼らは一緒の時間をどのように過ごすかを話し合った。治療者の提案により，金曜日の夜をどのように過ごすかを交代に選ぶことを決め，次の金曜日の計画を立てた。治療者はこの計画がうまくいかない可能性を予測してみてほしいと言った。夫婦は，うまくいくだろうと感じていた。彼らは一緒に過ごす時間は楽しいと主張した。マーティナは，彼女のうつは，フレッドが家にいる週末には改善し，彼と過ごす時間が少ない週には次第に悪くなるのだと指摘した。

　その後，この計画を前に考えたことがなかったのはなぜかを夫婦に尋ねた。フレッドは，自分のすべてのエネルギーを仕事に捧げる義務に縛られているように感じていたため，このような休みを自分に与えることができなかったのだと答えた。マーティナには，どのようにしたら彼がリラックスしてその時間を楽しむように助けることができるかと尋ねたが，彼は彼女が特別なことをする必要はないと感じていた。マーティナの方は，夫が仕事ばかりしているということは自分が考えていたよりも誠実な目的を持つものであり魅惑的なことではなかったのだということを認識した。彼女のこのコメントは，彼が関わっていた公聴会に参加してみた体験に基づいており，それがどれほど退屈だったかを話した。

セッション6
　このセッションでは，一緒に晩を過ごすという計画のフォローアップをした。こ

れはとてもうまくいった。夫婦は何年かぶりに，二人だけで夕食に出かけたのだ。二人ともがその時間を楽しみ，その時間中緊張はほとんど感じなかった。マーティナは希望を感じた。治療者は彼らを祝ったが，そんなに早く変わることができるのだろうかという疑念を言葉にし続けた。その後の話し合いは，マーティナが自己主張をすることの難しさに焦点を当てた。彼女は自分が関心を向けられるに値しないと感じていたので，何の要求もしない傾向にあった。要求をするときには，それは怒った，大げさな，泣きながらの爆発という形をとるのが普通であった。夫はこれらを彼女が「疲れ過ぎ」ている証拠だと解釈し，その内容を無視する傾向があった。彼女は，フレッドは家族や彼女を「気にかけていない」と怒って責め，それからそれを撤回して謝罪した。フレッドの側では，自分の優先順位を変えなければならないような要求には関心がなかった。彼は妻から受け取るメッセージの混乱を，それを無視することによって利用していたのである。

セッション7～8
第7セッションは，フレッドが提案したとっさの思いつきの休暇を夫婦がとったため，キャンセルされた。二人は第8セッションに，日焼けして，健康的で，上機嫌でやってきた。フレッドは法律の仕事を完全にパートナーの手に委ねて出かけた。それは彼にとって初めての経験だったが（パートナーは彼に責任を委ねて出かけることが多かったのだが），休暇の間心配から解放されることの自由に驚いていた。治療者は，クオリティ・タイムを過ごす別のやり方を創造的に見つけたことで彼らを祝い，再び，なぜ今までこれができなかったのかを考えてみるように励ました。治療者は，治療が終わったときに古いパターンに戻るのを防ぐために，彼らが今何を違う形でやっているのかを明確に表現してみてほしいと言った。夫婦は，自分たちが治療の半分を終えたことに気づいた。コミュニケーションの問題が再び出てきて，二人の異なるスタイルが認識された。

セッション9
第8セッションと第9セッションの間に，マーティナは治療者に電話をかけてきた。フレッドが，彼女個人の問題であり夫婦の問題ではないと言ったことについてであった。その問題とは，フレッドの親友であった男性とのつきあいを夫婦が続けていることであり，マーティナは2年前に彼と不倫をしていたのだった。マーティナはこの男性に会い続けることを気分良く感じていなかったが，フレッドは何の不快もないと言っていた。治療者はマーティナに，これは夫婦の問題だと思えると言い，次のセッションで話し合うべきだと伝えた。

このセッションは，夫婦の歴史の隠されてきた部分についての詳細な説明から始まった。浮気は2年前に起こり，その理由は，マーティナの言葉によれば，「リッ

第15章 夫婦間不和のあるうつ病患者に対する夫婦同席治療（IPT-CM） 257

クは，夫が示してくれない愛情と関心を示してくれたから」であった。数カ月後，彼女は進行中の不倫について告白し，フレッドは離婚すると脅した。彼女は実家に戻ることを考えたが，状況を知ると実家の家族は彼女を拒否した。マーティナは自暴自棄になり，罪悪感を抱いた。彼女は今，不倫後のこの嵐のような1カ月から自分は決して完全に立ち直ったわけではないと感じていた。

その後，事態は落ち着き，夫婦は通常通りの生活に戻ろうとし，そこには月1回リックと会うということも含まれていた。彼はフレッドの大学時代の親友で，彼らがこの地域に転居してきた理由の一つであった。マーティナは，リックが夫と競い，自分たちの結婚を壊したがっていると感じていた。彼女はまた，この裕福でハンサムなプレイボーイに惹かれてもいた。リックとの接触を続けることは苦痛だった。リックは彼女をからかい，冷やかすが，フレッドは止めようとしないからであった。

夫婦のリックとの関わりについてはいくつかのわからない点があったが（たとえば，マーティナがまだ彼に惹かれていること，フレッドが彼に感じる魅力に同性愛的な性質がある可能性），治療者は治療の2つの中心的なテーマに焦点を絞って質問をしていくことに決めた。それに，マーティナがどのようにして自分のニーズを明確にするかということと，フレッドが彼女に対してどのように応えられるかということであった。問題はコミュニケーションの問題として捉え直された。つまり，リックとの接触を制限するか，少なくともフレッドがリックのからかいを止めてほしいという望みをマーティナがはっきり言葉にしないことである。彼女はこれらの問題を以前に口にしたことがあったが，フレッドは問題を小さく評価する傾向があり，マーティナは引き下がったのだった。セッションが終わる頃，夫婦は，次のセッションまでの間にリックとの関係の扱い方の選択肢を自分たちで話し合うように励まされた。

セッション10

このセッションではコミュニケーションのテーマを追求した。夫婦はリックの扱いを「臨機応変にやる」ことに決めていた。夫婦の両方が，リックとの関係を続けていくことに興味があると言った。治療者はそれが何を意味するのかを詳しく尋ね，リックから自分を守ってほしい，そして社交的な集まりによく出かける際に自分にもっと関心を向けてほしいという，フレッドに対する彼女の望みをはっきりと伝えるよう援助した。夫婦は大きなパーティによく参加していたが，彼女はそこで彼に見捨てられる感じがしていた。彼は彼女がそんなふうに感じていたことに驚きを表現した。夫婦はこの問題についての改善策を話し合った。マーティナがこの問題を今までに一度もはっきりと口に出したことがないということは，フレッドが彼女の話を聴かないというテーマに結びついていた。ひとたび問題がはっきり表現されれば解決は簡単であるということを考えてみるよう，夫婦の両方を励ました。

セッション11

このセッションでは,夫婦間不和は行き詰まりから活発な再交渉へと移ったことが明らかになった。夫婦は前の金曜日に大声で激しい議論をしたと言った。フレドは,予定されていた「一緒の」夜,マーティナが晩の準備のために苦労した後に,遅く帰ってきた。彼女はひどく不満を言い,それは議論となり,夫婦は最初,晩の計画をキャンセルすることに決めた。二人はその問題を15分から20分間話し合い,それから出かけて楽しい晩を過ごした。夫婦の両方が,最初は腹が立ったが,より率直なコミュニケーションをしているということを示す機会だったと言った。抑制された,くすぶった憤りを何日も続けるのではなく,短い,生産的な喧嘩をしたのだった。治療者は彼らを祝い,積極的に,しかしフェアに交渉することの重要性を強化した。

セッション12

このセッションでは,マーティナは目に見えて怒っており,フレドについて漠然とした不満を述べた。たとえば,彼には騎士道的精神が欠けている,というようなことである。しかし,尋ねていくと,マーティナは彼の行動が大いに改善したと言った。彼女自身は,この数日間,なぜか妙に機嫌が悪く,涙もろく,イライラしていた。これは月経前に起こることが多かった。治療者は彼女のむら気について詳しく今までのことを尋ね,その間フレドは聴いていた。彼女は大人になってからずっと月経前には不機嫌になっていた。治療者はこれを真剣にとらえて婦人科に相談するように勧めた。

治療者はそれから,マーティナの不機嫌は夫婦のコミュニケーションに影響を与える個人的な問題だと言った。マーティナはフレドへの不満が現実的な問題に関連しているのか,それとも月経前の気分によって強調されているのか,なかなか見分けられず,そのために正当な問題や要求をはっきりと伝えることに躊躇していた。マーティナがそれを区別できるよう助けられるかどうかを夫に尋ねた。彼は,その問題には気づいていると言った。

中期についてのコメント:中期のセッションでは治療の2つのテーマに焦点を当てた。(1) 一緒に過ごす時間を増やすこと,(2) コミュニケーションにおいてマーティナの話を聴いてもらう機会を増やすこと。これらのテーマは夫婦として一緒に夜を過ごすという最初のエクササイズと,それを治療の間ずっと続けることによって促進された。エクササイズは夫婦の,うまくいく新しい習慣となり,セッションでの題材を提供した。限られた数のテーマに焦点を維持することによって,マーティナの不倫が明らかになったときに,非難の泥沼や病的な秘密にはまりこむことから治療を守ることができた。

IPT-CMと他の夫婦療法を区別する特徴は,「患者」としてのマーティナの個人

的な問題に焦点を当てることであった。治療者は，夫婦のそれぞれの個人的な問題と，結婚生活上の共同の問題とを注意深く区別した。マーティナが月経前の不快気分について話したとき，治療者は，それまでのセッションでは夫婦の問題だけに焦点を当ててきたのに対し，彼女に「患者」としての焦点を当てた。夫婦の問題に焦点が戻ったのは次のセッションであった。

終結期（セッション13〜15）
セッション13
　夫婦はリックも参加していた結婚式に出席したという話をした。夫婦のどちらもが楽しみ，マーティナはフレッドの気遣いについて話した。治療者は進歩したことについて彼らを祝い，治療の終わりが近づいてきているということを彼らに思い出させた。二人には治療での経験を振り返ってほしいと言った。フレッドは家族との余暇時間の重要性を違った目で見るようになったと言い，自分の人生が現在なりつつあるように，充実したものになりうるのだということに驚きと喜びを表現した。コミュニケーションの問題が何度も繰り返され，マーティナの（1）フレッドの時間がもっとほしい，（2）自分とリックとの問題にもっと注意を向けてほしい，（3）社会的な集まりのときにもっと気を遣ってほしい，という願望の例が挙げられた。3つの例のすべてにおいて，フレッドはやる気を持って応え，彼自身が払った犠牲はほとんどなかった。以前に欠けていたことは，マーティナからのはっきりとした依頼であり，フレッドは応え方を知っていたのであった。

セッション14
　夫婦は「普通の」週だったと言い，いくつかの小さな口論はあったが自分たちで解決することができていた。最も重要なことは，上の息子にフレッドから話をしてほしいというマーティナの望みであった。彼は最初その要求を断ろうとしたが，彼女はそれが重要だと思うと彼に言い続けた。彼は応じ，最終的には息子とより親しくなる機会を喜んで受け入れた。夫婦の両方が満足を感じた。さらに，フレッドは家族の活動に新たに関わるようになった。彼はマーティナと共に前よりも教会に行くようになった。彼らはこれをどちらにとっても満足なことだと感じた。夫婦は一緒に金曜日の夜を過ごし続け，この実践がうまくいっているということを話した。
　治療者は将来を一緒に考えてみるように彼らを励ました。マーティナは，自分のキャリアについて以前よりも葛藤が減ったと言った。彼女はフレッドが自分のもとを去り，自分自身を養うための仕事のスキルが必要になると確信していたため，キャリアの必要を感じていただけだったと言った。彼女は結婚生活に前よりも自信を持っていると言い，子どもたちが大きくなるまでは教員免許以上のトレーニングを追求する必要はないと感じていた。

> **セッション15**
> **最終セッション**
> 　夫婦は前週の逆境の中で一緒に努力したことを話した。大雨で地下室が水浸しになり，フレッドは仕事が特に難しい週だった。これらの状況が争いの原因となる代わりに（前はそうだったが），夫婦は毎日の終わりに苦難を打ち明け合い，お互いのサポートが役に立った。フレッドは，マーティナが弁護士ではないにもかかわらず，仕事の問題を彼女に話すことが楽しいということに気づき，マーティナは，話をしてもらうと，彼により親しみを感じ，彼の人生により関われていると感じた。彼らの会話は深くなり，家の惨事やお金や子どもたちの問題以外のことも話すようになった。彼らは結婚生活への満足が大いに増したと言い，自分たちがこれからもうまくやっていけると信じていると言った。
> 　マーティナはうつが改善したと言い，今では短い期間の「不機嫌」だけになっていた。彼女はもはや大うつ病の診断基準を満たしていなかった。彼女はその時点では，さらに個人治療を受けることには関心がないと断言した。フレッドは，家族と余暇活動から満足を求めるようになったため，治療は自分の人生を変えたと言った。彼は自分が3次元になり始めていると感じており，他のことを犠牲にして仕事にとりつかれていた多くの年月を後悔していた。コミュニケーションの問題が再び簡単に振り返られ，夫婦は結婚生活の危険信号がわかるように，そしてマーティナはさらなる治療の必要を示す危険信号がわかるように励まされた。

効　　果

　IPT-CMの一つのパイロット研究に加えて，2つの臨床試験が結婚生活上の問題を持つうつ病患者の夫婦同席治療と個人療法を比較している。Jacobsonら（1991）は，60名の既婚うつ病女性患者を，無作為に，同席行動夫婦療法 conjoint behavioral marital therapy（BMT）のみ，個人認知療法のみ，あるいは個人認知療法と同席BMTの組み合わせに割り当てた。結果は，BMTは夫婦関係の悩みのない夫婦においてはうつ病に対して個人認知療法よりも効果がなかったが，結婚生活上の悩みのある夫婦に対しては2つの治療は同等の効果を示した。BMTのみでは，悩みのある夫婦の夫婦関係に有意にポジティブな影響を与え，同席BMTと組み合わせた認知療法のみが，悩みのない夫婦の結婚への満足を強めた。対象数が少ないことと，対照群がないことが，結果を限定的なものにしている。治療終了6カ月後と1年後のフォローアップでは，治療間の違いは見いだされなかった。治療後に夫が妻の助けとなる行動をどの

程度とるかは，妻の回復と関連していた（Jacobson et al., 1993）。

O'Leary と Beach（1990）は，妻がうつ病で夫婦間の不一致のある36組の夫婦を，無作為に，夫婦療法，認知療法，ウェイティングリスト対照群に割り当て12週間研究した。夫婦療法あるいは認知療法を受けた女性のうつは統計学的に有意で臨床的に意味のある改善をした。夫婦療法は認知療法あるいは無治療と比べて，結婚生活上の満足の大きな増加を生み出した。その違いは，1年後のフォローアップでも続いていた。したがって，この所見は，夫婦療法はうつ病を伴う臨床的に重要な夫婦間の不一致に対して個人療法よりも効果的である可能性を示唆している。

IPT-CM の効果

IPT-CM のパイロット研究が行われ，その可能性と患者の受け入れ度と効果の予備的なエビデンスを調べた。それは，個人 IPT と同席 IPT を，症状，社会機能，結婚生活への適応 marital adjustment という点において比較したものである（Foley et al., 1989）。

18組の夫婦が参加した。もともと大うつ病の治療を求めた方の配偶者が「患者」としての立場を与えられた。「患者」は，既婚で，非双極性・非精神病性の外来患者で，年齢が21歳から60歳である，5名の男性と13名の女性であった。患者は，診断面接（SADS-L; Endicott AND Spitzer, 1978）に基づいて現在の大うつ病性障害のエピソードの研究用診断基準（RDC; Spitzer et al., 1978）を満たした。うつ病の発症や悪化に夫婦間不和が主要な問題として関連していることがわかっている患者のみが研究に入ることを認められた。患者か配偶者に深刻な自殺リスクがあると臨床家が判断した患者は除外された。

患者は無作為に16週間の IPT あるいは IPT-CM セッションに割り当てられた。IPT-CM では，配偶者はすべての精神療法セッションに参加することを要求されたが，個人 IPT では，配偶者は精神療法家とは会わなかった。治療は IPT と IPT-CM のマニュアルに従って行われた。どちらの条件の患者も配偶者も，治療者と事前に話し合うことなく向精神薬を服用しないように言われ，治療者は処方をしないようにしていた。研究の間，2つの処方箋のみが精神科医によって書かれた。個人療法の1名の患者と夫婦療法の1名の患者が，不眠の治療として鎮静薬を処方された。

3人の治療者（精神科医，心理士，ソーシャルワーカー）が個人 IPT を行

った。他の 3 名（ソーシャルワーカー）が夫婦同席 IPT を行った。全員が，それまでにうつ病患者の治療に広範な経験を持っており，マニュアルを使ってトレーニングされた。治療の質は，すべての治療セッションのビデオテープを熟練した評価者が見ることによってモニターされた。すべての治療者が研究の間治療を守っていたと評価された。

　患者と配偶者の症状の状態，社会的機能，結婚生活への適応度は，インテイク時と16週間の治療の終結時に，治療条件を知らない臨床評価者によって評価された。社会的結婚機能は社会適応尺度 Social Adjustment Scale (SAS; Weissman and Bothwell, 1976) の，自記式尺度（訳注：生活スタイル質問票）によって評価された。結婚生活への適応度は Locke-Wallace Marital Adjustment Test（結婚生活適応度テスト）(Locke and Wallace, 1976) の自記式尺度の44項目版によって評価された。Spanier の Dyadic Adjustment Test（二人の適応度テスト）(Spanier, 1976) には，4 つの実証的に確認された下位項目がある。それらは *dyadic cohesion*（夫婦の団結の強さを反映するもの），*dyadic satisfaction*（結婚における対象の幸福度と満足度を調べるもの），*dyadic consensus*（広範囲のテーマについて夫婦間の一致と不一致の程度を評価するもの），**愛情表現**（対象が夫婦関係における愛情と性的な関係をどのように見ているかを特徴づけるもの）である。いずれの尺度でも，スコアが高いということは結婚生活への適応度が良いということを示す。

　18名の患者は，平均年齢が40歳で，主にカトリックで，白人で，結婚期間の平均は15年間であった。89パーセントが以前にも大うつ病になったことがあると報告した。配偶者の78パーセントは，人生のどこかの時点で何らかの精神科的障害にかかっており，50パーセントが以前に大うつ病エピソードを持ったことがあり，さらに17パーセントは，RDC による小うつ病にかかったことがあると報告した。インテイク時には，2 名の配偶者が大うつ病の診断基準を満たしており，この研究において患者としての立場になる資格を満たすほど十分重症であった。うつ病患者の配偶者に大うつ病が多いということは，他の報告と一致した所見である（Merikangas, 1982; Weissman et al., 1982）。

　この研究に参加する患者たちの募集，2 つの治療群への無作為の割り当ての受け入れは容易であった。IPT における 2 名の患者と IPT-CM における 1 名の患者が完了前に治療を終えた。IPT の患者の 1 名は第12セッションの後，重症の身体疾患のために治療をやめた。IPT-CM の患者の 1 名は，症状が重症化したため第13セッションの後に治療をやめた。すべての対象の配偶者は研究

に参加することに同意し，定期的な評価に協力した。IPT-CMでは，行われなかったのは2回の治療セッションのみであり，3回のセッションが日程変更された。IPTでは，行われなかったセッションはなく，2回のセッションが日程変更された。治療の質に対する患者の評価は治療群間で異ならなかった。どちらのグループの患者も治療への満足を表現し，自分が改善したと感じており，その改善は治療のおかげだと言っていた。

IPT-CM の結果の評価

治療終了までには，どちらの治療を受けた患者も抑うつ症状と社会的障害が有意に低下しており，治療終了時点における抑うつ症状と社会機能の改善の程度は治療群間で有意な差がなかった。第16セッションにおけるLocke-Wallace Marital Adjustment Testのスコアは，IPTを受けている患者に比べてIPT-CMを受けている患者の方が有意に高かった（結婚生活への適応度が良いということを示す）。Spanier Dyadic Adjustment Scaleにおいても，IPTの患者よりもIPT-CMの患者の方が，夫婦機能がより改善したということが示された。第16セッションでは，IPT-CMの患者は，IPTの患者よりも愛情表現（夫婦間での愛情表現と性的関係）のレベルが有意に高いことが報告された。

配偶者はうつ病の何らかの症状と社会的不適応を示していたが，全体的な症状は，研究の過程で目立った改善が考えられるほどには重症でなかった。どちらの治療群においても配偶者のLocke-Wallace Marital Adjustment Testのスコアは改善していたが，治療群間での配偶者の改善の程度には有意差は見られなかった。

要約すると，治療セッションへの患者と配偶者の出席状況はどちらもすばらしかった。2名の患者のみ（それぞれの治療群から1名ずつ）が脱落した。どちらの治療を受けた患者も症状と社会適応においては同等に改善したが，IPT-CMを受けた患者はIPTを受けた患者に比べて結婚生活への適応と愛情表現が大きく改善した。この結果は，対象が少なく，無治療の対照群がなく，薬物療法の対照群あるいは薬物療法と精神療法を組み合わせた対照群がない，という研究のパイロット的性質のために慎重に解釈すべきである。

コメント

　IPT-CM の今後の研究においては，パイロット研究の中で現れた以下の問題を扱うべきである。「患者」として扱われた患者の配偶者もうつ病だった場合があるため，配偶者の精神科的状態を体系的に調べ彼らの症状に対処する戦略を考えることが重要であると思われる。IPT-CM の研究の治療者たちは，患者のうつが重度である場合には，夫婦の問題に焦点を当てることが難しいと感じた。治療者たちは，患者の抑うつ症状をまず初めにコントロールし（薬物療法あるいは精神療法によって），その後に夫婦間の問題を扱えば，夫婦不和への対処はより効果的になるだろうと感じた。

　このパイロット研究の結果はとても有望であり，無治療の対照群と薬物療法群を含んだデザインで，より多くの対象に対してさらに検証することがふさわしい。そのような臨床試験は，夫婦間不和の状況においてうつ病になっている患者にとって最善の治療について役に立つ情報を提供することになるかもしれない。

第 16 章

双極性障害

障　　害

　DSM-IV の双極性障害の定義は，少なくとも 1 回の躁病エピソードがあることを必要としている。前にうつ病エピソードがあった患者もおり，ほとんどが，躁病であれうつ病であれ，今後もエピソードが起こることになる。軽躁あるいは混合性のエピソードも起こり得，エピソード間の気分の著しい不安定さも起こり得る。評価をする際には，現在の状態と過去の経過をどちらも聞く必要がある。

躁病エピソード

- 気分が異常かつ持続的に高揚し，開放的または易怒的ないつもとは異なった期間が，少なくとも 1 週間持続する。
- 気分の障害の期間中，以下の症状のうち 3 つ（またはそれ以上）が持続しており，はっきりと認められる程度に存在している。

  1. 自尊心の肥大，または誇張
  2. 睡眠欲求の減少
  3. 普段よりも多弁であるか，喋り続けようとする心迫
  4. 観念奔逸，またはいくつもの考えが競い合っているという主観的な体験
  5. 注意散漫

6．目標志向性の活動（社会的，職場または学校内，性的のいずれか）の増加，または精神運動性の焦燥
7．まずい結果になる可能性が高い快楽的活動に熱中すること（例：制御のきかない買いあさり，性的無分別，または馬鹿げた商売への投資などに専念すること）

［DSM-IV, 1994より引用］

　双極性障害は，時に躁うつ病と呼ばれるが，多様な，しかし障害をもたらす経過を持つ，エピソード性の病気である。大うつ病で受診する患者の鑑別診断をする際には常に考慮に入れるべきである。さまざまな国における生涯有病率は約1パーセントであり（Weissman et al., 1996），男性も女性も同様の率である。発症の平均年齢は20代初めである。子ども時代に始まることもあるが，思春期以前の発症は稀である。60歳を超えての最初のエピソードは通常，脳血管疾患などの一般身体疾患に関連している。病気の発症から初めての治療を受けるまでに，5〜10年もたっていることがある。

　薬物療法は双極性障害に対する基本的な治療であり，急性期とエピソードの反復の両方において効果が示されてきた。およそ1969年に導入されてから，リチウムは治療の躍進を代表してきた（Schou, 1997）。気分安定効果のあるバルプロ酸やカルバマゼピンなどの抗てんかん薬は，1970年代末から次第に用いられるようになってきた。米国精神医学会の治療ガイドライン（American Psychiatric Association, 1994）に反映されているコンセンサスは，双極性障害を持つ患者は，維持治療のために，おそらくは生涯にわたる薬物療法を必要とするというものである。

　薬物療法の遵守は主要な課題であるが，それは，薬物の副作用のためでもあり，また，患者が躁病相の高揚状態を懐かしく思うためでもある。薬物療法はエピソードの頻度と重症度を減じるが，予防的治療を行ってもなお，ほとんどの患者が2年の間に再燃するという十分なエビデンスがある。この再燃の中には，服薬を続けられないことと関連したものもある。無治療の双極性障害の結果としては自殺があまりにも多いため，患者を注意深くマネジメントしていくことは不可欠である（Gitlin and Altshuler, 1997; Gershon and Soares, 1997）。

理論的根拠

　効果的な向精神薬は双極性患者の治療と予後を著しく改善したが，この病気の社会的・個人的な結果は残る。薬物療法前の時代には，精神分析家が双極性の患者を治療しようと勇ましい努力をしていた。これらの精神療法の先駆者たちは，その結果に不満を持ち　双極性の患者は精神分析の良い対象だとは考えなかった。Abraham は彼らを「せっかちで，嫉妬深く，搾取的」と言い，Fromm-Reichmann は「複雑さと微妙さが欠如しており，依存的で，しがみつく」と記した（Goodwin and Jamison, 1990, p.727）。

　有効な薬物療法の導入によって，薬物療法が主な治療となり，精神療法は付加治療となった。しかし，薬物療法の革命はまた，双極性患者の精神療法にとってもルネサンスとなった。投薬によって症状が減じ維持治療ができるようになると，病気に関連する社会的・対人関係的な問題に精神療法で対処することが可能になったのである。双極性障害の患者のみを対象にした，薬物療法に付加した精神療法の効果を調べた比較対照試験はまだほとんど発表されていない。しかし，精神療法の効果を調べた，良いデザインの臨床試験の中には，双極性の患者も含まれている。

　認知療法，行動療法，対人関係療法，家族療法が，この病気が引き起こす問題を扱うために修正されてきた。双極性障害の治療を専門にしているクリニックでは，双極性の患者の予後を改善するための心理社会的な戦略を発展させてきた。そこには，服薬遵守を最大にすること，気分を図表にすること，患者と家族を教育すること，そしてセルフヘルププログラムを用いることなどが含まれる。臨床ガイドライン（APA, 1994）には，病気のマネジメント法として精神療法が含まれている。Frank は投薬で安定した双極性患者の付加維持治療として IPT を修正し，社会リズムのモニタリングを加えた。

　双極性障害の付加治療としての精神療法の理論的根拠は，以下の因子に基づいている。(1) 投薬をしていてすら高い，双極性患者の再燃率，(2) 患者が服薬を遵守しないこと，(3) 躁病あるいはうつ病エピソードのきっかけとなりうる社会的・個人的な出来事，(4) 病気による，社会的・対人関係的な破壊的結果。精神療法で扱うことが多い問題の中には，病気の結果としての発達上の遅れや人生パターンからの逸脱，治療の受け入れ（否認，怒り，アンビバレンス），再発の怖れ，仕事・結婚・子育て・家族・友人への病気の影響，妊娠，遺伝の怖れ，逆転移，偏見などがある（Goodwin and Jamison, 1990）。

「ハイ」——一時的なものではあっても，軽躁状態の多幸感，創造性，認知の鮮明さ——をあきらめることは，双極性患者にとっては重大な問題であり，服薬や精神療法の受け入れを改善するために扱わなければならないものである。これは，性的関心・気力・生産性・創造性の減少，あるいは，睡眠の必要が増すなど，現実的な喪失になることもあるし，患者が個人的な失敗を治療のせいにするようなときには，非現実的で象徴的な喪失となり得る。その「ハイ」を犠牲にすることは，躁病とうつ病のエピソードに関連した破滅的なダメージや苦しみと，病気が難治性あるいはラピッドサイクルになるリスクと比較考量しなければならない。

1994 年の APA の双極性障害の治療ガイドラインでは，「精神科的なマネジメントと薬物療法が治療に欠かせない要素である。……特定の精神療法が治療計画に重要な構成要素となるかもしれない」（p.15）と書かれている。APA のガイドラインの精神療法的マネジメントでは，治療者が以下のことをするように勧めている。

- 治療同盟を確立する。
- 出来事と気分のライフ・チャートを用いて症状をモニターする。
- 双極性障害について教育する。
- 治療の受け入れを強化する。
- 規則正しい日々の活動と睡眠を促進する。
- 病気がもたらす心理社会的な影響の理解を促進する。

一般的な臨床的マネジメントと特定の精神療法の境界ははっきりしていない。双極性障害に対する新しい精神療法には，教育，治療の受け入れ，現在の対人関係の問題を扱うなど，臨床的マネジメントの要素が含まれている。退行的な転移，解釈，夢の分析，パーソナリティの探求を含むものはない。この障害の神経生物学——たとえば，キンドリング理論——は，パーソナリティの特性ではなく「ハードウェア」による，生物学的障害として見ることが最適であるということを示している。したがって，探索的な，退行的な治療は双極性障害に対する適切なアプローチではないかもしれない。

双極性障害に対する特定の精神療法

　双極性障害に対する特定の精神療法とそれらの効果のエビデンスはなかなか現れてこなかったが，状況は変わりつつある。特に双極性障害を対象としており，研究所見に基づく精神療法が，現在検証されているところである。完了したほとんどの研究は，対象数が少なく，より野心的な現在の研究の基礎となる第Ⅰ相あるいは第Ⅱ相の研究であると考えられるだろう。

心理教育

　心理教育の目的は，理解と受け入れを促進するために，病気とその治療について患者を教育することである。そこには，治療のタイプ（特に薬物療法）と副作用についての教育も含まれる。Peet と Harvey（1991）は60名の双極性外来患者を，無作為に，リチウムについての12分間のビデオ講義（内容が書かれたものも渡す）と，標準的な治療に割り当てた。その研究の結果，教育グループではリチウムについての知識が増し，リチウムの血中濃度が高まり，怠薬が減ったということが示された。

家族療法

　双極性障害に対しては，いくつかの逸話的な家族療法の報告がある。その目的は，家族間のコミュニケーションを改善し，対人関係の危機や怠薬を減らすことにある。Miller ら（1991；APA のガイドラインに引用，1994, p.16）は，14名の双極性患者を対象にした研究で，標準的な治療（薬物療法と臨床的マネジメント）と，薬物療法と家族療法の組み合わせを比較した。治療は退院後18週間続けられた。2年後のフォローアップでは，家族療法群は家族の別離の率が低く，患者の機能改善が大きく，回復率が高かった。Glick ら（1985）は，双極性患者のいる12家族でグループ療法を受けた群は，標準的なケアを受けた8名の対象よりも良い結果が出たと報告した。18カ月の時点で，家族療法群の方が患者の機能が良く，入院が少なかった。同じグループが，16セッションの心理教育的家族介入後に女性の双極性患者において良好な影響を報告している（Haas et al., 1988）。

行動的家族マネジメント Behavioral Family Management（BFM）

MiklowitzとGoldstein（1990）は，家族のネガティブな態度（高い感情表出（EE），批判，過干渉）は，服薬遵守とは無関係に，双極性患者の再燃を予測するということを示した。BFMはこれらの観察の結果作られたものである。治療には，診断の手続き，双極性障害についての教育，患者にコミュニケーション・スキルと問題解決のトレーニングをすることが含まれる。最近退院した9名の患者のパイロット研究の結果，BFMなしでリチウムのみを服用している患者は61パーセントの再燃をしたが，BFMとリチウムを共に受けている患者では11パーセントであった。

認知行動療法（CBT）

CBTは，患者が抑うつ的でネガティブな認知を理解して変えるように援助するものだが，大うつ病の多数の急性期臨床試験において効果を示してきた。Cochran（1984）は，28名のリチウム服用中の外来患者に対して，CBTが服薬遵守を妨げる認知と行動を変えるかどうかを判断するための治療をした。半数の患者が投薬と標準的な臨床的ケアを受け，残りは服薬遵守を増すことを目的にした6回のCBTセッションを受けた。CBTを受けた患者たちは3カ月後と6カ月後のフォローアップのどちらでも服薬遵守が増しており，医学的な助言に反してリチウムをやめる率が低く，研究期間中の入院が少なかった。

BascoとRush（1995）もまた，双極性患者に対してCBTを修正した。彼らの修正は，CBTの要素と心理教育を組み合わせたものだが，服薬遵守を増し，再燃につながりうる情報処理の機能不全なパターンを患者が理解することを助けることを目的にしている。

セルフヘルプ

それ自体は特定の精神療法ではないが，優れたセルフヘルプ・プログラムがNational Depressive and Manic Depressive Association（NDMDA）の後援のもと発展してきた。これらのセルフヘルプグループは，1986年に米国全体で組織された。現在では100以上が存在し，年々増えている。NDMDAはうつ病あるいは躁うつ病の患者と家族に個人的なサポートと教育的サービスを提供

しており，これらの治療可能な医学的障害の性質とマネジメントについて一般の人たちを教育し，研究を促進している。National Alliance of the Mentally Ill（NAMI）のような他の組織もまた，患者と家族に教育プログラムを提供し，患者と家族にセルフヘルプグループを提供している。これらのグループは臨床家との協力のもと運営されている。双極性患者には自分の地元のグループからサポートを求めるよう励ますべきである。これらのサービスには，他の利点もあるが，それに加えて，医師と精神療法家による患者のプライマリケアへの補助的なサポートとなる。

IPT

Frank ら（1994, 1997）は IPT を双極性障害用に修正したが，それはおそらく IPT を最もラジカルに改訂したものであるかもしれない。この修正で，IPT の主要な構成要素は保たれている。うつ病エピソードの発症に関連していることが知られている心理社会的因子に焦点を当てることと，4つの対人関係問題領域である。しかし，社会リズムを規則正しくすることによって症状をコントロールするために新しい構成要素が加えられた。社会的な要求，任務，個人的な関係によって社会リズムが混乱する結果，生物学的なリズムが不安定となり，脆弱性のある個人において双極性気分エピソードの発症のきっかけとなることがある。患者のライフスタイルを規則正しくし，社会リズムを安定させるために，セルフモニタリング，目標設定，課題の割り当て，認知再構成のような行動療法的技法が用いられる。このアプローチの効果を判断するために，薬物によって安定した患者における無作為割り当て比較対照試験が行われているところである（Ehlers et al., 1984; Frank et al., 1995）。

この治療は，IPT を行動療法的な社会リズム療法（SRT）と融合させて双極性障害用の「対人関係・社会リズム療法」（IPSRT）を作ったものである。

SRT の構成要素には，ソーシャル・リズム・メトリック（SRM）を導入している（訳注：次頁を参照）。それは，17の日常活動の規則正しさを調べる自記式の方法であり，起床，朝食をとること，その日の仕事を始めることなど，そして一人でやったか人と一緒だったか，それらがどのくらい刺激的だったかなどである。この方法は，患者がその週の間のそれぞれの活動のパターンと変化を認識し，それらと気分の変化との関係を認識する役に立つ。メトリックにおける高いスコアは，活動のタイミングが高度に規則正しいことを示し，低い

回答者＿＿＿＿＿＿＿＿＿＿＿＿＿＿＿＿　＿＿＿＿＿＿＿＿＿＿＿＿＿＿＿の週

			人 1 = 他の人がただそこにいた 0 = 自分だけ 3 = 他の人がとても刺激的だった 2 = 他の人が積極的に関わった						
活　動	時　間	午前 あるいは 午後	曜　日						
			月	火	水	木	金	土	日
起　床	それ以前								
	8：00								
	8：15								
	8：30								
	8：45								
あなたの通常の範囲の中心 →	9：00							0	
	9：15								
	9：30		0		0	0			
	9：45			0					
	10：00								
	10：15								
	10：30								
	それ以降							0	0
	やらなかった場合はチェックする								
他人との最初の接触 （対面あるいは電話）	それ以前								
	9：15								
	9：30								
	9：45								
	10：00								
	10：15								
あなたの通常の範囲の中心 →	10：30								
	10：45					2			
	11：00		2	2		2	2		
	11：15								
	11：30								
	11：45							3	3
	それ以降								
	やらなかった場合はチェックする								

スコアはばらつきが大きいことを示す．患者は毎日の習慣をモニターし，不安定にならないようにするように励まされる．研究者たちは，毎日の習慣を規則正しくすることは，概日リズムの規則正しさを増すことにつながり，それが双極性患者の再燃や再発を減らすという仮説を持っている．

Frank ら（1994）は IPSRT を行う上で 4 つの治療期を記している。最初の治療期は週 1 回で，患者がまだ急性期エピソードからの回復中でもよいし，正常気分の間でもよい。患者は IFT の原則を学び，それから治療は隔週となり，その後月 1 回の受診となる。初期は，IPT と同じく，病歴聴取，対人関係質問項目の完了，問題領域の判断，双極性障害についての患者教育などが行われる。ソーシャル・リズム・メトリックがこれらの初期のセッションの間に導入される。

病歴を聴取する際には，ソーシャル・リズム・メトリックの指数と過去のエピソードにおける症状と対人関係の側面を網羅する。その際，最近のエピソードに最も注目する。患者の生活における社会リズムの乱れとエピソードの発症との間には近い関係があるという Zeitgeber 仮説（Ehlers, Frank, and Kupfer, 1988）に基づき，治療者は病歴聴取の際に，症状が発症する前に患者の日常生活の慣例が乱れたというエビデンスを探す。この病歴聴取期に家族や親しい友人を関わらせてもよい。躁病が発症する前の時期について患者の記憶が限られているときには特にそうである。たとえば，数日の間，全体の睡眠時間が減少していたということが，病気の早期の兆候であるかもしれないし——試験のための勉強や，子どもを救急外来に連れて行くなど，それが外部からの要求によるものであれば——躁病のきっかけであるかもしれない。

治療者は病気のエピソード，重要なライフ・イベント，ライフスタイルの変更，その他患者が病気になりやすい時期の理解に関連している可能性があるかもしれないすべての情報を含んだ年表を作る（Frank et al., 1994）。対人関係質問項目は通常通り進められる。双極性障害についての心理教育が通常の IPT のやり方で行われ，それに加えて，ライフスタイルの混乱がどのように病気のエピソードの発症に影響する可能性があるかということを強調する。したがって，目標は，患者の睡眠や社会的な刺激を増やしたり減らしたりすることにつながった，患者の生活における出来事とパターンを判断することとなる。患者は，リズムが不規則になることに関連するリスクについて教育を受ける。これは病気についての否認を減らし患者が必要としている変化を促進する役に立つだろう。話し合いには，患者が刺激を受けすぎた集まり，映画，パーティのような状況を認識することも含まれる。

治療の第 2 期の課題は，対人関係問題領域を解決し，マネジメントの計画を立てることである。つまり，リズムが崩れる典型的なきっかけを探し，活動と刺激の健康なバランスを見つけて維持し，日常の習慣の変化に適応すること

である。リズムの崩れを探すために，SRM のデータとセッションの間に得られた現在の情報が用いられる。それぞれのセッションでは，患者と治療者は SRM をよく調べ，不安定に見えるリズムを探す。治療者は，その不安定さが障害の症状によるものなのか，それとも自らが課した，不規則になりうるライフスタイルを表すものなのかを判断しようとする。目標は，患者と共に，社会リズムを安定させることである。たとえば，仕事のプロジェクトのために一晩中起きているのではなく決まった時間に眠ること，食事を決まった時間にとること，などである。睡眠の欠如が躁病を招き得るため，睡眠を維持することは最も重要である。患者は感情の症状をコントロールするように，そして，自分の生活と通常の活動が乱れるきっかけを避けるための健康で規則正しいバランスを見つけて維持するように助けられる。

　治療における社会リズム療法の側面は，治療の初期に判断した対人関係問題領域の治療とともに行われる。

- **悲哀**：IPT で述べられている未解決の悲哀に加えて，「健康な自己」の喪失についての悲哀など，象徴的な喪失が話し合われる。Frank ら（1994）は，「健康な自己」のことを，気分と行動をもっとうまくコントロールできたかもしれない自己として記している。悲哀はまた，病気のために必要とされるライフスタイルの変化をよく考えることからも起こるかもしれない。読者は，これは通常の IPT が「悲哀」を複雑化した死別反応ととらえ，患者に近い他人が実際に亡くなることを要件にしていることを定義づけ直していることに気づくであろう。単極性うつ病における象徴的な喪失は，典型的な IPT では役割の変化として扱われる。
- **対人関係上の不和**：対人関係上の不和は双極性患者には多く見られ，病気の躁病期に悪化することがある。双極性患者は，論争的で批判的な衝動を修正するための助けを必要とすることが多い。
- **役割の変化**：役割の変化は，定義上，正常なリズムが崩れることである。それ自体が，患者の病気を再発させやすくし，かなりの対人関係上のマネジメントを必要とするかもしれない。
- **対人関係の欠如**：Frank ら（1994）は，双極性の患者は多くの，しかし満足できない関係を持っていることが多いと言っている。特に，患者が前のエピソードの間に親しい友人や家族を遠ざけてしまった場合はそうである。患者が他人に対してバランスのとれた見方をし，多くを要求する期待を和

らげることは，IPT での作業の一部となる。Frank ら（1994）によって定義された双極性患者向けの「対人関係の欠如」の新しい形が，躁病エピソードの後に起こる。患者は昔の友情を再開したり仕事を探したりしたがらないかもしれない。再び言うが，これは標準的な IPT では役割の変化の特徴とされるのが普通である。

治療の第3期には，治療者は，症状，リズムの乱れ，対人関係の問題という三者の関係に取り組む方法に患者が自信を持てるようにする。終結が適切だと思えるときには，4〜6カ月間，月1回のセッションにおいて終結を扱い，再発しやすさと再発の早期の徴候と症状を話し合う。第4期の，終結期におけるこの話し合いは，将来に向けて現在の計画を立てる上で役に立つ。

症　例[原注1]

　スチュアートは，37歳の離婚男性だったが，4回目の躁病エピソードの後に IPSRT に入った。第2セッションで，彼と治療者は，躁病エピソードにつながった出来事を振り返った。自分自身では今まで関連づけたことがなかったが，スチュアートは，エピソードに共通するものは睡眠不足であり，そのときにはリチウムを1回分飲み損なうことも多いということに気づいた。技術系のライターとして働いているスチュアートはプロジェクトを完了するために夜遅くまで働かなければならないことが多かった。3回の躁病発症の前の夜には，締め切りに間に合うように徹夜で働くようにと上司が主張していた。それぞれの夜に，彼は夜の分のリチウムも服用しなかったのだった。

　4回目のエピソードは，腸にきた風邪に関連した吐き気と嘔吐の持続のためにずっと起きていた夜の後に起こった。彼はその晩リチウムを飲んだが，嘔吐が始まってからは，十中八九，彼の体内にはほとんどリチウムが残っていなかっただろう。スチュアートが振り返ってみると，それぞれのエピソードの前の出来事の類似性は明らかであったが，それぞれの時の状況と，一緒に働いていた相手が異なっていたために，それまで睡眠不足と躁病エピソードの始まりを結びつけることができていなかったのだった。IPSRT のアプローチでは，将来のエピソードの予防として，良好な睡眠習慣を維持する必要性が強調された。

原注1）この題材は，ペンシルバニア，ピッツバーグの Western Psychiatric Institute and Clinic の Ellen Frank, Ph.D. から提供されたものである。

効　　果

　Frankら（1997）は，薬物によって維持されている患者群に対して，対人関係療法と社会リズム療法を双極性患者の維持治療として用いた研究を記している。付加治療としてのIPSRTと従来の投薬外来治療とを比較した彼女らの予備的な報告からは，52週間の治療期において，症状の変化は同様であったことが示された。つまり，現在までに治療されている対象では，IPSRTによる治療結果には利点がないということである。最終的には，50名以上の患者がそれぞれの条件において研究されることになる。IPSRTに割り当てられた最初の18名の患者は，日常の習慣の安定度が有意に高いことが示されている。投薬外来の条件に割り当てられた患者（n=20）では，SRMで測定される社会リズムには大きな変化が見られていない。著者たちは，IPSRTは双極性障害を持つ患者においてライフスタイルの規則正しさに影響を与えており，将来のエピソードを予防する可能性があると結論づけている。対人関係問題領域についてのデータは，今後分析されることになる[訳注1]。

精神療法が特に重要である場合

　精神療法は，双極性患者に対して，薬物療法への付加治療として勧められてきた。この推奨は，既存の効果研究よりも，臨床的な判断に基づくものである。しかし，薬物が禁忌であったり断たれたりしている場合には，精神療法が役に立つであろう。たとえば，非協力的な患者に対しては，教育かCBTを用いて態度を変えることが妊娠中の治療へのコンプライアンスを高める助けになるというエビデンスがある（Cochrane, 1984; Zaretsky and Segal, 1994-1995）。

　双極性障害は出産可能年齢の女性に影響を与える。双極性障害をもった女性は，妊娠中に著しい感情の症状を示すことがあり，産後のエピソードの高いリスクを持つ。産後期には気分障害のエピソードが8倍増加する。妊娠13週末までに3つの気分安定薬——リチウム，バルプロ酸，カルバマゼピン——を服用することは，先天性欠損のリスクの増加に関連している（Goodwin and

---

訳注1）その後，175人の患者の無作為化臨床試験において，Frankら（2005）は，気分安定薬を集中臨床マネジメント（ICM）の中で投与するという対照群に比べて，IPSRTとの組み合わせで投与した方が効果があるということを示した（Frank et al., 2005）。

Jamison, 1990, pp. 679-681）が，リチウムの催奇性リスクには議論があり，誇張されている可能性がある。しかしそのような患者にとって有効な精神療法は特に重要であるであろう。

コメント

　この仕事が重要であることにはいくつかの理由がある。第1に，それは単極性から双極性への難しい一歩を踏み出したものである。双極性障害は，精神療法の最も望ましい使用法が明らかになっているとはとても言えないものである。第2に，Frankら（1994）はIPTを行動的アプローチと結合させるという劇的な移行を起こした。この結合が治療上のプラスになるか否かは彼らの大規模研究が完了した後の結果によって判断されるだろうが，予備的な結果からは，利点が示されている（E. Frank, 私信，1999）。IPSRTは精神療法について興味深い理論的な疑問を提起している。IPTと，異なる理論的基礎を持つ行動的アプローチは効果的に組み合わせられるのだろうか？　変化の利点を強調し，患者が適切な変化を遂げるよう励ます通常のIPTと，変化が症状を悪化させる可能性を示す多くの点から患者の生活を標準化し規則正しくしようとするこの修正の趣旨は矛盾しているのか？

　Frank（私信，1999）は，IPSRTは日常の習慣の規則化と社会的な刺激のマネジメントを推し進めるのと同時に，重要な対人関係上の生活の変化を起こすように励ますということを強調している。たとえば，治療者は，不満な仕事をしている患者が新しい仕事を見つけるよう励ますかもしれないが，交代制勤務と不安定な勤務時間を必要とする仕事は勧めない，というふうにである。

第17章

プライマリケアと身体疾患の患者

　精神科的症状や診断を持つ患者の多くが，プライマリケアや身体科を受診する。そのような人たちの治療は，現在の財政的に慎重なヘルスケアの情勢の中では，かなりの関心と議論を引き起こしている。身体科の患者におけるうつ病の多さや健康への影響やコストは，大いに述べられてきた（Barrett et al., 1988; Higgins, 1994）。プライマリケアにおける時点有病率は6～8パーセントと推定されている（Regier et al., 1993）。治療されなければ，うつ病は，著しい健康上のコスト，社会的・職業的障害，そして，家族への有害な影響につながる（Weissman et al., 1997; Wells et al., 1989; World Health Organization, 1996）。プライマリケア領域におけるうつ病治療の公的なガイドラインには，精神療法も含まれている（AHCPRガイドライン：Depression Guideline Panel, 1993）。プライマリケアにおけるうつ病の認識と治療，標準的なアプローチの効果についてのエビデンス，そしてうつ病の診断と治療についての医療従事者のトレーニングは，不十分なままである（Schulberg et al., 1996; Frasure-Smith et al., 1997）。

　しかし，身体的な状態を悪化させている精神科的障害の治療に対する関心の高まりもある。これは，心血管疾患（Frasure-Smith et al., 1993; Musselman, Evans, and Nemeroff, 1998）や他の障害（Cohen-Cole and Kaufman, 1993）に併存するうつ病が，身体疾患の経過と転帰を悪化させている可能性がある（たとえば，Musselman, Evans, and Nemeroff, 1998; Pratt et al., 1996; Van Hermert et al., 1993）という認識に基づいている。プライマリケアの患者に対する精神科的治療の研究の重要な焦点は，その費用対効果にある。つまり，介入にかかる費用がその効果に費やされるだけなのか（「コストの相殺」），あるいは他の医療コストを減ずることによって節約になるのか，ということである。

　IPTはAHCPRプライマリケアガイドラインにおいて，うつ病の治療のた

めに推奨されている治療のひとつである。IPT はほとんど修正することなく，大うつ病，気分変調症，そして抑うつ症状を持つプライマリケア患者への治療法として検証されてきた（Schulberg et al., 1996; Browne & Steiner, 1996; Lave et al., 1998）。IPT はまた，メンタルヘルス領域外の専門家によって利用できるように，対人関係カウンセリング（IPC）として修正され，単純化されてきた。そしてプライマリケアの患者（Klerman et al., 1987）と腰の骨折の手術後の高齢抑うつ患者（Mossey, Kmott, and Clark, 1990; Mossey et al., 1996）において試されてきた。さらなる修正がオーストラリア・メルボルンの Judd によって計画されており，それは**患者ガイド**（患者ガイドについては第24章参照）を利用するものである。

プライマリケアに向けての修正

　ピッツバーグの Schulberg ら（1993, 1996）は，大学付属のヘルスセンターにおいて，IPT を大うつ病の患者の治療に用いた。精神科医と臨床心理士が治療を行った。著者たちは，うつ病の外来患者が問題のある対人関係について話をしたので，IPT を研究のために選んだ。IPT に対して特別な修正はなされなかった（Weissman and Klerman, 1993）。

　Browne と Steiner（1997）に，オンタリオ州南部とその周辺の地域において，医療サービスを受けにくる気分変調性障害の患者の治療に IPT を用いた。治療者は，IPT のトレーニングを受けたソーシャルワーカーと看護師であった。修正が行われたということは記されていない。気分変調性障害に対するマニュアル（Markowitz, 1998）はこの研究の時点では手に入らなかったので，気分変調性障害（第12章参照）に対する IPT の修正は用いられなかったということが示唆される。この患者群では，夫婦間の不和が多かったため，配偶者たちがしばしばセッションに参加し，夫婦同席 IPT マニュアル（第15章参照）の一部が利用された。

効　果

　Schulberg らの研究（1996）では，IPT（N=93），ノルトリプチリン（N=91），

医師による通常のケア（N=92）を8カ月の間比較した。IPTの患者たちは，16週間毎週面接を受け，何らかの反応を示した患者に対して，その後4回，月1回の継続セッションが行われた。治療期間は大うつ病の患者に対するAHCPRガイドラインに一致する形で決められた。抑うつ症状は，医師による通常のケアに割り当てられた患者に比較して，積極的な治療が行われた患者群のいずれにおいても，早く，十分に軽減した。8カ月の時点で回復をしたと判断されたのは，通常のケアの患者では20パーセントであったのに対し，投薬かIPTを受けた患者の約70パーセントであった。あらゆるグループで，不安が併存していた患者は回復にかかった時間がより長かったが，全体としては大うつ病だけが診断された患者と同様の反応が見られた。パニック障害が併存していた患者は全体としての反応が良好でなかった（Brown et al., 1996）が，パニック障害を持つ患者の数は少なすぎて，決定的な結論を出すことはできなかった。抗うつ薬の処方が，パニック障害と大うつ病が併存する患者に対してより良い選択であったかもしれない。IPTは，パニック障害の患者に対しては使われてきていない（第22章参照）。パニックに対する効果が示されてきているCBTの方が，おそらくより効果的であっただろう。が，このような患者群に対しての効果の研究はやはり限られている。

　研究された治療であるノルトリプチリンとIPTの費用対効果は，抑うつ症状のない日，質が改善した日，そしてこの研究におけるケアのコスト，という観点から評価された（Lave et al., 1998）。経済的なコストとQOLの尺度では，ノルトリプチリンはIPTに比べて若干費用対効果が高く，どちらも通常のケアよりは良好であった。意味のあるコストの相殺は見られなかった。費用対効果の測定は，多数の推測に基づいており，メディカルセンターの中でのヘルスケアのコストに限られていた。BrowneとSteinerの研究は，この限界に重要な意味があるという可能性を示したものである。

　Steinerらの研究（1996）は，さらに野心的であった（第12章参照）。医療クリニックを訪れた700人以上の気分変調性障害の患者が，セルトラリン（N=229），IPT（N=231），その両方（N=247）を受けた。患者たちは，研究の最初の4カ月の間，12回までIPTセッションを受けた。6カ月の時点での予備的な結果によると，セルトラリン単独では，IPT単独よりも良いコンプライアンスを示し，セルトラリンとIPTの併用と同じ効果があり，IPT単独よりも効果があった。効果は，症状の減少によって測定された。しかし，IPTを単独あるいはセルトラリンとの組み合わせという形で受けた患者は，いずれも，

保健行政や社会的サービスを利用することによる支出を経済的に大きく抑制したり減少したりした。そして，社会的な援助を受けている人たちの支出が下がっていた。これらの効果の持続性と，（もしあるのであれば）家族機能へのその影響を評価するために，1年後と2年後のフォローアップが計画されている。

コメント

　これら2つの研究は，治療の費用対効果を判断することの複雑さを示している。どちらも，症状の急速な改善においては，投薬に価値があることを明らかに示している。この結果は，この患者群において，妊娠中の女性や出産可能な女性が多くを占めていたという事実に鑑みて，バランスをとった見方をする必要がある。この人口統計学的な事実は，2つのことを示唆している。妊娠中および授乳中の多くのうつ病女性のために，投薬に代わる効果的な治療法が必要とされている。そして，通常はプライマリケアシステムによって家族全体がカバーされているために，ヘルスケアのコストの研究は，家族全体を考慮に入れるべきである。たとえば，うつ病の親を持つ子どもたちは，思春期後期に，早期に発症するうつ病の率が高くなるというエビデンスがある。これは，他の行動上の問題や物質乱用の問題についても同様である（Weissman et al., 1997）。さらに，そのような子どもたちは，医療上の問題のリスクも高まる（Kramer et al., 1998）。今までに直接示されたことはないが，親のうつ病の治療に成功すれば，子どもの問題を減じることができるという可能性がある[訳注1]。最後に，BrowneとSteiner（1997）は，6カ月後のフォローアップを行い，コストの抑制は医療システムの外で現れたということを示した。Schulberg研究のコストの評価には含まれていなかった領域である。

　どちらの研究も，長期的な効果と治療のコストを考慮するために価値のある試みをしている。これらは，プライマリケアで考慮するいかなる治療においても重要なことがらである。Schulberg研究のように，熟練した医療者や博士号を持つ治療者を利用するということは，現実世界の経済からみると単にあまりにも費用がかかるということが明らかになる可能性がある。

　特に米国の外では，プライマリケアにやってくる抑うつ患者に対する心理的

訳注1）その後，母親のうつ病の治療に成功すると子どもの症状も減じるというデータが得られている（Weissman, Pilowsky et al. 2006）。

な介入を検証することについての関心がある．スコットランド・エジンバラの大きな研究が，不安障害とうつ病性障害の患者に対して，IPT，CBT，通常の治療を比較している（王立エジンバラ病院の C. Freeman。1998年8月の私信）。この研究の興味深い特徴は，IPT と CBT を用いて，早く介入する場合と，遅く介入する場合の効果が比較されるということである．すべての患者が20週間で16セッションを受けるが，早期の介入のグループでは，紹介されて3週間後に治療を始める．遅く介入するグループでは，紹介されてから6カ月後に治療を始める．すべての患者が，ずっと，標準的なケアは受け続ける．この研究には，それぞれの治療条件に40人ずつ患者が参加しており，通常のケアの条件には160人の患者が参加している．

対人関係カウンセリング（IPC）

Klerman ら（1987）は，IPT を医療現場においてルーチンで使えるように修正した．必ずしもメンタルヘルスのトレーニングを受けていない，そこで働いている医療従事者を活用し，より軽度な抑うつ症状を持つ患者を治療した．IPT と区別をして，介入のレベルと患者の症状の重症度がより低いということを示唆するために，この治療は対人関係カウンセリング（IPC）と呼ばれている．

修　　正

IPC は，6回の15〜20分のセッションからなり，1回目のセッションだけはより長い時間行われる．患者の現在の心理社会的機能に焦点を当て，ヘルスケアの専門家，通常はメンタルヘルスの治療における特別のトレーニングを受けたことのない Nurse Practitioner（訳注：独立した治療ができる上級看護師）によって提供される．精神科以外の患者で，悩みを持っており，生活の中での現在のストレスに関連した症状を持ち，しかし併存する重度の精神科的障害や身体疾患を持たない患者のためにデザインされている．治療者は，患者の生活における最近の変化に注意を向ける．出来事，家族・家庭・職場・友人関係パターンの中でのストレス源，対人関係における現在進行中の問題などである．そのような出来事が，苦悩，不安，抑うつに関連した身体や感情の症状を起こ

す対人関係の状況を作るとIPCでは考えられている。プライマリケアの医療機関で使われるようにデザインされているが、他の医療現場にも適合しうる。

IPCはIPTに比べてセッションの数と時間が少ない。メンタルヘルスの領域外の専門家によって容易に行われるようにするために、各セッションの実際の言い回しの概略が示されている。そして、プロセスを加速するために、ホームワークが追加されている。IPTマニュアルはIPCマニュアルを開発する上で、全体的なガイドとして用いられた（Weissman and Klerman, 1988）。したがって、3つの治療期、対人関係質問項目、そして問題領域は変えられていない。**患者ガイドのワークブック**（Weissman, 1995）のフォームをホームワークの構造を作るために使うことができる（第24章参照）。最初の契約では6回のセッションを提供するということになるが、患者は、より少ない回数で現在の問題を乗り越えたり十分に改善したと感じたりすれば、6回のセッションすべてを行う必要はないと伝えられる。IPCのマニュアルは、医療現場で起こりやすい問題を取り上げている。たとえば、IPCと患者が現在受けている医療の責任の区別、身体疾患が出現したときの対処などである。

治療においては、症状を説明する身体疾患を除外するために最近行われた身体的な検査と、重度のうつ病、他の精神科的障害、自殺のリスクを除外するための精神科的診断面接を必要とする。実際の言い回しの概略には、身体的な検査の結果異常がないにもかかわらず、自分の症状はまだ明らかにされていない身体疾患によるものであると主張する患者とのかかわり方も書かれている。身体疾患が除外されたら、看護師あるいはカウンセラーはこのように始める。

> あなたの症状［症状を述べる。たとえば、頭痛、睡眠障害、疲労、など］は、身体的な基盤のあるものではないようです。検査の結果、異常はありません。今、どのようなお気持ちですか。身体的な基盤がないからと言って、それは、あなたの症状──［頭痛、疲労など］──が本当のものではなくて、あなたの気分が良いということを意味するのではありません。生活上のストレスによっても、このような症状が起こるのです。あなたの生活の中で、何が起こっているのかを見てみましょう。

この種の説明に対する患者の反応は、以下のようなものであろう。

1. 患者は、まだ発見されていない身体疾患があるのだと主張する。
2. 患者は、悩ましい症状──たとえば、不眠や疲労──に焦点を当て続け、生活上のストレスとのかかわりの可能性を一切否定する。

3．患者は，現在の生活上のストレスを認める。

　患者が関連を否認する場合，看護師やカウンセラーは，強制や講義をするのを避ける。患者の否認が続くのであれば，身体的検査の結果をもう一度見直す必要があるかもしれない。通常の臨床においては，セカンドオピニオンが患者を安心させることもある。看護師やカウンセラーは，優しく話を進め，議論に陥ることなく，患者の方向性に従い，そして，症状の現実性やそれによって生じる本当のつらさを否定することがないようにした方がよい。もう一度受診することを勧める。

　ケースの中には，次のように言って患者と捉え方を交渉するのが適切である場合もある。

> 私たちは二人ともあなたが［症状を述べる］という問題を持っているということではほぼ同じ見解を持っていますが，何がその症状を起こしているのかということについては違った考えを持っています。これから2〜3週間，あなたにとって物事がどうなっていて，私たちが何を見いだせるか，一緒に見ていきませんか？

症例──役割をめぐる不和
（2セッション）

　52歳の会社役員トッドは，頭痛，消化不良，筋肉痛，背痛などの不定愁訴のために医師を受診した。診察と検査の結果異常は見られなかった。カウンセリングのセッションで，症状が始まったのは3カ月前だが，それは，新しく採用された経営者が，トッドの部署も含めて3つの部署を1つに統合し始めたときだったということがわかった。トッドはこの経営戦略には反対で，その影響で自分の仕事の質が落ちていると感じていた。だが，スタッフ会議で発言したり，経営者に個人的に話したりすることはできていなかった。彼は「行き詰まり」にあったが，それは主に彼自身が声を上げないことが原因だった。

　最初のセッションで症状の始まりが経営者との間の密かな不和と関連している可能性があるとカウンセラーが判断した後，トッドは経営者とのミーティングを設定し，自分の懸念を表現した。2回目のセッションでは，深刻な身体疾患がないことを知って安心したとトッドは言った。彼は経営者とのミーティングを詳細に報告した。そのミーティングで多くのことが明らかになったと彼は感じており，少なくとも今のところは問題が解決したように思うと彼は言った。

効　果

フィラデルフィアとハーバードで IPC の 2 つの臨床試験が完了している。

ハーバード研究

　IPC は，まず，Harvard Community Health Plan に参加した，ストレス症状を持つ患者の治療において検証された。Harvard Community Health Plan に新しく参加した連続5,000名以上の人たちに，GHQ が送られた。GHQ は，悩みや軽度のうつを評価するためにプライマリケア研究で広く使われているものである。GHQ のスコアが高い64名の患者がランダムに IPC に振り分けられ，GHQ が同様に高スコアで治療を受けていない64名の患者と比較された。患者は主に女性で（約60パーセント），若い成人（平均年齢28歳）で，身体的に健康だった。治療完了時に GHQ が再度行われた。IPC の患者は最高で 6 回のセッションを提供された。完了した IPC セッションの平均は3.4回であった。GHQ が 4 以下であれば患者は著しい感情症状を有していないという，以前に確立された基準を用いれば，IPC グループの83パーセントがこの基準に達した。対照群では63パーセントであった。この差は統計学的に大いに有意であった。この効果の違いは，最初の症状の重さの違いによるものではなかった。最終スコアのばらつきの20パーセントが統計学的モデルによるものであり，最終スコアの違いの 3 分の 2 が IPC によるものである可能性がある。

　IPC は，このプライマリケア環境において，実行可能なものであることがわかった。数カ月にわたって行われた 8 時間のトレーニングプログラムでメンタルヘルスを専門としない看護師が IPC を容易に習得した。看護師たちは，通常であれば専門的なメンタルヘルスケアに紹介されることになるようなレベルの精神科的ストレスの患者数名のカウンセリングをすることもできた。期間は平均 3 カ月間で，わずか 1・2 回のセッションであることが多かったが，IPC の患者たちは対照群に比べ，有意に大きな症状の軽減をみた。特に，抑うつ気分の改善が大きかった。しかし，次の年，IPC によって症状の心理的な源が新たにわかった患者たちのために，メンタルヘルスサービスの利用は減じるよりも**増える**結果になった。ヘルスケアサービスの利用の違いは統計学的には有意ではなく，最初の 3 カ月間のメンタルヘルスへの紹介の遅れが，最初の費用対効果につながったかもしれない。この所見は，IPC はコストを相殺するもので

はなかったということを示唆している。

「亜・気分変調性」入院高齢患者

　Mossey（1990）は，腰の骨折で外科的治療を受けた高齢女性は，大うつ病の診断基準を満たさない程度の抑うつ症状が存在すると回復が妨げられるということを観察した。したがって，Mosseyら（1996）は，フィラデルフィアで，何らかの抑うつ症状を持って身体疾患で入院している高齢患者においてIPCの試験を行った。セッションの数を6回から10回へ，そして時間を20分から60分へと，もとのIPCマニュアルを修正した。また，スケジュールの柔軟性も高め，週1回であったものを，入院患者の身体状態に応じたスケジュールへと変更した。

　大うつ病の診断基準は満たさないが，2回の連続した評価において抑うつ症状を持っていた76名の60歳以上の入院患者が，Clinical Nurse Specialist（訳注：上級看護師）によるIPC治療か，通常のケアかにランダムに振り分けられた。気分変調のない入院患者の対照群もまたフォローされた。最初の結果は，高齢者向けに作られた評価尺度によって測定された抑うつ症状，身体的健康度，社会的機能という観点から評価された。

　3カ月の時点で，IPCの患者はすべての結果の変数において通常のケアの患者よりも大きな改善を示した。が，グループ間の違いは統計学的に有意なレベルには達しなかった。6カ月の時点で，抑うつ症状の改善の割合が統計学的に有意な違いを明らかにした。通常のケアの患者では35.1パーセントであったのに比べ，IPCでは60.6パーセントであった。さまざまな社会的・医学的因子が結果に影響を与える可能性を多変量解析によってコントロールしたところ，抑うつ症状に対する治療の有効性が確認された。同様の多変量解析を行ったところ，健康度の自己評価には治療の効果が有意に認められたが，身体的・社会的機能においては認められなかった。

　IPCは，実行可能で，患者に受け入れられやすく，軽度の抑うつ症状を減じ，健康状態についての自己評価を改善するようである。Mosseyらは，IPCを「亜・気分変調性」の入院高齢患者への介入として勧めている。しかし彼らは，10回のセッションでは不十分であり，維持治療が患者にとって有用であろうと感じている。

コメント

　IPTの「スリム」版であるIPCは，医療現場における2つの患者群の治療において有効であることが示された。治療者はメンタルヘルスの専門家である必要はない。精神科的障害の診断基準を満たす患者は，おそらくより集中的な治療を要するであろうが，IPCは，きちんとしたメンタルヘルスの治療を望まない患者たちにとって役に立つ短期の治療になると考えられる。IPCの費用対効果は評価を受ける必要がある。プライマリケアにおける他の心理学的介入のように，調査においては，医療外のサービスのコストや，患者の家族，特に子どもに対する効果を広く評価することを含めなければ，多分，費用対効果が優れているということは示されないだろう。

　第23章では，身体化障害と身体障害を持つ患者に対するIPTについて述べているが，読者は関連する関心を持たれるかもしれない。

第18章

うつ病のHIV陽性患者に対するIPT
（IPT-HIV）

　1987年に，米国疾病予防管理センター（CDC）は，百万人以上のアメリカ人がヒト免疫不全ウイルス（HIV）に感染していると推定した（Centers for Disease Control, 1990）。後天性免疫不全症候群（エイズ）を起こすウイルスである。ウイルスはそれ以来，明らかに広がってきた。HIVの流行が1980年代に起こったとき，若い成人は急に死亡し，当初は不可思議なこととされた。有効な治療はなかった。したがって，感染した人たちの間にうつ病が流行るのではないかという懸念があった。「HIV陽性になって，うつにならない人間がいるか？」ということである。故 Gerald L. Klerman 医学博士，故 Samuel W. Perry 医学博士，John Markowitz 医学博士，Kathleen Clougherty 医療ソーシャルワーカーを含む，コーネル大学医学部のグループが，このリスク集団のうつ病治療としてIPTの効果を検証した。

　HIVに感染した人たちにおけるうつ病の疫学は，推測することができるのみである。その理由は，HIV感染の疫学そのものが知られていないからである。大規模な研究は行われておらず，HIV陽性のほとんどの人たちは自分自身ですらそれを知らない。まず最初に誰がHIV陽性であるかがわからなければ，HIV陽性の人たちの間のうつ病の有病率を知ることはできない。

　HIV陽性患者の対象数の少ない研究によると，ウイルスに感染したほとんどの人がうつ病にならない。さらに，実際にうつ病になる人のほとんどは，HIV感染の前からうつ病の病歴を持っている（Markowitz et al., 1994a）。したがって，HIV感染は，うつ病になりやすい人をうつ病エピソードに押しやり，他の重症な身体疾患と同等のストレッサーであると思われる——重大な社会的・対人関係的結果につながる深刻なストレッサーではあるけれども。

しかし，HIV感染は重要な点において他の身体疾患とは異なる。他のどんな病気もHIVのような偏見を持たれていない。その偏見は，おそらく，それが性的に，また薬物の注射によって感染するということと，米国でHIVが最初に発見された同性愛と薬物使用のサブカルチャーへの偏見と関連しているものであろう。それはさらにその恐ろしい予後のために怖れられている。HIVの患者は若い傾向にあり，感染さえしなければ健康であったはずの人が，自分の人生が突然短くなり，自分のキャリアと社会的な状況が取り返しのつかない形で変わってしまったことを発見するのである。HIVに感染した人は，仕事，住居，生命保険，社交において差別に直面してきた。HIVを急性の死の宣告から慢性で治療可能な病気へと変身を促進させたプロテアーゼ阻害薬でさえも，HIVを取り巻く怖れと偏見を解消してはいない。

障　　害

コーネルのプログラムで治療された患者で，24項目のハミルトン抑うつ評価尺度（Hamilton, 1960; HAM-D）のスコアが少なくとも15の患者はうつ病と判断された。診断する際には，HIVに関連した医学的な問題で，気分障害に似て見えるものを除外するように注意しなければならない（Markowitz et al., 1990）。トキソプラズマやクリプトコッカスの二次感染は気分障害に似た症状を示す可能性があり，HIVの治療のための薬物や，その結果もそうである。HIV自体も，食欲低下，体重減少，疲労感，不眠（痛み，盗汗などのため），身体症状へのとらわれや心気症，死についての考えなど，HAM-Dに現れる項目を引き起こし得る。したがって，うつの身体的原因を除外するための医学的・神経学的評価が必要とされる。しかし，臨床現場では，うつ病性障害は通常身体的症候群と区別するのが容易であることが多い。実際に，HIV陽性患者は，実はうつ病を反映した症状で抗うつ治療によって解決するものを，感染による症状によるものと誤ってとらえられていることが多い。

理論的根拠

HIVがこれだけ流行しているということを考えると，HIV陽性患者の精神

療法についての効果研究は驚くほど少ない。抗うつ薬は気分障害を伴うHIV陽性患者に効果を示してきた（Markowitz et al., 1994a）。しかし，コーネルでの仕事はHIV陽性患者におけるうつ病を扱った唯一の個人精神療法の研究である（グループ療法についてはわずかながら報告がある［Kelly et al., 1993; Targ et al., 1994］）。作業仮説は，IPTはHIV陰性患者のうつ病を治療するのに効果があったのであるから，HIV陽性患者にも同様に効くのではないかということである。

当然考えられることとして，IPTは実生活の出来事を扱うわけであるが，それはほとんどのHIV陽性患者がたくさん報告することであった。HIVは対人関係の問題領域を生み出す。HIV陽性患者は，そもそも，役割の変化を有する。HIV感染を知ることは，彼らの人生の軌道と人生の見通しを変えるものである。研究患者のほとんどは，HIVの流行に打ちのめされたコミュニティから来ており，気が遠くなるほど多くの友達，同僚，仕事上の関係者をエイズで失い，複雑化した死別反応のリスクが高かった。友達や家族に自分自身の感染を告げれば，拒絶されることが多かった。そして，告げていなければ，この秘密をめぐって相手との関係の中で緊張があることが多かった。したがって，役割をめぐる不和もまたありふれていた。最後に，これらの患者の中には，対人関係の欠如を持っている人もいた。たとえば，同性愛の男性で親しい関係がない人は，名も知らぬ相手とのセックスによってHIVに感染していた。

研究が始められた頃には，HIVは，現在のような慢性で治療可能な病気ではなく，急性に命を失う病気であった。研究者たちはIPTがHIV陽性患者のうつ病を治療できるかどうか自信がなかった。IPTは有効で満足を与える治療であることがわかり，研究者たちは安心することになった。

修　　正

パイロット症例に基づき，コーネル研究グループはHIV陽性患者を治療するための16週間の個人療法としてIPTを修正した治療マニュアルを作った。この修正には，以下のことが含まれた。

1. HIV感染に伴った多くのライフ・イベントとストレッサーの認識。多くの対象が，3つ，あるいは4つもの対人関係問題領域を，治療焦点の

可能性として申し出た。過度の選択肢を与えられた治療者は，患者にとって最も顕著に見える問題領域に焦点を当てた。HIV 感染は本質的に役割の変化を伴うため，治療者は対人関係の欠如という選択肢を無視することができた。それは IPT の問題領域の中で最も発展していないものだからである。

2. IPT のフォーミュレーションを患者に示す際に，治療者は通常のように気分を対人関係状況に結びつけた。しかし，うつ病を医学的な病気と定義しているため，IPT 治療者は次のフォーミュレーションを提供した。

> あなたは 2 つの医学的な病気を持っています。それは，うつ病と HIV 感染です。どちらも治療可能ですが，うつ病の方が治療は簡単です。この 16 週間の治療の中で，私たちはあなたが［対人関係問題領域］を解決し，同時にあなたのうつ病を治せるよう助けることができます。あなたがこれらの 2 つの病気の両方について専門家になることと，自分自身をそれらの病気から守るためにできることをすることが重要です。

「病者の役割」(Parsons, 1951) はしたがって，精神科的障害と HIV の両方を含むことになった。

3. 前述のフォーミュレーションが示すように，心理教育はうつ病とその治療だけでなく，HIV とその治療まで広がった。IPT-HIV の主な焦点はうつ病であり，HIV の医学的治療ではなかったが，治療者が HIV とその治療について知っていることは重要であった。HIV 陽性患者は HIV とその治療についての知識にばらつきがあるが，詳しい知識を持った人でも自分自身の状態についての認識は歪んでいることが多い。予備知識として読むには Kalichman のもの (1995) が勧められる。

4. 悲哀あるいは役割の変化の対人関係問題領域の枠組みの中で，治療者は患者に，切迫しているか否かに関わらず，予期される自分自身の死の悲しみを扱うように助けた。**自分自身がエイズに関連して死ぬであろうことを悲しむのは，治療の焦点でない場合でさえ，ほとんど避けられないテーマであった。つまり，本質的に，HIV 陽性患者にとって役割の変化は不可避的に存在していた**。同時に，IPT は時期尚早に自分が死ぬとあ

きらめていた患者を励ますためにも用いられた。次のようにである。

> あなたは，自分自身の死を悲しんでいるかのように振る舞っています。まるであなたの人生が終わってしまったかのように。でも，あなたには身体疾患の症状がありませんし，何年もの間症状は出ないかもしれません。あなたが患っているのはうつ病であり，それがあなたの人生を絶望的に，終わったように見せているのです。しかし，実際には，あなたには選択肢があり，うつ病は治療可能です。あなたの人生を最大限に生かすためにできることについて話し合いましょう。

5. 役割をめぐる不和は，社会的な「ルール違反」の問題を起こすことが多い（Markowitz et al., 1993；第4章参照）。人々が，明記されている，あるいは明記されていない社会的な規則を破る例である。「ルール違反」は，通常は背信であるが，その犠牲者に何らかの形の応報の権利，少なくとも謝罪を受ける権利を与えるものである。患者の中には「ルール違反」の致命的な例を報告する人もいる。自分の感染の状況について知っていたのに，性的なパートナーにそれを知らせなかったり，相手を危険にさらす行動パターンを変えなかったり，というようなことである。治療者はこれを道徳にもとる行為であるとして扱い，その状況を，うつ病患者が「ルール違反」を犯した人に対して適切な怒りを表現するように動かすために用いる。これは役割をめぐる不和を改善し，うつ病を治す助けとなることが多い。

6. HIV 感染は，深刻で，客観的に悪い役割の変化を示すように見えるが，それでも IPT-HIV はいかなる役割の変化においてももたらされるポジティブな可能性に焦点を当てる。致命的な影への一つの希望の光は，患者の人生において残されている時間の価値が増すということである。IPT-HIV の治療者は患者に「自分の自由な夢をまっとうする」ように励まし，彼らの多くがそうした。治療者が一般に励ますような種類のチャンスを，患者は進んでつかもうとした。それは，本来であれば患者が嫌がることが多いタイプのリスクである。

7. IPT 治療者は，まもなく死ぬかもしれない致命的な感染をしている患者に対して16週間後に終結する治療を行うことについて，自分自身の懸念

に取り組まなければならなかった。しかし実際には，治療に入ったほとんどのHIV陽性患者は，短期治療モデルに適合した時間のプレッシャーを感じていた。彼らは早い結果を求めており，長期治療は求めていなかった。この時間のプレッシャーは，治療に触媒作用を及ぼしたようだった。失うものなどほとんどないと感じている患者たちが，自分の人生に数週間のうちに非常な変化を起こしたからだった。

　明らかな目標は，「どれだけの時間が残されているにしろ，それを最大限に生かす」ことであった。貴重な時間を大切にするということである。寿命には大きなばらつきがあるが，平均的な人はHIV感染の後10年以上生きる。治療者は患者に，自分の自由な夢をまっとうするように励まし，患者は進んでやってみることが多く，その成功に喜ぶことが多かった。より病気が進んだ患者は，自分が関わっていた人々や団体に痕跡を残すということについて話すことが多く，この目標を追求するための現実的な戦略を考えた。

8. ほとんどの対象が，HIV関連の症状がほとんどない状態で治療のプロトコルに入ったが，16週間の治療の間に病気になり医学的な入院が必要となった患者もいた。そういうことが起こったときには，治療者たちは彼らの病院に電話をしたり訪ねたりするためにあらゆる努力をした。可能なときには，入院しているにもかかわらず，IPTセッションを行った。患者にとっての最悪の怖れが実現しているように見える瞬間の，この治療的サポートは，治療同盟を強固にする傾向があった。

症　例

　ベンジャミンは，33歳の商業美術家であったが，1年半以上うつであると言った。彼は華々しいキャリアを持っており，若くして専門的・経済的に成功していた。彼はHIV陰性の，自分よりも若い男性と一対一の関係をもっており，安全なセックスをしていた。HIV陽性であるということが検査でわかってから，ベンジャミンは自分のキャリアを続けようと気乗りのしない試みをしたが，彼と恋人はすぐに都会での生活から田舎の家へと引っ込んだ。そこで彼は翌年を過ごし，借金を重ね，死を待っていたが，身体的には無症状であった。彼は毎日マリファナを吸った。朝に最悪になる抑うつ気分と不安な気分，早期および中期不眠，体重減少を伴う食欲

低下，性欲低下，集中困難，すべての皮膚のしみがカポジ肉腫ではないかという心気的な懸念を持っており，消極的な自殺念慮があった。彼の HAM-D スコアは26であった。

ベンジャミンは全般に恋人と快適に過ごしていたが，2人の関係におけるいくらかの緊張は，彼が HIV に感染したということを知ってから悪化していた。彼はまた，100名の知人をエイズで失ったと言ったが，その中には彼の仕事上の知人のほとんどが含まれていた。「麻痺した」感じがして，彼は葬式に出席するのをやめていた。満足な人生であったものから自分が絶望的に切り離された感じがしていた。

ベンジャミンの治療者は彼のケースを役割の変化とフォーミュレーションした。HIV 感染を知ったことがもたらした変化の中でうまくやっていくことの困難である。治療の焦点は彼のマリファナ使用に当てられ，彼はそれをやめ，回避から行動へと動くことに焦点が当てられた。ベンジャミンはまだ残っている友達を集め，必要な感情的・経済的サポートを求めた。ロールプレイで準備した後，彼は恋人に自分たちが抱えている困難について，そして特に，一方が HIV 陽性で他方が HIV 陰性である彼らの関係における HIV の役割について話した。彼はまた，新しい芸術的な作品集を作り，ビジネスの関係を再び作り始めた。彼の HAM-D スコアは4に低下した。彼はまた自分の医学的な状態にも関心を抱いた。それは依然として無症状であったが，将来のために適切な臨床試験を調べてみた。

効　果

1980年代半ばの最初のオープン試験において，Markowitz, Klerman, Perry は DSM-III-R の大うつ病あるいは気分変調症の臨床的基準を満たす23名の対象を治療した。ほとんどが白人（70パーセント）で男性（78パーセント）で，リスクのあった行動が同性愛か両性愛の無防備な性的接触（74パーセント）であった。16回のセッションで，20名（87パーセント）の対象が寛解した。セッションが録画されて Klerman 博士のスーパービジョンを受けた5名は，有意に HAM-D が改善した。最初の時点では25.8（±7.5s.d.）であったのが，治療中期には13.0（±6.5），終結時には6.8（±5.3）であった（p>.01）。症状が和らいだだけでなく，多くの対象が，社会的状況，キャリア，ライフスタイルに劇的な変化を起こした。そして，治療者は，対象がおかれている憂うつな状況によってやる気を失われるのではなく，深い感動を伴う，勇敢で，大胆な患者との取り組みを嬉しく思った。

パイロット研究は，NIMH のうつ病共同研究プログラム治療（TDCRP,

Elkin et al., 1989) のモデルに基づき，NIMH の資金提供による 4 群比較の研究へとつながった。故 Samuel Perry 医学博士に率いられ，この研究は HIV 陽性うつ病患者を（1）IPT，（2）CBT（Beck et al., 1979），（3）支持的精神療法，（4）支持的精神療法＋抗うつ薬イミプラミンの治療に無作為に割り当てた。すべての治療がマニュアルで成文化され，治療セッションは，治療法が守られていることを保証するために録音あるいは録画された（Markowitz et al., 1994b）。支持的精神療法は，対人関係療法でもなく，認知療法でもなく，Rogers の精神療法（Rogers, 1951）に類似したものであり，共感的で熟練した治療者によって行われた。それは，無治療ではなく，積極的な対照群と考えられた。

IPT（16名）と支持的精神療法（16名）の対象を比較した予備的な報告では，IPT が臨床的に，そして統計学的に，HAM-D と BDI の両方の尺度において優れていることが示された（Markowitz et al., 1995）。研究者たちは，どちらの治療も抑うつ症状を減じるだろうが，IPT-HIV は，特にうつ病を治療する精神療法として，より一般的な支持的精神療法よりも効果が大きいだろうと予想した。2 つの有効な治療を比較した場合に有意差が出るのは稀であるということは特筆しておくべきである。特に，この研究のように対象数が比較的少ない場合にはなおさらである。

32名の対象は，それぞれの群が16名であったが，人口統計学的な特徴は同様であった。パイロット研究と同じく，彼らは主に男性であり（88パーセント），同性愛あるいは両性愛者であった（84パーセント）が，HIV の流行における変化を反映して，56パーセントのみが白人であり，25パーセントがヒスパニックで19パーセントが黒人であった。研究に参加する基準として必要とされたのは，HIV 感染がわかってから少なくとも 6 カ月間たっていること（陽性を知ったことによる適応障害を除外するため），24項目のハミルトン抑うつ評価尺度（Hamilton, 1960）のスコアが少なくとも15であること，臨床的な印象が DSM-III-R の大うつ病か気分変調症であることであった。身体的な健康状態は，セッションに出席することが許される程度である必要があった。すべてではないが，ほとんどの対象が，CDC のステージ II - III（Centers for Disease Control, 1987）であった。つまり，研究参加時には比較的無症状であった。除外基準は，重大な，HIV と関連のない医学的疾患，統合失調症，双極性障害，その他イミプラミンの禁忌，現在の薬物乱用，著しい認知障害（ミニ・メンタル・ステート・テスト［Folstein et al., 1975］スコア >24），英語が話せないこと，HIV 関連の自助グループやサポートグループ以外の精神科治療を同時

に受けていることであった。

　参加対象に対して行われた最後の観察と治療完了者の分析からは，HAM-DとBDIのスコアが両方の治療において有意に低下したことが示された。HAM-DとBDIにおける統計学的に有意なIPTの改善の差は，治療中期（第8週）までに現れ，終結時にも続いていた。IPT-HIVでは，HAM-Dは開始時に19.8（±4.8）だったのが中間時点では9.9（±6.2）に低下し，終結時には6.4（±5.7）であった。支持的精神療法では，対応するスコアは開始時に20.7（±5.8），中間時点で14.3（±4.5），終結時には11.9（±6.2）であった。BDIでは，開始時，中間時点，終結時のスコアは，IPT-HIVでは，27.6，11.8，10.6であったのに対して，支持的精神療法では26.1，21.3，19.5であった。

　血漿CD4の値は，どちらのグループでも低下したが有意ではなかった。独立した評価者によって行われた対象の身体的機能の評価では，100ポイント式のKarnofsky尺度（Karnofsky, 1949）では，IPTの対象（13名）の方が身体的機能が有意に改善した。開始時には80.7±4.0だったのが，91.8±4.7であったが（p>.001），支持的精神療法を受けた残りの対象は本質的には変化がなかった（14名，開始時には79.1±4.8，終結時には81.2±6.4）。

　無作為に割り当てられた101名の対象全体のデータからは，IPT単独とイミプラミン＋支持的精神療法は同様にうつのスコアが低下した群に入ったが，CBT単独と支持的精神療法単独は，改善度がより低かった。治療参加者全体の分析では，IPT単独とイミプラミン＋支持的精神療法はそれぞれCBT単独よりも優れており，支持的精神療法単独はCBT単独と離れているが統計学的には違いのない第3位であった。BDIでは，イミプラミン＋支持的精神療法はCBT単独と支持的精神療法単独よりも優れており，IPT単独は支持的精神療法単独よりも優れていた。同様の所見が治療を完了した群においても見られた（Markowitz et al., 1998）。Ⅰ軸とⅡ軸の併存も，感染経路も，他の人口統計学上の因子も，治療の結果に影響を与えなかった。ほとんどの参加者（85パーセント）が男性であったため，女性に対するIPT-HIVの効果は未知のままである。HIV陽性の女性は増えつつあるが，男性とは異なる心理社会的なストレッサーに直面することがある（Swartz et al., 1997）[原注1]。

コメント

　この研究はうつ病の HIV 陽性患者の個人精神療法についての研究として発表された唯一のものである。その所見は，この研究がそのデザインを基にしている，NIMH の TDCRP 研究 (Elkin et al., 1989) におけるより重度のうつ病患者のものと似ている。これは積極的な精神療法間に違いを見いだした珍しい研究である。効果の低い方の治療でも経過の中で症状が減少しているのに，である。この研究における IPT と CBT のいくらか驚く差異は，IPT は苦しいライフ・イベントについての患者の悩みを認識するが，それから楽観的に，そして実用的に，患者が前進し将来を最大限に生かすことを助けるという事実を反映しているのかもしれない。このアプローチはうつ病の HIV 陽性患者が陥るジレンマを完璧に扱っているのかもしれない。対照的に，CBT の治療者は，本質的に，極度に難しい状況に対して過度な認知的・感情的な反応をしないようにさせる，というやっかいな課題に直面した。

　IPT は，汚名を着せられた病気を持つ，重度にストレスのかかっている人たちである，HIV 陽性患者のうつ病の治療として有用であると思われる。IPT は統計学的に，そして臨床的に，他の有用な治療よりも有意な効果を生み出した——本来は珍しい所見である。結果はまた，医学的にリスクのある人たちに対する短期の介入の効用も示しており，楽観的で，行動志向の IPT アプローチが，このように深刻な状況においてすら希望の光を見いだす能力を持っていることを示すものである。

原注1) 自分の夢をまっとうするという考えは，それが他人の生活を危険にさらさない限り良いものだと思われる。同性愛の男性の場合，これは主に「安全なセックス」のやり方への注意を必要とする。しかし，HIV 陽性の女性の場合は，別のジレンマが起こる。
　一つの重要な夢，そしておそらく永遠の命を求めてのものは，子どもを持つことである。制約の多い教育的・経済的・社会的環境出身の女性で，薬物注射あるいは薬物使用者との性的関係によって感染した人は，他に自己表現の機会がほとんどないかもしれない。しかし，垂直感染によって HIV が遺伝する可能性のある子どもを持つことは，あるいは，HIV 陰性であっても孤児として育つ可能性のある子を持つことは，複雑な倫理的なジレンマを引き起こすものである。研究からは，AZT プロトコルに従った母親は垂直感染のリスクを3分の2減らすことができるということが示されている (E.M.Connor, et al., 1994. Reduction of maternal-infant transmission of human immunodeficiency virus type 1 with zidovudine treatment. N. Engl. J. Med. 331: 1173-1180)。
　症例については第19章も参照されたい。

第 19 章

産前産後のうつ病患者

障　　害

　DSM-IV は，出産が，大うつ病のきっかけとなる可能性があると認識している。エピソードが出産後4週間以内に始まった場合には「産後の発症の……」という特定用語を用いている（American Psychiatric Association, 1994）。妊娠中に起こるうつ病については独立した分類はない。IPT は妊娠中と産後の期間のうつ病女性に適用されてきたが，双極性障害や短期の精神病性障害など他の産後の障害に対しては用いられてきていない。

　伝統的な知識によれば，妊娠は，穏やかな期待と幸せの時期であると思われているが，妊娠した女性の約10パーセントが大うつ病あるいは小うつ病エピソードを発症する（Spinelli, 1997a）。うつ病にかかりやすくなる因子には，本人あるいは家族のうつ病の既往，夫婦間の問題，ひとり親，子どもの数が多いこと，若齢，教育レベルの低さなどがある。うつ病の妊婦は健康に悪い習慣を持っているリスクが高く，薬物，アルコール，ニコチンを使用していたり，十分な産前のケアを受けることをしなかったりする。妊娠したうつ病女性は出産後に児童虐待やネグレクトをしたり，産後うつ病になったりするリスクが高い。多数の研究からは，うつ病の母親を持つ子どもは思春期前の不安障害，思春期のうつ病，思春期後期と成人初期の薬物乱用，そして身体的問題と学校での問題が増すリスクに直面することが示されている（Weissman et al., 1997; Wickramaratne and Weissman, 1999; Kramer et al., 1998）。これらの問題は世代を超えて持続する。

理論的根拠

 精神療法は妊娠中と産後のうつ病に対する重要な治療法としての可能性を持っている。出産可能年齢の女性は文化圏を超えて，うつ病になるリスクが最も高いからである (Weissan et al., 1996—Cross National Study; O'hara et al., 1984)。産後期にはうつ病のリスクがさらに増す (Murray and Cooper, 1997; Gotlib and Whiffen, 1989; Whiffen, 1988)。ほとんどの抗うつ薬が胎盤を通過するため，妊娠中の薬物療法は催奇性のリスクがある (American Academy of Pediatrics, 1994)。胎児への影響を調べた少数の研究では，結論が出ていない (Chambers et al., 1996; Pastuszak et al., 1993; Koren, 1994; Nulman et al., 1997)。さらに，投薬をすることで胎児に病的行動のリスクを引き起こすかもしれない。胎児の行動的反応は妊娠期間のかなり早期に作られる。少なくとも20週からは外部の音に反応し，妊娠中期からは，ストレスに対して，自分自身のホルモンやその他の反応を起こすことができる (Glover, 1997)。私たちは妊娠中の母親のストレスやうつ病が長期的に及ぼす影響についてほとんど知らないのである。

 妊娠中と産後のうつ病は，劇的な身体的・内分泌的変化あるいは新生児と関連しているかもしれない。どちらも大きな生活上のストレッサーとなり得るものである。妊娠中の女性と同じく，子どもを母乳で育てたいと思っている母親は抗うつ薬を避ける理由があり，ここでも IPT など心理社会的な治療が有用である可能性を示している。IPT の言葉を使えば，周産期は大きな役割の変化の時期であり，その中では役割をめぐる不和が起こることが多い。

産前うつ病に向けての修正

 Spinelli (1997b) はコロンビア大学で，産前うつ病向けのマニュアルを作った。基本的な IPT アプローチはほとんど変化させていないが，その内容は妊娠に具体的に関連づけられている。たとえば，役割の変化は，妊娠中の女性が親としての自分自身に下す評価，妊娠による生理学的な変化，配偶者・重要な他者・他の子どもたちとの関係性の変化に焦点を当てる。第5の問題領域として，「複雑化した妊娠」が加えられている。予定外の妊娠をした女性は，仕事をしたり学校を卒業したりすることの喪失を悲しむかもしれないし，配偶者や

重要な他者との間に不和を抱えるかもしれない。セッションのタイミングと長さは，ベッド上安静，出産，産科的合併症，そして育児をめぐっての柔軟性を必要とする。小さい子どもはセッションに連れてきてもよいだろうし，産後の母親はセッションの間に授乳してもよいだろう。電話セッションや病院訪問が必要となるかもしれない。治療の初期の間は，抑うつ症状を調べることに加えて，妊娠に関連した症状や不安も調べる。治療者は，胎児を嫌う気持ちについて尋ね，嬰児殺しの考えについても聞く。たとえば，「ご自分の赤ちゃんを傷つけてしまうのではないかと心配ですか？」と尋ねる。

対人関係質問項目を進めていく際には，治療者は受精と妊娠の状況や，妊娠と赤ん坊の父親についての気持ちを聞く。問題領域は標準的な IPT と同じである。悲哀反応は，周産期の喪失についての悲哀も含む。過去のものも，現在のものもそうである。胎児の喪失についての母親の悲哀は，赤ん坊について望んでいたこと，期待していたこと，抱いていた夢をよく聴いていくことによって促進される。たとえば，母親は胎児の死について，自分を責めているかもしれない。

症　　例

カレンは，健康な36歳の既婚女性で，最初の，そしてとても望んでいた妊娠は4カ月での流産に終わった。彼女は新たな妊娠の4カ月目に，かなりのうつで受診した。彼女は流産の状況について思い出を語り，仕事を続けていたこと，十分な睡眠をとらなかったこと，妊娠するのを30代後半まで待っていたことについて自分自身を責めていた。彼女は，自分は決して良い母親にはならないと感じていた。最初の妊娠の喪失への悲哀反応に隠されていたのは，彼女と夫との不和であった。夫は彼らが経済的にもっと安定するまで子どもを持つのを遅らせたいと思っていたのだった。

妊娠は，妊娠がもたらす身体的な変化と生活の変化によって特徴づけられる役割の変化としてまとめることができる。役割をめぐる不和には，赤ん坊の父親，母子関係の障害，原家族との昔の不和の思い出などが関わっていることが多い。役割をめぐる不和にはまた，胎児との絆を作ることの難しさが含まれる場合もある。特に，望まれない妊娠の場合にはそうである。対人関係の欠如では，望まれない妊娠につながった状況を扱ったり，子どもとの関わりにおいて予想される問題を扱ったりすることもある。第5の問題領域である，複雑化した妊娠には，同時に起こっているライフ・イベント，産科的な問題，身体疾患

（たとえば，糖尿病，HIV，心臓疾患），レイプされたり，見捨てられたり，望まない妊娠であったりというような妊娠をめぐる状況や，不妊と新しい生殖技術の使用から起こる問題などがある。

症　例

レイニーは，42歳の初産婦であったが，人工授精や体外受精を含む6年間の不妊治療の後についに妊娠した。「価値の高い」胎児は，大きな不安のもとだった。ちゃんと生まれてくるのだろうか？　彼女は，胎児が生きのびるだろうかということについて，抑うつ，不安，懸念を表現したが，レイニーの根底にある心配はテクノロジーについてのものであった。精子は彼女の夫のものではなかった。それが自分の結婚生活にどのような影響を及ぼすのだろうか？　夫は子どもとの絆を作れるのだろうか？

効　果

Spinelli（1997a）はDSM-III-Rの大うつ病の診断基準を満たした13名の妊婦を対象にした16週間のオープン試験を完了した。平均抑うつスコアは，治療中に，臨床家による評価でも自己評価でも有意に低下した。セッションのタイミングと長さは，ベッド上安静，出産，育児についての問題をめぐって柔軟性を必要とした。小さい子どもはセッションに同伴することが多く，出産後は新生児も連れてこられた。

このオープン研究に基づき，Spinelliは，50名のうつ病の妊婦に対して，16週間の急性期の治療を行い，その後月1回6カ月間の治療をし，IPTと講義式の親教育グループとを比較した。この研究は，そうでなければ投薬が必要になる可能性のあるうつ病の妊婦に対する治療ガイドラインの実証的な基礎となるだろう（Spinelli, 1997）。

Swartzら（1997）は，4カ月間のIPTを受けた，HIV陽性のうつ病の妊婦の症例を報告した。彼女の主な問題領域は役割の変化（妊娠，失業，HIV感染）と，子どもの父親との不和であった。IPTでは役割をめぐる不和に焦点を当てたが，それは行き詰まりの段階にあった。治療では，患者が自分の現在の状況に焦点を当て，子どもの父親からもっと助けを得られるようにサポートした。それは，彼女の負担を和らげ，彼女自身が亡くなった場合の子どもの将

来についての計画を立てておくのに役立つであろうことだった。彼女に感染させた恋人への怒りは「ルール違反」（第4章参照）としてフレーミングされた。彼は自分のHIV感染を隠して二人の関係におけるルールを破ったのだ。彼女はそれについてはっきりと彼と話し，コンドームを使わないセックスを拒否した。それによって彼女は難しい状況を乗り越えることができ，自分の子どもを享受することができた。抑うつ症状は改善した。HAM-Dスコアはインテイク時には18であったが終結時には2に低下していた。3カ月後のフォローアップでも患者は正常気分を保っていたが，1年後に再発の症状を示した。だが，対人関係上で得たものは続いていた。

産後うつ病に向けての修正

　出産後の感情的な問題はよくみられるものである。出産後の2～3週間後に憂うつになることはとても多いので――新しく母親となった女性の約半分が経験すると推定されている――，それは「マタニティ・ブルー」と呼ばれている。新しく母親となった女性の約10～15パーセントがより重症で持続するうつを経験する。彼女たちは自分の新生児について過度に心配し，世話役として自分が不十分であるように感じることもある。自分の赤ん坊を傷つけるのではないかと怖れている人もいる。約千人に一人の新しい母親が精神病エピソードを起こす。それは，混乱と，妄想と，急速な気分の変化を伴い，通常は出産の2～3週間後に起こり，入院を必要とすることが多い。妄想は通常赤ん坊を中心としたものである。産後うつ病と精神病の原因と特徴は不明である。産後のうつ病は，単極性・双極性のうつ病の既往が家族や本人にあることと関連している。

　アイオワ大学のO'HaraとStuartは，IPTを産後うつ病に適用した。産後うつ病の女性は，気分の変化と快楽消失や意欲の低下などの症状を「普通の」産後の変化であると考えるか，あるいは，「難しい」子どものせいにすることが多い。その結果として，うつ病の著しい症状を持つ多くの産後女性が，自分の困難を実際よりも大したものでないように報告する。妊娠中と同じく，不眠や気力の低下などの抑うつ症状は，女性が通常産後に経験する変化に似ている。臨床家はまた，母親であることについての患者の期待と，子どもについての気持ちと，子どもとの関係についての気持ちを評価しなければならない。聞き取る病歴には，妊娠についての計画と経過，分娩・出産のプロセスも含まれるべ

きである。

　O'HaraとStuartは，産後うつ病のほとんどの症例を役割の変化として概念化することが有用であると見いだしている。この問題領域は，産後うつ病の患者に，自分の問題を理解する理論的基盤を与えるものであり，直観的にほとんどの患者がぴんと来るものである。さらに，うつ病は期間限定であろうという意味にもなる。

　産後における役割の変化は，典型的には，新たな子育てのスキルを育てること，今までの関係を維持しようとしつつも新しい責任をやりくりすることが含まれる。患者は自分がいくつかの難しい役割を手際よくこなさなければならないことに気づくかもしれず，それぞれの役割で要求されることがますます大きくなってくるのである。その結果，自尊心の低下や，どの人間関係と責任を優先する価値があるのかについての混乱もよくみられる。慣れ親しんだソーシャル・サポートを患者がすべて失うことはほとんどないが，それらは大きく変わることが多いに違いない。

　産後における役割の変化の一つの例は，それまでの配偶者と従業員としての役割に加えて母親としての役割に直面するワーキングマザーである。患者は自分の優先順位，時間，感情的な関わり方を変化させないと，圧倒される感じがするかもしれない。難しい配偶者や雇用主がいると，患者が直面するそのような問題を容易に悪化させる。O'HaraとStuartの戦略は，患者と配偶者や雇用主との関係のタイプを理解し，それらの関係についての自分の期待を理解できるようにサポートすることである。患者は自分のニーズと，それらがどの程度満たされるかについてバランスのとれた見方をするようになる。治療者はそれから患者が，自分のニーズをわかりやすく重要な他者に伝え，関係を再交渉できるように援助する。

　患者は自分の対人関係領域にいる他者もまた，著しい役割の変化をしたのだということを認識しなければならない。夫や重要な他者もまた，父親としての役割を引き受けるに当たって相当な適応をしなければならないかもしれない。同じことが，程度は低いが，拡大家族についても言える。患者が，他の人たちもまた変化に直面しているのだということを理解し始めると，責める姿勢から，重要な他者との積極的な交渉へと移行することができる。

　対人関係上の不和は産後女性のうつ病と関連していることが多い。典型的な対立には，子育ての責任をめぐる患者と夫との不和，新生児の扱い方についての患者と拡大家族との衝突などがある。治療者は，患者が出産前に抱いていた

期待を徹底的に探るとともに，対立におけるコミュニケーション・パターンも調べるべきである。

O'HaraとStuartは，役割の変化や役割をめぐる不和が治療焦点である場合には，患者の夫や重要な他者を1回か2回の治療セッションに参加させることを提案している。目的は，患者の行動についての補助的な情報を得ることである。不和における相手側の見方を詳しく調べ，治療者が二人の間のやりとりを「生で」調べられるようにするのである。同席セッションは，パートナーに心理教育をする機会にもなる。これは，うつ病についての情報だけでなく，産後の正常な性的変化やセクシュアリティについての情報も含むことが多い。

症　例

マーガレットは，29歳の初産婦であったが，正常な妊娠と出産の後にうつ病の治療を受けに来た。彼女は，抑うつ気分，睡眠の困難，食欲低下，気力低下，罪悪感，自尊心の低下を訴えた。妊娠中，彼女は教職と研究助手の仕事を維持しており，博士論文にも取り組み始めていた。そして，これらのすべてを出産後も続けられると思っていたのである。子どもの誕生後，彼女は博士論文に取り組むことができなくなり，指導教官からの大きなプレッシャーを感じていた。彼女の対処法は，子どもとの関係にエネルギーを注ぎ込むというものであった。

治療はまず，産後に普通に体験されることについてマーガレットを教育すること，そして彼女の期待が現実的ではなかったということを認められるように援助することに焦点を当てた。治療者は彼女の問題を役割の変化と判断し，彼女は徐々に新たな状況に適応し，以前の高レベルの機能を再開できるようになるだろうが，いくらかの修正が必要だと言った。彼女は対人関係のいくつかを修正するように励まされた。彼女は夫と，それまでは自分だけでやっていた子育てと家事の責任について交渉し，自分自身と博士論文のための時間を作った。彼女はまた，自分が感じているプレッシャーについて指導教官と直接話し合い，学業を完了するためのより現実的なスケジュール調整をした。

効　果

O'HaraとStuartは，120名の産後うつ病の女性において，IPTとウェイティングリスト対照群を比較した。急性期の治療試験は12週間続け，18カ月間のフォローアップを行った。母親の症状と子どもとのやりとりの両方を評価した（Stuart and O'Hara, 1995）。予備的な結果からは，IPTの優位性が示さ

れている。IPT 群の44パーセントがベック抑うつ評価尺度（BDI）において寛解を示したが，ウェイティングリスト群では14パーセントのみだった（Stuart, O'Hara, and Blehar, 1998; Stuart, 私信, 1998）。BDI のスコアが50パーセント以上低下したのは，IPT を受けた患者の60パーセントだったが，対照群では16パーセントだった。IPT を受けた女性は，社会適応の尺度においても，対照群に比べて有意な改善を示した。

妊娠した思春期うつ病患者の IPT 研究については，第13章を参照されたい。

産後うつ病に対するグループ療法としての修正

オーストリアのウィーン大学の Klier は，IPT を産後うつ病女性に対する12セッションのグループ形式に修正した。IPT の内容は変えていないが，産後期に関連した問題に焦点を当てている。最初の評価の時期，最初の2セッション，そして最終セッションは個人面接として行われる。初期には，母親はこの時期に起こるうつ病の経過について教育を受ける。その上で，週1回，90分間のグループセッションが行われる。3カ月後，6カ月後，12カ月後のフォローアップを行う。

これまでには，過去1年間に大うつ病と診断された18歳から45歳の17名の女性が参加している。役割をめぐる不和が最も多く見られる対人関係問題領域であり，その次が役割の変化である。セッション中に現れるテーマには，出産時のトラウマ，うつ病についての偏見，子どもに対するネガティブな気持ちなどがある。Klier は，産後うつ病の母親が治療に入りたがらないということを記しているが，それはオーストリアに特有のものかもしれない。この研究は現在進行中であるが（Klier, Muzik, and Rosenblum, 1998），対象（n=17）の65パーセントがグループ療法を完了している。終了時点での分析からは，平均 Ham-D スコアの有意な低下が明らかになっており，女性の58パーセントが完全寛解しており，35パーセントが部分寛解している（C. Klier, 私信, 1999）。

アイオワの Stuart と O'Hara は，抑うつ症状を持っているか，本人か家族にうつ病エピソードの既往がある妊婦を対象に，グループ IPT を予防的治療として用いた。45名の妊婦が，妊娠後期に始まり産後1カ月まで続く5セッションのグループ IPT か，無治療の対照群に振り分けられた。産後1カ月では，IPT を受けた患者は誰もうつ病になっておらず，対照群の25パーセントが

うつ病になっていた。産後6カ月では，IPT を受けた患者の15パーセント，対照群の24パーセントがうつ病になっていた。しかし，患者の自記式尺度で評価すると，抑うつ症状はいずれの評価でも違いはなかった（Stuart, O'Hara, and Blehar, 1998）。

コメント

　産前産後の女性についてのこれらの研究は，病気になりやすいが変化を受け入れやすい時期に彼女たちにアプローチしている。このような介入は，うつ病エピソードを予防する可能性がある。うまくいけば，うつ病の母親の治療は，新生児のみならず他の子どもたちのケアと健康に影響を与え得るだろう。コロンビア大学の Weissman は，子どもを治療に連れてくるうつ病の母親に対する IPT のパイロット研究を行っているところである。この研究は，母親の治療を行えば次の世代にプラスの効果があるという仮説を直接検証することになるだろう[訳注1]。うつ病に対する IPT 研究の多くが，出産可能年齢の女性を治療してきた。うつ病が彼女たち自身の機能にもたらす，そして子どもたちにもたらす，リスクの高い深刻な結果は，注目に値する。うつを評価することと，必要な場合には治療を行うことが，これらの女性をケアする際のルーチンとなるべきである[訳注2]。

原注1）著者たちは，Margaret Spinelli 博士，Michael O'Hara 博士，Scott Stuart 博士に，産前（Spinelli 博士）・産後（O'Hara 博士と Stuart 博士）のうつ病についての専門知識と症例を提供してくれたことに感謝する。

訳注1）その後，母親のうつ病の治療に成功すると子どもの症状も減じるという結果が発表されている（Weissman, Pilowsky et al. 2006）。

訳注2）その後，この領域では主に以下のデータが発表されている。
　産前うつ病に対する効果　妊娠中のうつ病女性81名に対する RCT で，IPT は親教育対照群に比べて有意に気分が改善した。IPT を受けた群では60パーセントが回復基準に達した。母親の気分と母子関係には有意な正の相関が見られた（Spinelli et al., 2003）。
　産後うつ病に対する効果　産後うつ病女性120名に対する RCT で，IPT を受けた女性の方が，ハミルトン抑うつ評価尺度・ベック抑うつ評価尺度ともにウェイティングリスト群よりも有意に低下した。両尺度に基づく回復基準に達した女性は，IPT 群の方が有意に多かった。IPT を受けた女性は，産後適応質問票と生活スタイル質問票（SAS-SR）においてもウェイティングリスト群よりも有意に改善していた（O'Hara et al., 2000）。
　産後うつ病に対する予防効果　公的援助を受けており，産後うつ病のリスクファクターを少なくとも一つ持っている妊婦37名を対象に，4セッションの IPT タイプのグループを行った。産後3カ月のうちに，通常の対応を受けた18名のうち6名（33パーセント）が産後大うつ病を発症した。IPT グループの17名では1人も発症しなかった（Zlotnick et al., 2001）。

第 3 部
気分障害以外への IPT の適用

第 20 章

物質使用障害

障　　害

　物質使用障害は2群に分けられる。アルコール，アヘン，コカイン，ニコチンなどの物質への**依存**と**乱用**である。DSM-IV（American Psychiatric Association, 1994）は，物質**乱用**を，臨床的に著明な障害や苦痛を引き起こす不適応的な物質使用と定義している。物質**依存**は，その問題が，耐性と離脱まで悪化し，重要な役割義務における障害，身体的危険，法的問題などに至る場合である。

背　　景

　IPTは，物質乱用・依存の患者に対して2つの比較対照試験を受けてきている。1つは，メタドン維持中のアヘン依存患者においてIPTを用いたもので，もう1つはコカインを断つために用いられたものである。どちらの試験でも，標準的な比較対照の治療に比べてIPTの結果はネガティブであった。今までに行われたIPTの研究でネガティブであったのは，これらの研究だけである。しかし，他の適用は可能である。Markowitzらは現在，気分変調性障害とアルコール乱用が併存している患者の治療法として，AA（Alchoholics Anonymous アルコール患者匿名会）への出席との組み合わせで，IPTと支持的精神療法を比較しているところである。

　アヘンもコカインも違法なものなので，その乱用の正確な疫学を評価するこ

とは難しいが，200万人を超えるアメリカ人が乱用していると見込まれる。依存している人はその3分の1以下であり，物質問題に関して治療を受けている人はさらに少ない。治療を求めるほとんどの人が，自分自身でやめようと何度も試みて失敗している。治療としては，患者が薬物にアクセスできないように隔離する入院プログラムなどがあり，乱用された薬物に類似したアゴニスト（たとえば，アヘン依存患者に対しては，メタドンや levo-alpha-acetyl-methadol [LAAM]）での維持や，薬物の効果を妨げるアンタゴニスト（たとえば，ナルトレキソン），薬物を使用すると不快な症状を生み出す薬物（たとえば，ジスルフィラム），離脱症状を減じる薬物（たとえば，クロニジン）を用いたりする。いくつかのタイプの精神療法が通常，少なくとも薬物療法への付加治療として，治療プログラムの一部となっている。

理論的根拠

IPTをこれらの患者に用いる理論的根拠は，物質使用障害は不十分な対人関係スキルを埋め合わせるための試みであるか，あるいはすでに持っているスキルを損ねているという仮説であった。物質乱用は，社会的・職業的機能における対人関係上の問題につながる——そして，部分的にはそれによって定義される。患者が対人関係の問題を解決できるように助け，新しいスキルを育てられるよう助けることは，悩みを和らげ，おそらく物質使用の必要性を少なくするかもしれないと期待された。IPT／メタドン研究では，研究者たちは，メタドンによってアヘンへの渇望が減じられた患者は，精神療法に取り組みやすいだろうという希望を持っていた。

修　　正

RounsavilleとCarroll（1993）は，最初の研究においてメタドンで維持されたアヘン依存患者に対して行ったようにIPTを付加治療として用いることと，コカインを経静脈投与して乱用していた患者の治療において，唯一の治療あるいは組み合わせ治療としてコカインを断つためにIPTを用いることを区別している。彼らは，物質乱用に対するIPTの修正は比較的わずかなものだった

と述べている。セッションの内容は物質乱用の患者に特有の問題に合わせた。焦点は，抑うつ症状を治療することではなく，物質乱用を減じたりなくしたりすることに切り替えられた。より良い社会的・対人関係的コーピング戦略を育てることへの強調は維持された。

　薬物乱用をやめるために以下の3つの目標が考えられた。(1) 薬物をやめる必要性を受け入れる。(2) 衝動性をコントロールする。(3) 自分がどういう状況で薬物を使用し手に入れるかを認識する。最初の目標は，問題の深刻さについての患者の否認と，薬物使用をやめることについての患者のアンビバレンスを扱っている。治療者が，薬物を使用することによるコストと破壊性を詳細に列挙し患者に指摘することが必要である。第2の目標は，とりあえずの満足を遅らせるための新たなスキルとソーシャル・サポートを必要とする。これには，治療者からだけでなく，12ステップのプログラムからのサポートも含まれるかもしれない。第3の目標は，物質環境との患者の関わりに向き合うことである。ある人たち，社会状況，その他物質使用のきっかけになるものを避ける必要性である。

　物質乱用を社会的な問題に対処するための試みとみなすので，IPT治療者は対人関係状況を扱う上での物質乱用の重要性とその限界を指摘する。たとえば，薬物は難しい役割の変化あるいはソーシャル・スキルの困難による不快な感情から逃避するために用いられるのかもしれない。重要な他者についての気持ちを扱うために患者がどのように薬物を用いるかということを理解することは，代わりの対処戦略を育てるための理論的根拠を提供すると期待される。対人関係質問項目では，薬物使用歴，どのような状況で薬物を用いるかとそれに対する家族の反応，性的な行動と親密さについての患者の受け止め方に薬物が与えている影響，薬物の入手と経済的やりくりに必要な行動，違法な行動とそれに伴うリスクについて探ることも含める。通常のIPTの問題領域が用いられた。

　薬物プログラムのほとんどの患者が治療経過中に再燃するため，その可能性はIPTにおいて初期に話し合われる。IPTは再燃によって終結はしない。むしろ，望ましくないものとみなしながらも，再燃は治療において取り組むことができる問題領域を理解する機会として捉えられる。

症　例

　ジェニーは，56歳の既婚女性であるが，気分変調性障害と慢性のアルコール乱用の症状で受診した。彼女は2人目の夫と24年間結婚していると言い，その関係は知的には刺激的だが感情的・身体的には冷たいと言った。ジェニーの夫，ハリーは，アルコール依存から回復した人で，一日のほとんどを彼女から離れて過ごしていた。これは，彼女がファッション産業のエグゼクティブとして働いていたときにはあまり問題にならなかったが，7年前に，うつと飲酒が原因の一部となって職を失ってからは彼女を悩ませてきた。彼女のアルコール使用はその後増し，一日に最低3回は飲酒し，さらに多く飲むことも多かった。彼女は今では時折記憶喪失を起こしていたが，アルコールによるけいれんや明らかな医学的合併症はなかった。彼女はまた自分でジアゼパムを服用していた。

　ジェニーの治療者は，彼女の飲酒は，気分変調に対する自己治療の試みが失敗したものであり，今では第2の精神科的問題になっているのではないかと言った。彼はさらに，ジェニーの飲酒が悪くなるときと彼女の結婚生活上の不満との間には関連があるようだと言った。治療はジェニーとハリーの役割をめぐる不和に焦点を当てた。彼女はさらなる親しさを求めており，彼は距離を保とうとしていた。実際に，彼女の飲酒を図表にしてみると，ハリーに不満を感じたり失望したりした後に多く飲むということが明らかになった。ジェニーはAAのミーティングに出ることを拒んだが，治療の初期の週に飲酒とジアゼパムの使用をやめた。セッションにおけるロールプレイで，彼女はハリーに向き合う上でより自己主張できるようになり，いくらかの譲歩を得た。常に彼女のニーズを満たすわけではなかったが，彼は彼女とかなりの時間を共に過ごすようになった。彼女の気分は改善し，気分変調性障害の症状は寛解した。終結が近づくにつれ，彼女は次の挑戦をするようになった。それは，休止中の性生活を再開することであった。

効　果

　IPTは物質乱用を持つ患者における2つの臨床試験で効果を示していない。最初の研究は，高い脱落率のために複雑になってしまった。エール大学のRounsavilleら（1983）は，月に1回20分間の面接をして患者の抑うつ症状と社会的機能を振り返るだけの低接触の治療に比べて，毎週行う6カ月間のIPTを付加することに利点を見いださなかった。72名の患者のすべてが，臨床試験に入る前に最低3カ月間メタドンで維持されていたアヘン乱用者であった。すべての患者が標準的なメタドン維持治療を受けており，そこには毎週の90分間

のグループカウンセリングも含まれていた。効果判定には、違法の薬物使用、脱落、症状、社会機能が含まれた。

IPTへの患者の応募と治療に留まる率は低かった。12の主要な効果判定においては、2つのみが有意に異なっており、1つはIPTに有利で、もう1つは低接触の条件に有利なものだった。どちらの治療においてもほとんどの患者が6カ月間に有意な臨床的改善を示した。2年半後のフォローアップでは何の違いも見いだされなかった（Rounsaville et al., 1986）。

別の試験においては、同じ研究チームが、コカインを断とうとしている42名のコカイン乱用者に対して、12週間のIPTを行うことが、行動療法であるRelapse Preventionに比べて効果がなかったか、わずかに悪かったことを見いだした（Carroll, Rounsaville, & Gawin, 1992）。

コメント

研究者たちは、メタドンで維持されているアヘン依存患者に対する6カ月間の研究でなぜIPTの治療効果を示すことができなかったのかについて多くの理由を記している（Rounsaville et al., 1983）。最も重要なことは、すべての患者がすでに90分間の毎週のグループカウンセリングを受けており、治療にさらなる時間を使いたがらなかったということである。これは、研究者たちが患者を募集すること、そして患者を研究にとどめておくことが難しかったという事実に反映されている。対象はまた、研究に入る前にメタドンで安定する時間を持っており、薬物への渇望と不快気分が和らぎ、精神療法への動機づけが減っていた。他には、プログラムの管理上の困難と関係した問題があった。

研究者たちは、IPTを適用した根底にある仮説を疑いはしなかった。すなわち、薬物は対人関係問題に対処するための機能不全的な試みとして用いられたということである。別の仮説として考えられることは、薬物使用が対人関係に深刻な結果をもたらしており、依存者がメタドン維持とそれに随伴するプログラムに参加することによって薬物を断とうと努力したことが、さらなるサービスの必要性を不要にしたのかもしれない。しかし、フィラデルフィアで行われたWoodyらによる同様の薬物使用者についての研究（1983, 1985）では、薬物カウンセリングのみと、それを支持‐表出的精神療法 supportive-expressive psychotherapy あるいはCBTと組み合わせたものとを比較したが、どちらの

精神療法群も薬物プログラムのみよりも大きな改善を示したということが見いだされた。他方，米国精神医学会の1998年5月の年次総会で発表された最近のNIDA（訳注：The National Institute on Drug Abuse 国立薬物乱用研究所）共同コカイン研究では，薬物カウンセリングが支持 - 表出的精神療法とCBTよりも効果的であったということが示された。フィラデルフィアの研究でも，薬物カウンセリングは薬物治療プログラムに含まれていたが，エールのプログラムに比べると集中度も低く時間も短かった。そして，薬物カウンセリングは，メタドン維持が始まると同時に始められたが，それは抑うつ症状が最も強いときであった。最後に，Woodyらによって行われた支持 - 表出的精神療法はIPTよりも有効であるという可能性がある。

　私たちは，IPTが物質乱用・依存の患者の治療において有効であるという結論を出すことはできない。2つのネガティブなIPT研究からは，IPTの有用性の限界が示されているが，すべての薬物乱用患者に対してIPTを用いることを必ずしもやめる必要もない。たとえば，IPTは，断酒したばかりの回復中のアルコール依存患者にとって有用であるかもしれない。そのような患者は，再燃のきっかけになることが示されている多数の心理社会的ストレッサーに直面するからである（Cherry and Markowitz, 1996）。

第 21 章

摂食障害:神経性大食症と神経性無食欲症

神経性大食症

　神経性大食症は,DSM-IV (American Psychiatric Association, 1994) において,過食エピソードの繰り返しがあり,過食の間は食べることを制御できないと感じ,過食の後,自己誘発性嘔吐,下剤乱用,絶食,過剰な運動といった,体重の増加を防ぐための不適切な代償行動を繰り返す,と定義されている。

　IPT は,神経性大食症に対する 2 つの急性期の臨床試験の中で用いられた。最初の試験では,オックスフォード大学の Fairburn が,障害の特異性に向けての大きな修正を行わずに,神経性大食症に対する個人療法として IPT を用いた。最初の心理教育以上には,食行動の問題は精神療法の中で取り上げなかった (Fairburn et al., 1991, 1993; Fairburn, 1998)。もう 1 つの研究は,IPT をグループ療法として精神科的診断に対して用いた初めての試みである (Wilfley et al., 1993)。

理論的根拠

　神経性大食症は,特に若い女性の間に多く見られる,病的な状態である。薬物療法は若干の効果を示すが,多くは限定的である。精神療法の中では,Fairburn の研究 (1991) 以前には,認知行動療法に関してのみ多くの効果研究が行われてきた。Fairburn らの研究の理論的根拠は,IPT を,CBT に対する対照群として用いようとしていたようであるが,その結果は期待を超えるものであった。IPT と CBT には,共通する精神療法の非特異的因子があるので,

IPTを対照群として加えたのは，CBTに特有の効果を強調するという意図によるものだった。対人関係の問題領域の中には，神経性大食症の治療においてどの程度妥当なのかが不明なものもあったが（たとえば，悲哀），その研究では，IPTは，神経性大食症の患者に向けて最小限の修正をされただけだった。Fairburnら（1991, p.464）は，IPTは神経性大食症の患者において「障害されていることの多い」対人機能に働きかけた可能性を記している。

修　　正

　神経性大食症の個人療法では，基本的なIPTの原則は本質的に不変のままである。まず，神経性大食症は，医学的な病気として診断され，対人関係の問題領域に関連づけられる。そのフォーミュレーションに治療者と患者が合意すると，神経性大食症の症状を，中心となる対人関係問題領域（通常は，「対人関係上の役割をめぐる不和」か「役割の変化」）に，うつ病の場合と同じように関連づける。われわれの経験では，過食と排出行動は，対人関係において感情的な負荷がかかったときの反応としての行動であることが多い。患者は，対人関係のほかの選択肢を検討し，治療におけるロールプレイでそれを練習し，実際に重要な他者に試してみることでメリットを得る。対人関係の問題領域に取り組むと，過食症状も解決する。

　IPTにおいてうつ病を神経性大食症に置き換える際には，パラダイム・シフトが必要になる。全体としてのアプローチは変わらないが，4つの対人関係の問題領域は摂食障害には同様には適用されない可能性がある。これは，さらなる研究を要する。Fairburnら（1991）は，主に，比較の対象であったCBTと適合するように，セッションのスケジュールを変えた。摂食問題についての経過を聴取する評価の時期を除けば，IPTのアプローチの内容はうつ病に対しての内容と同様である。最初の4回のセッションは，摂食障害が起こってきた対人関係の枠組みを見定めるために費やされる。

　Fairburnらの研究のデザインは，18週間に，40〜50分間の治療セッションを19回行うというものだった。セッションは最初の1カ月間は週2回，次の2カ月間は週1回，そして最後の6週間は隔週であった（Fairburn et al, 1991）。うつ病に対するIPTから変更された重要な点であるが，Fairburn研究の治療者たちは，初期のセッションの後には神経性大食症についての話を10秒以上は続けないようにと指示された。うつ病に対するIPTでは，「病気としてのうつ

病」という医学モデルを強調するのに対して，神経性大食症に対する IPT では積極的にその話題を避ける。これは臨床的には理にかなったことである。うつ病の患者は自分のうつに病気としての焦点を当てないことが多く，病気と，自分がどういう人間かという感覚を混同している。対照的に，神経性大食症の患者は，症状を意識しすぎており，それ以外のことは話さない傾向にある。神経性大食症の患者にとって，話の焦点を，症状から，現在の生活状況やストレスや対人関係へとシフトさせることは役に立つであろう。

　治療者は，自分は治療の初期のセッションでは積極的に質問をしたり心理教育をしたりするが，治療が進むにつれて変わっていくということをはじめのうちに患者に伝える。初期のセッション（だいたい最初の 4 回）で，治療者が聴取しなければならない経過は以下のものである。(1) 摂食障害の病歴。体重が極端に増えた時期，ダイエットや排出行動のパターンを含む。(2) 過去と現在の患者の対人機能（対人関係質問項目）。摂食障害との関係も含む。(3) 重要なライフ・イベント。(4) 自尊心の問題とうつ。治療者は特に，何が過食のエピソードを起こすのかを探さなければならない。以上 4 つの経過をまとめると，患者の今までのライフ・チャートを作ることができる（Fairburn, 1998）。

　治療者は，過食のパターンを破るためには，患者はそのパターンを持続させている対人関係の問題を見つけて取り組まなければならないということを強調する（Fairburn, 1998）。体重・体型・食行動への意識によってわからなくなっているかもしれないが，実は神経性大食症の人たちの間には対人関係の難しさが多いのだということを治療者は説明する。過食は苦しい感情の後に起こることが多い。たとえば，人との不和や，親密さや，寂しいという気持ちによって引き起こされるような苦しい感情である。治療は食行動や体重ではなく対人関係に焦点を当てるということを治療者は説明する。神経性大食症の IPT のフォーミュレーションとプロセスは，うつ病に対する IPT と似ている。治療者は，患者が自分の責任で非適応的な対人関係のパターンを変えてみるように，だんだんと励ましていく。治療者は，治療は「変化へのチャンスである」という点——IPT の治療者が，すべての患者に対して強調するであろう点——を強調する（Fairburn, 1998）。治療者と患者は一緒に，患者が対人関係の状況の中で何を求めているのか，変化のための選択肢は何か，そして，自分の生活で患者が実際に起こす変化について，探っていく。

症　例

　23歳の独身白人ビジネスウーマンのエリザベスは，南部からニューヨークに引っ越してきたが，8年来の神経性大食症を患っていた。軽度の抑うつ症状も併存していた。彼女は中学生のときに，自分の体重と外見を気にし始めたといった。その頃，彼女は，体重をコントロールするために，ダイエットに加えて下剤の乱用と自己誘発性嘔吐も始めた。最初は，治療を受けさせようとする両親に抵抗した。結局，エリザベスは，2つの力動的精神療法を受けた。1つは2年間続き，もう1つは1年半だった。彼女はそれらがほとんど役に立たなかったと感じていた。職場では2回の昇進をしたほど有能だったが，彼女は昇進するたびに不安と自己不全感が増したと感じていた。男性との関係は表面的で短期間であり，彼女が親密さに怖くなり，別れを早めることによって終わっていた。彼女の症状は続き，過食と嘔吐は週に数回起こっていた。

　エリザベスの経過を聞き出していく中で，過食と嘔吐が，仕事上の，そして特に対人関係に関連した不安があると悪化するということに治療者は気づいた。しかし，エリザベスは，自分の食行動を，それ自体の問題として焦点を当てていた。つまり，自分の体重や，鏡にどう映るかということに関係したものとしてである。彼女は最初，過食が対人関係の中で起こっているのではないかという治療者の示唆に抵抗した。しかし，治療者に強く勧められると，それに取り組んでみることに同意した。治療者は，次のようなフォーミュレーションをした。エリザベスは神経性大食症という病気を持っており，対人関係の状況についての不快な気持ちが，特に男性との関係の中で，過食と嘔吐のきっかけとなっており，この治療可能な病気は，そのような対人関係のパターンを調べて変えてみることによって解決することができるだろう。エリザベスと治療者は16セッション会っていこうと合意した。その後，治療者は，エリザベスが食行動に焦点を当て始めるとさえぎり，対人関係の側面に軌道修正した。

　セッションは治療者が「前回お会いしてから，いかがですか」と尋ねて始まった。エリザベスは，初めの頃のセッションでは体重と食行動についてのコメントを返していたが，すぐに，過食症状は社会的・職業的対人関係ストレスに関連している可能性があるということを理解できるようになった。新しい恋人であるジムとのデートでは，対人関係上の役割をめぐる不和が起こっており，親密さに対する彼女の不快感と，食べることがそのような気持ちのはけ口になっているということを検討するチャンスだった。デートから帰宅した後，特にデートがうまくいった時には，彼女は不安に感じ，過食嘔吐してしまうのだった。患者と治療者は，不安に対処し，ジムと親密になるというリスクを冒すための別のやり方を考えた。エリザベスが自己主張をし自分の気持ちをジムに伝えることが前よりも気持ちよ

> くできるようになってくると，彼女の過食は減じ，急性期の治療が終結するときには本質的に止んでいた。1年後のフォローアップでは，彼女とジムは婚約していて，彼女の仕事はうまくいっており，何カ月も過食嘔吐をしていなかった。「彼がプロポーズしてきたときでさえも」と彼女は言った。

効　果

　最初のFairburnの研究は，24人の患者を，ランダムにCBTか対人関係に焦点を当てた治療（正確にはIPTではない）に振り分け，18週間で19回のセッションを行った。どちらの治療も同等の効果を示した（Fairburn et al., 1986）。より大規模な2回目の研究では，75人の患者がランダムに認知療法（CBT），IPT，行動療法に振り分けられ，18週間で19回のセッションを行った後，12カ月間フォローアップされた。患者たちの主たる診断名は神経性大食症であったが，多くがベック抑うつ評価尺度のスコアも高かった（平均24ポイント）。行動療法を受けた患者で過食と排出行動が止まった人はほとんどいなかった。CBTは初めのうちは優れていたが（Fairburn et al., 1991），時の経過とともに，CBTとIPTの患者群は，すべての症状群において，同様の，本質的な変化をとげた（Fairburn et al., 1993）。1年後のフォローアップでは，IPTとCBTは同等の効果を示し，どちらも行動療法より優れていた。

　フォローアップ研究は，両方の臨床試験の91名を，治療終了約6年後に評価した。主な所見として，行動療法を受けた患者の状態は悪く（86パーセントがまだ摂食障害だった），IPTかCBTを受けた患者の予後は良かった。摂食障害だったのは28～37パーセントであった（Fairburn et al., 1995）。著者らは，CBTの神経性大食症用セルフヘルプ・プログラムで補足したIPTを用いて研究をしている（Fairburn, 1998）。

　神経性大食症に対するCBTとIPTを比較する多施設再現研究が，オックスフォード大学とラトガーズ大学の研究者と共同で，スタンフォード大学とコロンビア大学で行われてきた。それは，「方法特異性」，つまり，2つの治療が同様のメカニズムで働くのか，それとも違うのか，という興味深い質問に答える助けとなるだろう。もしもそのような特異的因子が見つかるのであれば，治療者はその因子を，治療の予後を予測するために用いることができ，したがって，特定の患者に特定の治療を与えることができるようになるだろう。

IPTとCBTを比較した多施設研究の予備的な報告では，治療終結時にはCBTの方がIPTよりも優れていると述べている。しかし，8〜10カ月後のフォローアップでは，結果には統計学的に有意な差はなかった。CBTの効果がより早く現れるために，研究者たちはCBTを神経性大食症に対する第一選択の治療法として好ましいと考えている（Agras et al., 1999）[訳注1]。

神経性大食症に対するグループ・フォーマット（IPT-G）

Wilfleyら（1993）は，独創的に，肥満した非排出型の神経性大食症患者に対してIPTをグループ療法として適用した。さまざまな対人関係問題領域を持つ患者を混ぜることによってグループが混乱し，個人IPTにおいて重要である焦点の明確さを乱すのではないかと思う人がいるかもしれない。Wilfleyらは，自分たちの神経性大食症の対象のほとんどが対人関係の欠如のカテゴリーの問題に当てはまることを見いだし，それが事態を容易にした。対人関係の欠如のカテゴリーに当てはまるうつ病患者とは異なり，これらの神経性大食症患者は，グループ環境に耐えるに十分なソーシャル・スキルを有していた。神経性大食症患者の場合の「欠如」は明らかに，親密さを深めるという問題に関連していた。したがって，うつ病へのIPTにおいて対人関係の欠如は避けた方がよいカテゴリーであり，他の問題領域が存在する場合には決して用いられないものであるが，IPT-Gにおいては，包括的な焦点として役に立つようである。

グループは90分間のセッションで16週間会った。グループでの話し合いは，治療者がそれぞれの患者の自宅に送ったまとめによって強化された。

症　例[原注1]

53歳の店員カレンは，むちゃ食い障害の治療のために受診した。インテイク時に

訳注1）FairburnはIPTの要素をCBTの要素と比較したかったということも理由の一つであるが，神経性大食症のIPTにいくつかの変更を加えた。その一つとして，IPT治療者はロールプレイを用いないようにと言われている。ロールプレイはCBTの技法であるためである。これはIPTの一つの強力な可能性がなくなったことを意味する。CBTとIPTの効果の違いには，この研究デザインが影響を与えたかもしれない。

原注1）著者はDenise Wilfley博士に，このセクションの背景となる題材と報告されている症例について感謝する。

は，彼女は週3回の過食エピソードがあると言い，その間明らかに大量の食物（典型的には，30分間に3〜4個のファーストフードのサンドイッチ）を食べ，コントロールできないと感じていた。彼女は自分が不安になると最も過食しやすくなると言い，過食は自分に著しい苦痛をもたらしていると言った。

　カレンの過食は15歳のときに始まり，それ以来，ダイエットと体重の変動を繰り返してきた。105kgの彼女は深刻な体重過多であり，彼女の年齢と身長における体重の95パーセンタイルを超えていた。彼女は体重が増えることに極端な怖れを感じており，自分の身体を自分で見たり他人に見せたりすることがとてもいやだった。他のⅠ軸の精神病理はなかったが，強迫性パーソナリティ障害の診断基準を満たしており，診断基準を満たさない程度の自己敗北性パーソナリティ障害があった。

　カレンは今までに治療を受けたことはなかった。彼女はCBTを好むとそれとなく言っていたが，むちゃ食い障害の精神療法の臨床試験の参加者として，無作為に対人関係療法グループに割り当てられた。グループセッションが始まる前に，彼女は共同治療者たちとグループ前の2時間の面接のために会った。グループIPTでは，このグループ前の面接は個人IPTの初期セッションに対応するものであり，患者の対人関係の歴史を詳しく調べ，治療作業を方向付けるために問題領域と目標のフォーミュレーションをした。

　この初期のセッションの間，カレンは診断を下され，「病者の役割」を与えられた。彼女はまたむちゃ食い障害についての教育を受け，どんどん増えていく体重とコントロール不能な食べ方は，摂食障害であって，彼女自身のコントロールの欠如ではないということを伝えられ安心させられた。最近のエピソードを話し合うことによって彼女の現在の症状を学んだ後は，治療者は彼女の一番初めの過食に話題を転じ，それを，年代順に話を進めていく枠組みとして用いた。彼女と治療者は一緒に，彼女の過食の発症と維持に関連している対人関係の困難の概略を考えてみた。

　カレンは対立を避けてきており，批判されることへの怖れを持っていた。15歳のときから，彼女は一連のうまくいかない男性関係を持ち始めたが，「完璧な」娘に見えるように，そして両親を失望させないように，それらの関係を両親から隠したり実際以上に立派に見せたりしていた（たとえば，結婚してもいないのに結婚していると言ったりした）。彼女は一人のときに過食をし，自分しか知らない気持ちに対処できるよう「麻痺する」ために食物を利用していた。秘密にしようとする試みと，自分の気持ちを感じないようにするために食物を用いることは，カレンのその後の結婚生活を通して続いた。彼女の夫は冷酷で言葉による虐待をしたが，カレンは結婚で失敗したと誰にも思われたくないため，充実した関係を持っていると信じさせるように一生懸命「18年間皆をだましてきた」。

　離婚して以来，カレンには同棲中の男性関係があったが，感情的には恋人とつながらないままでいた。彼女は自分が摂食障害であることを彼に隠し，一緒にいると

きにはほんの少ししか食べず，一人のときには過食を続けていた。仕事では，カレンは14時間働いていたが，それは，仕事時間の前と後に彼女に会いたいという客の要求に「ノー」を言うことが心地よくないからであった。食べたり休んだりする休憩をとらずに立っている時間が長いことを考えると，カレンは明らかに極度に自分のニーズを無視していた。結果として，彼女は気づいてみると夜に過食しており，その多くが仕事から家に帰る途中であり，自分の仕事量に関して憤りと不満を感じることについて葛藤する気持ちを避けるためであった。

カレンと治療者は，過食を，ネガティブな感情状態に対処し対立を避けるための主要なコーピング戦略として検討した。満たされない男性関係が続いていることと，対人関係の中で自分の気持ちに対処することができないことから，カレンは対人関係の欠如という問題領域を与えられた。

問題領域を焦点とできるよう，カレンは過食と対人関係の欠如という問題を解決するための作業に関連した3つの目標を与えられた。第1に，カレンは自分が過食を始めるときや食べることへのコントロールを失うと感じるときの気持ちにもっと気づき認識できるようになるよう指示された。過食に苦しむ多くの人が，自分の感情の状態を認識して口にすることがなかなかできない。それができるようになれば，カレンは，過食エピソードをなくし始めるための，そして，彼女が他人とのつながりを増す役に立つための，著しく有用なツールを得ることになるだろう。

カレンは重要な人間関係の中で確立してきた自己否認の悪循環を断つために，自分をもっと大切にするように励まされた。さらに，人間関係において自分自身に焦点を当てれば，カレンがより効果的に他人とやりとりできるように教育することになるだろう。彼女の問題領域と過食とが関連しているため，カレンの治療者はこれらの目標を唯一の焦点とすることによって，過食がなくなっていくだろうと説明した。

面接の終わり頃，治療者はカレンがグループでのワークに備えるようサポートし，守秘義務についての彼女の懸念を扱った。グループを，他人とのつながりが育ち，親しい関係を作る上で自然と起こる「行き詰まり」について検討することができ，そして対人関係状況に対処する新しい方法を試してみることができる「対人関係の実験室」として考えるよう励ますことによって，彼女の個人的な目標をグループでのワークに関連づけた。カレンは，グループにおける主要な焦点は，グループで学んだスキルをグループ外での社会生活に応用することだと伝えられた。

治療の初期の間，カレンとの作業の中心は，自分の過食を対人関係における困難に結びつけることをサポートすることとなった。対人関係の欠如という問題領域とは矛盾しないことだが，カレンは他のグループメンバーとの接触をなかなか始めることができなかった。初期のセッションでは，彼女は自分自身をグループから遠ざけるようなコメントをした。たとえば，自分はすばらしい人間関係を持っているの

で他の人とは違っており，効果的にダイエットができないこと以外には話す問題がない，というようなことである。ターニングポイントが訪れたのは，グループメンバーが自分たちの持続しない人間関係について探索し始めたときである。このグループの会話は，カレンが，自分自身の人間関係が，自分が最初に言ったほどには親しかったり満足できるものであったりするわけではなかったということに気づく役に立った。

　グループの外では，カレンは自分自身を大切にすることと恋人に気持ちをもっと表現するという目標に取り組んだ。仕事量を減らし，身体的により活動的になることによって，カレンは自分自身についての気持ちが改善したと言った。

　治療の第2期の間中，カレンにグループ外での生活における目標に取り組んだ。治療者は，問題のうわべを飾るカレンのスタイルに気づくように励まし，自分の気持ちを小さく評価しすぎることについて役に立つフィードバックを与え続けた。最初の結婚の間の不幸について話すにつれ，カレンは，完璧な生活という見かけを維持しているために，他人の力を借りることができないのだということに気づき始めた。自分の気持ちを無視していたため，全般に，彼女は感情を感じそれを適応的なやり方で扱うことができていなかった。治療の闘争期（conflict phase）を経てのグループの前進は，対立は効果的に処理できるということを観察する機会をさらにカレンに提供した。彼女はグループのメンバーがそれぞれに交わす率直な話し合いに驚くことが多かった。不一致は最初のうちカレンをとても不安にさせたが，グループメンバー間の摩擦がうまく解決したいくつかの例は，意見の相違はポジティブな結果をもたらし得るものであり，人間関係を強化することすらできるということを理解するのに役立った。グループの外では，カレンは自分の気持ちを率直に姉妹に話し始め，同僚とコミュニケーションをとり始め，客の要求のいくらかを拒むことによって，境界を設定し始めた。

　最終セッションまでには，カレンは自分の問題を隠すために費やしてきた膨大なエネルギーに気づいていた。彼女は，友人や家族に対して前よりも率直になっていた。自分の対人関係は前よりも満足できるものであると言い，恋人と婚約していた。彼女は仕事の時間を減らし続けており，治療の終わりまでには，自分の娘たちと，父親に対する娘たちの未解決の気持ちについて率直な話し合いを始めていた。自分の感情を認識し，自分自身のためにもっと時間を作ることができるようになったため，カレンは「世界が終わるかのような気持ちを持つことなく」ネガティブな気持ちに注目することができた。カレンは最後の治療期が始まるまでに過食をやめていた。治療後には，彼女は，対立が起こったときには，過ぎ去るのを待つのではなく，それについてもっとよく考えてみるという目標を設定した。8カ月後のフォローアップでは，カレンは最初の評価時の体重よりも32kg減らしており，過食のない状態を保っていた。

効 果

　Fairburnの経験に基づき，Wilfleyら（1993）の研究では，非排出型の神経性大食症の女性に対してIPTを16週間のグループ形式でCBT（CBT-G）とウェイティングリスト対照群（WL）と比較した。治療の終わりの時点では，IPT-GとCBT-Gの両方が有意に過食を減じていたが，WLではそうではなかった。これらの結果は1年後のフォローアップ時にも維持されていた。この結果に基づき，162名の女性を対象に，グループIPTかCBTのどちらかを20週間に20セッション行うという無作為臨床試験が行われているところである[訳注2]。

コメント

　IPTを摂食障害に対して用いるというのは未だに新しい領域である。初期の研究の最終結果は，その効果を確認する必要がある。たとえば，神経性無食欲症患者に対してなど，さらなる適用が可能である。

神経性無食欲症

　神経性無食欲症は，罹患率も致死率も高い病気であり，主に若い女性が罹患する[原注2]。神経性無食欲症の患者は，文字通り餓死する可能性がある。DSM-IV（American Psychiatric Association, 1994）は，この障害を，年齢と身長に対する最低正常体重以上に体重を維持することの拒否として特徴づけている。患者は，非常な低体重であっても，体重が増加することや，太ることに対する強い恐怖を持っている。自分の体重や外見について歪んだ感覚を持っており，やせの危険性を否認する。確固たる治療法はなく（Hsu, 1986），治療の結果を調べた研究は比較的少ない。力動的精神療法（Bruch, 1978）と家族療法（Minuchin et al., 1978）などが，神経性無食欲症に対する精神療法として提案

訳注2）この研究では，162名の治療終結時，1年後のフォローアップのどちらにおいても，むちゃ食いからの回復効果はIPTとCBTで同等であることが示された（Wilfley et al., 2002）。

原注2）著者は，ニュージーランド，クライストチャーチのクライストチャーチ医科大学の心理学的医学教室のJanice McKenzie医学博士に感謝する。

されてきた。

　ニュージーランド・クライストチャーチの McKenzie らは，IPT を神経性無食欲症の外来患者に向けて修正した。治療マニュアルは，もともとの IPT の本（Klerman et al., 1984）と Fairburn の神経性大食症に対する研究に基づいて作られた。マニュアルでは，信頼関係を築くことと，理論的根拠を提供することの重要性が強調されている。

　治療の前提は，神経性大食症に対する IPT と同様で，摂食症状に焦点を当てるのではなく，患者の対人関係問題を解決することが障害の改善につながるというものである。4つの問題領域と全般的な IPT の戦略は変えられていない。

効　果

　今までのところ，効果のデータは出ていない。1997年に，McKenzie らは，20週間の IPT を，CBT，専門家による支持的ケアと比較する，2年間の無作為化治療試験を始めた。2週間に3回のセッションでの最初の評価の時期には，すべての患者が食物の摂取について自己記録をするように教えられた。無作為に各治療に割り当てられた後には，最初の4回の治療セッションは週に2回行われ，その後，14回週1回のセッション，そして2回の隔週セッションが行われた。フォローアップの評価は，3カ月，6カ月，9カ月，12カ月後に行われた。

　第23章に，身体醜形障害に対する IPT が述べられているが，読者は関連した関心を持たれるかもしれない。

第22章

不安障害

　不安障害は気分障害とは異なる領域を表すものかもしれないが，それらの症状は重なることが多く，ライフ・イベントとの関係は似ていることもある。さまざまな不安障害を治療するために何年も用いられてきた認知行動療法とは異なり，IPTの検証は最近まで行われてこなかった。しかし，今では，いくつもの研究チームが，社会恐怖，パニック障害，外傷後ストレス障害（PTSD）の治療におけるIPTの有用性を調べているところである。

社会恐怖

　社会恐怖とは，DSM-IV（American Psychiatric Association, 1994）によれば，よく知らない人たちの前で他人の注視を浴びるかもしれない社会的状況または行為をするという状況に対する顕著で持続的な恐怖である。その人は，自分が恥をかかされたり，恥ずかしい思いをしたりするような形で行動するか，不安症状を呈することそのものがそのような効果を持つことを怖れる。その結果として表れる不安のために，恐怖の対象となっている社会的状況を回避するか，そのような状況で著しい苦痛を感じるようになる。
　社会恐怖は，その人の生活をごく限られた友人や家族の世界に限定してしまう，あるいは，限られた社会的なやりとりしかない仕事以外はできなくなってしまう，という点で，単なる内気とは区別される。人前で話をしたり知らない人と食事をしたりするというような特定の恐怖状況以外では外向的で自信のある人にでも，特定の状況下では社会恐怖の症状が起こりうる。

背　　景[原注1)]

　発症は通常小児期か思春期であり，状態は慢性であることが多いが，恐怖する状況を避けることができれば症状は寛解することがある。一般人口における社会恐怖の有病率は高く，およそ5～6パーセントであり，「障害」の基準を緩めればさらに高いものになる。社会恐怖は他の不安障害，大うつ病，気分変調性障害，物質乱用と併存することが多い。物質乱用は，不安を和らげようとして失敗に終わった自己治療の試みであるかもしれない。社会的・職業的障害は著しく，学業・収入・結婚率の低さと関連しており，また，社会的関係における困難と関連している（Schneier et al., 1990; Sanderson et al., 1990）。

　薬物療法と精神療法のどちらもが治療法として用いられてきた。モノアミン酸化酵素阻害薬であるフェネルジンは最も確立した効果を持っている（Liebowitz et al., 1992）が，より新しいセロトニン再取り込み阻害薬も治療法として検証されているところである。認知行動療法は，最も広く検証されてきた精神療法であり，効果も立証されてきた（Heimberg and Barlow, 1991）。

理論的根拠

　社会恐怖は，その対人関係的な側面のために，不安障害の治療法としてIPTを検証する自然な出発点となっている。

修　　正

　社会恐怖に対するIPTの個人療法とグループ療法のどちらもが開発され検証されているところである。IPTは社会恐怖に対して，コロンビア大学のLipsitzとアイオワ大学のStuartとO'Haraによって，それぞれ独立して修正されてきた。Lipsitzは社会恐怖に対する詳しいマニュアルを開発している（第25章参照）。

　LipsitzはIPTに共通する要素——「病者の役割」を与える医学モデル，支持的な治療姿勢など——はほとんどの患者に対してポジティブな効果を示すようだと報告している。対人関係フォーミュレーションと，不安症状を対人関係

原注1）著者たちは，Joshua Lipsitz博士が，本セクションに題材と症例を提供する許可を与えてくれたことに感謝する。

状況に関連づけることについては，魅力的に感じる人とそうでない人がいる。たとえば，著しく赤面するある患者は，彼女の社会不安は赤面そのものに関連しているのであって，他人との関係や自分が感情を自由に表現できるかどうかとは関連していないと主張した。IPT は，それでも，彼女の役に立ったようだった。

一般に，中心となる原則は，過剰な社会不安（主観的な不安体験と関連する身体的・認知的症状）は社会機能の障害と相互に関連しているというものである。社会不安は新たな社会状況に慣れるという正常な課題を妨げる。社会的な状況を避けることは，患者の生活を制限する。この社会的引きこもりは，社会的な状況は危険であるという感覚をさらに増し，社会不安を悪化させる。

症　例

リオーラは，離婚歴のある37歳の理学療法士であるが，社会恐怖の治療を受けに来た。彼女は管理者が近くにいるときは常に「黙り込んでしまう」ため，職場において困難を抱えていた。彼女は，高校時代に，教師たちから脅かされた感じがして，授業中に手を挙げるのがいやだったことを思い出した。彼女は利発だったのだが，何か愚かなことを言って同級生に笑われたり教師に拒絶されたりすることが怖かったのである。リオーラの教師は，彼女は勉強に関心がないのだろうと思い，それは成績に悪い影響を与えた。より外向的で世慣れた友人が彼女の世話をし，地元の不良グループに彼女を入れた。

リオーラは高校からドロップアウトし，その後2年間不良グループと共にたむろしていた。彼女は，仲間がするときには薬物を用いたが，それが好きではなかったと言い，仲間にとけ込み認めてもらうためにだけ薬物を使ったのだと言った。後に彼女が不良グループと薬物から脱し，GED（訳注：general equivalency diploma＝高卒と同等の証書）を得た時にも，彼女の社会不安は持続していた。あらゆる職場状況で，リオーラは上司や管理者に近づくことが不安だった。彼女は自分自身がキャリアで進歩しているとは決して思えず，職を転々としていた。

うつ病に対する IPT と社会恐怖に対する IPT の違い

うつ病に対する IPT と社会恐怖に対する IPT（IPT-SP）の違いは，主として意味論的なものである。前者では，対人関係問題領域と抑うつ症候群は概念的に異なるものである。社会恐怖では，障害の定義そのものが，役割の機能障害の何らかの側面（たとえば，社会的状況の回避，恥をかかされるという予

想）を包含するものである。IPT-SP の目標は，IPT の目標と同じである。つまり，社会的な機能障害を減じることによって症状を減じることである。しかし，障害と対人不安の境界は，うつ病に比べてはっきりしないことが多い。したがって，IPT の修正版のいくつかにおける，症状についての話し合いを避けるというような試み（たとえば，Fairburn et al., 1994）は，IPT-SP には適切ではない。

　中心となる対人関係問題焦点は，役割の変化に当てられてきた。多くの社会恐怖の患者が大きな生活上の変化をしたり，その最中であったりする。新たな場所への移転とか，転職や昇進，家族における変化（たとえば，重要な他者からの離別）や，大きな病気の発症などである。社会不安はこれらの変化という状況の中では，強度が増したり，あるいは単により多くの問題を引き起こしたりするかもしれない。

　社会恐怖は若くして発症し慢性的な経過をとることが多いので，患者が治療のために受診するときには急性のきっかけがないため，Lipsitz らは気分変調性障害に対する Markowitz の修正（1993, 1998）（第12章参照）のアプローチを借りた。社会恐怖についての医学モデルを提供し，患者は治療可能な障害を持っているのだと安心させ，変化への希望を徐々に教え込むことによって，治療者は「治療による役割の変化」を引き起こす。患者は，内気，消極性，社会的ぎこちなさなどは，障害の症状や結果であり，自分の本来のパーソナリティではないということを認識する。これはポジティブな「ストレッサー」を引き起こし，現在の対人関係上の体験を探っていくための力強い枠組みとなる。

　　あなたはもう社会恐怖に邪魔をさせないようにするのですから，スタッフに対してきちんと自己主張できるようですね。
　　あなたはこの恐怖にとても長く対処してきたので，これがあなたにできるすべてだと──あなたがこのように控えめな，消極的な人間で，目立たないところにいる人間だと思い始めていたのです。真実は何かというと，社会恐怖がすべての段階であなたの邪魔をしてきたということです。今では，これは社会恐怖だということを確認し，あなたはそれを乗り越えるためのステップを踏んでいるのですから，ご自身の本当のパーソナリティが現れ始めています。あなたは，もっと自己主張することができて，先頭に立つことができて，注目の中心にいることができて，それを楽しむことすらできるということがわかるでしょう。

　Lipsitz らは，「役割不安」というカテゴリーを追加した。これは，対人関係の欠如によって定義されるよりもより微妙な役割上の困難を表現したものであ

る。役割不安は，自己主張の欠如，対立の回避，怒りを表現することの困難，拒否されることへの敏感さ——社会恐怖と気分変調性障害の患者に共に見られることが多い問題である——など，社会恐怖に通常見られることを含んでいる。これらの問題は，うつ病患者における対人関係の欠如としてもともと分類されたものよりも重症ではなく全般的なものでもない。気分変調性障害の患者に対するIPTと同じく，このようにフォーミュレーションすることは，ひとたび社会恐怖が治ったり和らいだりすれば，患者にはより満足のいく行動をとる自然な力があるということを強調するものである。ほとんどのケースにおいて，社会恐怖の患者は社会状況において何をすべきかというきちんとした考えを持っているが，社会恐怖の症状によって抑えられてしまうのである。ケースによっては，付加的な技法としてロールプレイを用いることによって，ポジティブなソーシャル・スキルを教え強化することができる。

　StuartとO'Haraは，彼らの独自の研究の中で，対人関係の欠如を持つ社会恐怖の患者に対して「対人関係への敏感さ」という用語を作った。「対人関係の欠如」という呼び方は，回復に向けての患者の楽観を減ずる，侮蔑的な響きを持つと彼らは感じている（S. Stuart, 私信, 1997）。「役割不安」と「対人関係への敏感さ」は社会恐怖の患者にとっては理にかなった臨床アプローチの収束を示している。

　StuartとO'Haraは，IPT研究の焦点を，患者と他者との間の具体的なやりとりの分析に当てており，コミュニケーション分析とロールプレイを用い，改善のための実現可能な目標を患者が設定できるように助ける。患者の問題の多くが他人とのコミュニケーション（特に非言語的なもの）への「過度の敏感さ」から起こるという仮説を患者と話し合う。敏感さのために，患者はほとんどの人よりもコミュニケーションをネガティブに解釈しすぎてしまい，それが社会的な回避へとつながる自己防御的な戦略を最終的に発展させる傾向にあるのではないかと言う。この防御的な反応は，対人ストレスに対処する方法として理解可能であるが変えることのできる方法としてとらえられる。

　社会恐怖の患者は，治療で扱える人間関係が少ないかもしれない。StuartとO'Haraは，患者が他人と交わしたやりとりを詳細に再構築することが有用であると報告している。特に，社会的な回避につながったやりとりである。言語的コミュニケーションと非言語的コミュニケーションの両方を振り返り，患者が他人のコミュニケーションをどのように誤解している可能性があるかということを強調したり，他人に対してはっきりとコミュニケーションしていない

ということを強調したりする。治療者は，患者がどのようにやりとりから引きこもり，非言語的に他人を「押し」やっているかを理解できるように助ける。治療者はまた，患者が非言語的コミュニケーションを用いずにやりとりを続けたりやめたりすることを積極的に選べるようなやり方を話し合う。

　彼らの治療はまた，患者が成功したやりとりにも焦点を当てる。正の強化は治療プロセスにおいて欠かせない。同時に，治療者は，現実的な目標を設定しなければならない。短期の治療の間に患者が社会状況において最小限の不安のみで機能できるようにはならないだろうと治療者は考える。しかし，患者は「正しい方向に踏み出す」ことはできる。

症　例

　25歳の女性ルイーズは，利発で理路整然としていたが，人前で話すこととパーティや他の社会的な集まりに参加することに慢性的な不安を持っていた。そのような状況では人に「話すことが何もない」と彼女は訴えた。治療者は会話のロールプレイをしようと提案した。「ポテトチップはおいしい？」と彼女は思い切って言ってみた。それから彼女は，そう言ったことがいかに愚かだったかということについて，自虐的に長々と話した。治療者は異議を唱えた。「パーティで雑談をする人が皆，賢い話題のリストを持っているわけではないでしょう。だから，それは『雑談』と呼ばれているのです。あなたは些細なことを話し，それが会話につながることもあるし，つながらないこともあるのです。」患者は再び試み，会話の進み具合に対して前よりも満足を感じた。「あなたの場合」と治療者は言った。「社会恐怖のために，話し始めることが難しくなっていたでしょう。でも始めてしまえば，あなたは隣の人と同じだけ話すことを持っているのです。」次のパーティで，ルイーズは少々の軽い会話をし，それがどれほど簡単であるかに驚いた。

　ハーブは，32歳の男性であるが，社会的な状況で感じる不安の治療を受けに来た[原注2]。彼は仕事で他人と関わることが難しいと言い，結婚して5年の妻との関係は悪化していると言った。彼はまた公衆便所での排尿の恐怖にも悩まされていた。彼は，他人が社会的な状況で自分をじろじろと見ており，公衆便所を使えないことを不器用で弱いと考えていると感じていた。

　治療では最初，ハーブの他人とのコミュニケーションに焦点を当てた。そこには，回避的な，非言語的なメッセージが多かった。彼は自分が不十分だと思う気持ち

原注2）著者たちは，アイオワ大学のScott Stuart医学博士と，Michael O'Hara博士に，この症例と彼らのIPTの使用について記述させてくれたことに感謝する。

> を治療者に話し，それらの気持ちを妻にも明かし始めた。自分を他人にさらけ出し始めるにつれて，彼は自分のことをより現実的な視点で見るようになり，自分の怖れのいくらかと真剣に取り組むようになった。治療者は，患者が自己開示のために引き受けているリスクを評価していると言い，治療者の目には彼が「より本物」のように見えると言った。
>
> 　12セッションの治療の終わりに，ハーブははるかに改善した感じがしていた。公的な状況では不安を感じ続けていたが，もはや回避的な行動をとっていなかった。彼はまた結婚生活における著しい改善を報告し，公衆便所を使うことの怖れは減じていた。

効　果

　それぞれの場所における最初の一連の症例において，IPTは社会恐怖の治療法として有望であることが示されている。Lipsitzは9名の社会恐怖の患者に対する14週間のオープン試験を完了した。試験の最後には，7名（78パーセント）が，独立した評価者によって，また，自己報告によって「反応した」と分類された。対象は社会恐怖の行動不安と回避尺度において有意な改善を示した（Lipsitz et al., 印刷中[訳注1]）。これらの結果に基づき，Lipsitzは14週間の比較対照試験を計画し，資金を得たところである。それは，IPT-SPと教育的支持的精神療法を比較するもので，6カ月後と1年後にフォローアップを行う。StuartとO'Haraは，予備的な結果からIPTが急性期の治療として高度に有効であろうということが示された患者に対してオープン試験を行っている。治療2年後のフォローアップが，治療の効果が持続するかどうかを評価するために計画されている。

社会恐怖のグループ療法

　WeissmanとJacobsonは，極度に内気な患者に対して，IPTをグループ形式に修正した。患者は，構造化されていない対人関係状況——たとえば，パー

訳注1）その後以下のとおり印刷された。
　　Lipsitz J.D, Markowitz J.C, Cherry S, Fyer A.J. (1999) Open trial of interpersonal psychotherapy for the treatment of social phobia. Am J Psychiatry. 1999 Nov; 156 (11) : 1814-6.

ティ,重要な他者との親密な話し合い——において社会恐怖を持っていたが,決められた仕事の状況では社会恐怖を持っていなかった。ほとんどの患者が,恐怖症状にもかかわらず,専門的・職業的キャリアにおいて成功していた。全員が事前に Jacobson の個人精神療法（IPT ではない）を受けており,それを続けている人もいた。

10セッションの期間限定のグループの中心となる焦点は,診断を定義して説明すること,患者に「病者の役割」を与えること,特定の状況における内気さに対処する現実的な戦略を見つけることであった。例としては,疎遠になった父親ともっと個人的な会話を始めるための台本を考えたり,子どもを作ることについて配偶者との話し合いを始めたりすることがあった。Lipsitz の報告と一致することだが,障害が慢性的な性質を持つため,障害のある状態から障害の少ない状態への,治療による役割の変化という焦点につながった。グループという形式は,自分と同じような問題を持つ他人に自分の状態を話すことができる安全な場を提供したようだった。

パニック障害

パニック発作とは,強い恐怖または不快を感じるはっきり他と区別できる期間で,そのとき,以下の症状のうち4つ（またはそれ以上）が突然に発現し,10分以内にその頂点に達する。

1. 動悸,心悸亢進,または心拍数の増加
2. 発汗
3. 身震いまたは震え
4. 息切れ感または息苦しさ
5. 窒息感
6. 胸痛または胸部の不快感
7. 嘔気または腹部の不快感
8. めまい感,ふらつく感じ,頭が軽くなる感じ,または気が遠くなる感じ
9. 現実感消失（現実でない感じ）または離人症状（自分から離れている）
10. コントロールを失うことに対する,または気が狂うことに対する恐怖
11. 死ぬことに対する恐怖

12. 異常感覚（感覚麻痺またはうずき感）
13. 冷感または熱感
(DSM-IV；APA, 1994より引用)

パニック障害に対する個人療法としてのIPTマニュアルが、オランダのマーストリヒトでArzt, van Rijsoortらによって開発中である。

理論的根拠

「状況依存性パニック」は、対人関係状況で起こる——たとえば、患者が公共の場にいたり、公共交通を利用していたりするときである。しかし、パニック障害のより範囲の広い診断で、その発作をDSM-IVが「予期しない」(American Psychiatric Association, 1994) と述べているものであっても、より明らかではないが、重要な対人関係との関連を持っているかもしれない。研究の中には、パニックの発症の直前に、発症のきっかけとなった可能性のあるライフ・イベントが起こったと述べているものもある (Roy-Byrne et al., 1986; Last et al., 1984; Faravelli, 1985; Busch et al., 1991)。したがって、パニックと生活状況の関連は、うつ病における関連と似ているかもしれない。

パニックの発症は、少なくともレトロスペクティブには、物理的あるいは感情的な別離や喪失 (Busch et al., 1991)、あるいは人生への期待の変化——つまり、役割の変化と関連している。

修　正

IPTの修正は進行中で、パニック患者のニーズと臨床的な特徴の評価に基づいている。まだ最終的なものになってはいない。

症　例

ピーターは、31歳の既婚の俳優であったが、過去3カ月間のパニック発作を主訴として治療を受けに来た。治療者は初め薬物療法を用いたが、この症例をスーパーバイザーと検討している際に、いくつかの興味深い点が明らかになってきた。ピーターは10歳年上の女性と8年間結婚していた。1年前、外国で仕事をしてい

たとき，彼は美しい若い女性と激しい関係を持ったのだった。その後彼は米国に戻る際に彼女と別れた。しかし，彼女は彼に手紙を書き続け，彼は彼女が妻よりもはるかに魅力的であることに気づいた。ピーターと妻は自分たちの関係における問題について夫婦療法を受け始めたが，飼い犬がついに彼の書類の山に入っていたラブレターを妻のために「暴き出す」までは決して不倫については口にしなかった。

　その後，ピーターと妻は自分たちの結婚生活を改善するための一致団結した努力をした。ピーターがクリニックを受診する約3カ月前，妻は子どもがほしいと強く迫った。これは彼女が「生物時計」に気づいたということと，関係を確かなものにしたいという試みの両方を反映したもののようだった。ピーターは子どもを持つことについてアンビバレンスを感じた。彼のパニック発作が起こったのはこの状況──夜，寝室で，妻と一緒にいるときに限られていた──であった。この明らかな関連を話し合っている中で，治療者は，前の週に妻が家にいなかったときにはピーターの症状が起こらなかったということを指摘した。

　ピーターは，うつ病の既往もパニック症状の既往もなく，薬物乱用もしたことがないと言った。

　ピーターのパニックは，子どもを作るかどうか（そして結婚生活を続けるかどうか）をめぐる妻との役割不和として治療しうるものだった。うつ病患者の治療と同様に，治療は，患者の対人機能，彼が役割不和に取り組み解決する能力とパニック症状とを結びつけることに焦点を当てることができるだろう。彼がそれ以前の人間関係をどう扱ってきたか，それらの関係において感情的な親密さに伴う困難があったか，妻と愛人に対する彼の性的関心と行動，そして対処パターンはどうであるのかを判断するために対人関係質問項目を行うであろう。ピーターは何が起こってほしいのだろうか？　彼が結婚生活にとどまっているのはなぜで，彼はどの程度，外国での関係を再開したいのだろうか？　彼は子どもを持つことについてどう感じているのだろうか？　どちらの関係にとどまるかというアンビバレンスをピーターがまず理解することができ，それから解決のために行動できれば，彼のパニックは軽くなりそうだった。

効　果

　効果のデータはまだない[訳注2]。マーストリヒトで研究が計画されている。

訳注2）パニック障害の男女12名に対するオープン研究では，14週間のIPT終了時には，9名（75パーセント）が反応していた。パニック症状と，それに伴う不安と抑うつ症状に大きな改善が見られた。改善度はCBTのように確立された治療によるものに近かった（Lipsitz et al., 2006）。

外傷後ストレス障害

外傷後ストレス障害（PTSD）は，実際に，または危うく死んだり重症を負ったりするような出来事で，強い恐怖，無力感，または戦慄を引き起こすようなことにさらされた結果として生じる。その出来事の結果として，患者は解離，不安，抑うつが混合した症状に悩まされる。

理論的根拠

社会恐怖と同じく，PTSD も症状と生活状況の関連によって定義されるため，IPT アプローチの検証に向いている。

ワシントン DC のジョージタウン大学の Krupnick は，対人トラウマ（性的・身体的ないやがらせ，暴行，虐待など）の結果としての外傷後ストレス障害（PTSD）を持つ低所得の女性に対して，IPT をグループ形式に修正している。公立の婦人科クリニックから募集したパイロットグループは，家族計画と婦人科的サービスを受けている女性患者で構成されていた。これらの患者はかなりの対人トラウマにさらされてきており，その多くが重要な他者によるものであり，高率に PTSD を有していた。対人関係の困難から生じた患者の精神科的診断を考えて，Krupnick らは，以前のトラウマを整理するために，また，おそらくは将来被害に遭うことを防ぐためにも役立つことができると感じた。

修　　正

うつ病に対する IPT の多くの側面が維持された。グループの期間は16セッションで，関係における不和，役割の欠如，役割の変化，喪失に焦点を当てた。「今，ここで here and now」の焦点と，対人関係の困難と症状の関連づけは，そのまま維持された。しかし，対人トラウマ歴がある人に顕著に見られる対人関係のテーマが新たに強調された。たとえば，信頼というテーマである。誰を信頼するのが安全か，対人関係上危険信号の手がかりとなるのは何か，そして，親しくなることをどのようにして許すか，ということである。IPT の修正は，また，その多くが少数民族である低所得の女性と関わる上での，文化的・社会階級的なデリカシーについて治療者にガイドラインを提供するものとなった。

効　果

　パイロットグループは，4名の女性からなった。全員が90分間のグループ療法の20回のセッションを完了した。全員が構造化診断面接を用いてPTSDの診断を満たしており，暴行，虐待，あるいはその両方を受けた経験があった。この女性たちの治療前後と4カ月後のフォローアップのデータからは，このような人たちにおいて，IPTが実行可能であり，有効である可能性が示唆されている。このモデルはその後，16セッションの，2時間のグループのモデルに修正されている[訳注3]。

訳注3） 慢性PTSDの男女14名に対するオープン研究では，14週間のIPT終了後には，14名中12名がPTSDの診断を満たさず，69パーセントが反応し，36パーセントが寛解した。13名では，PTSDの3つの症状群のすべてにおいて症状が減少した。抑うつ症状，怒りの反応，対人関係機能もまた改善した（Bleiberg et al., 2005）。

第23章

開発中の適用

　IPTの適用は盛んであり，研究者たちはさまざまな障害に取り組むために適用している。私たちは，それらのすべてを知っているわけではないし，その質や適切さを保証できるわけでもない。これらの適用は，最終的には，効果研究を行うことによって成り立つかどうかが決まるであろう。この章では，有望な新しい発展のいくつかを示す。

身体醜形障害

　身体醜形障害（BDD）は，外見についての想像上の，あるいは小さな欠陥へのとらわれからなる（American Psychiatric Association, 1994）[原注1]。患者は，たとえば，曲がってみえる眉毛，過剰に大きい鼻や頭，小さい性器，大きい口などにとらわれている。自分は耐えられないほど醜いという気持ちと外見への深いとらわれは，社会的引きこもりにつながると同時に，想像上の欠陥を直すために繰り返し皮膚科医や形成外科医に通うことにつながる（Phillips, 1991）。よく見られる信念には，「醜く欠陥があると，私は愛されない」と「私の外見は完璧でなければならない」（Veale et al., 1996a,b）というものがある。

　BDDの有病率は知られていない。発症は通常思春期である。Phillips（1991）は，臨床的なレビューで，症状は寛解しない傾向にあり，時には，時の経過と共に悪化することがあると記している。懸念の対象となる身体の部位は時と共に変わることがあり，とらわれは妄想的な思考へと発展することがある。患者

[原注1] BDDについてのこの題材はロンドンのM. D. Beary博士，ロンドンのA. Boocock博士，サウスホールのG. Ikkos博士とM. Morris博士，ロンドンのD. Veale博士によって提供されている。

がとらわれに費やす極端に長い時間は，人生の他の側面を軽視することにつながり得る。いかなる治療についても，効果の比較対照試験は報告されていない。少数の患者の症例報告は，抗うつ薬か抗精神病薬の使用を記している。これらの報告のほとんどの結果がネガティブなものであるが，セロトニン再取り込み阻害薬については成功例も報告されている。これらの患者の中には，うつ病を併存していた可能性のある人がいる（Phillips et al., 1994）。精神療法の分野では，Marks（1998）が少数のパイロット研究において曝露療法が成功した結果を記している。Vealeら（1996b）は，19名の患者において，CBTがウェイティングリストの患者よりも優れていることを見いだした。

修　　正

英国のVealeに率いられたグループは，IPTをBDDの治療用に修正した。IPTの対人関係質問項目，問題領域，技法，期間限定の枠組みは変えられていない。初期には，患者はBDDの診断を下され，その症状と有病率について教育を受け，BDDは対人関係における問題と関連していることが多いと伝えられた。患者はまた，症状の悪化と現在の生活における変化と混乱の間の関連について観察してみるように教えられた。治療者は積極的に，患者の苦悩を認識し，その苦悩が表現されたときにはいつでも反応した。

BDDの症状は個人的な苦悩の圧倒的な気持ちに対処するための患者なりの試みとしてポジティブに意味づけられた。BDDの症状をくよくよと考えることは希望を失わせることだった（神経性大食症に対するIPTを参照のこと。第21章）。治療は，根底にある気持ちと，それに関連した対人関係状況に焦点を当てた。患者は，自分の気持ちと環境に取り組むための，より効果的な対処戦略を育てるように励まされた。治療者はまた，変化の必要性を強調した。

BDDの患者は独身であるか離婚していることが多く，社会的孤立のレベルが高く，典型的には思春期からずっと病気であったため，対人関係の欠如が問題領域となることが多かった。そのようなケースでは，治療者は原家族での関係における対人関係のテーマと，それらが現在の対人機能にどのような影響を与えている可能性があるかに焦点を当てた。そして治療関係における体験は，患者が現在の対人機能を理解する役に立つよう用いることができた。

症 例

　カーラは24歳の女性であるが，自分の外見についての重度のとらわれが12年間続いていると言った。特に，鼻の大きさと形，胸，肌の見た目ときめ細かさであった。醜さの客観的な裏付けはなかった。治療の1年前，彼女は自分が信じている鼻の醜さのために，鼻形成術を受けたが，それは満足できないものだったと考えていた。その手術の他，彼女は以前に2回かかりつけ医から抗うつ薬の治療を受け，プライマリケアにおいて2回一般的なカウンセリングを受けていたが，症状は改善しなかった。彼女は，受診時にはうつ病ではなかった。

　カーラは3人の子どもの中で末っ子だった。評価の時点で，彼女は失業しており，両親と共に暮らしていた。以前にカウンセリングを受けたことはあったが，彼女は自分の気持ちを話すことがなかなかできず，自分が考えている顔の醜さに頑固に焦点を当てた。彼女は最初，自分の父親について何も批判していなかったが，評価の間に（4セッションを要したが），子どもの頃から父親に身体的虐待と言葉による虐待を受けてきており，その虐待は現在まで続いているということを明らかにした。

　このケースは，対人関係上の役割をめぐる不和とフォーミュレーションされ，症状は不和に関連づけられた。たとえば，子どもの頃の虐待の後，そしてまたその後も，カーラは自分の部屋に一人でひきこもり，常に自分自身を鏡で見続けていた。彼女が両親との同居を続けたいと強く願っているということを確かめた後，患者と治療者は，父親との不和は，彼女が常に犠牲者で父親が加害者であり，行き詰まりに達しているということに合意した。カーラは父親を自身の虐待に向き合わせ，自分たちの関係におけるお互いの期待について交渉するように励まされた。

　患者は，虐待と症状との関連に驚いた。最初のうち，進歩にはむらがあった。カーラは，虐待のさらなるエピソードがあったと言い，そして，親戚が彼女の落ち込み具合についての懸念を表現する電話をよこした。彼女は，抗うつ薬の使用，女性シェルターでの居住，精神科入院を考慮したうえで，それらを拒否した。彼女は外見にとらわれ続けたが，治療が続くにつれて，明らかにその程度は軽くなっていった。彼女は症状の揺れ動きと対人関係状況を結びつけることができた。彼女は虐待に対する自分の気持ちに気づき，自分の外見と「失敗した」手術のことで自分を責めるのをやめた。カーラはきちんと父親に向き合ってはいなかったが，彼に，彼の非難と批判は彼女を傷つけたと伝えた。自信が育つにつれて，彼女は見習い美容師としてのトレーニングを求めた。何年もの間で初めて，彼女は女友達と外国での休暇を計画した。

　終結は，18セッションの最後の3回で積極的に探られた。終結前の2カ月間，虐待のエピソードはなかった。カーラは虐待はもう起こらないだろうと自信を持

っていた。彼女は治療を終えることを積極的に願い，治療で得たものを将来も維持できるだろうと期待していた。彼女は自分の進歩を，自分の環境とそれに対する自分の反応への洞察が深まったためだと思っており，それが症状を減じたのだった。

効　果

BDD に対する IPT の効果のデータはない。Veale らはロンドンにおいて，IPT と CBT を比較する15週間の臨床試験を始めた。

コメント

ここで述べられた適用は，IPT のモデルに従うものである。併存するうつ病を，別のものとして，あるいは BDD の結果として扱うかどうかは明らかになっていない。また，気分変調性障害のように，BDD は慢性の状態である。「病者の役割」をやめるという変化にさらにはっきりとした焦点を当てることが役に立つかもしれない。さらなる臨床経験と臨床試験の結果が，このアプローチを評価する役に立つだろう。

身体化障害

身体化障害の特徴は，複数の器官系における非特異的な症状である[原注2]。30歳よりも前に始まり，多年にわたって続き，苦痛，障害，医療の過剰利用につながり，不必要な医療的処置につながることが多い。複数の漠然とした症状を起こす身体疾患を除外することに欠かせない。身体化障害の経過は予測できず，正確な有病率は不明である。推定では，女性では0.2〜2パーセント，男性では0.2パーセントである（American Psychiatric Association, 1994）。身体化障害の患者は，自分の症状に強く悩まされており，客観的には健康状態が良いにもかかわらず「病者の役割」を引き受けている。

原注2）著者たちは S. Stuart 博士（アイオワ大学），J. Scott 博士，G. Ikkos 博士（ロンドン）がこのセクションに貢献してくれたことに感謝する。

修　　正

　アイオワ大学のScott Stuartは，身体化障害の患者に対する彼の臨床経験が，身体化障害特有のIPTのいくつかの修正につながったと記している。治療の長さは16週間であり，患者が医師を一般に信用していないために比較的長い期間になっている。そのような患者は典型的には治療者とほどよい作業同盟を築くのに6～7セッションを必要とする。Stuartは，治療の初めには，IPTは患者が自分の痛みと身体疾患に「対処」することを助ける治療であると説明するのがよいと報告している。同盟が固く確立されたら，治療者は，患者の身体症状は，自分の対人関係のニーズを満たす手段を示すものだという概念を紹介する。IPTにおけるその後の作業は，患者がそれらのニーズを満たすための，新しい，より適応的な方法を育てるのを援助するということになる。

　さらなる修正は，患者のプライマリケアの医師に，第1セッションか第2セッションに同伴してもらうことである。このミーティングでは，治療者は医師に，病気を治療者がどう概念化しているかについて教育し，患者と適切な境界を設けるように援助する。このやりとりは患者がいるところで行われる。驚くことではないが，プライマリケアの医師は，身体化障害の患者を精神科治療に紹介することを熱望してきているものである。

症　　例

　65歳の女性であるジュディは，消化器系の不定愁訴のために多くの専門家を受診していた。多数の検査から特に問題はないということが明らかになったが，彼女は訴えを続け，医師たちはまじめではないと主張した。最初のIPTの予約時には，彼女は医師たち，特に，彼女の問題は「頭の中だけ」だと言った数人の医師たちに対する怒りを表現した。彼女は怒りながら，カウンセリングに来た唯一の理由は，誰も彼女の問題を真剣にとりあってくれないということだと言った。

　最初の数セッションの間，精神療法の目的は，ジュディが自らの身体的問題に対処できるよう助けるということにあるという枠組み作りに焦点を当て，彼女が自分自身を病気だと思わないように説得することには焦点を当てなかった。治療者は治療同盟を確立するように，そしてジュディが自分の話を聴いてもらい理解されたと感じるように努力した。5セッションの後，彼女は，医師に誤解されているという気持ちなど，より個人的な情報を打ち明け始めた。彼女は自分の問題は実は2年前に始まり，それは彼女の夫が胃の症状を訴えて医師にかかったときだったと言っ

> た。その受診から2週間以内に，彼は膵臓癌で亡くなったのだった。彼女はこの経験を，自分もまた「本当に病気」なのではないかという怖れに関連づけることができた。
>
> ジュディはまた，医師とのやりとりについても話した。自分が医師に誤解され無視されたという気持ちを，要求をしたり，言われたとおりにしなかったりすることを通して伝えているということが明らかになった。治療者は患者と共にいくつかのやりとりをロールプレイし，自分の気持ちをより直接的に伝える練習をした。治療者は，最初は自分自身も彼女が敵意を持っていると感じたということを打ち明けた。彼女はこれを批判ではなく役立つコメントとして受け入れることができた。
>
> 16週間の治療の後でも，ジュディは腹部の不快感を訴え続けていた。しかし彼女は，今では自分が「対処できるようになる必要があるだけだろう」というふうに感じていた。彼女はすべての医学的な問題について一人のプライマリケアの医師を受診することに合意し，もはやその医師に毎週の予約を要求しなかった。

効　果

Stuartは身体化障害の患者に対するIPTのオープン試験を行っているところである。症状の改善に加えて，彼は治療前後の患者の医療の利用も評価している——それは，この種の患者において重要な領域である。

ロンドンのScottとIkkos（1996）もまた，プライマリケアにおける身体化障害患者向けにIPTを修正した。彼らの修正は，第5の問題領域として，「患者と医療専門家との関係と医療の追求」を加えた。Scott（私信，1996）は，身体化障害の患者は医療システムを不適切に利用しているため，IPTの医学モデルが容易に機能すると書いている。治療を求めることは，対人関係問題として概念化される。IPT治療への患者の募集は容易であった。

ロンドンにおいて，18歳から65歳の，30名のプライマリケア患者で，身体化障害を持っており精神病性障害やうつ病性障害を持っていない患者において，IPTをウェイティングリスト対照群と比較する試験が行われているところである。

コメント

これらの研究の結果を待つと共に，これらの修正の間の違いを一致させられるように，より詳しい情報を待っている。

心筋梗塞後のうつ病

多数の研究が，うつ病と心臓病との関連を示してきた（Musselman et al., 1998）。心筋梗塞を患った患者の医学的な経過は，大うつ病性障害によって複雑化し（Stuart and Cole, 1996），病状を悪化させ死亡率を高める。Stuart は IPT を心筋梗塞後にうつ病にかかっている患者向けに修正した。

Stuart と Cole は，患者の抑うつ症状の初期の評価を注意深く行う必要性を強調している。心筋梗塞後の患者でうつ病でない人も，睡眠障害，気力の低下，その他，うつ病に見られることの多い他の自律神経症状を経験することが多いからである。また，多くの患者が，まだ入院している間，あるいは心筋梗塞からの回復の初期に紹介されてくるため，うつ病の評価をさらに複雑にしている。心臓用の多くの薬が精神科的な副作用を持つため，投薬についてもよく評価する必要がある。さらに，心筋梗塞後のうつ病に関連した罹患率と死亡率の高さから，うつ病治療を迅速に始めることを優先させる必要がある。

修　　正

Stuart と Cole は，心筋梗塞後のうつ病患者の治療向けに IPT を修正し，悲哀の問題領域を，重要な他者の実際の死だけでなく，健康と身体機能の喪失をも含めたものとして概念化し直した。患者は心筋梗塞の結果として初めて自分が死すべき運命にあるという感覚に苦しむことが多く，自分の機能についての現実的な，そして永続する制限に直面する。心筋梗塞後のうつ病は役割の変化の範疇に含めることもできるが，Stuart の経験では，ほとんどの患者がその経験を重要な喪失として語る。自分の問題を語るために患者が用いる表現を使うということは，自分は理解されていると患者に感じさせる治療者の能力を高め，治療同盟を育て，最終的には予後を改善する。

夫婦関係や対人関係のテーマ，キャリアや人生のテーマ，新しい宗教やスピリチュアルな信念もまた，治療焦点となるかもしれない。患者はライフスタイルに大きな変化を起こさなければならないと感じることが多い。喫煙したり，過度に飲酒したり，太りすぎたりしている人は，自分の健康行動を根本的に変える必要を感じるかもしれない。心筋梗塞後の多くの患者は，助けやサポートを求める必要性を他者に伝えることが難しいと言っている。患者は重要な他者との関係を交渉することに一致して困難を訴えており，特に，自立した期間の

後に，受動的な，ケアを受ける立場を強いられた場合はそうである。

> **症　例**[原注3]
>
> 　ダグラスは58歳の男性であるが，最初の心筋梗塞の6カ月後に，2カ月間続いたうつ病の治療のために紹介されてきた。彼の症状には，絶え間ない疲労感，意欲低下，快楽消失，不眠などがあった。彼には2年間の狭心症の病歴があった。彼はまたアルコール乱用の既往についても話した。20代と30代に，一日に5分の1ガロン（訳注：約750ml）までアルコールを飲んだというのである。このアルコール乱用は，やっかいな離婚につながり，それ以来彼は前妻と子どもたちと連絡をとっていなかった。彼は，過去20年間はアルコールを摂取していないと言った。
> 　治療の焦点は，彼の家族と若さと身体的健康の喪失として概念化された。ダグラスが子どもたちとの接触を再開する方法が探られた。彼はまた，何回かのセッションで，結婚生活とアルコール乱用の年月についての未解決の怒り，罪悪感，悲しみに取り組んだ。治療が終わるときには，ダグラスは仕事に戻り，もはや抑うつ症状を持っていなかった。彼は子どもの一人と連絡を取り始め，心臓のリハビリテーションプログラムをうまく完了していた。

効　果

　Stuartは心筋梗塞後のうつ病患者に対するオープン試験を行っている。個々の症例の報告（Stuart and Cole, 1996）からは，治療の実行可能性と効果の可能性が示されている。

コメント

　標準的なIPTにおける悲哀は，死の後という状況のみに適用される（第16章の双極性障害も参照のこと）。健康と身体機能の喪失は心筋梗塞後の患者において最も重要なものであるため，第5の問題領域として「健康の喪失」を加えることが正しいかもしれない。健康の喪失は，家族内に対人関係上の不和を起こすことがあり，その焦点領域で扱うこともできるだろう。あるいは，健康状態の変化は役割の変化と考えることもできる。

原注3）症例はScott Stuart医学博士（アイオワ大学）によって提供されたものである。

身体障害を持つうつ病患者

　身体障害を持つ患者におけるうつ病性障害の率は高く，有病率研究では9〜25パーセントである。身体障害は対人関係ネットワークを混乱させることが多い。障害によって自分の対人関係役割と対人関係において著しい変化が起こり，障害が対人関係上の不和のきっかけになったり悪化させたりすることがある。トロントのMcAnanamaとGilliesは，身体障害と併存するうつ病エピソードを持つ患者にIPTを提供してきた。

　4人の患者が今までにオープン試験において検証されてきた。2人の患者は先天性で幼年期に始まった障害を持っていたが，あとの2人は成人してから障害を持つようになった。役割の変化と対人関係の欠如が後者の群の主要な問題領域であった。対照的に，幼年期からの障害を持つ患者は，障害を持っていない友人や恋人との間の対人関係役割の深刻なずれに堪え忍んでおり，経済的な搾取にまで至っていることも多かった。彼らはまた，障害のない人との関係において感情的なニーズを主張することにかなりの困難を抱えていた。対人関係パターンの別の次元としては，日替わりで近しいケアを提供する個人的な付添人とのやりとりがあった。付添人との境界の交渉は，障害者がうつ病も持っている場合には微妙なバランスを要することが示された。すべての患者が，ハミルトン抑うつ評価尺度（Hamilton, 1960）スコアの変化により，気分の状態に臨床的な改善を示した。

原発性不眠症

　多くの患者が睡眠障害に苦しんでいる。これは精神科的疾患や身体疾患に関連していることが多く，原発性不眠症という診断が下される前にそれらの疾患が除外されるべきである。原発性不眠症は，睡眠を開始し維持することの困難，あるいは非回復性の睡眠が少なくとも1カ月間続くことを言う（American Psychiatric Association, 1994）。ドイツのフライブルクのSchrammと共同で，キール大学のMüller-PopkesとHajakは，IPTを原発性不眠症の治療として研究し始めた。

修　正

Schramm（未出版，1993）は，IPTを不眠症向けに修正し，社会リズム理論と，ピッツバーグ大学で双極性障害向けに開発された治療のいくつかの要素を取り入れた。

効　果

Müller-PopkesとHajak（1996）は，患者を12週間の50分間のセッションのIPT，30分間のセッションの漸進的弛緩トレーニング（PRT）（Jacobson, 1929）に無作為に割り当てて比較したパイロット試験について報告した。原発性不眠症の25名の患者が，睡眠研究室において，2回の評価を受けた。最初は治療の2週間前，そして2回目は最後の治療セッションの後である。IPTの患者は，睡眠効率，全体の睡眠時間，夜間の覚醒に有意な改善を示し，睡眠潜時は改善したが統計学的な有意差には達しなかった。対照的に，PRT群では，臨床的・統計学的に睡眠パラメーターにおける改善を示さなかった。

コメント

これらの所見は予備的なものであり，IPTの治療時間が長かったことが治療効果の違いの原因となったということも考えられる。それでもなお，結果は興味深く，この領域においてさらなる研究をする価値がある。

境界性パーソナリティ障害

境界性パーソナリティ障害（BPD）は，ほとんどが若い女性に見られ，障害をもたらし，多くの犠牲を伴うものである。パーソナリティ障害とは，「機能障害または苦痛を引き起こすほど重度な，対人関係，知覚，思考の，深くしみついた，柔軟性のない，非適応的パターン」（American Psychiatric Association, 1980, p.103）のことを言う。境界性パーソナリティ障害の本質的特徴は，感情の不安定と衝動性と対人関係における困難である。他の障害，特にうつ病性障害と不安障害，摂食障害，ADD，物質乱用との重複，そして関

連する自殺リスクが3～10パーセントであることは，その特異性と疫学についての疑問を呈するものである。有病率の推測は大きく幅がある（Merikangas and Weissman, 1986; Weissman, 1993）。一つの長期研究からは，BPDの患者は，自殺をしなければ，徐々に適切な対人関係の安定を得るようになるということが示されている（Stone, 1989）。

時に，この診断は，治療がうまくいかなかった患者や，要求が多く扱いが難しい患者に対して軽蔑的な意味で用いられることがある。そのような患者を治療する上での困難は，患者の感情の強さと変わりやすさから起こる。患者が表現する困窮と大切にしてほしいという切望，それらの望みや必要がどうしても満たされないときの患者の怒り，そして患者の自己破壊性の可能性のためである。広範囲な薬物療法が用いられたが，あまり効果がなく，比較対照試験はほとんどないが，モノアミン酸化酵素阻害薬，他の抗うつ薬，カルバマゼピン，リチウム，低用量の抗精神病薬などに対して行われてきた。患者の治療脱落率の高さが研究を難しくしている。

精神療法，特に長期の精神力動的精神療法が，伝統的に行われてきた治療であり，BPDの特徴を持つ患者に対するアプローチを記したたくさんの精神分析の文献がある。効果データはないが，臨床報告からは，高い脱落率と反応の乏しさが示されている。

BPDの患者に対する最も包括的な臨床試験は，Linehanら（1991, 1994）によって行われ，認知行動療法の修正版である弁証法的行動療法（DBT）（Linehan, 1987, 1992）と通常の治療を比較した。DBTは問題解決戦略を用い，患者の情動を認証validationしながら変化のバランスをとり，個人とグループの両方の方法を取り入れる。戦略には以下のものが含まれる。

1. **問題解決戦略**：自殺企図やその他の機能不全の行動を，患者が学習した問題解決のレパートリーとして「リフレーミング」するための積極的な試み。
2. **不測事態対処戦略**：適応的な行動ができるようになり非適応的な行動をなくすための対人関係の強化の利用。
3. **非礼な irreverent コミュニケーション戦略**：現在の，あるいは過去の，自殺的な行動や他の非機能的な患者の行動を文字通りに受け取る態度（患者の苦しみに関する共感はなくさずに）。
4. **能力強化戦略**：自分自身に対処するため，そして時には不認証環境に対

処するために必要なスキルを積極的に教えること。

　弁証法的戦略には，認知療法家によって用いられる多くの技法が含まれるが，弁証法的思考，メタファー，矛盾，曖昧さと一貫性のなさを受け容れること，治療関係における弁証法的緊張への注目などが加えられている。DBT 治療者と治療チームの役割は，他人とどのようにしてやりとりするかを患者に相談することであって，患者とどのようにやりとりするかを他人に相談することではない。Linehan ら（1991）は，44 名の女性において，DBT を 1 年間通常治療と比較し，DBT 群における自殺企図率の低下，社会的機能の改善，入院の減少を報告した。

修　　正

　BPD の精神病理学的特徴の多くが，IPT 治療に向いているように思われるだろう。たとえば，気分と対人関係の相互に作用し合う不安定さ，怒りと分離についての困難などである。トロントの Gillies らは IPT を BPD 患者向けに修正した。IPT は明らかに II 軸のパーソナリティ障害を扱ってこなかったため，これは本来の IPT のアプローチからの発展である。修正は，期間限定という形式，通常の IPT の技法，4 つの問題領域を維持しているが，第 5 の問題領域として，**自己像** self-image を加えた（Gillies and Angus, 1994）。

　初期は障害の症状パターンを評価し探ることに焦点を当てる。対人関係上の不和の状況の中での怒りと衝動性などである。治療者は患者の対人関係問題領域として可能性のあるものについて仮説を立てるが，はっきりとは言わない。患者は，治療者が自分にちゃんと関わってくれないような感じがしたか，冷たい感じがしたために，過去の治療経験が難しかった，あるいはうまくいかなかったと言うことが多い。対照的に，IPT では積極的で支持的なアプローチを励ましている。

　初期のセッションでは，希望の感覚を吹き込むよう努める。治療者は自信を伝えなければならない。それは，部分的には，最初に提起されたテーマがその後のセッションで詳しく扱われるということを伝えることによって達成される。これは，対人関係を妨げたり途絶させたりせずに難しいエピソードに対処する方法を理解することの重要性についての話し合いと関連している。BPD の患者は，多彩で難しい話をしたがる。最初のセッションでの治療者の目標は，概

要をつかむことであり，あまりはっきりと詳細を聞き出したり指導をしたりしないように注意する。患者が自発的に重要な対人関係上の出来事を明らかにするようであれば，後のセッションでこの話に戻ってくるということを患者に伝える。問題領域を選ぶ際には，過去6カ月間に焦点を当てるとうまくいくことが多い。障害の経過は時の中で大きく変わることがあるので，初期の病歴は，最近の症状や問題とは著しく異なっていることがある。

　第5の問題領域である**自己像**は，不確かな自己像に関連した同一性障害が特にBPDの典型的な特徴であるために加えられた。5つの問題領域は重なることが多いが，1つが主要な焦点として選ばれる。

　中期は主要な問題領域の状況に合わせてBPDの機能不全的な側面に焦点を当てる。対人関係の困難は，不安定な感情——特に怒りのコントロールに関するもの——と，自分自身についての不安定で激しやすい感覚によって悪化するものであるとみなされる。治療者は，これらの機能不全的な特徴が対人関係の困難を生み出す上で果たしている役割を率直に患者と話し合う。この話し合いの目的は，患者が自分の思考，行動，気持ちへの理解を育てるための説得力のある枠組みを提供することである。さらに，それは障害の主な症状を認識することにもなる。

　期間限定の急性期治療の中期における具体的な治療課題には，安心とサポートを提供すること，対人関係上の困難のきっかけとなったり対人関係上の困難をわかりにくくしたりしてしまう認知・感情マーカーをはっきりとさせ，対人関係のジレンマを積極的に問題解決することなどがある。セッションにおける患者の非適応的な対人関係スタイルの構成要素を見つけ明確に取り組むことは重要な課題である。

　伝統的な精神力動的アプローチとは異なり，IPTでは転移は強調されない。治療者に対する患者の気持ちが治療関係を危うくするのであれば，治療者はセッションにおいて起こっている問題を率直に認めて探り，その不和を対人関係問題の解決のモデルとして用いる。対人関係の欠如を持つうつ病患者に対する標準的なIPTモデルと同じく，アプローチするのは対人関係であり，転移ではない。実際には，これは滅多に起こらなかった。

　一つの目標は，境界性パーソナリティ障害の患者が，対人関係問題領域の状況の中でのアンビバレントな気持ちを経験し理解できるよう助けることである。患者は，他人との関係の中で経験する，変化する気持ち・評価・知覚の複雑に混ざり合ったものを認識できるようにならなければならない。スプリッティン

グと呼ばれることが多いものにおいては，BPD患者は，他人を，完全に良いか完全に悪いかに二分してみる傾向がある。他人の行動や意図を二極化するこの傾向は，治療者自身が理想化されたりこきおろされたりする間を素早く揺れ動くときに明らかになるが，それはBPD患者の治療においては通常の要素である。治療においてこのパターンが起こると，これらの機能不全的な認知的評価と感情状態がどう起こりどう表現されるかを注意深く探る機会になる。患者が問題を，変化させる可能性のある領域を超えた「よそで」起こっていることではなく，自分自身のこととして話せる能力を評価することは有用である。別の目標としては，患者自身が対人関係における対立を引き起こし悪化させる上で果たしている役割を理解できるように助けることがある。

特に治療の中期と終結期における主要な治療上の困難は，急を要する問題や危機に直ちに対応してほしいという多様な要求に対処することである。危機の間には，患者から悩みを訴える電話が頻繁にかかってくるということがよくみられるパターンとなることがある。表向きの原因に関わらず純粋な苦悩の感情を認識しよく考えることは，安全で信頼できる関係を作る上で重要な前提条件である。この急激な苦悩をまず認めてあげないと，治療の行き詰まりにつながることがあり，その中で苦悩がさらに強まるかもしれない。

治療者はまた，長期的な問題に対するサポートやすぐに解決してほしいというこれらの緊急の要求において自分自身が経験するストレスを認識しなければならない。セッションとセッションの間に伝えるべき重要なメッセージは，治療者は患者の懸念を聴いてはいるが，電話での会話はそれを最も生産的に話し合う場にはならないということである。この戦略は，患者はセッションとセッションの間でも話を聴いてもらえるが，問題の十分な探索は予定されているセッションの中で行われるものであって，緊急の電話の中ではないということをはっきりと伝えることになる。

短期治療プログラムの最終期は，それ以前のセッションで話し合われた主要な対人関係のテーマをまとめ，新しい対人関係対処戦略をはっきりさせて維持することに焦点を当てることが特徴である。伝統的なIPTとは異なるが，多くの短期治療アプローチと同様に，終結は治療プログラムを通して話し合われる。この話し合いは，愛着や分離の問題を抱えてきたことの多い境界性パーソナリティ障害の患者には重要である。これらの患者の，エピソード的に起こることの多い危機を扱うために，月1回あるいは2カ月に1回の継続セッションあるいは支持的セッションを急性期治療の後に計画することが賢明である。こ

こで述べた急性期のIPTプログラムでは、治療セッションは週1回4カ月間行われ、その後6カ月間月1回の継続セッションが行われる。後者のセッションでは、終結と分離のテーマを話し合う継続的な機会が提供され、集中的な毎週の治療から、治療外での人間関係を作り維持することへの移行を導くことになる。

症 例[原注4]

　スザンヌは、27歳の映画制作助手であった。彼女は34歳の恋人ジェイムズと2年間同棲していた。ジェイムズも映画産業で働いていた。スザンヌはうつ病の評価のために、プライマリケアの医師から紹介されてきた。彼女は、親しみやすい、はっきりした若い女性で、評価の間に、簡単に治療関係を築くことができた。彼女はDSM-IVの大うつ病と境界性パーソナリティ障害の診断基準をともに満たした。彼女はIPTのセッションを16回受けた。12回の毎週のセッションと、月1回のフォローアップセッションが4回である。彼女の最初のベック抑うつ評価尺度（BDI）のスコアは39であり、境界性パーソナリティ障害の診断面接（DIB）のスコアは10であった。彼女は19歳のときに精神療法を受けたことがあった。彼女は、期間限定でない力動的精神療法は「いくらか」は役に立ったと感じていたが、治療者の沈黙がつらく、1カ月後に脱落した。

　一人になるのが怖いため、スザンヌは上司からの言葉による虐待に耐えて、捨てられる危険を避けていた。彼女は将来について恋人と話し合ったときに、彼に対して激怒したことも詳しく語った。そのとき、彼女は彼との関係を続けたいのかどうかがよくわからなかったし、実際のところ、自分が「一つの関係を続けていけるタイプの人間」かどうかもわからなかった。議論の最中に、彼女は走っている車から飛び降り、ひざと腕をすりむいた。この一件のために、彼女は治療を受けようと思った。彼女は、自分はどういう人間なのかがよくわからないということを第一の関心事項とし、自己像をIPTにおける主要な焦点として取り組むことにしたが、対人関係の欠如と対人関係上の役割をめぐる不和にも触れた。

　スザンヌは、初期の理想化が特徴の長続きしない関係を過去に持っていた。理想化の後には、すぐに混乱と不和に陥ることが多かった。彼女は関係が壊れると衝動的に反応する傾向があり、しばらくの間はクレジットカードで浪費をし、ひどく飲酒をした。彼女はもうだめだと思うときには自傷行為をしたこともあった。自分を切ると、楽になり心が落ち着くと感じていた。スザンヌは自分が人のものの見方に従っていると言った。彼女は、自分がどういう人間なのか、自分が本当

原注4）Laurie Gillies博士は、境界性パーソナリティ障害へのIPTの適用についての情報とともにこの症例を提供してくれた。

は何に関心があるのかがわからないことがほとんどだと感じていた。友人や憧れている人のアドバイスに従って職を何回も変えており，自分自身と自分の能力について深い疑念を感じていた。

　初期のセッションでは，他人とのやりとりの中で，スザンヌが自分自身を疑ったり攻撃したりしてしまうことにつながるものは何であるのかということに焦点を当てた。彼女は最初，何が自分の気分を不安定にして自己像の問題を起こすのかということをほとんど意識していなかったが，治療の最初の数週間，治療者とともに，他人とのコミュニケーションの影響を検討してみた。これは，特に彼女の自傷行為に関して重要だった。彼女は自傷行為へとつながる対人関係のやりとりがわかるようになった。これらの経験は，他人が彼女に要求をしてくるときに，相手を失うのではないかという恐怖と，自己のアイデンティティを維持することができないのではないかという恐怖に関連していた。

　たとえば，彼女の上司は彼女の将来についての計画を立てており，映画のプロデューサーになるようにと励ましていた。スザンヌは，この計画が自分の興味と才能に合っているのかどうかがよくわからなかった。一方で，彼女の両親は彼女が学校に戻って法律の学位を目指すべきだと感じていた。彼女はそのように相容れない期待にはさまれると，強い苦しみを感じた。母親が彼女に多数の法科大学の願書を送ってきた後，彼女は自傷行為をした。そのような圧力のもとでは彼女の自己アイデンティティがもろく感じられるということがわかったので，スザンヌは治療者とともに，両親，上司，恋人とのコミュニケーション・パターンを検討した。彼女に「病者の役割」を与えるだけでなく，治療者は他のIPTの戦略を使った。毎週の症状の振り返り（境界性パーソナリティ障害とうつ病の両方について），役割のずれの検討，自己の感覚と対人関係についての期待において得たものと失ったものを探ることなどであった。

　病者の役割を与える際に，境界性パーソナリティ障害用のIPTでは，患者に，衝動的になりやすく，感情が不安定で，対人関係が困難であるという自分の特徴を理解するように助けることを強調する。スザンヌにとっては，病者の役割をとるということは，時には自分が状況を本当に誤解するかもしれないこと，そして，自分の考えや意見をまとめるためにしばらくの間外に出ることが必要となるかもしれないことを恋人と共に確認することも含まれた。治療の中期の間，彼女は，性急で結局は有害となる決断をするよりも，少しの間意思決定を遅らせることができるようになった。この戦略は，自分の気持ちや希望をまとめるのに役立った。スザンヌはまた，治療者とともに，生まれ始めた希望を振り返った。彼女はビジュアル・アートへの関心を表現し，大学の美術プログラムを調べた。自分の期待と周囲からの期待が対立するため，これは難しい変化だった。彼女は治療の中期には，激しいやりとりを特に両親としたが，自分自身の興味を主張するためには必要なものだと思わ

> れた。
> 　スザンヌは治療の終わりを難しいと感じた。彼女は自分が治療者によって支えられていると感じており，治療が終わった後にも自己の感覚を維持することができるだろうかと心配していた。彼女のうつ病は寛解しており（BDI=5），境界性パーソナリティの症状も多くが消失していた（DIB=0）。彼女の空虚感と見捨てられ不安は続いており，時折，衝動的になることもまだあった。彼女はそれを認め，関係を本当に失ったり，失ったように感じたりするときであっても，自分自身の野心を追及することが重要だと思った。彼女はまた，自分の希望について恋人と最後まで話し合うという経験もした。恋人が彼女のキャリアについての決意をサポートでき，二人の関係において彼女の自己の感覚を育てることもサポートできるということを知って彼女は驚いた。小さな事柄については意見が一致しないこともあったし，一致しないということで合意することもできた。彼らはまた，議論の間に「タイム・アウト」戦略を頻繁に使うことによって，カップルとしてより有効なコミュニケーションができるようになった。議論の解決を急がないことに合意することによって，二人の関係が全般的に改善した。
> 　スザンヌは，治療者との治療を続けたいという希望を認め，自分は今回初めて理解され支えられたと感じたと言った。彼らは，彼女が他の関係でもうまくやっていけるということ，そして，健康な別れを告げることができるようになることは重要なステップなのだということを彼女が感じられるよう，話し合った。スザンヌは2年後に治療者に連絡してきて，美術史の大学院に入り，自分の知的なふるさとを見つけたような気がすると言った。彼女と恋人は婚約しており，結婚を楽しみにしていた。彼女はこの間，深刻なうつを経験しておらず，境界性パーソナリティの症状はうまくコントロールできていると感じていた。

効　果

Gilliesらはトロントで24名の境界性パーソナリティ障害の患者に対してパイロット治療試験を行い，週1回の毎週のセッションと，その後6カ月間の月1回のセッションにおいて，IPTとリレーションシップ・マネジメント・セラピー Relationship Management Therapy（RMT）（Dawson, 1988; Marziali and Munroe-Blum, 1994）を比較した。無作為化比較対照試験では，治療効果をコントロールするために，続いて治療・治療者の交差を行った。

RMTは患者が曖昧さと不確かさに対処できるよう助けることに焦点を当てた。残念ながら，RMTの脱落率はとても高く——75パーセント以上——無作為化比較は断念した。18歳以上の女性13名が，メンタルヘルス専門家と一般開

業医を通して募集され，IPTに参加した。犯罪で起訴されている人と現在の物質乱用のある人は除外した。3分の1が，治療期間中抗うつ薬か抗不安薬を服用しており，試験期間中同量で維持された。対象の8パーセントが現在の大うつ病エピソードの診断基準を満たした。

IPTの脱落率は10パーセント未満であった。13名の患者のうち12名が治療の全過程を完了した。全体的な病理と自己申告による症状が減少した。患者たちは，IPT治療者が高度に言語的に活発であったことが役立つ因子だったと言った。著者たちはセッションの欠席については寛大な方針をとり，連続して3セッション欠席することが脱落の基準として必要だったと書いている（私信，1998）。散発的な出席を許可したことは，著者たちの感じたところでは，患者が治療コースを続けて完了する役に立ったようであった。患者たちは強い感情や怒りを持っている間は治療に来なかった。

コメント

境界性パーソナリティ障害の治療は，IPTがパーソナリティ障害の治療に手をつけた最初の例である。それは多くの疑問を提起するものである。期間限定の精神療法はパーソナリティ障害を治せるのだろうか？ そのような難しい患者に対するそのような短期の治療の適切な目標は何なのだろうか？ 衝動的で自己破壊的な行動を単に抑制することであって，症状の完全な寛解ではないのだろうか？ Gilliesらが研究で用いた除外基準は，境界性パーソナリティ障害の診断基準を満たす患者の中でより病状の軽い患者を選ぶ結果につながったかもしれない。薬物療法を併用したことも，問題をはらむ混乱因子である。特にパーソナリティ障害に対する効果に関しては，詳細な説明が必要であり，比較対照試験と長期的なフォローアップが必要である。さらに，反復性大うつ病（第11章），気分変調性障害（第12章），その他の慢性的な障害で用いられるような継続・維持治療が適応となるかもしれない。

第4部
IPTのリソース

第24章

IPTの新しいフォーマット：
グループ，電話，患者ガイド；
他の言語と文化における翻訳と活用

グループIPT

　グループ精神療法は評判の良い治療形式である。個人療法よりも費用がかからず，患者がソーシャル・サポートを得て対人関係スキルを育てられる環境であると従来から考えられてきた。IPTをグループ形式に修正しようとする試みがいくつか進行中である。最も開発が進んでおり，効果データにも恵まれているものは，第21章に記されている神経性大食症用のグループ療法である（Wilfley et al., 1993）。

　Wilfleyのモデルは，比較的小さな修正をしたものである。多くのグループ療法と同じように，セッションは90分間で，ほとんどの個人精神療法よりも長い。グループ前の個人面接があり，治療者は患者の診断を確認し，対人関係質問項目を完了し，IPTのプロセスを説明し，治療契約を結ぶ。患者には，グループは対人関係と自分の社会生活の問題に取り組む対人関係の実験室になると伝える。対人関係の欠如の患者は，グループを対人関係の練習のための社会環境として利用するようにと励まされる。それぞれのセッションの後，治療者は，対人関係のやりとりに焦点を当ててミーティングを要約し，その要約を参加者に送る。

　トロントのGilliesは，思春期のうつ病の母親に対して，グループIPTを検証しており，ニューヨークのコロンビア大学のMufsonは思春期うつ病に対してグループIPTを検証している。ウィーンのKlierはIPTを産後うつ病に対するグループ治療として修正しており，アイオワのGormanとO'Haraもそう

である。ワシントンDCのKrupnickらは外傷後ストレス障害と診断される被虐待女性に対してグループIPTを開発している。グループ形式はIPTの自然な修正であると思われるが，さらなる検証が必要である。

電話によるIPT

　精神科的障害，特にうつ病を患っている多くの人が，全く治療を受けていない。治療を妨げるものには，偏見，家族に止められること，地理的に遠いこと，経済的な制約，身体の病気や障害，そして家で世話をする必要がある人がいる場合などがある。IPTをより受けやすくするために，電話による治療が2つの研究において評価されているところである。

　電話は，身体的な病気を持つ患者に対して心理社会的なサービスを提供するための，効果的な，そして経済的な方法として示されてきた（Frasure-Smith and Prince, 1985; Plinsky et al., 1991; Wasson et al., 1992）。たとえば，電話による精神療法は，家から出られない癌患者に対して開発され検証されてきた（Grumet, 1989; Mermelstein and Holland, 1991）。

メモリアル・スローン・ケタリング研究

　ニューヨーク市のメモリアル・スローン・ケタリング癌センターのDonnelly, Kornbluth, Hollandらは，高用量の化学療法の臨床試験を受けている最中の転移性乳癌の患者で，身体的には重度の病気であるが精神科の病気は持っていない患者に対してIPTを電話で提供した。癌とその治療に伴う身体的，心理的，社会的ストレスについてはよく知られており（Holland and Rowland, 1989），それらのストレスへの適応を促進するための心理社会的な介入の有効性も同じく確立されている（たとえば，Fawzy et al., 1995）と研究者たちは述べている。癌の新しい治療が開発されるにつれて，患者がそれらの治療法に耐えて適応するための心理的な能力を最大限に伸ばす必要性も増している。このパイロット研究は，電話によるIPTの実行可能性と効果を検証するためにデザインされた。

　治療では，18歳以上の患者とそのパートナーに対して，週1回の30分間のセッションが約15週間にわたって行われた。患者とパートナーは，深刻なストレ

ッサーに直面していた。すべての患者が，標準的な治療によっては治らないと思われる転移性の乳癌を患っていた。患者が受けた高用量の化学療法は，副作用が著しく強いものであり，治療の最初の2～3カ月間，患者は病院のすぐ近くに住まなければならなかった。これはほとんどの患者と家族にとって生活を大きく混乱させるものだった。患者は仕事を長い間休まなければならず，子どもや配偶者を家に残して転居しなければならなかった。患者にとっても家族にとっても役割の変化は多数あり衝撃の強いものだった。患者たちは，病気が重すぎて面接室で精神療法を受けることはできないと思われた。

研究者たちの目的は，IPTを，うつ病ではなく，癌患者のストレスを減じるために適用することだった。彼らはIPTとIPC（第17章参照）の要素を組み合わせた電話カウンセリングのマニュアルを作った。修正の中には，患者のパートナーに治療をルーチンに提供することも含まれた。治療者は役割の変化に焦点を当てる傾向にあり，患者は必ずしも精神科的診断を持っているわけではなかったので，「病者の役割」には言及しなかった。電話カウンセリングは化学療法の開始と共に始まり，化学療法が続いている間毎週30分間続けられた。化学療法は約3カ月間であったが，電話カウンセリングはさらに4週間続けられた。セッションのスケジュールは柔軟で，患者の身体状態に基づいて決められた。尺度の評価はインテイク時と，化学療法（3カ月間）の終了時と，最後の電話セッションの2週間後（5カ月目）に行われた。

乳癌の14名の女性とそのパートナー10名（パートナーのいる女性の83パーセント）が研究に入った。1人は，初期に脱落した。それは，化学療法を中止する少し前であった。それ以外の患者は平均16セッションを終えたが，パートナーたちは平均11セッションであった。Mental Health Inventory（メンタルヘルス調査票）（Veit and Ware, 1983）の心理的苦痛のスコアによれば，5名の患者と3名のパートナーが改善した。3名の患者と3名のパートナーが基本的に不変であった。そして4名の患者と1名のパートナーは悪化した。参加者は治療への満足度を「良い」と「すばらしい」との間に評価し，以前の精神療法の経験に比べてIPTを好意的に思っていた。治療に対する重要な障害は，患者の身体的な健康であり，6症例では効果の評価が遅れた。

コロンビア研究

電話治療の別のパイロット研究では，電話で行われたIPTと，10～15年間

の自然観察的な縦断研究の一部であった30名の無治療のうつ病の母親とを比較した（Miller and Weissman, 私信, 1998）。これらの母親は，反復性うつ病を持っていたが，定期的な治療を受けていなかった。対面の面接に代えて電話を用いた他には特に修正は行われなかった。すべての患者が縦断研究の一部として臨床的な評価を受け，自殺企図のある患者，精神病性障害を持つ患者，重度のうつ病の患者は除外された。

患者は比較臨床試験において無作為に，IPTを受けるか無治療かに割り当てられた。IPTに割り当てられた対象は，50分間のセッションを12回提供された。IPTは，対面式で行われた場合には有効であることが示されているうつ病の短期精神療法であるが，電話の場合はどうかという検証を今行っているところであると説明された。患者たちは，うつの程度がひどくなりすぎて自分自身や他人を脅かすような場合は救急外来を受診するよう伝えられ，そうでなければ精神療法家が救急車を呼んで救急外来に行ってもらうことになると説明された。

治療者はまた，お互いに受け入れられるセッションの時間を患者と共に調整した。患者は毎週同じ時間にセッションを続けるよう励まされたが，必要なときには事前に日時の変更をするための電話を気軽にかけることができた。患者たちは，プライバシーが守られ，気が散らないですむように，週の中で自分だけが家にいる時間を見つけるように励まされた。

症　　例

パトリシアは30歳の既婚女性であった。今は3歳になる彼女の娘は，12カ月の時に，歩いたり話したり自分で食べたりすることができない重度の先天性障害と診断された。娘にはまた，パトリシアがコントロールできないと感じる行動上の問題もあった。パトリシアには反復性の大うつ病性障害の既往がある。初めて電話で話したときには，彼女は軽度から中等度に抑うつ的であり，ハミルトン抑うつ評価尺度のスコアは18であった。

パトリシアは，電話によるIPTの提供を熱望した。彼女は「誰かと話すことが必要なのです」と言い，最初のセッションのとき，予定された時間にすぐに電話に出た。そのセッションで，彼女は現在の生活状況について進んで気持ちを打ち明けた。セッションのほとんどが，障害を持つ娘のフルタイムの世話役としての彼女の役割を説明することに費やされ，彼女は娘のことを「私の人生」と言った。彼女は孤立を感じており，子どもの状態について恥ずかしく感じており，そして，病気が遺伝的なものだとわかっていて，自分は産前のケアを完全に守ったと確信していた

にもかかわらず，罪悪感に打ちのめされていた。

　重要な対人関係問題は，娘の主な世話役としての彼女の役割に関するものであった。一方では，パトリシアはこの役割を抱えていることについて寂しさと怒りを感じていると言った。他方，彼女は学校の心理学者，教師，看護師，あるいは夫でさえも，子どもの治療についての決定に関わらせるのを拒んだ。自分が「圧倒されてしまう」，あるいは間違った治療のコースを無理強いされてしまうのではないかという怖れのためであった。パトリシアは，世話役としての自分のジレンマが最近，重大な医学上の問題のきっかけとなったという懸念を表現した。IPTを始める数カ月前，彼女は，医師のアドバイスに反して，娘の病気の症状を改善するために計画された在宅食事療法をサポートするための住み込みの看護師（彼女の保険でカバーされる）の援助を断固として拒否していた。部分的には食事を用意する際の彼女の混乱によって，食事療法はうまくいかなかった。娘の具合がかなり悪くなったとき，パトリシアは強い罪悪感を抱き，うつ病エピソードに陥っていった。

初　期

　パトリシアの対人関係問題領域は，役割の変化とフォーミュレーションされた。娘の病気が彼女をフルタイムの世話役という狭い役割に押しやったからであった。彼女は今，自分の役割を，母親であり妻であるという，より広いものにする必要があった。パトリシアは，自分の世界が，大人との人間関係や家の外での楽しい経験のない狭いものになってしまったということを容易に認めた。治療者と協力してフォーミュレーションしている際に，パトリシアは，1年以上映画も見ていなければ，夫と共にレストランで食事をしてもいないということを思い出した。夫はパトリシアが分別を失っていると感じており，彼のために時間を作るべきだと感じていた。彼女が夫の求めに応じられないということについて，夫婦は口論することが多かった。治療者とともに自分の役割の制限を認識することによって，「完璧でない人生」と「完璧でない」子どもについてのパトリシアの不満と怒りが解き放たれた。

　治療の媒体としての電話の体験について尋ねると，パトリシアは，子どもの世話をすることが必要なので，クリニックに行く時間がとれず，自分は電話でしか治療を受けられないと答えた。彼女は，自分の家という，慣れ親しんだ，そしてプライベートな環境の中で治療者に自分の不満をぶちまける機会に感謝を表現した。

中　期

　パトリシアと治療者は，世話役としての唯一の役割からの彼女の役割の変化を促進する戦略を考えた。対人関係上の戦略には，他の世話役との「パートナーシップ」を築く方法も含まれた。つまり，学校の心理学者，教師，看護師，医師であり，最も重要なのは夫とのパートナーシップであった。比較的短い期間のうちに，パトリシアは，自分の怖れを説明したり，治療上の疑問を提起したり，助けを求めたりするこ

とによって，他の世話役の援助と気遣いを要請するスキルを身につけた。パトリシアがパートナーシップを築くにつれて，彼女の押しつぶされる感じは減り，大人との接触に前よりも関心を持つようになった。そこには夫との関係も含まれた。これらの変化と共に，彼女がいるときに娘が行動化する頻度が減り始めたことに気づいた。

電話での治療を評価するように再び尋ねられたときに，パトリシアは，自分の幸福のために与えられた唯一の特別な時間として毎週のセッションを楽しみにしていると答えた。彼女は，電話でなら自分自身を自由に表現できると感じることを強調した。

終結期

治療の終わり頃には，パトリシアはパートナーシップを築くことによって子どもの病気による負担がいくらか和らいだと言った。彼女はまた，夫に助けを求めることによって「パートナー」にするようになってから，子どもについての二人のコミュニケーションが増えたと言った。夫婦間のコミュニケーションが改善したことによって，連携が強まると共に，それまで話し合われたことがなかった，子どものケアにおける問題についての議論が増えた。したがって，パトリシアの役割の変化を扱うことは，補足的な対人関係問題領域における変化へとつながった。つまり，役割をめぐる不和の領域における，行き詰まりから衝突へと移行したのである。この移行について話し合い，パトリシアが夫と正直なコミュニケーションを維持するために使うことができる戦略を考えて治療は終わった。

世話役としてだけの役割を超えようとする変化の中で，パトリシアは，2人目の子どもを持つという可能性を考えた。治療の初期には，彼女は2人目の子どもを持ってしまうと「娘から逃れる」ことになるという罪悪感を表現していた。遺伝カウンセラーからは，そうはならないと保証されていたにも関わらず，もう1人の子どもにも同じ病気を与えて産んでしまうのではないかということも彼女は怖れていた。ひとたび役割をフォーミュレーションし直すと，彼女は妊娠の展望を違った形で評価した。最後のセッションで，パトリシアは，「娘のような姉を持って育つことは，下の子をふつうの子どもよりも細やかな子にするかもしれないですね」と言った。沈黙の後に彼女は続けた。「もしも2人目の子どもに問題があったら，この人生での神の思し召しは障害を持った子どものケアをすることだと考えるだけですね。」

治療の評価

第12週には，パトリシアはハミルトン抑うつ評価尺度（18から3に低下）とハミルトン不安尺度（12から4に低下）の両方においてスコアの低下を示した。彼女は電話治療を大変評価していると言い，毎週続けたいと言ったが，隔週の継続治療に落ち着いた。彼女は，予定されたすべてのセッションを守り（同じ週のうちに2回の予定変更があった），そして治療者が電話をしたときにはすぐに電話に出た。治

> 療の終わりに，対面の治療を受け入れるかどうかを尋ねると，パトリシアは自分は電話の方がよいと答えた。彼女は，クリニックまで行く時間を作れないと確信しており，そして，「また別の病院のドクターの反応に対処しなければならない」ことなしに自分の家のプライバシーの口で話すことに「自由」を感じると繰り返し言った。パトリシアが専門家との対面の治療にアンビバレンスを表現したということは，彼女が現在，専門家とのパートナーシップを作ろうと努力していることと一致していた。この対人関係上の困難のために，電話の匿名性と率直になれるという効果が，パトリシアに短期治療を受ける気にさせたのかもしれなかった。

コメント

どちらの研究の治療者も，電話によるIPTの実行可能性と患者の受け入れの良さを報告している。しかし，慎重さが必要である。癌の研究では精神科的障害を持つ患者を除外しており，コロンビア研究は重度な精神病理を持つ患者を除外している。電話による精神療法は，注意深くモニターする必要のない，症状の程度の軽い患者に最も望ましいのかもしれない。すべての患者が治療開始前に評価のための面接を受けている。私たちは，すべての患者が，電話治療を始める前に対面式の評価を受けることを勧める。このアプローチの効果はまだ判断されていない。

患者ガイド

Weissman（1995）は，利用者にとって親しみやすいIPTの患者ガイドを，ワークシートと共に作った。これはIPTについて学びたい患者，あるいはIPTを受けている患者のためにデザインされたものである。その意図は，うつ病患者が自分のうつ病に対処できるように，あるいは熟練した治療者が患者をサポートするために用いる手法を理解できるように，患者を援助するということである。

私たちはうつ病についての本を読むことが役に立つかどうかを知らない。これもまた，検証に値することである。私たちは，うつ病とIPTの治療戦略についての事実を明確に理解することが治療において患者の役に立ち，一般にも役立つだろうと信じている。患者ガイドはIPTの心理教育の要素と一致する

ものであり，患者がうつ病についてより多くを知るようになれば，うつ病治療の効果も高くなるという仮説に一致している。原則は，教育された患者は治療の最も良い消費者であるということである。

　患者ガイドは，精神科的障害に対する偏見をなくし，治療をわかりやすくすれば，精神科的障害を持つ人たちが，仕事や家庭生活にとり返しのつかない結果をもたらす前に適切な援助を早期に得ることができるという米国における現在の考え方に属するものである。私たちは，精神科的症状を持つ患者は，受けることのできる治療の選択肢には何があるか，治療において期待できることは何か，どのようなときに別の治療を求めるべきかについて知るべきであると信じている。私たちは，うつ病の治療法は一つしかないと信じているわけでもないし，IPTがすべての患者にとって最善であると信じているわけでもない。

　以下に問題領域を判断するために用いるフォームから引用する。

　　IPTの中期のセッションでは，あなたと治療者は取り組むべき一つか二つの問題領域を選びます。これらの問題は，治療の経過の中で変わるかもしれません。そういうことになっても気にしないでください。あなたがIPTの治療を受けているのでなければ，これらのフォームを，ご自分のうつ病と関連する問題を理解する役に立てるために使ってもよいでしょう。

　1．あなたの症状が最初に始まったのはいつですか？
　　　＿＿＿年＿＿＿＿月

　　　これは，あなたにとって初めてのうつですか？
　　　＿はい　＿いいえ　＿わからない

　　　初めてでない場合，初めてのときはいつでしたか？
　　　＿＿＿年＿＿＿＿月

　2．あなたが今回うつになり始めたときに，あなたの生活で起こっていたことを考えてください。

　　　あなたが気にかけている人が亡くなりましたか？
　　　＿はい　＿いいえ　＿わからない

　　　どなかたの命日でしたか？
　　　＿はい　＿いいえ　＿わからない

　　　亡くなった方のことを考えていましたか？
　　　＿はい　＿いいえ　＿わからない

あなたはご家庭で配偶者やパートナーとの間に問題を抱えていましたか？
　__ はい　__ いいえ　__ わからない

お子さんとの間に問題を抱えていましたか？
　__ はい　__ いいえ　__ わからない

　ワークシートの質問は，連続性を確保するために，ガイドの本文の中にも含まれている。終結の前に，治療における進歩を評価するために，そしてさらなる作業が必要な領域を強調するために，患者がすべてのフォームをもう一度やってみることが勧められる。ワークシートとモニタリングフォームをおさめた別の小冊子も入手可能である。これらのフォームは，治療が終わった後も問題領域をモニターし続けるために用いることができる。患者は治療者と共に，記入し終えたフォームを振り返ることが勧められる。

　患者ガイドは，治療を促進することを意図して作られたものである。患者本が治療を促進するかどうかについては，正式な検証が行われていない。トロントのGilliesとニューヨークのMarkowitzの非公式の報告（私信，1999）によれば，患者の反応はポジティブで，治療者の中にはトレーニングにおいて有用性を見いだした人もいた。

　Weissmanは，オーストラリア，メルボルンのJuddと共同で，プライマリケアにおけるうつの患者に対するIPCの研究にモニタリングのフォームを含めている。患者はセッションとセッションの間にフォームを完了し，それぞれのセッションの初めに治療者にフォームを提出するよう励まされている。このアプローチは患者と治療者の接舶の効率を最大限にしようとデザインされたものである。実行可能性と効果に検証を待っているところである。患者ガイド（Mastering Depression: A Patient Guide to Interpersonal Psychotherapy）は，Psychological Corporation, Crder Service Center, P.O. Box 839954, San Antonio, TX 78283-3954（電話：1-800-211-8378）にて入手可能である[訳注1]。

訳注1）患者ガイドは，その後，Mastering Depression Through Interpersonal Psychotherapy (Treatments That Work)（ペーパーバック），Myrna M. Weissman, Oxford University Press, USA; Workbook 版（2005/2/24），Mastering Depression Through Interpersonal Psychotherapy: Monitoring Forms (Treatments That Work)（ペーパーバック），Myrna M. Weissman Oxford University Press, USA（2005/2/24）として改訂されている。
　患者ガイドをそのまま訳したものではないが，日本語版としては『自分でできる対人関係療法』および『対人関係療法でなおす』シリーズ（創元社），『拒食症・過食症を対人関係療法で治す』（紀伊國屋書店）が代用可能である。

他の言語と文化圏における翻訳と活用

　米国で開発されたが，IPTは国外でも注目を集めてきた。米国外の臨床家の中には，IPTの楽観主義と現実主義がそもそもアメリカの「コカコーラ」アプローチを示すものであり，他の文化や言語には翻訳不可能なものではないかと思った人もいた。真剣な話し合いの結果，通常，対人関係問題領域は至るところにあるものであり，IPTのアプローチは地理に関係なく臨床的に意義のあるものであるという合意に達してきた。その疑問への究極の答えは，異なる国と言語におけるIPTの翻訳とIPTの効果を検証するための比較対照試験という形をとっている（たとえば，Blom et al., 1996; Rosello and Bernal, 印刷中[訳注2]；第10章と第13章参照）。

　文化的な調整が，いくつかの状況において必要であるということがわかるかもしれない。たとえば，多くのオランダ女性が，自分は何かを求めていると認めることは不謹慎であると教えられている。したがって，何らかの対人関係状況において自分の願望を言葉にすることは，彼女たちにとってアメリカ女性に比べると難しいかもしれない。

　他の国へのIPTの輸出は，いくつかのやり方で行われてきた。オリジナルマニュアル（Klerman et al., 1984）の直接の翻訳も行われてきた。英語のマニュアルは，たとえば，オランダ，スペイン，プエルトリコでは，バイリンガルの治療者が患者を現地語で治療するためのトレーニングをするために用いられてきた。IPTは英語が話されている国でも用いられてきた。英国，オーストラリア，ニュージーランド，カナダである。

　オリジナルIPTマニュアル（Klerman et al., 1984）は，その全体あるいは一部が，イタリア語，日本語，ドイツ語，スペイン語に訳されてきた。フランス語とタイ語の翻訳が現在計画中である。IPTは他の言語でも出版されてきた[訳注3]。

訳注2）Rossello J, Bernal G. The efficacy of cognitive-behavioral and interpersonal treatments for depression in Puerto Rican adolescents. J Consult Clin Psychol. 1999 Oct; 67 (5) : 734-45. としてその後印刷されている。

訳注3）原著では，ヨーロッパIPT協会の紹介や，各国の翻訳者の連絡先が記されているが，日本の読者にとって不可欠な情報ではないと判断し，以下に，列挙されている国の名前のみ記す。この後，ウガンダをはじめとする発展途上国における研究（Bolton et al., 2003など）にも力が注がれてきている。

　原著にて列挙されている国：オーストラリア，オーストリア，ブラジル，カナダ，フランス，ドイツ，アイスランド，イタリア，日本，オランダ，ニュージーランド，ノルウェー，スペイン，スウェーデン，スイス，タイ，英国。

第 25 章

トレーニングと治療マニュアル

IPT のトレーニング

　IPT は，何らかの形の精神療法にすでに熟練しており，すでに患者の話を聴き話をするスキルを学んでおり，そしていくらかの臨床経験を持っている精神科医，心理学者，精神科ソーシャルワーカー，看護師，内科医，あるいはその他の医療専門家によって使われるようにデザインされている。精神療法のトレーニングを受けていない人たちは，対人関係カウンセリング（IPC；第17章参照）を用いることができる。表25.1 は IPT 治療者に必要とされるものをまとめたものである。

　IPT 治療者は外来うつ病患者，あるいは IPT を適用しようとしている診断の患者に対する精神療法の臨床経験が少なくとも 2 年間あるべきである。たとえば，神経性大食症を治療した経験のない治療者は，神経性大食症の患者といくらか関わり，スーパービジョンを受ける必要があるだろう。治療者はさらに IPT のトレーニングをする治療者によって評価を受け，許容範囲内の標準的な臨床能力を持っていることが確認される必要がある。たとえば，温かさ，関心，共感をもって患者と関わる能力，治療同盟を築く能力などである。さらに，治療者は期間限定治療についてポジティブな姿勢を持っているべきで，対人関係的な技法を用いることに対する偏見を持っていてはならない。IPT 治療者は，他の治療的信念体系に頑固に執着しているべきではない。最後に，今までのトレーニングと経験に基づけば，治療者はさまざまなタイプの患者と関わる上での，自分の力と弱点を認識していることが当然のことだと思われる。

　IPT のアプローチは，すでに精神療法の経験が豊かで熟練した，十分にトレ

表25.1 　IPTで必要とされるトレーニング

必要条件
1. 医療やメンタルヘルスケアの高度な学位，たとえば，医師，心理学博士，医療ソーシャルワーカー，公認看護師 R. N.
2. 精神療法家としての経験（最低2年間）
3. うつ病（あるいは他の対象とする診断）の患者の治療をした経験

トレーニング
1. IPTマニュアルを読む
2. ワークショップやコースに出る
3. 熟練したIPT治療者による，録音・録画した症例を用いたスーパービジョン
    - 理想的には，3症例のスーパービジョン（研究のための資格証明用）
4. 資格証明：スーパーバイザーによる能力の承認

ーニングを受けた精神療法家によって最も容易に学ばれてきた。長期精神力動的治療の背景を持つ治療者の場合，IPTのアプローチを適用する際には，主に，彼らがすでに非精神病性の外来患者に対してやっていることの焦点づけをし直し，短縮することが必要となる。そのような治療者にとって，IPTのアプローチを学ぶためには，うつ病についての心理教育に「医学モデル」を含めること，4種類の対人関係問題領域を判断しアプローチする戦略に従うための介入に焦点を当てること，比較的限られた数（12～16回）のセッションとそれに応じた短い期間の中で作業を終えるために活動性を高めることが必要となる。IPTアプローチに適応するということは，転移への焦点づけ，夢と対人関係の解釈，精神病理に対する葛藤に基づくアプローチ，パーソナリティへの焦点づけを避けるということを意味する。それは，患者が，自分の生活の側面を理解するだけではなく積極的に変えていくよう援助することに焦点を当てるということを意味する。したがって，IPTは精神力動的精神療法と関係はあるが著しく異なっているのである（Markowitz et al., 1998）。比較的「純粋な」期間限定でない形の長期の精神力動的精神療法を守っていると，逆に，IPTの概念は自分が慣れているものとは異なっていると思うだろう。

　行動療法や認知療法的なアプローチでトレーニングを受けた精神療法家は，異なる介入技法に適応する必要がある。治療焦点は，感情的な（「熱い hot」）認知ではなく，対人関係状況で生じてくる感情そのものに変わる。他方，うつ病に対する認知的・行動的アプローチは，IPTと同様の時間の枠組みを用いることが多いので，期間限定アプローチに親しんでいることは適応を容易にする

だろう。IPT と同様に，CBT 治療者は大うつ病のような特定の障害を治療することが多く，そして，ロールプレイのようないくつかの技法は両方のアプローチに共通するものである。

IPT のトレーニングの 3 つの構成要素は，(1) この本にまとめられている資料，(2) 教育セミナー，(3) 精神療法セッションの録画を見ながらの症例のスーパービジョン (Markowitz, 1999) である。

出版されている資料

IPT の戦略と技法を定義し，明示し，伝えるための主な手段は，この本と以前の版 (Klerman et al., 1984) である。治療の理論的な背景と全体的な特徴が記されている。現在の，そして以前の版の IPT マニュアルは，精神療法についてのほとんどの他の本と異なり，治療を実際に行う上での詳しい指示と指針を示している。それらは，IPT の外面的な，そして内面的な境界のどちらをもはっきりと示している。IPT のアプローチは，用いる可能性のある技法の戦略的なリスト，4 つの大きなフォーミュレーションの概要についての詳述 (Markowitz and Swartz, 1997) と，現れているテーマに応じて患者の対人関係問題を取り上げる戦略，精神療法で一般に起こる具体的な問題 (沈黙，遅刻，など) に対処するための一連のガイドライン，治療のそれぞれの時期に追っていくべき一連の出来事についての指示，IPT 治療者が患者との間に築こうとする関係の特徴を定める記述から成り立っている。

IPT の外面的な境界もまたその範囲を示されており，IPT では用いられない技法も記されている。その他，IPT の領域に入らないものとしては，積極的すぎたり指示的すぎたり，あるいは十分に支持的でなかったり積極的でなかったり，というような IPT と一致しない治療姿勢がある。これらのマニュアルは IPT を行う上で容易に手に入るガイドラインを治療者に提供するためにデザインされている。

教育セミナー

オリジナルセミナー

初期の IPT 研究における 2 〜 5 日間のセミナーで，私たちは，治療者たちが，

自分がすでにやっていることの何がIPTに一致しており，何がIPTではないのか，そしてIPTアプローチに必要なスキルは何かを確認できるように助けるよう試みた。この教育は，本書の第1部に含まれている資料を振り返りながら，ビデオテープを用いた症例の題材とロールプレイを織り交ぜるという形で行われた。

私たちのトレーニングの経験は，自分たちの最高の専門的学位を完了し，洞察志向の探索的アプローチを用いた精神療法の経験を少なくとも2年間持つメンタルヘルス専門家に対するトレーニングに基づいている。治療者を選ぶ際の基準は，経歴，IPTの資料を読み自分の仕事と一致していると思ったこと，実際の臨床例のビデオをトレーナーが見ること，であった。こうして事前に選抜することによって，IPTはそれを試みた人たちのほとんどによって容易に学ぶことができるということを見いだした。27名の治療者が参加した3つのトレーニングのコースにおいて，23名（85パーセント）がトレーニング終了時に有能なIPT治療者であることを保証された。しかし，IPTのトレーニングを受ける人たちが困難を感じたいくつかの領域があった（Weissman, Rounsaville, and Chevron, 1982）。これらはトレーニングにおいて強調されたIPTの4つの領域に対応するものである。

最初の問題は，うつ病を精神科的障害として強調することである。医療環境で働いたことのない精神療法家は，時として，抑うつ症状を体系的に調べ，その発症を医学的症候群の一部として明確にし，症状を和らげ対処する介入を行うことに気が進まないものである。その代わりに，患者の症状を取り扱う前に直ちに対人関係問題に焦点を当てがちである。患者は主に自分の症状のために治療を受けに来るのが通常であるので，これは深刻な誤りである。症状を軽視することは，自分の話を聴いてもらって助けてもらっているという患者の感覚を減じる可能性がある。

2つめの問題は，現在の対人関係機能における問題を強調することに関連している。精神力動的なトレーニングを受け高度な経験を持つ治療者は，明らかにされた対人関係パターンを現在の対人関係問題に結びつけようとするのではなく，幼少期の関係や転移についての長い話し合いに陥ることがある。短期治療では，現在の行動のすべての決定要因を長々と探る時間もないし，それはIPTの目的でもない。過去の決定要因を話し合うとしても，それらは現在の「今，ここで here and now」の対人関係パターンにはっきりと関連づけるべきである。

3つめの問題は，IPTの探索的な側面である。トレーニングを受ける人は，トレーニングマニュアルに，厳格に，「料理の本」のようなやり方で従うことがあり，治療関係の微妙な変化や，感情や患者が強調するものの微妙な変化に綿密な注意を払えないことがある。特定の精神療法の構造と目標が何であろうと，患者治療者関係は，それなしには成功があり得ない中心的な特徴である。たとえば，初期においては多くの課題が決定され達成されるべきではあるが，患者の症状が重かったり，治療者や治療に関して疑念や躊躇を示したりしているようであれば，治療者がそれらの課題の中をまっすぐに突進することは賢明ではない。IPT治療者は，機能する同盟を築く必要を第一に認識しなければならない。重度のパーソナリティ障害の患者には，IPTの具体的な技法に進む前に，治療の初期に同盟を築くため追加の時間を費やす必要があるかもしれない。「型どおりに」行うことにエネルギーを費やすタイプの人は，このポイントを逃してしまう。

第4の問題は，期間限定治療に関連したものである。期間が限定されていない，長期の，精神分析志向の治療の背景を持つ熟練した精神療法家の多くは，セッションを積極的に焦点化し，患者に対して素早く説明するようなフィードバックを与えることに適応するのが難しい。IPTのトレーニングを受ける多くの人は，短期の，あるいは期間限定の治療を明確に行ったことがなく，より急性の抑うつ症状ではなく長期的なパーソナリティ問題を強調する傾向にある。これらの人たちは，短期治療の経過の中で抑うつ症状が軽減すると一見頑固に見えた「パーソナリティ特性」がどれほど良くなるかということに驚き喜ぶことが多い。意義のある治療——つまり，症状の減少と具体的な対人関係問題の解決——が限られた期間に達成できると治療者が信じられるようになると，短期という治療の性質に最も容易に適応することができる。

その後の経験

近年，私たちは1～2日間のセミナー，ワークショップ，コースをさまざまな状況におけるメンタルヘルス臨床家を対象に続けてきている。これらは，以前の印象を強めてきた。科学的な進歩によって多くの精神療法家が期間限定治療という概念になじんできたし，財政的な変化によって使用せざるを得なくなってきた。セミナーは，資料に記された技法を強化する役に立つ。話し合いは，他の精神療法でのトレーニングを受けたセミナー参加者たちが，疑問を解決し，IPTの考え方を取り入れる助けとなることが多い。

私たちは，3年目の精神科レジデントのような，比較的経験不足な精神療法家でも，本を読み，コースに出席し，スーパービジョンを受けながら症例を治療することによって基本的なIPTの技法を学ぶことができるということに感銘を受けてきた（Markowitz, 1995; Markowitz, 2000）。レジデントたちには精神療法的な経験が不足していたが，彼らは治療役割において必要とされる安心感を，熱意によって埋め合わせ，積極的な期間限定のアプローチを行う上で必要なことに比較的容易に適応したようであった。また，比較的初心者であることによって，直さなければならない，他の治療法からの「悪い癖」が少なく，IPTのくつろいだ，会話体のスタンスを楽しむことが多かった。患者に積極的に口を出すこととセッションを焦点化することについて安心感を持てるようになるのに時間がかかる人もいた。スーパービジョン用のセッションの録画と適切な熟練したスーパーバイザーがいることが，レジデントのトレーニングにおいては重要である。後者は，特に，まだ至る所にいるというわけではない。

症例のスーパービジョン

　教育セミナーの後に，治療者は2～4ケースのトレーニング症例を割り当てられ，それぞれについてセッションごとに週1回のスーパービジョンを受ける。スーパービジョンは電話によって，あるいは対面して行われ，スーパーバイザーがセッションのビデオを見るか録音テープを聴くかしてから行われる。セッションについて話し合うときに特定の部分を見られるように，トレーニングを受ける人もスーパーバイザーもテープの装置とテープを手元に置いておくべきである。スーパービジョンの主な目的は，境界を示すこと，あるいはIPTにはどの技法が含まれ，どの技法が含まれないのかを治療者が学べるように助けることである。セッションの間に患者が実施した評価をスーパーバイザーが振り返ることも有用である。治療のトレーニングを受けている人にとって，寛解に向けての進歩を測定するために，連続した症状評価は役に立つ。これは患者にとっても同じである。
　私たちの最初のトレーニング・プログラムでは，ビデオテープを見てスーパービジョンを行うことの重要性が示された。このプロジェクトでは，スーパービジョンは従来の方法で行われた。つまり，治療のプロセスノートを振り返ることによってである。それぞれのスーパービジョンのセッションの後に，スーパーバイザーは治療者のIPTの技法と戦略の使用法を評価した。ビデオテー

プもまた、スーパービジョンのセッションで用いられ、トレーニングの数カ月後に、2人のスーパーバイザーがそれらを振り返り、同じフォーマットを使って評価した。私たちが見いだしたのは、2名のスーパーバイザーが、ビデオテープで見たことについては合意した（Pearson's r=.88）が、精神療法のビデオテープの評価と従来のスーパービジョンに基づいて行われた評価との間には有意な関係がないということだった。

　従来のスーパービジョンとビデオテープを見ることとの間には2種類の不一致が見られた。ビデオテープを見ると優れている数名の治療者が、自分の仕事を過小評価していたが、IPTの理論と技法について話せて自分の症例をうまく発表した人の中には、実際のセッションを見たときの評価が低かった人もいた。プロセスノートによるスーパービジョンから得られた印象とビデオテープを見ることによって得られる印象がそれぞれ独立しているということは、他のタイプの臨床トレーニングを行う上でも考慮に値する重要なテーマである（Chevron and Rounsaville, 1983）。

　近年では、IPTのスーパービジョンは長距離でも行われてきている。ヨーロッパの治療者や米国内の遠方の治療者が治療セッション（英語）を録音して、ニューヨークに翌日配達便で送り、スーパーバイザーと電話で振り返る。つまり、トレーニング症例についての最新情報を保っているということである。このアプローチは費用がかかるが効果があり、IPTの研究とトレーニングの場所から遠く離れた治療者が技法を学ぶことができるようになる。

評価方法

　IPTトレーニングの研究志向を守っていくために、私たちは注意深く、本書で定義されたようにIPTを行う能力と、トレーニングの過程における進歩を体系的に評価してきた。私たちは、治療者がこの治療アプローチを身につけたかどうかの最も良い指標となるのは、うつ病患者との精神療法セッションで実際に何を行っているかということであると信じている。その理由のために、精神療法家の能力の保証は、精神療法セッションのビデオテープを見ることに基づいて行われている。治療者の成績を評価するために、IPTのアプローチの3つのレベルをカバーした評価システムが考案された。それは、(1) IPTの適切な戦略を広く決められた方法で使用すること、(2) 具体的なIPTの技法を適切に用いること、(3) IPTには含まれない技法を用いていないこと、である。それぞれの領域において、評価者は、戦略や技法が活用されているか、そして

その利用の質はどうかということの両方を評価する。

　以下の2名の評価者が，トレーニングを受ける人の能力を評価する。(1) スーパーバイザー。トレーニングを受ける人に自分自身の印象も話す。(2) トレーニングからは独立した評価者。トレーニングのプロセスに関わっていない独立した評価者を含めたのは，スーパービジョンという関係によって，評価者の判断がスーパービジョンを受ける人に好意的に偏るかどうかを判断するために必要であると考えられたからだった。実際には，スーパーバイザーの評価と独立した評価者の間の合意のレベルは高かった (Weissman, 1982)。

　それぞれの評価者が精神療法のセッション全体を見ることによって評価をした。全体の時間を見ることの理由は，評価される部分が，より短い時間で評価しうる治療関係の性質以上のものを含むからである。具体的な技法と戦略が適切に使用されているかどうかを評価するには，その文脈を知っている必要がある。さらに，IPTがセッションにまたがる一連の戦略と目標とする問題への焦点づけを強調するため，評価者は治療で以前に起こったことは何か，治療者が頭の中で抱いている目標は何かを知っていることが望ましい。

症例スーパービジョンの効果

　治療者がIPTを行う能力は精神療法セッションでの成績に基づいて評価されたため，最初の評価はトレーニングを受ける人がすでに注意深く選ばれて教育セミナーが完了した後に行われた。したがって，評価の経時的変化は，症例スーパービジョンの効果のみを反映できるものとなった。治療者の最初と最後のトレーニング症例の評価を比較して，私たちは，改善の程度は精神療法家の経験に関連しているということを見いだした。

　一つのトレーニング・プログラムでは，トレーニングを受ける人たちは平均14年間の経験を持っていたが，私たちは天井効果に気づいた。つまり，最初のスーパービジョンセッションでの成績に基づいた評価は，平均レベルが「優れている」であった。治療者は明らかに，IPTの技法を，単にマニュアルを読み，セミナーに出席することでつかむことができていた。1～3例の追加トレーニングの症例では，熟練した精神療法家の場合，有意な改善も見られなければ，IPTを実行する上での有意な悪化も見られなかった。同様のプログラムで，トレーニングを受ける人の経験が6年未満の場合は，最初のトレーニング症例での成績は「まあまあ」であった。成績は第2症例において有意に改善したが，評価は「優れている」指標よりは下にとどまった。より経験の少ない精神療法

家にはより広範囲な症例スーパービジョンが必要であるようだというのは驚くことではない（Chevron, Rounsaville, and Weissman, 1983）。

　トレーニングの後でさえ，経験の少ない治療者は，より熟練した人よりもIPTの成績の評価が有意に低かった。経験の少ない治療者は，治療の中でも，より構造化された，よく定義された側面を行うことに巧みであることが多かった。たとえば，抑うつ症状に対して症候群としてアプローチすること，初期のセッションと終結期のセッションで記されている課題を完了すること，そして一つの決められた対人関係問題領域に焦点を当てることなどである。しかし，彼らは熟練した治療者に比べると，型にはまった方法で治療を行いやすく，探索的なやり方で方向性を変えたり，難しい，あるいは抵抗の強い患者との間に作業同盟を築いたりしにくかった（Chevron et al., 1983）。熟練した精神療法家はIPTを微妙で柔軟なやり方で行うことと，患者とのラポールを維持することに優れていた。彼らは治療のより構造化された側面に困難を抱く傾向にあった。たとえば，抑うつ症状を調べたり，制限された期間の中で完了できるように治療の焦点を維持したりすることなどである。

IPTのトレーニングテープ

　IPTの中心となる特徴を示し，トレーニング目的で役に立つかもしれない2つのビデオテープが入手可能である（訳注：英語のみ）。Kingsley Communications（5307 Cherokee Street, Houston, TX 77005）は『うつ病の対人関係療法』を作り，Weissman博士とMarkowitz博士が出演している。Lundbeck International Psychaitric Institute（Grevinde Danns Palae, Skodsborg Strandvef 113, DK-2942 Skodborg, Denmark）はIPTとCBTについて相補的なテープを作った[訳注1]。

本書の利用

　IPTのトレーニングには，従来型のトレーニングを受けた経験豊富な多くの精神療法家がすでにやっているタイプの仕事を体系化し焦点づけ直すことが含

訳注1）購入可能なDVD（英語）としては，Gregory A. Hinrichsenによる Training DVD: Interpersonal Psychotherapy for Older Adults with Depression.（American Psychological Association's APA Psychotherapy Videos, 2007）が新たに作成されている。

まれる。したがって，教育トレーニングセミナーに参加し，マニュアルを注意深く読んだ，高度に経験豊富な選ばれた精神療法家は，最初にスーパービジョンを受ける症例において適切にIPTを行うことができていた。より経験の少ない治療者に対しては，より長期の症例スーパービジョンを行う方が賢明であった。

　いくつかの研究グループが，主に1984年の本に基づいてIPTを自分たちで学んでおり，1つの例では，グループのメンバーの何人かが教育セミナーに参加した。カナダの2つのグループとオランダの1つのグループは，IPTを米国のトレーニングセンターから離れたところで始めた。数年後に，それぞれがIPTを正しく行っているかどうかということを確かめるための相談をしてきた。結果としては，正しく行っているようだった。関心を持つ治療者の中核となる人たちによるピア・スーパービジョンは，治療マニュアルの利用（そしておそらくは教育セミナーを受けたという背景も）と合わせて，IPTを学ぶのに十分であるのかもしれない。

　トレーニングについての私たちの経験はまた，研究に関わっていない精神療法実践家でも，本書，特に第1部（この方法の中核的な説明）に書かれている戦略を注意深く読むことによってIPTのアプローチの要素を取り入れることができるということを示している。本書を読んだ専門家が，IPTの原則，戦略，技法は自らの臨床の中で役に立つと思うことを望んでいる。私たちはまた，他の障害に対するIPTの修正が，IPTの技法については最小限の修正しか必要としていないが，研究対象となる人たちについての経験と知識を必要とするということも理解してきた。たとえば，高度に能力のあるIPT治療者でも，思春期患者を治療したことがなければ，IPT-Aを思春期患者に用いることは難しいかもしれない。

資格証明

　資格証明はもともとは研究レベルのものであり，効果研究における治療技法の均質性を確かなものにするために重要であった。今，臨床家はだんだんとIPTの資格を求めるようになってきている。時には，マネジドケアにおいて，自分が有効な治療をすることができるという説得材料としてということもある。認知行動療法など，他の技法においても，標準的な資格を作るようにというプレッシャーが強まっている。

資格証明は，研究用トレーニングセンターにおいて熟練者によって与えられてきた。IPT の卒業生であることを示す証書も資格証明書もないが，トレーニングを受けた人の中には，それを要求した人もいる。治療能力を保証する正式な力を持った IPT の制度はない。IPT の臨床的な広がりは，最終的には資格認定の団体を作ることにつながるかもしれないが，現在のシステムはいくらか非公式な枠組みにおける正式なトレーニングを要することになっている。

　どの程度のトレーニングを行えば，IPT の能力を獲得するのに十分なのであろうか？　どんな標準もある程度恣意的なものであるが，私たちは，資格証明には，少なくとも 3 つの録音・録画された症例のスーパービジョンを，資格のある IPT 熟練者によってセッションごとに受けながら，うまく終えることが必要であると感じている。このプロセスは，資格には意味があると保証することになる。ほとんどの精神療法家にとって，最初の症例は，治療者がそれぞれのセッションにおける課題を思い出そうとするためにいくらかの躊躇を伴うものであり，第 2 の症例は，よりスムーズに進み，第 3 の症例は，本当にスムーズに進むだろう。

　IPT は通常は学ぶのがそれほど難しくないが，治療者の中には 3 症例以上を治療しても単にその概念を把握できない人もいる。IPT のトレーニングは，良い精神療法家に戦略と技法を授けることはできるが，力のない精神療法家を力のある精神療法家にすることは必ずしもできない。IPT を学ぶためにやる気，時間，努力を注ぎ込んだ治療者で成功しなかった人は比較的少ないが，それは部分的には，治療者が研究のために注意深く選ばれたからである。トレーニングを受ける人の数が増えるに従って，アプローチに困難を抱える人が増えるだろう。

非公式のトレーニング

　臨床家の中には，IPT をその臨床的な利点のために用いたいが，研究で必要とされる正式な資格証明を必要としているわけではないという人もいるだろう。そのような精神療法家は，IPT マニュアルを読み，学会での IPT ワークショップに出席し，熟練者から受ける個人スーパービジョンよりは費用のかからないピア・スーパービジョンを受けることがプラスになるだろう。より正式なトレーニングのように，ピア・スーパービジョンでは，内容を振り返るために，セッションのテープ（書面による患者のインフォームド・コンセントが必

要）を用いるべきである[訳注1]。

IPT の治療マニュアル

かつては，精神療法家の患者に対するアプローチがとても多様であるために，精神療法の研究を行おうとする気がそがれていたものだった。それぞれの精神療法家が独特であり，いかなるケースにおいても，治療者がある患者と共に面接室の中で何をしているのかを知る方法はなかった。精神療法は，科学が扱うことのできない技術として見られていた。幸いにも，そうした見解が変わってきた。治療マニュアルによって，精神療法家が自分のスタイルを特定のアプローチに適合させるように教えることができる。録音や録画によって，治療者がその治療をどのように行っているのかという客観的な記録をとることができる。その記録を評価者が見て，治療法が遵守されているかどうかを評価することができる。

治療マニュアルは現在の精神療法研究のレベルを示している。精神療法（そしてだんだんと，薬物療法も）を詳述し，標準化することによって，マニュアルは治療者間で比較的均質なアプローチと技法を，治療研究において提供している。治療者がマニュアルに従うようにトレーニングすることができれば，治療者の技法間のばらつきをある程度コントロールすることになる。したがって，治療マニュアルは，精神療法を検証可能な比較的均質のものにする。それはどのカプセルにもフルオキセチンが20mgずつ入っているのに似たクオリティ・コントロールの一つの形である。

精神療法研究では，研究の結果の解釈が可能となるよう臨床状況を十分単純化するために，治療マニュアルを，遵守モニタリングをしながら，診断の均質性のもとに用いる。遵守モニタリングは，録音・録画された治療セッションを熟練し独立した評価者が見て，治療者が実際にマニュアルに従っているかどうかを判断することによって行われる。これは治療研究で行われている精神療法

訳注1）北米におけるトレーニングセンター（Cornell Psychotherapy Institute, Western Psychiatric Institute and Clinic, Clarke Institute, University of Iowa）が列挙されているが，ここでは省略する。米国精神医学会の毎年の学術集会においてもワークショップやコースが行われることが多い。現時点では隔年開催の国際 IPT 学会（International Society for Interpersonal Psychotherapy: ISIPT）でもワークショップが開かれている。現在進行中の詳細については，ISIPT のウェブサイト（http://www.interpersonalpsychotherapy.org/）を参照のこと。

が正当なものであると認めることになる。大うつ病など，主要な診断を共有する患者に焦点を当てることで，診断上の均質性が得られる。したがって，私たちは特定のアプローチが特定の患者群に有効であるかどうかを知ることができる。

　良い精神療法マニュアルは，治療者の個性を抑えつけることなく技法についての教育をする。マニュアルは自然さを抑圧する「料理の本」であるべきではない。それと同時に，マニュアルは異なる治療者が重要な治療状況に同じように反応する傾向を作るのに十分なガイドラインを提供すべきである。適切にデザインされたマニュアルは，治療が注意深く考え抜かれたもので，一貫性があり，患者と治療者に起こる問題を扱っているということを治療者に保証するものである。それは治療において治療者の自信につながるはずであり，その自信は，次に患者にも浸透させていくことができる。

　IPT は最初の研究である1970年代のボストン-ニューヘイヴン研究のときに，研究用の治療者のためのマニュアルの中で定義された。そのマニュアルは1984年の *Interpersonal Psychotherapy of Depression*（邦訳：『うつ病の対人関係療法』）となり，本書はその改訂版である。その有用性は Rounsaville ら（1988）によって記されている。その基本的な原則はすべての IPT の修正版に応用できるものだが，対象となる患者群によって対人関係状況は異なる。思春期うつ病の患者は，高齢うつ病患者とは異なる生活上のテーマに直面している。身体疾患を持った患者は，身体的に健康な人には見られないストレッサーに直面している。神経性大食症の患者は，うつ病患者とはいくらか異なった問題に直面している。したがって，IPT は，今までに行われてきた，そして現在も行われている研究の多くの中で，さまざまな程度，修正されてきた。

　このセクションでは，特定の治療対象に対して IPT を修正したマニュアルで手に入るものを挙げる。研究の準備として新しい修正をどのように行うのかということも説明する。

　マニュアルの中には出版されたものもあるが，研究者によって開発されその研究の場所に限定されているものもある。後者の場合，マニュアルについて研究者に問い合わせてもよいだろう。本書のこれ以前の章でも，いくつかのマニュアル化された修正を述べてきた[訳注2)]。

　反復性うつ病に対する維持 IPT（IPT-M）（第11章）。Frank, E., Kupfer, D. J., Cornes, C., and Morris, S. M Maintenance interpersonal psychotherapy for recurrent depression. In *New Applications of Interpersonal psychotherapy*（対

人関係療法の新しい適用:未邦訳), ed. G. L. Klerman and M. M. Weissman, 75-102. Washington D. C. : American Psychiatric Press, 1993.

気分変調性障害に対する IPT(IPT-D)(第12章)。Markowitz, J. C. *Interpersonal Psychotherapy for Dysthymic Disorder*. Washington, D. C. : American Psychiatric Press, 1998.(未邦訳)

思春期うつ病に対する IPT(IPT-A)(第13章)。Mufson, L., Pollack Dorta, K., Moreau, D., and Weissman, M. M. *Interpersonal psychotherapy for depressed adolescents* (2nd ed.). New York : Guilford Press, 2004.(邦訳印刷中)*

高齢者に対する IPT(第14章)。Hinrichsen, G. A., and Clougherty, K. F. Interpersonal psychotherapy for depressed older adults. Washington, D. C. : American Psychological Association, 2006.(未邦訳)*

夫婦間不和を持ったうつ病患者に対する同席 IPT(IPT-CM)(第15章)。Weissman, M. M., and G. L. Klerman. Conjoint IPT for depressed patients with marital disputes. In *New Applications of Interpersonal psychotherapy*(対人関係療法の新しい適用:未邦訳), ed. G. L. Klerman and M. M. Weissman, 103-28. Washington D. C. : American Psychiatric Press, 1993.

双極性障害に対する IPT(対人関係・社会リズム療法)(第16章)。Frank, E. Treating bipolar disorder : A clinician's guide to interpersonal and social rhythm therapy. New York : Guilford Press, 2005.(邦訳準備中)*

プライマリケアと身体疾患の患者に対する IPT(第17章)。Schulberg, H. C., Scott, C. P., Madonia, M. J., and Imber, S. D. Applications of interpersonal psychotherapy in primary care practice. In *New Applications of Interpersonal psychotherapy*(対人関係療法の新しい適用:未邦訳), ed. G. L. Klerman and M. M. Weissman, 265-91. Washington D. C. : American Psychiatric Press, 1993.

対人関係カウンセリング(IPC)(第17章)。Weissman, M. M. and Klerman, G. L. Interpersonal counceling (IPC) for stress and distress in primary care settings. 未出版のマニュアルは,M. M. Weissman, Ph. D., 1051 Riverside

---

訳注2)原書では,2000年当時入手可能なマニュアルが列挙されているが,その後改訂されたものもあるため,現時点でマニュアルとして利用されているものをここでは挙げる。連絡先の所属も,訳者の知りうる範囲で最新情報に改訂してある。原書とは異なるものに,「*」をつける。なお,マニュアルは現在進行中で作成・改訂されているため,最新情報については ISIPT のサイト(http://www.interpersonalpsychotherapy.org/)を参照していただきたい。

Drive, Unit 24, New York, NY 10032 (mmw3@columbia.edu) より入手可能。直接の邦訳ではないが IPC を解説した「対人関係カウンセリング (IPC) の進め方」が近刊予定 (創元社)。*

HIV 陽性患者に対する IPT (IPT-HIV) (第18章)。Markowitz, J. C., G. L. Klerman, K. F. Clougherty, and L. Josephs. *Manual for Interpersonal Therapy with HIV-Seropositive Subjects*. Cornell University Medical College, unpublished (1990)。連絡先:John C. Markowitz, M. D., 525 East 68th Street, New York, NY 10021.

産前うつ病患者に対する IPT (第19章)。Spinelli, M. G. Manual of Interpersonal psychotherapy for antepartum depressed women (IPT-P). Unpublished manual (1999), College of Physicians and Surgeons of Columbia University, New York State Psychiatric Institute, 1951 Riverside Drive, Box 123, New York, NY 10032.*

産後うつ病患者に対する IPT (第19章)。連絡先:Scott Stuart, M.D., University of Iowa, Department of Psychiatry, 200 Hawkins Drive, Iowa City, IA 52242;Michael O'Hara, Ph. D., Department of Psychology, 200 Hawkins Drive, Iowa City, IA 52242.

物質乱用に対する IPT (第20章)。Rounsaville, B. J., and K. Carroll. Interpersonal psychotherapy for patients who abuse drugs. In *New Applications of Interpersonal psychotherapy* (対人関係療法の新しい適用:未邦訳), ed. G. L. Klerman and M. M. Weissman, 319-52. Washington D. C.:American Psychiatric Press, 1993.

神経性大食症に対する IPT (第21章)。(a) 個人形式:Fairburn, C. G. Interpersonal Psychotherapy for bulimia nervosa. In *New Applications of Interpersonal psychotherapy* (対人関係療法の新しい適用:未邦訳), ed. G. L. Klerman and M. M. Weissman, 353-78. Washington D. C.:American Psychiatric Press, 1993. 連絡先:Christopher G. Fairburn, DM, MRCPsych, Department of Psychiatry, Oxford University, Warneford Hospital, Oxford OX3 7JX, United Kingdom.

(b) グループ形式 (IPT-G) Wilfley, D. E., Mackenzie, K. R., Welch, R., Ayres, V., and Weissman, M. M. *Interpersonal Psychotherapy for Group*. New York:Basic Books, 2000. (邦訳:グループ対人関係療法, 創元社, 2006)*

社会恐怖に対する IPT (IPT-SP) (第22章)。(a) Lipsitz, J.D., and Markowitz, J. C. *Manual for Interpersonal Psychotherapy for Social Phobia* (IPT-SP). 未出版のマニュアル（2006）は，D. Lipsitz, Ph.D., Anxiety Disorders Clinic, New York State Psychiatric Association, 1051 Riverside Derive, Unit 69, New York, NY 10032（lipsitz@pi.cmpc.columbia.edu）より入手可能。*

(b) 連絡先：Scott Stuart, M.D., University of Iowa, Department of Psychiatry, 200 Hawkins Drive, Iowa City, IA 52242 ; Michael O'Hara, Ph. D., Department of Psychology, 200 Hawkins Drive, Iowa City, IA 52242.

境界性パーソナリティ障害に対するIPT（第23章）。Angus, L., and Gillies, L.A. Counseling the borderline client : an interpersonal approach. *Canadian Journal of Counselling* 1994 ; 28 : 69-82. 連絡先：Laurie Gillies, Ph.D., Interpersonal Therapy Clinic, Clarke Institute of Psychiatry, 250 College Street, Toronto, Ontario M5T 1R8 Canada.

IPT患者ガイド（第24章）。Weissman, M. M., *Mastering Depression through Interpersonal Psychotherapy : Monitoring forms*. New York : Oxford Press, 2005.（本書367ページ訳注も参照のこと）*

どのようにして治療マニュアルを作るか

　IPTが特定の診断あるいはその診断をぎりぎり満たさない程度の人に効くかどうかということを知るためには，その効果を検証する必要がある。IPTの開発は，この実証的なアプローチに従ってきた。まず，治療が有望であるかどうかを示すためのオープン試験を行い，結果が有望であれば，比較対照臨床試験によってIPTを別の治療条件と比較する。IPTは，治療法として大きな修正をせずに効果を示してきた対象（たとえば，プライマリケアの患者）もあるが，修正されたものもある。IPTを修正すべきときと，変えずにおくべきときを判断する確固たるルールはない。私たちの推測では，その決断は臨床経験と問題に対する研究者の特有のアプローチによるというものである。

　実際の治療研究の前にはいくつかの段階がある。

1. IPTと，当該の治療対象における臨床経験が，マニュアルを開発するための前提条件である。研究者はIPTの資格を持ち，対象とする疾患とその治療アプローチに親しんでいるべきである。

2. 予備的な段階としては、研究対象となる患者群のニーズの評価を行うことが多い。専門外来（神経性大食症、アルコール乱用、不妊、一般身体疾患など）における患者の調査は、これらの患者が直面している特定の心理社会的・対人関係的問題を明らかにするかもしれない。それらの問題が標準的な IPT アプローチの有意義な修正を示唆するのであれば、新しいマニュアルが妥当であろう。1つの例は、思春期うつ病患者の治療における、ひとり親家庭という第5の問題領域である（訳注：現在では「役割の変化」に含められている）。

3. ニーズの評価から得られる IPT の修正は、症例の描写や言い回しの開発を通してマニュアルで取り扱うことができる。症例の描写をすると、特定の患者群の問題と、それらの問題を扱うために用いる治療的アプローチを治療者たちが習熟することができる。言い回しは、どのようにして介入するかというガイドラインを提供する。たとえば、HIV 陽性の患者に対する IPT では、開発者たちは、うつ病と HIV 感染を、2つの治療可能な病気として関連づけることが役に立つだろうと判断した（Markowitz et al., 1992）。治療マニュアルでは、治療者がこのタイプの「病者の役割」を患者にどこから説明したらよいかという言い回しが提供されている。

　修正は、IPT を見る影もなくゆがめるべきではない。根本的に変化させてしまうと、その治療が本当に IPT なのか、それとも全く異なる治療なのかという疑問が提起されるだろう。IPT とより行動療法的なアプローチを融合させた興味深い例としては、双極性障害に対する付加治療として Frank らによって開発された対人関係療法・社会リズム療法（IPSRT）がある。

　治療についての現実的な側面は、マニュアルで決めておく必要がある。これらのガイドラインは研究プロジェクトの主眼点を反映する。精神療法はどの程度長く、どの程度頻繁に行われるのか？　IPT は、12週間、14週間、16週間の治療としてさまざまに期間を決めて行われてきており、その他、月1回の維持治療としても用いられてきた。いずれの治療を受けているのかを独立した評価者に知られないようにする方法を治療者はどのようにして対象に伝えるべきなのだろうか？

4．新しいマニュアルが開発されたら，治療試験において用いる前にそれを試してみるに値する。パイロット研究の症例は，マニュアルの問題点を明らかにしてくれるかもしれず，あるいは，加えるべき新たなテーマを提起してくれるかもしれない。マニュアルは研究が進むにつれて，そして新しい状況が起こるにつれて進化するだろう。均質なアプローチを確保するために，治療試験が始まるときには，書類は出来る限り洗練されていることが最も良い。

5．ひとたび完了したら，マニュアルは治療者をトレーニングするために用いることができる。治療者たちは自分自身でも，マニュアルの改訂につながる疑問を呈することが多いだろう。しかし，目標は，治療者に影響を与えるほど十分に包括的なマニュアルを作ることであり，その反対ではない。

　本章では，精神療法の臨床試験についての複雑さを十分に述べることはしなかった。臨床試験は注意深く計画を立てトレーニングを行うことが必要で，簡単に行えるものではない。治療マニュアルは，精神療法を検証する上で中心となるものであるが，そのような研究において重要なトレーニング，デザイン，そして他の決定の一つの要素に過ぎない（Bergin and Garfield, 1994）。

第5部

IPTの今後

IPT の今後

　過去20年間に IPT は研究において確固たる基礎を築いた。その臨床的な範囲と臨床家の数は増えている。今後20年ではどうなるだろう？

精神療法の衰退との闘い

　統計からは，米国における精神療法の使用は減少していることが示されている。薬物療法の方が費用のかからない選択肢であると考えるマネジドケアの圧力のもと，精神療法を受けている患者は減っている。しかし，精神科的障害の患者は薬物療法に代わる，そして付加する治療を必要としている。

予　　測

　精神療法は振り子のようなものであり，反動が起こる可能性がある。マネジドケアそのものも変わるし，精神療法を受けにくくなると，米国では精神療法が復活する可能性がある。生き残り成長する精神療法は，実証的な裏付けがあるものになるだろう。すでに，精神療法の淘汰が始まっている。Fonagy と Roth の「What Works for Whom? 何が誰に効果があるのか？ (1996)」などの本では，信念のみに基づくものから，効果が検証された治療法をだんだんと区別していくべきであるというエビデンス・ベイストなアプローチが記されている。おそらく IPT と CBT の他にも，有用性が示された治療法が加わるであろうし，他のものは徐々に消えていくだろう。

精神療法の力

　財政状況は逆境にあるが，精神療法の中には，少なくとも科学的な観点から

は，普及してきているものもある。私たちは，どういうときに精神療法が効くのか，そしてどの程度効くのか，ということについてかつてないほど知るようになっている。治療法の標準化には進歩があり，効果研究の数も増えている。皮肉なことに，これらの進歩が起こっているにも関わらず，保険によってカバーされる金額は減ってきている。

　精神療法の財政的研究は，少ししかないが，コストの相殺を示してはいない（Klerman et al., 1987; Schulberg et al., 1996）。しかしコストの相殺の研究は，医療システム内での個人の全体的なコストに治療が影響を与えるかどうかを見てきたにすぎず（第17章参照），ハミルトン，オンタリオでの研究（Browne et al., 1997）でIPTを受けると減じることが見いだされた社会的サービスなど他の「外部の」コストを無視している。医療システムはまた，個人ではなく，家族の費用を負担するものであり，家族のうつ病や他の障害によるコストは高くなりうる。うつ病の親を持つ子どもは自分自身がうつ病のリスクを持っており，他の子どもたちよりも高い医療コストがかかる（Weissman et al., 1997; Kramer et al., 1998）。これらのいずれもコスト相殺研究ではとらえられておらず，より広い視野で見れば，財政上の，そして医療上のメリットが示されるかもしれない。

予　　測

　より広い視野の研究を行えば，有効な精神療法のメリットが示されるかもしれない。私たちはIPTを含むそのような研究が増えることを楽しみにしている。IPTがコストを相殺するということが示されるかどうかはわからないが，IPTの費用対効果が高いということが示されるだろうと私たちは予測している。

今後の精神療法家

　今後，誰が精神療法をするのだろうか？　現在の医療におけるコストの偏重は，患者が精神療法を受けることを制限しているだけでなく，特定の治療者（「提供者」）にアクセスすることを制限している。精神療法の費用をカバーするマネジドケアの組織は，最も安い提供者のみを認める傾向がある。したがって，精神科医や心理士は，より人件費の安い治療者によって置き換えられてき

ている。精神科ソーシャルワーカー，看護師，修士レベルの心理士が，学士レベルの提供者によって次々に仕事をとられていっている。将来の精神療法家は精神科医なのか？　ソーシャルワーカーなのか？　医療の専門家なのか？　それとも非専門家なのか？

そして，これらの精神療法家をトレーニングするのは誰なのか？　IPT は精神療法における「基礎的なトレーニング」ではなく，すでに基本的なスキルを持った治療者のための特別な上級コースである。よりトレーニング度の低い治療者が標準となるのであれば，彼らはどのようにして IPT を学ぶのか，そして，彼らはどのようにそれをうまく患者の治療に用いることができるのか？　そのトレーニングの費用を誰が負担するのかということも明らかになっていない。

予　　測

効果研究はこれらの疑問に答えるかもしれない。高度なトレーニングを受けた治療者と，最低限の経歴しか持たない治療者を比べて，違いを調べることには価値があるかもしれない。私たちは，精神科医は精神療法をしにくい立場に追いやられると予想しているが，ある種の患者たちに精神療法と薬物療法を併用することは，費用対効果が高いだけでなく，臨床的に適切なことである (Dewan, 1999)。これも，研究に値することである。IPT は，精神科レジデント，心理学とソーシャルワークの大学院生，他のメンタルヘルスの専門家の標準的トレーニング・カリキュラムに含まれるべきだと私たちは信じている。

資格とクオリティ・コントロール

資格とクオリティ・コントロールは前述したテーマから続くものである。IPT における資格についてはすでに臨床家の間で大きな関心を持たれている。IPT 治療者の質の高さは現在まで保たれてきたが，それは部分的には，治療者の数が少なく，研究のために高度なトレーニングを受けてきたからである。臨床家の間に普及した場合，IPT には何が起こるだろうか？

IPT にとって最も緊急のテーマは，純粋に研究用の治療から，臨床的な治療への移行である。IPT が精神療法として生き延びて発展するには，最終的には普及した臨床的治療とならなければならない。このプロセスがどのようにして

実現するかということは，トレーニングのプログラム，IPT 治療者の資格，そして他の関連問題に重要な影響を与えるだろう。研究によって IPT の臨床的な適応を判断しなければならないが，臨床家のトレーニングと認定の規準とは何であるべきだろうか？（第25章参照）

同じような歴史の長さを持つ，研究によって検証されたもう一つの期間限定精神療法である CBT は，その存在の初期に臨床トレーニング機関を作った。CBT 専門の会議や雑誌があり，CBT 精神療法家を正式に認定するための規準を設定するための組織体が作られている（Cognitive Therapy Today, 1997）。対照的に，Klerman らは治療が繰り返し検証されるまでは IPT の治療者のトレーニングを辞退した。彼の死は，さらにトレーニングの普及を遅らせた。その結果として，IPT のトレーニングを受けたのは比較的少数の臨床家のみで，それもほとんどが研究プロトコルのためのみであった。しかし，だんだんと，学会や病院外来でのワークショップ，メンタルヘルスの集まりでのコース，トレーニングの要請が増えてきた。マネジドケアで「証明された」治療がカバーされることを確かなものにするために，治療者と治療機関は IPT を学ぼうとしている。

IPT はまだ臨床環境に広まっていないため，時の経過の中でいろいろな地域で改訂版が作られている精神力動的精神療法や CBT に比べると，比較的純度が保たれているかもしれない。IPT の質を普及のプロセスのより初期のうちに保っておくため，標準的なトレーニングの方法と認定制度を作って，初めにクオリティ・コントロールを確保しておく機会は存在している。私たちは，研究レベルのトレーニング（典型的には，録音・録画された３つの症例を毎回スーパービジョンしてもらう）を受けた精神療法家によって IPT がうまくいくことを知っている。トレーニングの厳しさや臨床的な能力が低下すると，おそらく効果が減少するだろう。私たちは臨床家全体に対して，トレーニングに入る基準と要件を取り決める必要がある。

規準を設定することにはリスクとベネフィットがある。指針と規準なしには，IPT は実際的な価値のないキャッチフレーズになる可能性がある。つまり，治療者は，短期の治療を行い，患者に「ええ，私は IPT を行っています」と言うことができてしまう。他方，私たちは IPT の臨床的な広がりを監督する官僚的なモンスターができることも懸念している。IPT の創始者である Klerman と Weissman は，物事を形式張らない形に保った。そのアプローチは，IPT が小さく研究志向であったときには可能であった。IPT が育つにつれ，

いくらかより形式的な――でも，理想としては形式的すぎない――組織化されたアプローチが必要となるであろう。米国精神医学会や他の集まりにおける会合では，米国内外の両方におけるIPTの資格認定のあり方について話し合う機会を設けている。ニュースレターがIPT治療者を，その領域での進歩についていけるようにするのに役立つだろう。

他の教育的なテーマとしては，自分自身はIPTを知らないであろうメンタルヘルスのリーダーを参加させる必要性がある。たとえば，IPTはレジデントのトレーニングプログラムで教えられるべきであろうか？ 精神力動的精神療法や認知行動療法とは異なり，IPTのトレーニングは現在精神科におけるレジデント教育の必修プログラムで必要とされていない（American Medical Association, 1995）。先見の明のあるトレーニング指導者の中には，IPTを期間限定治療のカリキュラムに統合している人もいるが，それらのプログラムは未だに少数派である。しかし，IPTを教えているプログラムには，精神療法のトレーニングの強い伝統を持ったものが含まれるということは注目に値する（そればかりとも限らないが）。かつては精神療法を見くびり最低限の指導しか提供していなかったレジデントのプログラムの中には，期間限定治療に同調するようになったものもある。大部分が，IPTとCBTの効果を支持する実証的なエビデンスのためである。

予　　測

IPT治療者の質を保証し，トレーニングのクオリティ・コントロールを確かなものにするための，理想的にはあまり面倒ではない，お役所仕事の必要性があるのだろう（Markowitz, 1997）。これは，**現在進行中**のトレーニングについての疑問や，時とともにIPTの遵守が減じることを避けるための評価のことを言っているのではない。

IPTの範囲

この本が裏付けているように，IPTは多くの研究の対象となってきた。これは，ある対象（特に気分障害，そして神経性大食症患者）への効果と，他の対象に対する限界（アヘンおよびコカイン乱用患者）のどちらも確立してきた。

しかし，さまざまな障害に対する治療的な限界，最適な頻度と期間，薬物療法との順序と併用，効果研究ではなく一般臨床での有効性を判断するには，より多くの研究が行われなければならない。

私たちは，現在研究が行われている不安障害の多くの患者に対して，IPTの有効性が確認されるだろうと期待している。同様に，私たちは，明らかな心理社会的ストレスにさらされている抑うつあるいは不安を持った患者に対してIPTが良い治療法になるだろうと期待している。たとえば，アルツハイマー患者の介護者，アルコール依存からの回復初期の患者，深刻な身体疾患の患者などである。私たちは，IPTが強迫性障害や統合失調症の患者の役に立つかどうかには疑問を持っている。

IPTの医学モデルは，薬物療法のモデルと適合しており，研究からは，IPTと抗うつ薬治療が慢性期ではなく（Frank et al., 1990）急性期（DiMascio et al., 1979）に相乗効果を示すことが示されている。組み合わせ治療についてはその適応とタイミングについてより多くを知る必要がある。つまり，どのような患者に対して，そしてどのようなタイミングで，IPTと薬物療法を組み合わせるべきなのだろうか？　私たちは，現在の乏しい一連の治療データよりも多くを必要としている。つまり，もしも精神療法がうまくいかなかったら，いつ患者は薬物療法を試すべきなのだろうか，そしてその逆は？

急性期治療としてのIPTは，効果研究における薬物療法との比較といういくらか恣意的な理由によって一般に12～16週と定められてきた。私たちは特定の障害に対するIPTの最適な長さと頻度を知らない。そして，IPTは大うつ病の治療において唯一維持効果を示したものではあるが，現在発表されている研究はたった2つしかなく，同じ頻度を用いている（第11章参照）[訳注1]。私たちはIPTを他の方法に適用することについてほとんど知識を持っていない。たとえば，グループIPT[訳注2]や電話でのIPTである。

今後の研究では，臨床研究における**効果**を標準的な臨床環境における**有効性**に転換していくことを研究しなければならない。ほとんどの精神療法を含めて，ほとんどの精神科的治療の臨床的有効性については研究上の注目がほとんど向けられてこなかった。IPTはほとんどすべてが研究における介入として行われ

訳注1）Frank et al., (2007) は無作為に週1回，月2回，月1回のIPTによる2年間の維持治療に振り分け，頻度による効果の違いが見られないことを確認している。

訳注2）グループIPTについては，その後，Wilfleyら (2002) によってむちゃ食い障害に対する効果が，Boltonら (2003) によってうつ病に対する効果が示されている。その他，思春期患者に対しては，Mufsonら (2004) が効果を検証している。

てきたため，その臨床的な有効性を研究する必要性はより急を要する。

　私たちはまた，IPT のプロセスについても比較的多くを知らない。歴史的に，精神療法においてはプロセス研究が効果研究を圧倒しているにも関わらず，故 Gerald L. Klerman は治療が効くということを判断するまではプロセス研究は不要だと感じていた。効果がなければ，治療の構成要素に何の意味があるというのであろうか？　IPT の効果がいくつかの障害に対して示された今，その構成要素のどれが効くのかを調べることは，より注目に値する。IPT が効くのはなぜだろうか？　ライフ・イベントに焦点を当てることは，重要な生活上の変化を経験した患者にとっては確かなアプローチであると思われる。しかし，その前提は，注意深く評価するに値する。

　どんな精神療法も，すべての患者あるいはすべての治療者にすべてを提供することを目標とすべきではない。その始まりから，IPT は研究環境の中で育ち，診断に目標を定め，実証的な効果所見に基づいて一つの診断領域から次のものへとつなげてきた。このアプローチは継続されるべきである。私たちは治療をイデオロギーではなく効果所見に基づいて決めるべきである（Klerman, 1991）。精神療法は将来的には共存できるようになる必要があり，一人の精神療法家であっても複数の精神療法が行えるようになるべきである。最も熟練した精神療法家は，自分の治療の守備範囲にある精神療法の中から選択し，与えられた診断や問題に対して最適な戦略を提供できる人だということになるだろう。

予　　測

　IPT は，臨床的な広がり，さらなる研究，精神科と他のメンタルヘルス専門職における財政状況と臨床の変化，という「役割の変化」の中でどのように生き延びるだろうか？　私たちは，うまくいく可能性があると思っている。IPT は成長産業になるはずである。適切な準備をすれば，臨床的な広がりは，過度な官僚化をすることなしにトレーニングの高い質を保つことができるだろう。過去の研究の成果は，今後の研究に対するテンプレートとなり，方向を示すものである。そして IPT の限られた治療目標（つまり，診断によって限定されている）と実証的な検証のため，精神療法の財政的な未来にもうまく適応するはずである。

付　録

統合的な症例

　ここで呈示する悲哀と喪失の症例は，IPT の戦略と技法を示しており，他の精神療法で用いられるものとのよい比較になる。この症例はまた，時間軸，問題領域，技法，治療者の姿勢のそれぞれのレベルにおける IPT の用い方を示している。この詳細な症例呈示では，戦略と，治療の中で事態が進んでいく順序，IPT のアプローチと精神療法の他のアプローチとの比較，介入のレベル，使用される技法の概要などを述べる。

戦略と出来事の順序

初　期（セッション 1 ～ 2）

　62 歳の女性ルースは，うつ病の治療のために来院した。彼女のうつは 1 年間続いており，夫が血管疾患を伴う糖尿病で次第に衰弱して亡くなった後に「気づいた」ものだった。

　彼女にはうつ病の既往はなかった。周囲の出来事によって気分が上下することはほとんどなく，悲しみを振り払うことができない。夫の死についての記憶と，夫が亡くなって以来きちんと仕事ができないことに対して抱いている無能感についての罪悪感で頭がいっぱいになっている。睡眠過多の傾向がある。精神運動性の制止があり，集中することが非常に難しい。引きこもりはかなり深刻で，外部との交流は 2 人の成人した子どもたちだけに限られており，自分は子どもたちにとって負担になっていると感じている。抑うつ症状は彼女の悲哀反応が続いていることを表しており，そのような感情は正常であると彼女は考えていた。後に，症状が持続するにつれ，彼女は次第に，自分はこれを乗り越

えることができないのではないかと絶望的になっていった。しかし自殺したい気持ちはないと言った。

ルースは，精神療法家との初回の面接の2カ月前に，別のクリニックに治療を受けに行った。そのとき，彼女は抗うつ薬による治療を受け，気分にいくらかの改善を認めるようになった。しかし，彼女が乾癬の治療のために入院したときに治療は中断された。病院では，彼女の症状は軽減したままであったが，家に帰ったときには以前と同様に抑うつ的になった。彼女はDSMによる大うつ病の診断基準を満たしていた。

対人関係状況

ルースは，自分のうつを夫の病気と死にはっきりと関連づけていた。夫は4年前に彼ら夫婦が共に引退したとき以来次第に衰弱してきた。夫婦は退職後は旅行をする計画でおり，それを考えて休暇を取らずにきたのだが，彼女は夫の世話中心の，制限され孤立した生活スタイルを受け入れた。夫を伴わずに家を離れることは滅多になかったし，友人や知人との接触も絶った。夫の病気で最も煩わしかったのは，精神的荒廃であった。亡くなる少し前に夫は州立精神病院に入院しなければならなくなった。その病院で夫はさらに重症の血管疾患を発症し，他の病院へ転院して片足を切断することが必要になった。その時点から亡くなるまで，夫は完全に支離滅裂になった。

過去の家庭生活を振り返り，ルースは，夫が病気になる前の夫婦関係は良好で完全に満足すべきものであったと断言した。彼ら夫婦は35年間連れ添っていた。二人の子ども（31歳の息子と28歳の娘）と彼女との関係には，子どもたちをコントロールすることを彼女がなかなかやめられないという特徴があった。アルコール依存の息子は，1年以上にわたって断酒しており，社会復帰施設に入所していた。社会復帰に向けて息子がなしとげた進歩は，ルースがこの問題について息子を助けようとするのを控えたことと明らかに関連していた。娘との関係には問題が少なかったが，それはおそらく娘の方が「自己充足的」と表現されるような人間で，ルースから独立していたためであった。ルースが娘の問題に口を出したせいで過去にはいくらかもめたことがあったが，最近は関係が改善していた。

ルースは新しい活動を始めたり社会的交流を広げたりする必要があると認めていたが，その可能性については悲観的に感じていた。この点に関して，彼女は自分自身が「二重人格」であると述べたが，その理由は，他人との間で体験

したことと自分が予想したことの間に著しい差異があるということだった。彼女は長年にわたって秘書の仕事をうまくやっており，仕事でたくさんの友達もできた。彼女は友達を作ったり友達に会ったりすることに何の困難も感じていなかったが，活動の中心を家庭内におく傾向にあった。夫の病気は，特に最後の年には，彼女と友達との接触をほぼ完全に絶つことになった。自分にないがしろにされたために古い友達は腹を立てているであろう，だから自分は古い友達に歓迎されないだろう，とルースは思っていた。したがって人と関わろうとしたら自分は拒絶されるだろうと彼女は予測していた。

　自分は拒絶されるだろうという予測と自分は他人と一緒にいても楽しめないだろうという彼女の考えは，社会的活動に参加するよう他人が実際に彼女に頼んだときに起こったこととは全く対照的であった。彼女は，自分も楽しかったし，他の人も彼女が一緒にいることを喜んでいたようだったと言った。たとえば，彼女が退院したとき，同室者は，彼女と一緒にいると楽しかったので，いなくなってしまうのは悲しいと言った。彼女は，悪い事態が起こると予測したり活動を計画するよう自分に強いたりすることさえ乗り越えられれば，社会的関係の中でおそらく適切に振る舞うことができるだろうと認識していた。しかし，彼女はまた，友情が表面的なレベルのやりとり以上になるのを許せば，他人に取り込まれ搾取されるのではないかという長年の恐怖も明らかにした。

戦略に関するコメント

　治療者は次の2つの大きな情報を得る目的で初めの情報収集セッションを行った。(1) 抑うつ症状の種類と重症度の評価，(2) 現在のうつ病エピソードの発症と関連している対人問題の決定，である。セッションの最初の方は一般的な質問（「クリニックを受診された理由は何ですか？」）で始め，続いて，比較的体系的に症状を調べていった。その後，現在の社会的状況（ソーシャル・サポートと，仕事や友人関係といった重要な活動）と抑うつ症状の発症の前後の出来事の評価をした。

初期の症状管理　抑うつ症状を調べることによって，治療者は，それが中等度で，入院を要するものではなく，過去には薬物にいくらか反応したということを判断した。ルースのうつには状況因的な性質があるため，さらなる評価が行われるまでは薬物療法の開始を保留することを決定した。精神療法に入れば彼女の症状はいくらか寛解するかもしれないと考えてのことだった。症状の問

題に関しては，最初のセッションで患者を教育し安心させた。たとえば，次のように言った。

> あなたが感じたさまざまな具合の悪さ——悲しいこと，泣いたこと，うまく生活できないこと，集中するのが難しいこと，他の人に会いたくないこと——は，すべて，うつという病気の一部なのです。そのうつ病は，この数年間にあなたがたくさんのものを失った結果として起こったようです。あなたもおっしゃったように，今のあなたの状態は明らかに以前のあなたとは違います。たとえば，あなたはご主人を失いました。ご主人が亡くなる前から，彼との交流を失っていました。あなたは幸せな老後の計画を失いました。これらの喪失を乗り越えるのはとても難しいことです。私たちがやろうとしていることの一部は，あなたがそれを乗り越えられるようにサポートすることです……失ったものに向き合い，それに対処するのをサポートするのです。そうしていけばあなたの症状が改善するだろうと私は思っています。

治療戦略の最初のフォーミュレーション　現在のうつに関する状況を振り返ることによって，治療者はうつが何に関するものであるかを判断し，どんな変化が可能かという理解を深めていこうと試みた。また，すでに最初のセッションから問題に取り組み始めることによって患者との治療同盟を育てることや，自分の言うことを聴いてもらえていると感じられるようなフィードバックを患者に与えること，精神療法から何が期待できるかを患者に知らせることも，計画の一部であった。ルースは明らかにうつは夫の死と関係があると思っていたが，なぜそのことを自分の頭から追い出すことができないのかがわからず途方に暮れていた。夫の晩年を振り返ることによって，その死の多数の側面が，ルースがうまく喪失を悲しむのを大きく妨げていることが明らかになった。

夫が長く患ってしだいに荒廃してきたことに対して彼女は否認をもって反応した。その結果，彼女は夫が実際の能力以上に責任を持って行動することを期待した。そのため，夫の精神的荒廃と無力さに彼女は腹を立てることになった（そしておそらく夫の死を望むことになった）。これらの気持ちは夫の死後に重度の罪悪感を生むであろうものだった。特に，彼女は自分が夫の入院に賛成したことを後悔していた。夫は結局そのまま家へは戻ることができなかったのだ。夫の病気は彼自身にはどうすることもできないものであったが，ルースは夫が衰弱したせいで自分たち2人は幸せな老後の計画をあきらめなければならなかったという怒りもまた感じていた。

治療の最初の主要な目標は，夫の病気と死のとらえ方をめぐる罪悪感をルースが克服し，起こったことをより現実的に理解できるように助けることと定め

られた。戦略は，夫との関係や，死を取り巻く状況，彼女が夫のことをどう考え続けているかを振り返ることであった。この問題を振り返っている間，治療者は，病的な悲哀に関連した典型的な気持ちを心に留めておいた。その出来事を防ぐことができなかった無力さへの恥や，亡くなった人に対する怒りや罪悪感，生き残ったことについての罪悪感（自分でなく相手が死んだことへの安堵に対して），喪失に関する悲しみなどである。

これらのテーマと関連した話題が出たとき，治療者はルースの気持ちを明確化するように試み，適切なときには，それが非現実的な性質を持っていることを指摘しようと試みた。この種の作業は，最初のセッションで病歴を聴取している間にすら始められていた。たとえば，人生の最後の数カ月間，夫を州立精神病院にゆだねたことに関して自分がいかに罪の意識を感じているかをルースが話し，そのことについて夫と話し合うことができなかった悲しみを表現したとき，治療者は，夫の状態についての情報を引き出し，夫がどうしても手に負えなくなっていたこと（夜間に徘徊し，支離滅裂で，暴力的で脅迫的であったこと）を知った。この情報と，自分は夫に何を言いたかったかという彼女の話に基づき，治療者は，最後まで自分で夫の世話をしてやれなかったことに対する彼女の罪悪感と悲しみを認め，しかし彼女には他に選択の余地がなかったということを指摘した。

意味のある活動を患者が再開するのを手伝うという，治療の第2の主要目標も，初期の情報収集をもとにして定められた。治療開始時には，彼女の社会的機能は，子どもとの接触と家事をこなすことだけに限られていた。彼女は古い友達を訪ねることをためらっていた。それは，古い友達を粗末に扱ったことに対して罪悪感を抱いていたからというだけでなく，友達と一緒にいるときに抑うつ気分を抑えることができないだろうと怖れていたためでもあった。活発な高齢者センターが近所にあることに彼女は気づいていたが，たった一人でそこに関わることを躊躇していた。彼女は地元のコミュニティカレッジで受講を始めていたが，やめることを考えていた。また，彼女の他者との関わり方は，世話焼きで自己犠牲の形をとることが多かったが，搾取されることへの恐怖を伴っていた。現在は人間関係が乏しかったが，彼女は退職前には友人たちと比較的活発な関係を持っていた。さらに，いったん他の人びとと関わりを持ってしまえば，それに対する深刻な予期不安にも関わらず，自分は交流を楽しむ傾向があるということを彼女は認めた。

ルースの明らかなソーシャル・スキルを再び活用し始めるための援助として，

彼女が他人と関わりを持てるような機会を調べ，実際に行動してみることを励ますプロセスを治療者は始めた。このプロセスの中では，さまざまな機会がどのような結果となるかについてのネガティブな予測を引き出すことと，その非現実的な性質に彼女を向き合わせることに重点が置かれた。たとえば，最初のセッションで，以前の親友との関係がいかに駄目になったかをルースは話した。それは，夫を放置して親友を訪ねることができなかったためと，夫の状態が恥ずかしくて親友を家に招くこともできなかったためであった。友人はないがしろにされたことに屈辱を感じているだろうから電話をかける気になれないと彼女は今感じていた。説明すれば友人はそれを理解するのではないかと治療者は言い，患者はそうかもしれないと認めた。

　ルースの夫の喪失と現在の社会的機能を振り返っていく中で，治療者は病歴を聴取するだけでなくルースが状況を明確化できるよう助けており，その状況を別の方法で考えていけるよう援助し始めていた。最初のセッションの終わりに，患者のうつは夫の喪失と関連しているように思われると言った後で，治療者はIPTの治療を次のように患者に紹介した。

　　愛する人を失った後に活動を再開するのが難しいと時々感じる理由の一つは，本当にまっすぐに喪失に直面し，それが何を意味するのかを本当に考えて，苦しい気持ちを感じることが難しいからです。私たちが治療の中でできることの一つは，あなたとご主人に起こったことについて考え，また彼があなたにとって何を意味していたかを考えてみることだと思います。それをやっていくことは苦痛を伴うかもしれませんが，あなたが活動的な生活に戻ろうとするのであればとても必要なことだと思います。ご主人の喪失に伴って何が起こったかを考えてみることのもう一つの側面は，あなたが人生を再び楽しみ始める方法を一緒に考えていくことです。そしてそのようなことに関する限り，実はあなたはもうスタートを切っているのです。しかし，あなたには，ご自分でも現実的でないとある程度は気づいていらっしゃるような長年の姿勢がいくつかあるように思われます。たとえば，物事の実際の結果とあなたの予測との違いのようなものです。また，あなたにはたくさんの怖れがあります。どういうわけか人はあなたを好きにならないだろう，人はあなたを避けるだろう，あるいは搾取するだろう，というようなものです。少し時間をかけて，なぜそれほど強くこれらのことが起こりそうに思えるのかを考えてみることにしましょう。また，あなたがそのようなためらいを克服する方法も一緒に考えてみましょう。私たちは12回のセッションでお会いしていきます。あなたが過去と現在にお持ちの重要な人間関係を調べるようなアプローチをとっていきますが，それだけでなく，あなたが感じていらっしゃる心配ごとや，あなたが話し合ってみたいと思うようなご自身の感じ方や考え方をお話しいただきたいと思います。

評価は次のセッションでも続いた。その間ルースは治療の目標に関連する次の2つの主要な話題を話していた。(1) 夫の生と死についての彼女の体験。(2) 夫なしでの自分自身の人生を再構築する試み。原家族についての話から，彼女の幼少期が非常に混乱していたことが明らかになった。母は彼女が5歳の時に亡くなった。州は，彼女が7歳の時，家族をバラバラにして，アルコール依存の父親から子どもたちを引き離した。そのときから18歳になるまで，彼女は，いくつかの里親家庭で比較的短期間ずつ生活した。里親は里子を無給の使用人とみなしがちだったため，この経験は苦痛で不満なものだったと彼女は述べた。18歳のとき彼女は姉のところに引っ越し，5年後，長い求婚期間の後に夫と結婚した。夫は彼女に真剣に求婚した唯一の男性であった。セッションの間中，ルースは，最後の数年にしだいにひどくなってきた夫についての記憶，特に彼が自分のことを自分でできなかったための苦しさを話した。最期の頃，夫は精神病状態となり，彼女を言葉で虐待した。夫が施設に入ったときと死んだときの罪深い安心感を彼女は再び話した。治療者はこのときの彼女の記憶の詳細を引き出しながら，受容的で共感的であるよう努めた。

このテーマと共に語られたのは，新しい活動にルースが関わるという話題であった。高齢市民センターや，将来カレッジでとるコース，ボランティアの仕事，友達に会うことについて彼女は話したが，主にこれらのことに対する不安という観点からであった。彼女は今や単身であり，頼れる夫がいたときほどには付き合う相手を選ぶことができなかったので，特に心配に感じていた。単身になってしまったので，既婚の古い友達は自分にはもう興味がないだろうとも感じていた。そして，自分のうつがあまりにも明らかであるために，自分に会うことに興味を感じる可能性のある人は誰もいないだろうと思った。これらの点について，治療者は穏やかに疑問を呈し，彼女に反例を挙げさせたり，非現実的側面を指摘したりした。このセッションの終わり近くに，治療者はルースに抗うつ薬の投与を始めることを決めた。この決定は，そのセッションを通して目立った高レベルのうつの持続と，薬物に対して過去に良好な反応をしたということに基づいていた。

中　期（セッション3〜8）

第3セッションで，ルースは気分が良くなってきたと報告した。そして，より活動的な生活へ向かう上で，いくつかの小さなポイントを通過していた。彼

女は初めて夜の運転をし（夫は夜の運転に対する恐怖を自分に徐々に教え込んだと彼女は言った），夫の死以降初めて友人を夕食に招き入れ，地元の高齢市民センターと連絡を取って，より頻繁に外出するようになった。

　夫の抑制された性格に応じて長い間に自分がどれほど自分自身に制限を加えてきたかについてもルースは考え始めた。彼女は，まだ夫が生きているかのように行動していたこと，そして夫が賛成しなかったであろうことを行う場合に罪悪感を抱くということに気づいた。さらに，夫と二人で稼いだお金を使う場合，あるいは家まわりを変える場合には，罪悪感を抱いた。彼女の日々の生活についての話から，彼女が家の内外に夫のためのスペースを保ち続けており，ベッドの自分の側でしか眠らず，クローゼットの自分の側しか使っていないことが明らかになった。そのセッションの終わりには，自分自身に制限を加えるか行動を許すかということは，夫ではなく彼女自身が選んでよいのだという，新しい認識が得られた。さらに，価値のある愛する者の喪失に伴ってもたらされたのは，彼女が40年の間に経験できなかったようなレベルの自由であった。

　第4セッションでは，前のセッションからの題材が繰り返され，さらに広がった。ルースは，社会生活が増えたことと，カレッジで将来とるコースとボランティアの仕事に向けての自分の計画を話した。話し進むにつれ，自分が単に前の活動レベルまで回復しているだけでなく，完全に新しい方法で行動し自分自身について考えているということに彼女は気づいた。自分の人生のほとんどは支配され制限された環境——里親の家，その後は用心深く支配的な夫——において費やされてきたことに気づいたと彼女は言った。彼女はこれらの制約と制限を当然のことと思ってきたが，たった今，それをどのくらい変えたいと自分が思っているかを考え始めていた。たとえば，各々の曜日に特定の日課があるというような家事の習慣に彼女は従っていた。月曜日は洗濯の日，というようにである。やりたい活動が月曜日に当たったとき，洗濯日を変えることで自分が感じる葛藤の大きさに当惑した。しかし，生活を習慣づける自分のやり方は度が過ぎていると彼女は感じていた。

　第5セッションは転機となった。前回のセッションから2週間が経過しており，その間にルースは研究評価（患者の改善度を評価するためのさまざまなチェックリスト）の結果を受けとっていた。それらの評価の結果，自分はかなり良くなったということが示されていると彼女は感じた。自分にはもはや何も話すことがなく，治療者の時間を浪費していると彼女は感じていた。治療者は，彼女の言い分を文字どおりに受け取り，あと1回か2回のセッションで治療を

終わりにすることが可能かどうかの話し合いを始め，治療経過を振り返ってまだ残っていると思われる問題を検討するよう彼女に勧めた。これに応じて，彼女は，年をとるにつれて健康状態が悪くなるのではないかという恐怖を話した。夫の治療の請求書の支払いをまだ終えていないことも彼女は気にしていた。そして自分の症状が改善したのは完全に薬物療法のおかげであり，服薬をやめたら再発するのではないかと怖れていた。これらの悲観的なテーマの一方で，自分が生活する上での新しいルールを身につけ始めたと感じているとも話した。治療者は，治療では症状（すでに今は軽減している）の話しかしてはいけないということはなく，別の生き方を学んでいる彼女の体験に治療の焦点を当てることもできるのではないかと言った。彼女は安心して感謝し，結局のところ自分は治療を続けたいのだということを述べた。

第6セッションでは，彼女が抱き始めた，妙な，がんこで「熱狂的な」気持ちの背後に潜む意味に焦点が当てられた。その気持ちとは，何かひどいことが起こる前に「すべてを行っておかなければならないかのような」ものだった。彼女の気分はますます良くなっており，新しい活動をますます行っていた。特に，夫なしで祝う初めてのクリスマス休暇の準備をしていた。このセッションで，彼女は夫の死を取り巻くさまざまな側面を振り返り，自分の熱狂的な感情は，人生には希望があると再び思えてくるとその罰として自分も死ぬのではないかという恐怖と関係していると認めることができた。飼っていた2匹の猫が夫の死後まもなく消えたことも彼女は打ち明けたが，猫を失ったことは彼女の絶望を大いに増していた。今でも夫の墓のための石を手に入れていないという事実を話し合っているうちに，自分は生活を楽しみ始めているのに夫を彼の居場所である墓に放置することができないのだろうということを認めた。

第7セッションのはじめに，ルースは自分の進歩を振り返った。彼女は今までに体験したことがないほど気分が良く，一種の生まれ変わりを体験しており，うつと夫にとらわれて失った時間を取り返しているところだと言った。まだうつ状態にある他の未亡人との話し合いを通して，彼女は自分がどれほどひどいうつだったのかにはっきりと気づくようになっていた。彼女はまた，うつだったときの自分が他人の目にどう映っていたかを考えるといくらか恥ずかしいと言った。さらに続けて，休暇が近づくと夫がいないことを寂しく思うが，このような気持ちは対処可能で，ほろ苦い気持ち良ささえあると彼女は言った。夫は過去の多くのときに彼女が話し合うことができた唯一の人であり，夫だけが本当に自分を理解していたのだと言った。この後，彼女が夫なしでどのように

やっていくかということを話し合った。高齢者センターをどう思うかと聞かれると，彼女は，高齢者センターを楽しむことは，必然的に自分自身が「年をとった女性」であると認めることなのだと答えた。治療の後に再びうつになることを彼女はいくらか心配していた。このため，さまざまな治療の選択肢と，再びうつになる可能性のある状況を考えてみる必要があった。彼女は自分の生活に新しいものを取り込み始めていた。それは，新しい歌を聞くこと，運転に自信をつけること，夫の死後まもなく失った2匹の猫の代わりにもう2匹を手に入れることなどであった。

　第8セッションのとき，患者はクリスマスのクッキーを持ってきた。治療者はそれを受け取りそれ以上話し合うことなく彼女に感謝を述べた。このセッションの初めの方で，ルースに，この後にはもう4回のセッションしか残っていないということを確認した。ルースは休暇がうまくいったと述べた。家族のために用意したクリスマスディナーや，その他の社会的活動などの話をした。彼女は「幸福，あるいは少なくとも自分が得られる限りの幸福」であると言った。短い沈黙の後，自分はある考えのことでずっと悩まされており，それが繰り返し心に浮かぶのだと彼女は言った。それは，夫が病院に入れられる少し前に，夫を締め殺そうとした記憶であった。セッションの残りの時間は，夫の人生の最後の年がどれほどひどかったかを詳細に振り返ることに費やされた。彼女が思い出した出来事は，彼女に愛人がいると夫が想像し興奮して彼女を非難した後に起こった。この頃の夫は，単に無能で支離滅裂であるだけでなく，妄想的でもあった。夫の睡眠は不規則であり，何かを修理するために家を壊したり夫自身を傷つけたりしないよう見張っていなければならなかった。状況をいっそう悪くしたのは，医師が夫の精神的悪化を認めるのを拒んだことであった。このため彼女は自分が物事を大げさにとらえているに違いないと感じた。彼女が思い出したシーンは，彼女の限界点であり，夫はその後まもなく入院した。

中期セッションにおける治療者のスタンスについてのコメント

　うつを招いたと考えられるものと治療の2つの主要な対人関係上の目標を初期のセッションで判断した後，治療者は治療目標と関連した題材に耳を傾けて目標に向けて次第に進歩するような機会をさぐるという全体的な計画をもって，その後の各セッションに臨んだ。典型的なセッションでは，話し合った話題は，患者が持ち込んできたものだった。患者は，うつが改善するにつれて非常に明晰になり治療への意欲が出てきていた。治療者は，まず，夫とその死について

の考えと気持ちに,そして夫のいない生活についての考えと気持ちに関連した話題に焦点を当てて広げていくつもりでルースの話を聴いた。夫についての記憶と夫への怒りのために彼女が自分の生活をいかに制限し続けているかという話には治療者は特に注意を向け,自分の生活を自由に送ってよいし,怒りを受け入れてよいのだということを彼女が認められるようにサポートしようとした。

　第2に,治療者は,新しい活動をするための,あるいは活動を広げようとするための計画の話に耳を傾けた。これらの話の中で,治療者は,非現実的な推測に基づいた躊躇を示す表現に注意を向け,開かれている選択肢について患者がもっと広く考えられるよう援助できる機会をとらえるようにした。

　つまり,治療者は,全体的な戦略を念頭に置いて各々のセッションに入り,話し合いを特定の方向に導こうと試みたが,話し合う特定の話題と話し合いの流れは患者が持ち込んだ題材に従った。

　話題を選ぶ主導権を与えられたルースは,夫の死を悲しみ続けていることと,悲しむのをやめたくないために新しいことを取り入れられないということをめぐって,自分の生活がどれほど堂々めぐりしているかを,実に多様で意外な形で示した。治療セッションでは,夫の喪の進行と新しい活動の開始という,治療の2つの主要なテーマに関する話題がほとんどいつも話し合われた。しかし,これらの問題が各々のセッションで話し合われるにつれて,新しい問題が起こり,しだいに告白の内容は深まり,ついに,かっとなって夫を締め殺そうとしたことが罪悪感の一つの中心になっているということをルースが話した。ルースは,治療者と信頼関係を育むまで,そして,夫の病気と死に対処する上でのより容易な側面を受け入れるまで,この秘密を明らかにすることができなかったのである。現在の病像のもとにある出来事が繰り返し語られる中で,話しにくかった題材がしだいに告白されていくのは,治療成功例の典型である。それは,以前のセッションの特徴であったレベルの話し合いに患者が戻ろうとしているようにしか見えない,一見とりとめもないセッションが続いた後に初めて達成されることが多い。この繰り返しの一つの側面は,意味のある細部が大切だということである。この症例においては,第6セッションで夫の死後まもなくいなくなった猫の話が出た後,第7セッションでは2匹の新しい猫を手に入れたという話に続いたというようなことである。

終結期（セッション9〜12）

　第9セッションで，ルースは，学校での進歩（彼女は1学期の英語のコースでA+をとっていた）と高齢者センターや友達との活動を再び振り返った。彼女は高齢者とのつきあいを受け入れていると述べた。彼女は自分が本当に年を取ってきているという事実を認めることができなかったため，はじめは高齢者との交流を求めるのを躊躇していたのだった。休暇後に気分が落ち込むことを予想していたが実際には落ち込まなかったことについて彼女はうれしい驚きを感じていた。それから彼女は，友達とこのように関わることは自分の独立を妨げるものではないかという懸念を話した。それは，彼女がつねに猛烈に守らなければならないと感じていたものであった。ティーンエイジャーだったときに里親の家の多数の男性から性的な誘いを受けていたということを彼女はいま詳しく語った。そのとき以来，自分は他人を信用することに対して常に用心深くなったと彼女は感じていた。終結についての話し合いが始められたが，自分は治療をやめる準備ができていると思っており何も問題が起こるとは思わないという意見しか出なかった。

　第10セッションで，患者は主に，自分が進歩した領域を挙げてざっと振り返った。自分の改善は続くという自信を彼女は持っていたが，薬物療法が効いているだけなのではないかという懸念も依然として感じていた。セッションに入って20〜30分後，長い沈黙の後に，セッションを早めに終えてよいかと彼女は尋ね，治療者は同意した。

　第11セッションでは，うつ病と治療を振り返り終結について話し合うことに焦点が当てられた。夫の衰弱とそれに対する患者の反応を再びざっと振り返り，彼女の気分が改善したこと，彼女自身の日々の生活において快適さと自由が増したこと，子どもたちとの関係が改善したこと，活動や興味の範囲が広がったこと，新しい友達が多数できたことなど，彼女の進歩も振り返った。彼女は治療に対する自分の反応を話した。つまり，初めは不安だったが次第に前向きになったということだった。彼女はまた，自分の改善があまりにも早かったため，物事がどうしてそんなに変わることができるのか理解できないとも言った。

　治療者は，**治療は本当に彼女を変えたのではなく，ただ彼女がすでに持っていた力と資源を使えるようにしただけである**と説明した。夫の長い病気の間に社会的に孤立したために彼女は抑うつ的になったのだった。治療で行われたことは，喪失と夫に関する気持ちについて客観的な見方ができるよう援助するこ

とであった。それは，彼女が自分の関心と能力の方向に向かって成長できるようにするのには十分だった。

第12セッションでは，新しい題材は何も話し合われなかった。ルースの進歩を再び振り返り，そしてかかりつけの内科医に投薬を続けてもらうための手はずが整えられた。患者は，将来への自信と治療者への感謝を表現した。

終結期セッションへのコメント

この症例では，終結期に治療はだんだんと終わっていった。患者は症状の完全な改善を経験し，活動的な生活の再開に向けて大きく前進した。さらに，第8セッションで彼女は夫に対してどの程度の怒りを感じていたかということについての重要な秘密を明らかにした。それから後は，夫の晩年と死を詳細に振り返ることはなくなり，セッションの強度はかなり減じた。終結についての話し合いが始まり，それからは各セッションの一部をなすようになった。治療者は終了の日を明らかにしてそれに対する患者の反応を引き出すように注意した。治療と治療者についての，主として肯定的な気持ちに患者は気づいていた。患者の進歩が頻繁に振り返られ，治療に積極的に参加することによって，そして新しい活動を始めるために多くの障害を乗り越えることによって，患者がどれほどこの進歩に貢献してきたかが強調された。うつ病が再発した場合の治療法の選択肢についてもはっきりと話し合われ，再び抑うつ的になってきたということを示す兆候にはどんなものがあるかも検討された。

症例のまとめ

症例ルースは，病的な悲哀をまっすぐに治療した一例である。死の前後の夫に対する怒りに関連した過度の罪悪感のために，患者は悲哀のプロセスを終えることができずにいた。彼女は夫の病気に対して，自制と，密かな恨みをもって反応した。夫の衰弱が次第に進んでいくにしたがい，彼女は，自分が依存していた男性の退化にぞっとすると同時に，自分にとって夫がそのような重荷になることに腹を立てた。夫が死んだらよいという彼女の願望は意識され，かっとしたときに行動に移されもした。さらに，夫を入院させようと決めたことは，夫の死刑執行令状に署名することのように彼女には思えた。夫が亡くなった後，夫という伴侶と，夫の医療費の支払いなどの物事を処理する上での夫の援助が奪われたことに，彼女は憤りを感じ続けていた。怒りとそれに対する反応とし

ての罪悪感があったため，患者は一人の生活を楽しんでいこうとすることができなかった。彼女には個人的資質と社会的資源がたくさんあったが，それらを利用する気にはなれなかった。

治療の焦点は，新しい興味を育てる努力をするようルースを刺激しながら，彼女の罪悪感を和らげるのを援助することであった。喪のプロセスを完了できるようにするために，夫の死とそれに対する患者の反応だけでなく，患者と夫との関係を徹底的に検討した。その際，悲しみや，自分の怒りのために罰せられるのではないかという罪悪感による怖れなど，苦しい感情に特別な注意が払われた。彼女は個人的資質に恵まれていたため，喪が解決されるだけで劇的な改善が起こった。

他のアプローチと比較した IPT

他のタイプの精神療法との境界

治療者が症例ルースを扱った方法には，他の短期精神療法との類似点と相違点のいくつかが示されている。

最も IPT に似た精神療法は，Malan (1963)，Sifneos (1979)，Davanloo (1982) が述べたような精神分析的方向付けをもった精神力動的治療である。これらの治療では，主要な治療仮説の特徴は解釈であり，それは，現在の葛藤，子ども時代の葛藤，精神療法家との転移関係を結びつけるものである。IPT における患者の問題の性質の概念化は，精神力動的な治療者の概念化に似通っている。すなわち，患者は，夫の死の前後における夫への怒りに関する過度の罪悪感のために喪のプロセスを完了できなかった，というものである。ルースの行動の多くがこの罪悪感によって説明できる。彼女は，怒りの気持ちを抱いたことへのひどい報復を怖れて，自分が夫の死の一助になったという気持ちになることを避けるために，夫が死んだということを否認する必要があり，また，夫に対する想像上の罪を償うために自分自身を罰する必要があった。したがって，彼女は夫が生きていたときのままに家を保ち，不幸な気持ちを抱き続け，幸福になる機会を自分から奪い続けた。

しかし，IPT においては，この問題の扱い方が，他のタイプの治療での扱い方と大いに異なっていた（Markowitz, Svartberg, and Swartz, 1998 を参照

のこと)。IPT治療者は，夫との生活と夫の死についての患者の体験を振り返ることにもっぱら集中し，それに関する感情を引き出すよう努めた。幼少期の出来事を探索しようという試みはどんなに些細なことであってもなされなかったし，それを夫の病気と死に対する患者の反応と結びつける試みもなされなかった。さらに，多くの機会があったにも関わらず，治療者との関係を探索する試みもなされなかった。たとえば，第5セッションで，患者は症状の改善を感じており治療者の時間を無駄にしていると思ったため治療を早く終えたいという願望を表現した。これに対して，治療者は患者と治療者の間で起こったことよりも患者の行く先にあるものに焦点を当て，終結の可能性を事務的に話し合った。今後起こるかもしれないことに対する多くの懸念が明らかになるにつれて，患者は自分が治療をやめる準備ができていなかったことに気づいた。時期尚早に治療を終結したいと思っている患者に直面した場合，IPT治療者は治療関係的な側面を話し合うことを選んでもよいが，転移の問題と「抵抗」についての話し合いは避ける。

　同様に，患者が第8セッションで治療者にクリスマスのクッキーを持ってきたとき，それが何を意味するかは話し合われなかった。それは，短期治療のより中心的な話題において生産的な作業が行われていたためであった。小さな贈り物を受け取ったということは，治療同盟の強さを反映していたにすぎなかった。そして，終結期のセッションでは，治療と治療者に対して肯定的な気持ちしか持っていないというルースの話に治療者は疑問を投げかけなかったし，再発の可能性に関する彼女の懸念に対しては，選択肢を現実的に話し合うという方法をとり，他者への依存に関する彼女のアンビバレントな気持ちを引きだそうとはしなかった。治療に対して彼女がそのような肯定的な気持ちを持つのはもっともなことであった。しかし，ルースの進歩は彼女自身の力によるものだったのだということを伝えることは重要であった。それは実際に彼女自身がとても多くの有用な生活上の変化を起こしたためでもあるが，彼女が重大な喪失と1年間のうつ病の後に自らに力があることを感じて治療を終えることができるようにするためでもあった。

　したがって，IPTと他のタイプの精神力動的短期精神療法との一つの重要な相違点は，何に焦点を当てないかということである。この症例では，転移と，幼少期において現在の問題の前例となったものに焦点を当てなかったということである。

　ルースの抑うつ症状の扱い方には，IPTと他の精神力動的治療とのもう1つ

の相違点があらわれている。患者は，予後は良好だとはっきりと安心させられ，2回目のセッションの後で薬物療法が始められた。そのセッションでは，安心させるだけでは症状の改善につながらないということが明らかになっていたからだった。

　第3の相違点は，新しい，もっと満足できる役割を見つけて人生を再び始めるために患者がどう変わることができるかという話し合いの繰り返しに，IPTの治療者がどれほど時間を割くかということである。これらの話し合いの中で，何らかの特定の行動を支持して別のものを退けることはしないように治療者は気をつけた。それよりも，選択肢を実際に試してみることは有用であろうということをほのめかしながら，選択肢を話し合うよう努めた。

　第4に，IPTは，パーソナリティの問題の扱い方においても精神力動的な治療と異なっている。それまでの人生を通してのルースの対人関係のやり方からは，未解決な依存の気持ちがあることが示されている。その気持ちについて，彼女は，自分にとって他人が重要であるということを否定し，他人からの距離を保ち，他人の世話をすることでなんとかやってきた。アルコール依存症の息子との関係のように相手の生活への侵入となってしまう場合でさえ彼女は他人の世話をしてきた。夫の死がどれほどの影響を自分に及ぼしたかということに対する彼女の驚きは，彼女が採用してきた反・依存的な姿勢を示すものである。

　IPTの治療者は，患者が自分のパーソナリティ・スタイルと一致する治療目標を組み立てるのを援助しようと試みた。彼女は他の人を必要としていたがそれを認めるのが難しかったため，他人との関わり方の選択肢を，他人を助けるタイプのものも含めて考えるよう治療者は励ました。そのため，選択肢の多くが，ボランティアの仕事や，送り迎えのように何かを相手に提供するような友情などになった。過去には時としてこの種の役割が「利用される」ことへの怒りの気持ちにつながることもあったが，そのような気持ちは，通常，友情の断絶にはつながらなかった。したがって，IPTの目標は，理想的ではないかもしれないけれども十分であると患者が考えていた，以前の機能レベルまで患者を戻すことであった。これとは対照的に，他の精神力動的な治療で求められる治療目標は重要な内的な葛藤の解決であり，それがパーソナリティの変化につながると考えられている。

IPT と行動療法および認知療法の比較

　IPT の治療者は未解決の罪悪感を強調する．これが，IPT のアプローチと行動療法的アプローチとの違いになる．行動療法的アプローチでは，強化する生活体験を患者が利用しないことに焦点を当てるし，認知療法では，自分自身と将来に関しての非機能的な姿勢を強調する．しかし，ルースの場合，IPT と，より行動療法的な治療との間で最も著しく異なっているのは技法である．IPT の治療者は，行動療法や認知療法の治療者と比べるとはるかに指示的でなかった．治療者と患者は全般的な作業領域を定めたが，具体的に目指していく目標をはっきりと話し合うことはなかった．セッションは重要な問題をめぐって緩やかに組み立てられたが，それは認知療法の要素であるアジェンダの設定とは対照的であった．新しい活動を患者が発展させるのを援助しようとする際には，選択肢の話し合いという形式をとったが，その中で治療者は新しい行為を試してみるように患者をそれとなく励ました．宿題は課されず，進歩は形式ばらない方法で評価され，特定の提案は控えめになされた．これに対して，行動療法や認知療法では，なしとげられた進歩についてはっきりと繰り返し検討したり，ホームワークを課したり，患者がとる行為を具体的に計画したりすることが多い．IPT では，ホームワークは対人関係問題領域の解決という中に暗に示されているが，毎週の具体的な課題は課されない．治療目標と治療の期間制限だけで，患者を問題に取り組む気持ちにさせるのには十分である．
　ソーシャル・スキル治療とは異なり，スキル構築そのものではなく対人関係問題領域に治療の焦点を当てる．

介入のレベル

　IPT の治療者は，変化をもたらすための試みとして 4 つの異なるレベルで介入することがある．この症例では変化の 3 つのレベルが試みられ果たされた．

やる気の喪失と闘い，抑うつ症状をコントロールする

　この症例で，患者の抑うつ症状は，引き出され，整理して患者に伝えられ，うつ病エピソードを示すものとしてまとめられた．うつ病エピソードのために，

彼女の機能は明らかに発病前とは違っていたのだった。うつ病の予後が良いということを伝えて患者を安心させた。そして，薬物治療に対する以前の良好な反応を考慮して，抗うつ薬による薬物療法を行った。

自己と他者の受容を増す

これは治療の鍵であった。患者には，夫の死による衝撃を評価する機会も，それを自分がどう扱うかという現実的な見通しを立てる機会もなかった。彼女は自分が過度に怒っており愛情が不十分だったということを誇張して感じていた。あのような状況下では怒りの気持ちを抱くことが自然で正常だったのだということを認めて受け入れるよう，そしてそのような気持ちのために自分自身を罰していこうとするのをやめるよう援助することが治療の焦点となった。

対人コーピング戦略を教える

患者には，友達を作ったり，新しい活動に関わったり，有意義な活動を続けていったりする方法のレパートリーが十分にあった。しかし，排他的に夫と関わったために彼女は一時的に社会との接触を失い，今は，過度の罪悪感と，夫が死んだことと自分自身が一人だということを否認したいという欲求のために，他人と関わりを持つことができずにいた。そのため，症状がコントロールされ，罪悪感が和らぐにつれて，彼女は対人スキルをより効果的に用いることができるようになった。この領域で治療者が行った介入は，新しい活動のための選択肢を詳細に話し合うことを通して，他人から拒絶されるのではないかという非現実的で過度の怖れに対応することが中心となった。

精神力動の扱い

IPTと他の精神力動的治療の境界の項で記したように，過度の罪悪感の重要性を治療者は認識し治療焦点とした。しかし，過去と現在の人間関係における類似の例に照らしてこの題材を明らかに解釈しようとする試みはなされなかった。

技　法

探索的技法

　この症例に対して治療者が行ったことは，ほとんどが探索的技法を用いたものだった。探索的技法を使用する重要な目的は，話し合いをどんな領域に広げていくかを治療者が決めるのに役立つような目標を明確にすることであった。たとえば，中期のセッションで，息子の訪問についての話ではなく，夫の墓を訪問したくないということについての情報を治療者が引きだそうとした。

　非指示的探索の一般的な目標は，どこを変化させる必要があるかという評価を始めるために，患者の生活に実際に何が起こっているのかを患者と治療者が正確にとらえるのを助けることである。したがって，探索と，明確化と，若干のフォーミュレーションを患者にフィードバックすることとの間には，相互作用が存在している。このパターンの一つの例は，第１回のセッションで起こった。患者が古い友達に会うのを避けている理由を治療者が理解しようと試みたときである。このときの話し合いでは，患者がある出来事について予測することと，実際に始めたときに患者がそれを楽しむ能力との間には差があるということが明らかになった。

患　者：私は拒絶されることがとても怖いので……どんな計画も立てないのだと思います。もしも誰かが電話をかけてきてこれこれをしないかと言われれば，喜んで行きますが，誰とも……どんな活動も……自分から始めたくないのです。

治療者：拒絶されることが怖いというのは，どういう意味でしょうか？

患　者：つまり，もしも，今日はそれはできないと言われたら，たとえうまい言い訳があったとしても，私に，まるで，穴の中に突き落とされるようなもので，その人がそれをできないということが……ほとんど私のせいみたいになってしまうんですよね。

治療者：なるほど。あるいは，相手はただ言いつくろっているだけだと？

患　者：はい。

治療者：つまり，人があなたと一緒に居づらいということは実際に何度もあったことなのでしょうか，それとも……？

患　者：そうは……そうは思いません。それは……自分が考えているだけな

のだと思います。
治療者：ふむ。あなたが……そのように感じるようになったのはだいぶ前ですか，それともつい最近ですか？
患　者：多分……つい……多分つい最近です……前も，私は，私は，多分いつも（ため息）そういう気持ちを持っていたのだと思いますが，でも，誰かが私を拒絶したってかまわなかったんです。私にはいつも頼れる夫がいて，つまり，だから……
治療者：なるほど。
患　者：でも今はちょっと違うんです。電話を切るでしょう，そうすると，他の計画か何かを……（不明瞭）。さあ，私はどうしたらいいだろう，というような感じなんです。
治療者：なるほど。あなたは計画を立てるとき，ずっと前から計画しておくのは難しい……ずっと前から計画しておくのは好きではないですか，それとも……？
患　者：ええ，好きではないです。
治療者：なぜでしょう。
患　者：わかりません。
治療者：つまり，あなたが誰かに電話して今日か明日に何かをしようとする，というような話ですか？
患　者：ええと，私は，つまり，何かの計画を立てれば，それをちゃんとやることができます。でもその時になると，私はわざわざその計画を立ててしまったことに参ってしまうんです。だって，私は本当はやりたくないんですから，つまり，少なくとも，私はやりたくないと思うんですから，私は……。
治療者：そして実際にやってみると？
患　者：全く逆で……実際にやると，楽しかったと思うんです。
治療者：なるほど。つまり，実際には予想とはずいぶん違って……。
患　者：私には葛藤みたいなものがあるのです。
治療者：なるほど。その出来事がどうなるかという予想は……実際にそれがどうなるかとは本当に違うようですね。
患　者：とっても。
治療者：ちょうど……人はあなたのことを好きでないだろうというあなたの予想と，実際にはどうだったかということと同じですね。たとえば入院し

ていたときに、みんなはあなたに退院してほしくなかった。どうも……それらのことは一致しないですね。

患　者：ええと……私は人とうまくやっていくことは問題なくできるんです，つまり，みんなだいたい私を好きになってくれるんです。私は，何というか，押しつけがましくないし，私は……私は……私は一緒にいて気持ちの良い人間なんです……私は……私は内心びくびくしているんです。いつも喋っていなくちゃと思ってしまうので。それで時々私はグループから離れたときに思うんですけどね。なぜ私はいつも，私はいつも口を動かしていなければならないような気がするんだろうと思うんです……つまり私は沈黙に耐えられないだけなんです。つまり……

治療者：ふむ……

患　者：私は家でも沈黙に耐えられないんです。いつもラジオをつけています。

治療者：なるほど。あなたは人から，しゃべりすぎるとか……そういうメッセージを受け取っていますか，それとも……？

患　者：いいえ……

治療者：では，先ほどと同じことですが……あなたには……

患　者：私が二重人格のようだということですか？

治療者：どういう意味ですか？　二重人格って？

患　者：私の一部は……つまり，やるべきことができて，残りの部分はただ，やりたくないともがくんです。

感情のコントロールと励まし

　感情を引き出すことが，ルースの治療の重要な側面であった。夫との関係を振り返ったとき，次の3つの試みが明確に行われた。1つ目は，夫を失った悲しみを彼女が体験できるよう援助すること。これは，自分はそれに耐えられるのだということを彼女が認識できるようにサポートしながら行われた。2つ目は，夫への怒りを感じること。これは，怒りは容認できる正常な気持ちであることを彼女が認識できるようにサポートしながら行われた。3つ目は，夫を愛する気持ちを体験すること。これは，たとえ彼女の人生に新しい人びとや新しい体験が入ってきても，彼女は夫を愛する気持ちをなくす必要はないということがわかるようにサポートしながら行われた。感情の励ましは，次の3つの主

要な形式をとった。現在と過去の生活における重要なことを詳しく話し合うこと，患者の気持ちに名前をつけること，患者の気持ちはコントロールできて理解できるものであると認められるよう励ますこと，である。

意味のある細部は治療の期間を通して引き出された。たとえば，ベッドの片側で眠ったりクローゼットの半分を夫のためにあけておいたりすることによっていかに夫がまだ家にいるかのように患者が振る舞っているかということを話し合ったり，彼女が墓を訪れようとしたときにどうだったかということを話し合ったり，猫がいなくなったときの彼女の反応を話し合ったり，その他にも多くの意味のある細部が話し合われた。

以下に記す第4セッションの一部は，意味のある細部の探索を示している。

患　者：休暇は……ちょっと……私には悲しいときなんです。だって……（不明瞭）私は……つまり，ちょっと飾り付けをするなんてことをしないではいられないんですもの。私はクリスマスが好きなんです。家を飾りつけるのが好きなんです。ですから……私，私はただ，夫がいなくても，それでも……飾り付けをしようと思います。

治療者：なるほど，なるほど。

患　者：だって，きれいなんですもの。赤や緑の……きれいな色が。

治療者：なるほど，なるほど。ご自分のために何かをしようと考えるのはまだ難しいですね。

患　者：そうですね，それが罪悪感になるのだと思います。夫はここにいないんですもの，ねえ。私は……自分自身のためにはそれほどやらないんです。私は……ええと，いえ，私は良くなってきています，私は大いにやっています……でも時々……

治療者：はい。

患　者：罪悪感の苦しみがあるんです。つまり，ええと，まあ，そんなに楽しんでは，何かをそんなに楽しんではいけない，という。

治療者：ふむ，なるほど。何かを楽しんでいるということは，ご主人のことを考えていないということを意味するからですね？

患　者：夫について考えることはしだいに減ってきています。でも……突然，全く突然に，楽しく何かをしているときに，おまえはそんなに幸せであるべきではないぞという考えが入り込んでくるのです。（含み笑い）

治療者：ふむ，ふむ。そうでしょう。

患　者：夫は私を……悲しませたくないだろうということは確信しています……

治療者：でもある意味では，そういう悲しい考えにしがみついているのは……ご主人にしがみついているのと少し似ていませんか？

患　者：多分。昨日，ずっとやりたいと思っていて，でもまだできずに，できずにいたことがあって……私は，自分自身に対して……それをやらなければならないと認めなかったんだと思います……私は石のことで電話をしたんです。お，お墓のための。

治療者：ふむ。

患　者：それで……多分来週出かけて石を選びます。で，そうすれば多分……今の状態をちょっと落ち着かせるのに役に立つでしょう。今まで私にはそれができなかったんです。

治療者：ふむ。今まで，あなたがそれをやろうと思ったり……それを考えたりしたときに，何が起こりましたか？

患　者：（ため息）私はどうしても考えることができなかったんです。全くどうすることもできなかったんです。実は，私は前に……一度墓地に行きました。

治療者：ふむ。

患　者：そして……私はぞっとしました，だって……私はそこに行ったのに……夫のお墓を見つけることができなかったんです，だってしるしも何もなかったし，私は……通路の両側に何があるかを見ていなかったので，私は……。たぶん，そこには，何もついていないお墓が4つか5つありました。私はどれが……どれが夫のものなのか，どれが私たちのものなのかがわかりませんでした。そして私はとてもぞっとしたので……私は墓地に行くような人間ではないのだ，私は毎週末に行ったりしない，私は行かない，だって……それは私にとって……私……私……私にとって何にもならないのだからと，そう思ったんです。

治療者：なるほど。

患　者：でも時々は気分が悪くならないんですよ。私は夫を見つけられなくてもそんなにぞっとしたわけではないのです……どこにあるかとか，墓石を手に入れることについて……踏み切れたんです。

治療者：なるほど。

患　者：それで私はそこには二度と戻っていないんです，だって……行く必

要がないんですもの。でも私は……私はただ出かけていって……泣くような人間ではないんです……それで……

治療者：なるほど。

患　者：それで私はたぶんしばらくの間とても悲しいでしょう。

治療者：なにがとても悲しいんですって？

患　者：夫が地下にいて，私は地上にいることだと思います（笑いながら）。

治療者：あなたはとても悲しい場合にどうなるんでしょう？

患　者：私は，私は……多分泣いてしまうでしょう。本当に，それを乗り越えるにはたぶん何日かかかるでしょうね……それはそうなんです……つまり，私は固まってしまうような感じで，何もしません。何もしたくないんです。私は今は少なくとも何かができているんですけど。

治療者：なるほど。

患　者：他の人にはそのように聞こえないかも知れないけれども，でも私には，それは……そうなんです。私は……私は……少しばかり成長したような感じがします。

治療者：なるほど。

患　者：私は自分の気持ちがどうなるかを全く怖れていないんです，全く，今の時点では。

治療者：ふむ。なるほど。

患　者：それに私はそんなに年をとってもいないですし。

治療者：ではあなたがご主人のために石を見つければ，彼には居場所ができるのでしょうか？

患　者：たぶん私はそう感じるでしょう。ええ。

治療者：そして……

患　者：そして私がそこに行くと，それは一種の……一種の慰めになるでしょう。私がそれを……多分正しいものを，手に入れたということがわかるわけですから。

治療者：なるほど。

患　者：正しいものと間違ったものがあるのなら，ですけれども。

治療者：なるほど。

患　者：私はそれがやるべき正しいことだと感じます。

治療者：なるほど。でもある意味では，もしも彼の……居場所が本当にないのであるとすれば，それは……？

患　者：彼は休むために横になっていないようなものなんですよ。
治療者：なるほど。
患　者：それは，それはまだ終わっていないし，私は，現時点では，すべてが終わって欲しいんです。
治療者：なるほど。支払いと同じように？
患　者：そうです。支払いをすませたら，まだいくつかやらなければならないことがあるのです。
治療者：なるほど。
患　者：まあ（ため息）それは片づくでしょう。そして私は……大きな解放感だと思いますよ，すべてを片付けて，ただ進んでいけたら。
治療者：なるほど。でも私はその解放感には2つの側面があると思います。つまり，1つは，あなたは本当にそれらを片づけて，彼は彼の場所にいるということ，そして，その場所は絶対にあなたの所ではないということです。彼は亡くなっているのですから。
患　者：ええ。
治療者：でも，もう一方では，私が思うに，これらのことをまだしなければならないということは，ある意味では，まだ彼が身近にいるということになります。あなたは彼をあきらめないでいいのです。

明確化

　患者の気持ちに名前をつけること——明確化——が行われることは多かった。たとえば，夫を絞め殺そうとしたほど患者が怒っていたことについて話し合っているとき，治療者はこうコメントした。「彼は誰をも怒らせるようなことをあなたにしたのです——脅し，疑い深さ，無力さは，人を怒らせる性質のものだったわけですし，あなたはとても怒ったために一時的にコントロールを失ったのです」。
　ルースの治療における明確化は，通常，患者がさまざまな方法で話した自分の気持ちを結びつけるという形をとった。これは，それらの気持ちが夫に関しての罪の考えや気持ちとどのように関連しているかを彼女に示そうとしてのことだった。そこで意図されたことは，罪悪の幻想は非現実的であるということを彼女が認識するのを助けることと，その出来事との適切な距離を見つけられるよう彼女を援助することであった。この種の明確化の一つの例を，第4セッ

ションから示す。患者は，クリスマスを楽しく心待ちにする気持ちを話したが，同時に，医師が彼女の肺に影を見つけたという心配な事実も話した。彼女が直ちに考えたことは，自分は癌であり，ちょうど人生を楽しみ始めたところですぐに死んでしまうということだった。

治療者：なるほど……罪の意識と，そしてあなたが，つまり，本当に病気になって死ぬのだという気持ち，それらは本当はある意味で関連しているのではないでしょうか，つまり，あなたの気持ちはほとんど……
患　者：私が死ぬべきだったと？
治療者：ええ……というか，彼が逝ってしまったのだから，あなたも病気になるのがふさわしいというような。
患　者：そうならないといいけれど。
治療者：なるほど。でも，多分それはただの考えなのだと思います。
患　者：ええ，ええ……
治療者：つまり，それは現実ではないということです。でも……
患　者：少し前にはそうでした。私，私はそういう恐怖をたぶん少し前にはもっていたと思います。でも……ここ数カ月は違います。
治療者：なるほど。なるほど。
患　者：つまり，夫が，夫が死んでから，たぶん2〜3カ月後のことです。
治療者：なるほど，なるほど。
患　者：私はそのような……考え方をしていました。でも今は違います。
治療者：そうですね，でも，どういうことかと言うと，あなたが物事を楽しんでいると，あなたの気持ちは……
患　者：ああ。
治療者：必ずしもそういう考えではなく，別のことを考えておられるのかもしれませんが。
患　者：ええ。
治療者：ただ私にはどう見えるかというと，ええ……
患　者：それらは相伴うものであると。
治療者：ええ，つまり，あなたが物事を楽しみ始めて，罪悪感を抱いており，つまり，どう見えるかというと……つまり……
患　者：ああ，またか，と。
治療者：ええ，そうです。つまりこれはある種の応報であろうと……

患　者：ええ。
治療者：あなたが楽しみ始めたことへの。
患　者：まあ。頭はずいぶん狂ったことを考えるものだと思いますわ。
治療者：うーん。なるほど，なるほど。まあ，辛いことだと思いますよ——つまり，あなたが物事を楽しむと，本当に彼のことを手放すことになるのですから。
患　者：ええ。
治療者：そうですよね，そしてあなたは本当に……
患　者：たぶん私は準備ができていないと思います。手放す準備がちゃんとできていないんです。
治療者：ええ。完全には……そして私が思うに，あなたが……お墓から遠ざかっているという事実は，つまり，あなたが今でも怖いからなのではないでしょうか。自分がどれほど悲しくなるかということが。
患　者：ええ。
治療者：あの，私は……私は，あなたがこのような進歩をしたことに本当に感心しています。その一方で，大切なことは，つまり，あなたは彼のことを……忘れる必要はないと思うのです。つまり，あなたは完全に思い出を……手放す必要はないのです。
患　者：ええ……確かに，その小さな罪悪感を除いては，彼について考えても前のようにはひどく傷つかないのです。でも……
治療者：はい。
患　者：その傷つきと罪悪感は……分からないんですけれども，関係があるんですか？　私は……私は家にいても全然寂しくないことに気づいたんです。実は，今では一人でいることを楽しんでいるんです，前よりも……
治療者：ふむ。
患　者：そして……もしも，娘が私に訪ねてこいと言ったり，ちょっとゆっくりしていってと言ったり，別に，子守りのことを言っているわけではないんですけど，でも訪ねてこいと言ったら，すぐにとんでいく必要はないと思うんです。もしも私が疲れていたら，今晩はやめておくわ，と言うでしょう。
治療者：なるほど。
患　者：ですから（ため息）ある時点では，私はあの家を出たくてたまらなかったのに，今はそれが……私にとって……形ができてきているんです。

私のものが……飾られはじめているんです。そして，ええと……少しずつ，夫のものがなくなってきています。
治療者：なるほど。
患　者：写真の1枚や2枚は別ですけどね。
治療者：なるほど。
患　者：でも……私は完全には……たとえば，夫の服を全部は始末できないでいるんです……私にはなぜ自分が待っているのか分かりません，揃いのバスローブが掛かっていて，私は，なぜバスローブをここに掛けたままにしているのだろうと思うんです。なぜそれをそのままにしたか私には分かりません。
治療者：なるほど。
患　者：でも私は自分がバスローブを片づけるだろうと思います……片づけ始めれば……
治療者：なるほど。あなたが片づけるのは……
患　者：時が来ればです，ええ……
治療者：時が来れば。なるほど，なるほど。そしてそれは少しずつのプロセスなんですね。
患　者：ええ，ええ……ときどき……それについて，そんなことを考えても，私は本当に良い気持ちだし，全然悲しく感じないときもあるのです。
治療者：なるほど。
患　者：実は，私は……そのようなもののほとんどをリサイクルショップに持って行きました。そうすると，つまり，貧しい人たちに売られるんです……着られるものは。息子は何もほしがりませんでしたから，私はただ考えたんです。救世軍にやってしまうよりは，良いリサイクルショップがあるのですから……ねえ，教会がやっているんです。
治療者：ふむ。
患　者：そして地下室におりていくのは前ほど面倒ではないと気づいたんです。地下室も整理しなければならないのですが，休暇の後にやろうと思っています。
治療者：なるほど。ではあなたは何かを延ばしたらよいですね。
患　者：そうですか？
治療者：そうです。
患　者：はい。

治療者：そうですね。
患　者：私の頭は，私の頭はとても……（含み笑い）私がいなくなることを考えると混乱するんです。もしも私に何かが起こったら，私は，ああ，それは誰かにとってどんな大変なことになるだろうと思うのです。

別の明確化が，第5セッションで行われた。

患　者：私はベッドで寝ている方がふさわしいのです。
治療者：なるほど。あなたは以前外出することに罪の意識を感じていたけれども，今では罪悪感なしに出かけることができるとおっしゃっていましたね。
患　者：あの，それはただ……私には何だかわからないのですが……私は楽しむべきではないと感じるんです。私にはなぜだかわかりません。
治療者：ふむ。
患　者：でもそれは……私はそれを……乗り越えたと思うんですけど……それとも……この1週間，私はそれについて考えないようにしていました。私の気持ちは……（ため息）これは本当に起こっていることではありませんが……私の家は私の物ではなくて，私は，つまり……それは本当に……私はいつもそう感じていましたが，つまり，あの家で稼がれたお金はとにかくいつも夫のもので，そして夫は決して……何も見せてはくれませんでした。それは，つまり，そんなふうだったので，私は一度もお金を自由に使ったことがないんです……それが私自身のお金でなければ。
治療者：なるほど。
患　者：ああ……なぜかというと……つまり，私たちは，何かものを買う前にはいつも話し合っていましたし，それは習……長い習慣でしたし，それで，（含み笑い）自分にできるかどうかもわからずに何かをやるべきではないということが，いまだに私にしみついているんです。
治療者：ふむ。なるほど。あなたは彼と話し合うべきだと感じるんですね？
患　者：そうです。
治療者：なるほど。
患　者：でもだんだん，私は自分自身であるということが，そして私はただ，つまり，私は自立しているのだ，私がやりたいことをするのだ，ということがわかり始めてきました。

治療者：なるほど。では，言葉を換えれば，あなたが昼食に出かけたいと思ったり……

患　者：まさに私がこの1週間にやったことですわ。

治療者：映画に出かけたいと思ったら。

患　者：あるいは，ベッドに寝ていたいと思ったら，とか。

治療者：なるほど。でもあなたは……何か悪いことが起こるのではないかと思うようですね，もしもあなたが……

患　者：そうでもありません。そこまでだったとは思いません。それはただの……それはただの名残りなのです，他人と長い間暮らしてきたことの，そしていつも……何かの計画を立てる前に，夫が行きたがるかどうか，あるいは夫は私が行かない方がいいと思うだろうか，と考えたことの。私は，本当に……結婚していたときには今ほど自由ではありませんでした。今は本当にたくさんの自由があります，でも……それは私が自分自身で作ったものでもあるのです。私が思うのは……

治療者：ふむ。彼はあなたがもっと独立していてもかまわないと思ったでしょうね？

患　者：ええ。その通りです。ええ，夫は確かにそう思っただろうと思います。私は自分の問題の多くが……私の頭の中で作られたのだと思います。

行動変化技法

より活動的な生活を始めるためのさまざまな可能性についての話し合いを治療者が始める際，選択肢を現実に即した形で考えてみるという方法をとった。経済的な可能性と交通手段，そして，種々の活動でルースのどのようなニーズが満たされるのかということも話し合った。患者自身がかなりの主導権を握ったため，直接的な助言やロールプレイのような技法は必要でなかった。選択肢についての話し合いを，第3セッションから示す。

治療者：ええと，先週私たちが話し合っていたことは……ちょっと前にも話したことですが……本当に，今のように本当に自由なのは，あなたの人生の中でほとんど初めてのようだということですね。

患　者：ええ，今までの人生を通して，今は私の……

治療者：はい。

患　者：今までで一番自由なんです。そして私は本当にときどき自分自身にイライラするんです。自分の時間をうまく使えていないって。

治療者：たとえば……？

患　者：ええと，誰か別の人のために何かをしてあげることとか，何というか，私はまだ……たとえば，何かボランティアの仕事をどこかでするとか……

治療者：ふむ。

患　者：人と話していたときに……そういうことをやっている知り合いです……そのうちの１人の女性が病後療養所で働いているんです……週に何回か行っていて，それが大好きなんですって。

治療者：ふむ。

患　者：そして，自分が，何というか，役に立っているという気持ちになるんですって。

治療者：なるほど。それは大きな一歩のようですが？

患　者：はい……私にとって電話をかけるというのは大きな一歩です。私は……電話タイプの人間ではないんです。私は電話が嫌いです。私は……よっぽど追い詰められないと，電話をとったり誰かに電話をしたりできないんです……

治療者：なるほど。ちょっと立ち寄ってみるのはどうですか？

患　者：考えたことがありませんでした（含み笑い）。私にとっては電話よりも簡単でしょう。

治療者：なるほど。ええと，何を言いたいかと言うと……あなたがボランティアをしようとする場所には，だいたい誰かがいるに違いなくて，あなたは……ただ立ち寄ってみたらどうでしょうか。あるいはたとえば，友達と一緒に行くとか，そういうことでも。

患　者：ええ……ええ……そうですね，わ，わ，私はまだ自分を……立て直すのに忙しいので……そういうことは少し後にしたいんですけど。

治療者：なるほど。ええと，でも，私が思うのは，たくさんの自由があると本当にいつも問題になるのは……つまり，あなたを満足させるものは何かということなんです。つまり，あなたは人生に何を求めているのでしょうか？

患　者：ええと，そうですね。私はいつも大学に行きたいと思っていました——決して大学には行けないと思って育ってきましたから。

治療者：ふむ。
患　者：ですから……今は私にはこんなに自由があるし，息子に言われたんです。「コースをとったらどうだい？　それで時間がつぶれるしおもしろいよ」と。
治療者：なるほど。
患　者：それで（ため息）息子は言ったんです。「あそこに行ってみたら……」つまり……あそこの……とにかく，私はSouthernに行くよりは簡単だろうと思ったので，South Centralのコースをとったんです。
治療者：なるほど，なるほど。South Centralも全体的に……地域の人をより多くとっていますよね。
患　者：ええ……
治療者：それに比べると，Southernはもっと18歳向きという感じですよ。
患　者：ええ……
治療者：そういう感じのことですね。なるほど。
患　者：もちろん，高齢市民として，たくさんのメリットがあります。とるコースのお金を払わなくてよいとか。
治療者：ふむ。
患　者：本のお金は払いますが，払わなくてもよいのです。
治療者：なるほど，なるほど。ええと，あなたは一つ以上のコースをとろうと考えたことがありますか？　あるいはあなたは本当に学位を取ろうとしているのですか？
患　者：ええと，私は，私は……ええと，準学士号を取りたいと思っていました。どの分野かは分かりませんが，いつもそうしたいと思っているんです。だって，South Centralは……South Centralは，いずれにしても2年のコースなんですから。だから私は，大学のカウンセラーに話しに行って，何が私にとれるかを調べなければいけませんね。
治療者：なるほど，なるほど。
患　者：ええと，私が今とっているコースは英語コースなんですけれども……書くことがたくさんあって，私は……もしも2つのコースをとったりしたら，まあ，頭がおかしくなってしまうと思います。
治療者：なるほど。そうですね。それが自由の問題ですよね。自分で——自分がやることを決めなければならないので……
患　者：ええ。

治療者：自分が求めているものに何かということです。
患　者：私はまだ自由が欲しいんです。自分自身のために。
治療者：なるほど。
患　者：私がやりたい……他のことをするために。
治療者：ええと，それでは，それでは，あなたが……人生の一部として……生活をどのように組み立てるかというイメージに入っていることの一つは……少なくとも家での最低限の時間を持ち，家事をやること，そしてあなたが好きな家の中にいることですね？
患　者：ええ……
治療者：そして……家はあなたのものだという感覚をもってリラックスする，みたいなことですね。そして，それから，もう一つの側面は，あなたが……何か人と関わる時間を持てるようにすることですね？
患　者：ええ。
治療者：たぶん……引退することの良い点の一つは，結局のところ……レクリエーションに時間が使えるということですよね。
患　者：その通りですわ。
治療者：そんな感じのことですね。
患　者：健康が許す限り。
治療者：なるほど。でも……一方では……他のことがあるように思えますね……自分が何かを作り上げているとか達成感を持ちたいというような。
患　者：ええ，私は，私は本当に自分が何をやりたいかを絞らなければなりません。私の頭はぐるぐる回っているんですもの……これをやろう，これ，これ，これ，それから……ああ……
治療者：ええと，何ですか……？
患　者：そして……
治療者：はい。
患　者：……やりたいことのすべてが（ため息）うまくできるわけではないと思うのですよ。
治療者：なるほど，なるほど。つまり，あなたはどういうことを考えておられるのですか？
患　者：特別のことはありません。私の頭がただぐるぐる回っているだけです。
治療者：ええと，どこを回っているんですか？

患　者：ええと，まずはボランティアのことです。その……
治療者：なるほど。何か具体的な種類のボランティアですか？
患　者：いいえ，私はどんなボランティアのこともちゃんとは考えていないのです……自分が高齢者のために働きたいのか，子どもたちのために働きたいのかも，わからないんです……
治療者：なるほど。
患　者：時には私は高齢者のために働きたいと思いますし，その後には，子どもたちのために働きたいのだと思うのです。ですから，私はそこを決めなければなりません。
治療者：なるほど。
患　者：そして私は……私は本当には……よく調べていないんです。高齢市民センターには……ボランティアの仕事のプログラムもあると思いますし，ですから……
治療者：ふむ。
患　者：そこで何かを始めるかもしれません。
治療者：なるほど。
患　者：私がもっとよく知るようになれば。
治療者：なるほど。では，一つの可能性は何か……ボランティアの仕事をすることでしょうね。それは満足感を与えてくれるでしょうね……
患　者：ええ，仮にそれが週に1日だとしても，私は満足するだろうと思います。
治療者：なるほど，なるほど。
患　者：先ほどお話しした女性は，最初は週1日から始めてみて，週2日行くことに決めたのだと思います。それがとても楽しかったし，みんなが……彼女が来るのを心待ちにしていたからなんです。
治療者：なるほど。
患　者：ですから，それは彼女に，必要とされているという感覚と，何かを成し遂げているという感覚も与えているのだと思いますわ。
治療者：なるほど。そして全く別の領域になりますが，どんな考えかというと……もっと学ぶということだと思います。つまり，私はまだ物事に興味を持ち続けるのだ，そして……
患　者：ええ。
治療者：そうしたいですか？

患　者：ええ，私は確かにただ椅子に座ってテレビを見ていたくはないんです。私は……いずれにしてもそれほどテレビは見ませんし。テレビではどうせ大したことはやっていませんでしょう？

コミュニケーション分析

この症例では，コミュニケーション分析は全く用いられなかった。しかし，たとえば，患者が高齢者グループに関わろうとする際に他人と話すことが困難だと感じていたとしたら，この技法を用いたかもしれない。

治療関係の利用

精神療法の作業に対する患者の抵抗がより強かったら，治療者は当然，治療外での患者の対人問題と治療セッションでの患者の行動との類似点を引きだそうとしただろう。本症例では，それは必要ではなかった。

文　献

Agras, W. S., B. T. Walsh, G. T. Wilson, and C. G. Fairburn. 1999. A multisite comparison of cognitive behaviour therapy (CBT) and interpersonal psychotherapy (IPT) in the treatment of bulimia nervosa. Presented at Eating Disorders '99, London, April 20–22, 1999.

Alter, C. L., S. Fleishman, A. Kornbluth, J. C. Holland, D. Baiano, R. Levenson, V. Vinciguerra, and K. R. Rai. In press. Supportive telephone intervention for patients receiving chemotherapy: A pilot study. *Psychosomatics*.

American Academy of Pediatrics, Committee on Drugs. 1994. Transfer of drugs and other chemicals into human milk. *Pediatrics* 93:137–50.

American Medical Association: Graduate Medical Education Directory 1998–1999. Chicago: American Medical Association, 1998, 828.

American Psychiatric Association. 1980. *Diagnostic and Statistical Manual of Mental Disorders*, 3d ed. Washington, D.C.: American Psychiatric Association.

———. 1987. *Diagnostic and Statistical Manual of Mental Disorders*, 3d ed., rev. Washington, D.C.: American Psychiatric Association.

———. 1994. *Diagnostic and Statistical Manual of Mental Disorders*, 4th ed. [DSM-IV]. Washington, D.C.: American Psychiatric Association.

———. 1994. Practice guidelines for the treatment of patients with bipolar disorders. *Supplement to the American Journal of Psychiatry*. 151(12):1–36.

American Psychiatric Press. In press, 2000. *Handbook of Psychiatric Measures*. Washington, D.C.: American Psychiatric Press.

Angold, A., M. M. Weissman, K. John, K. R. Merikangas, B. A. Prusoff, P. Wickramaratne, G. D. Gammon, and V. Warner. 1987. Parent and child reports of depressive symptoms in children at low and high risk for depression. *J. Child Psychol. Psychiatry* 28:901.

Angst, J. 1986. The course of major depression, atypical bipolar disorder, and bipolar disorder. In *New results in depression research*, ed. H. Hippius, G. L. Klerman, and N. Matussek, 26–35. New York: Springer-Verlag.

Angst, J., K. Merikangas, P. Scheidegger, and W. Wicki. 1990. Recurrent brief depression: A new subtype of affective disorder. *Journal of Affective Disorders* 19:87–98.

Angus, L., and L. A. Gillies. 1994. Counseling the borderline client: An interpersonal approach. *Can. J. Counseling/Rev. Can. de Counsel* 28:69–82.

Arieti, S., and J. Bemporad. 1978. *Severe and Mild Depression*. New York: Basic Books.

Bakish, D., Y. D. Lapierre, R. Weinstein, J. Klein, A. Wiens, B. Jones, E. Horn, M. Browne, D. Bourget, A. Blanchard, C. Thibaudeau, C. Waddell, and D. Raine. 1993.

Ritanserin, imipramine and placebo in the treatment of dysthymic disorder. *J. Clin. Psychopharmacol.* 13:409–14.
Barber, J. P., and L. R. Muenz. 1996. The role of avoidance and obsessiveness in matching patients to cognitive and interpersonal psychotherapy: Empirical findings from the Treatment for Depression Collaborative Research Program. *J. Consult. Clin. Psychol.* 64:951–58.
Barrett, J. E., J. A. Barrett, T. E. Oxman, and P. D. Gerber. 1988. The prevalence of psychiatric disorders in a primary care practice. *Arch. Gen. Psychiatry* 45:1100–1106.
Basco M. R., and A. J. Rush. 1996. *Cognitive-Behavioral Therapy for Bipolar Disorder.* New York: Guilford.
Bauserman, S.A.K., I. Arias, and W. E. Craighead. 1995. Marital attributions in spouses of depressed patients. *Journal of Psychopathology & Behavioral Assessment* 17(3):231–49.
Beardslee, W. R., M. B. Keller, P. W. Lavori, and G. L. Klerman. 1988. Psychiatric disorder in adolescent offspring of parents with affective disorder in a nonreferred sample. *Journal of Affective Disorders* 15:313–22.
Beck, A. T. 1978. *Depression inventory.* Philadelphia: Center for Cognitive Therapy.
Beck, A. T., A. J. Rush, B. F. Shaw, and G. Emery. 1979. *Cognitive Therapy of Depression.* New York: Guilford.
Becker, J. 1974. *Depression: Theory and Research.* New York: Wiley.
Becker, R. E., R. G. Heimber, and A. S. Bellack. 1987. *Social Skills Training Treatment for Depression.* New York: Pergamon.
Beckham, E. E., and W. R. Leber, eds. 1995. *Handbook of Depression,* 2d ed. New York: Guilford.
Bemporad, J. R. 1988. Psychodynamic treatment of depressed adolescents. *J. Clin. Psychiatry* 49:26–31.
Bergin, A. E., and S. L. Garfield, eds. 1994. *Handbook of Psychotherapy and Behavior Change.* 4th ed. New York: John Wiley and Sons.
Bersani, G., F. Pozzi, S. Marini, A. Grispini, A. Pasini, and N. Ciani. 1991. 5-HT$_2$ receptor antagonism in dysthymic disorder: A double-blind placebo controlled study with ritanserin. *Acta Psychiatric Scand.* 83:244–48.
Bibring, E. 1953. Mechanism of depression. In *Affective Disorders,* ed. P. Greenacre. New York: International Universities Press.
Bigelow, G. E., and K. L. Preston. 1995. Opioids. In *Psychopharmacology: The Fourth Generation of Progress,* ed. F. Bloom and J. Kupfer, 1731–74. New York: Raven Press.
Blatt, S. J., D. M. Quinlan, P. A. Pilokonis, and M. T. Shea. 1995. Impact of perfectionism and need for approval on the brief treatment of depression: The National Institute of Mental Health Treatment of Depression Collaborative Research Program revisited. *J. Consult. Clin. Psychol.* 63:125–32.
Blazer, D. G., and C. D. Williams. 1980. Epidemiology of dysphoria and depression in an elderly population. *Am J Psychiatry* 137:439–44.
Blom, M.B.J., E. Hoencamp, and T. Zwaan. 1996. Interpersoonlijke Psychotherapie voor depressie: Een pilot-onderzoek. *Tijdschrift voor Psychiatr.* 38:398–402.
Blom, M.B.J., M. J. Kerver, and W. A. Nolen, eds. 1997. *Inleiding in de interpersoonlijke psychotherapie.* Houten: Bohn Stafleu Van Loghum.
Bronisch, T., and G. L. Klerman. 1991. Personality functioning: Change and stability in relationship to symptoms and psychopathology. *J. Personality Disorders* 5:307–17.

Brent, D. A., D. Holder, D. Kolko, B. Birmaher, M. Baugher, C. Roth, and B. Johnson. 1997. A clinical psychotherapy trial for adolescent depression comparing cognitive, family, and supportive treatments. *Arch. Gen. Psychiatry* 54:877–85.
Brent, D. A., D. J. Kolko, M. J. Allen, and R. V. Brown. July 1990. Suicidality in affectively disordered adolescent inpatients. *J. Am. Acad. Child Adolesc. Psychiatry* 29(4):586–93.
Brent, D. A., C. Roth, D. Holder, D. Kolko, B. Birmaher, B. Johnson, and J. Scweers. 1996. Adolescent depression: A comparison of three psychosocial interventions. In *Psychosocial treatment for child and adolescent disorders: Empirically based strategies for clinical practice,* ed. D. Hibbs and P. S. Jensen, 187–206. Washington, D.C.: American Psychological Association.
Brown, A., and D. Finkelhor. 1986. Impact of child sexual abuse: A review of the research. *Psychol. Bull.* 99:66–77.
Brown, C., H. C. Schulberg, M. J. Madonia, M. K. Shear, and P. R. Houck. 1996. Treatment outcomes for primary care patients with major depression and lifetime anxiety disorders. *Am. J. Psychiatry* 153(10):1293–99.
Brown, G. W., and T. O. Harris. 1978. *Social Origins of Depression: A Study of Psychiatric Disorder in Women.* London: Tavistock.
Brown, G. W., T. Harris, and J. R. Copeland. 1977. Depression and loss. *British Journal of Psychiatry* 130:1–18.
Browne, G., M. Steiner, J. Roberts, A. Gafni, C. Burne, E. Dunn, E. Jamieson, M. Webb, B. Bell, M. Mills, L. Chalklin, D. Wallik, and J. Kraemer. 1997. A randomized trial of the effects and expense of Zoloft (sertraline) vs. interpersonal psychotherapy, alone or in combination for people with dysthymia in primary care. Health and Social Service Utilization Unit, McMaster University. Unpublished report.
Burch, H. 1978. *The Golden Cage.* Cambridge, Mass.: Harvard University Press.
Burgess, J. W. 1993. The psychotherapy of giving medications: Therapeutic techniques for interpersonal interventions. *Am. J. Psychother.* 47(3).
Busch, F. N., A. M. Cooper, G. L. Klerman, R. J. Penzer, T. Shapiro, and M. K. Shear. 1991. Neurophysiological, cognitive-behavioral, and psychoanalytic approaches to panic disorder: Toward an integration. *Psychoanalytic Inquiry* 11:316–22.
Campbell, M., and E. K. Spencer. 1988. Psychopharmacology in child and adolescent psychiatry: A review of the past five years. *J. Am. Acad. Child Adolesc. Psychiatry* 27:269–79.
Carroll, K. M., B. J. Rounsaville, and F. H. Gawin. 1991. A comparative trial of psychotherapies for ambulatory cocaine abusers: Relapse prevention and interpersonal psychotherapy. *Am. J. Drug Alcohol Abuse* 17:229–47.
Cassano, G. B., G. Perugi, I. Maremmani, and H. S. Akiskal. 1990. Social adjustment in dysthymia. In *Dysthymic Disorder,* ed. S. W. Burton and H. S. Akiskal. London: Gaskell.
Centers for Disease Control. 1987. Revision of the CDC surveillance case definition for acquired immunodeficiency syndrome. *Morbidity and Mortality Weekly Report* 36:3S–15S.
———. 1990. HIV prevalence estimates and AIDS case projections for the United States: Report based upon a workshop. *Morbidity and Mortality Weekly Report* 39:1–31.
Chambers, C. D., K. A. Johnson, L. M. Dick, R. J. Felix, and K. L. Jones. 1996. Birth outcomes in pregnant women taking fluoxetine. *N. Engl. J. Med.* 335:1010–15.

Cherry, S., and J. C. Markowitz. 1996. Interpersonal psychotherapy. In *Clinical Depression During Addiction Recovery: Process, Diagnosis, and Treatment*, ed. J. S. Kantor, 165–85. New York: Marcel Dekker.

Chevron, E. S., B. J. Rounsaville, E. D. Rothblum, and M. M. Weissman. 1983. Selecting psychotherapists to participate in psychotherapy outcome studies: Relationship between psychotherapist characteristics and assessment of clinical skills. *J. Nerv. Ment. Dis.* 171:348–53.

Chodoff, P. 1970. The core problem in depression. In *Science and Psychoanalysis*, ed. J. Masserman, vol. 17. New York: Grune and Stratton.

Christie, K. A., J. D. Burke, D. A. Regier, D. S. Rae, J. H. Boyd, and B. Z. Locke. 1988. Epidemiologic evidence for early onset of mental disorders and higher risk of drug abuse in young adults. *Am. J. Psychiatry* 145:971–75.

Clarke, G., and P. M. Lewinsohn. 1989. The Coping with Depression Course: A group of psychoeducational interventions for unipolar depression. *Behavior Change* 6:554–69.

Clarke, G. N., W. Hawkins, M. Murphy, L. B. Sheeber, P. M. Lewinsohn, and J. R. Seeley. 1995. Targeted prevention of unipolar depressive disorder in an at-risk sample of high school adolescents: A randomized trial of a group cognitive intervention. *J. Am. Acad. Child Adolesc. Psychiatry* 34(3):312–21.

Clum, G. A., G. A. Clum, and R. Surls. 1993. A meta-analysis of treatments for panic disorder. *J. Consult. Clin. Psychol.* 61:317–26.

Cochran, S. D. 1984. Preventing medical noncompliance in the outpatient treatment of bipolar affective disorders. *J Consult Clin Psychol.* 52(5):873–78.

Cohen, M. B., G. Blake, R. Cohen, F. Fromm-Reichmann, and E. Weigert. 1954. An intensive study of twelve cases of manic depressive psychosis. *Psychiatry* 17:103–37.

Cohen-Cole, S. A., and K. G. Kaufman. 1993. Major depression in physical illness: Diagnosis, prevalence, and antidepressant treatment (A ten-year review: 1982–1992). *Depression* 1:181–204.

Conte, J. R., R. Plutchik, K. V. Wild, and T. B. Karasu. 1986. Combined psychotherapy and pharmacotherapy for depression: A systematic analysis of the evidence. *Archives of General Psychiatry* 43(5): 471–79.

Coryell, W., and G. Winokur. 1994. Course and outcome. In *Handbook of affective disorders*, 2d ed., ed. E. S. Paykel. New York: Churchill Livingstone.

Coyne, J. C. 1976. Depression and the response of others. *Journal of Abnormal Psychology* 85:186–93.

Cross-National Collaborative Group. 1992. The changing rate of major depression: Cross-national comparisons. *JAMA* 268(21):3098–105.

Cytrn, L., and D. H. McKnew. 1985. Treatment issues in childhood depression. *Psychiatric Annals* 15:401.

Dalton, K., and W. Holton. 1996. *Depression after childbirth: How to recognize, treat, and prevent postnatal depression.* New York: Oxford University Press.

Davanloo, H. 1982. *Short-Term Dynamic Psychotherapy.* New York: Jason Aronson.

Dawson, D. F. 1988. Treatment of the borderline patient, relationship management. *Can. J. Psychiatry* 33:370–74.

De Groot, P. A. 1995. Consensus depressie bij volwassenen. Nederlands Tijdschrift voor Geneeskunde 139:1237.

Depression Guideline Panel. 1993a. *Clinical Practice Guideline: Depression in Primary Care: Detection and Diagnosis.* Rockville, Md.: U.S. Dept. of Health and Human Services, Agency for Health Care Policy and Research. AHCPR Publication 93-0550, 1.

———. 1993b. *Clinical Practice Guideline: Depression in Primary Care: Treatment of Major Depression.* Rockville, Md.: U.S. Dept. of Health and Human Services, Agency for Health Care Policy and Research. AHCPR Publication 93-0551, 2.

———. 1993c. *Clinical Practice Guideline: Quick Reference Guide for Clinicians: Depression in Primary Care: Detection, Diagnosis, and Treatment.* Rockville, Md.: U.S. Dept. of Health and Human Services, Agency for Health Care Policy and Research. AHCPR Publication 93-0552.

———. 1993d. *Clinical Practice Guideline: Depression Is a Treatable Illness: A Patient's Guide.* Rockville, Md.: U.S. Dept. of Health and Human Services, Agency for Health Care Policy and Research. AHCPR Publication 93-0553.

———. 1993e. *Clinical Practice Guideline: Depression in Primary Care.* Vols. 1–4. Rockville, Md.: U.S. Dept. of Health and Human Services, Agency for Health Care Policy and Research. AHCPR Publication 93-0550-0553.

Dewan, M. 1999. Are psychiatrists cost-effective? An analysis of integrated versus split treatment. *Am. J. Psychiatry* 156:324–26.

DiMascio, A., M. M. Weissman, B. A. Prusoff, C. Neu, M. Zwilling, and G. L. Klerman. 1979. Differential symptom reduction by drugs and psychotherapy in acute depression. *Arch. Gen. Psychiatry* 36:1450–56.

Dobson, K. 1989. A meta-analysis of the efficacy of cognitive therapy of depression. *J. Consult. Clin. Psychol.* 57:414–19.

Dujorne, V. F., M. U. Barnard, and M. A. Rapoff. 1995. Pharmacological and cognitive behavioral approaches in the treatment of childhood depression: A review and critique. *Clinical Psychology Review* 15:589–611.

Dutch Consensus Conference: Consensus-bijeenkomst Depressie bij Volwassenen. C.B.I.T/N.v.P. 1994. ISBN 90-6910-170-X.

Earls, F. 1980. Prevalence of behavior problems in three-year-old children: A cross-national replication. *Arch. Gen. Psychiatry* 37:1153–57.

Ehlers, C. L., E. Frank, and D. J. Kupfer. 1988. Social zeitgebers and biological rhythms. A unified approach to understanding the etiology of depression. *Arch. Gen. Psychiatry* 45:948–52.

Elkin, I., M. T. Shea, J. T. Watkins, S. D. Imber, S. M. Sotsky, J. F. Collins, D. R. Glass, P. A. Pilkonis, W. R. Leber, J. P. Docherty, S. J. Fiester, and M. B. Parloff. 1989. National Institute of Mental Health treatment of depression collaborative research program: General effectiveness of treatments. *Arch. Gen. Psychiatry* 46:971–82.

Emslie, G., A. J. Rush, W. A. Weinberg, R. Kowatch, T. Carmody, and T. L. Mayer. 1998. Fluoxetine in child and adolescent depression: Acute and maintenance treatment. *Depression* 7:32–39.

Emslie, G. J., A. J. Rush, W. A. Weinberg, R. A. Kowatch, C. W. Hughes, T. Carmody, and J. Rintelmann. 1997. A double-blind randomized placebo-controlled trial of fluoxetine in depressed children and adolescents. *Arch. Gen. Psychiatry* 54:1031–37.

Emslie, G. J., J. T. Walkup, S. R. Piszka, and M. Ernst. 1999. Nontricyclic antidepressants: Current trends in children and adolescents. *J. Am. Acad. Child Adolesc. Psychiatry* 38(5):517–28.

Endicott, J., and R. Spitzer. 1978. A diagnostic interview: The schedule for affective disorders and schizophrenia. *Arch. Gen. Psychiatry* 35:837–44.

Erikson, E. H. 1968. *Identity, youth, and crisis.* New York: W. W. Norton.
Eysenck, H. J. 1952. The effects of psychotherapy: An evaluation. *J. Consult. Clin. Psychol.* 16:319–24.
Fairburn, C. G. 1998. Interpersonal psychotherapy for bulimia nervosa. In *Interpersonal psychotherapy*, ed. J. C. Markowitz. Washington, D.C.: American Psychiatric Press.
Fairburn, C. G., R. Jones, R. C. Peveler, S. J. Carr, R. A. Solomon, M. E. O'Connor, J. Burton, and R. A. Hope. 1991. Three psychological treatments for bulimia nervosa: A comparative trial. *Arch Gen Psychiatry* 48:463–69.
Fairburn, C. G., R. Jones, R. C. Peveler, R. A. Hope, and M. O'Connor. 1993. Psychotherapy and bulimia nervosa: Longer-term effects of interpersonal psychotherapy, behavior therapy, and cognitive behavior therapy. *Archives of General Psychiatry* 50:419–28.
Fairburn, C. G., J. Kirk, M. O'Connor, and P. J. Cooper. 1986. A comparison of two psychological treatments for bulimia nervosa. *Behav. Res. Ther.* 24:629–43.
Fairburn, C. G., P. A. Norman, S. L. Welch, M. E. O'Connor, H. A. Doll, and R. C. Peveler. 1995. A prospective study of outcome in bulimia nervosa and the long-term effects of three psychological treatments. *Arch. Gen. Psychiatry* 52:304–12.
Faravelli, C. 1985. Life events preceding the onset of panic disorder. *J. Affect. Disorders* 9:103–5.
Fawcett, J., P. Epstein, S. J. Fiester, et al. 1987. Clinical management—imipramine/placebo administration manual. NIMH Treatment of Depression Collaborative Research Program. *Psychopharm. Bull.* 23:309–24.
Fawzy, F. I., N. W. Fawzy, L. A. Arndt, and R. O. Pasnau. 1995. Critical review of psychosocial interventions in cancer care. *Arch. Gen. Psychiatry* 52:100–113.
Fendrich, M., V. Warner, and M. M. Weissman. 1990. Family risk factors, parental depression and psychopathology in offspring. *Developmental Psychology* 26:40–50.
First, M. B., R. L. Spitzer, M. Gibbon, and J.B.W. Williams. 1995. *Structured clinical interview for DSM-IV Axis I disorders: Patient edition* (SCID-I/P, version 12.0). Biometrics Research Department, New York State Psychiatric Institute.
Fitts, S. N., P. Gibson, C. A. Redding, and P. J. Deiter. 1989. Body dysmorphic disorder: Implications for its validation as a DSM-III-R. *Clin. Syndrom. Psychol. Rep.* 64:655–58.
Fleming, J. E., and D. R. Offord. 1990. Epidemiology of childhood depressive disorders: A critical review. *J. Am. Acad. Child Adolesc. Psychiatry* 29:571–80.
Fleming, J. E., D. R. Offord, and M. H. Boyle. 1989. The Ontario Child Health Study: Prevalence of childhood and adolescent depression in the community. *Br. J. Psychiatry* 155:647–54.
Foley, S. H., S. O'Malley, B. Rounsaville, B. A. Prusoff, and M. M. Weissman. 1987. The relationship of patient difficulty to therapist performance in interpersonal psychotherapy of depression. *J. Affect. Dis.* 12:207–17.
Foley, S. H., B. J. Rounsaville, M. M. Weissman, D. Sholomskas, and E. Chevron. 1989. Individual versus conjoint interpersonal psychotherapy for depressed patients with marital disputes. *Int. J. Fam. Psychiatry* 10:29–42.
Folstein, M. F., S. E. Folstein, and P. R. McHugh. 1975. "Mini-mental state": A practical method for grading the cognitive state of patients for the clinician. *J. Psychiatr. Res.* 12:189–98.
Frances, A., J. F. Clarkin, and S. Perry. 1984. *Differential Therapeutics in Psychiatry: The Art and Science of Treatment Selection.* New York: Brunner/Mazel.

Frank, E. 1991. Interpersonal psychotherapy as a maintenance treatment for patients with recurrent depression. *Psychotherapy* 28:259–66.
Frank, E., and N. Frank. May 1988. Manual for the adaptation of interpersonal psychotherapy to maintenance treatment of recurrent depression in late life (IPT-LLM). Unpublished manuscript. Pittsburgh, Pa.
Frank, E., N. Frank, C. Cornes, S. D. Imber, M. D. Miller, S. M. Morris, and C. F. Reynolds III. 1993. Interpersonal psychotherapy in the treatment of late-life depression. In *New applications of interpersonal psychotherapy*, ed. G. L. Klerman and M. M. Weissman, 167–98. Washington, D.C.: American Psychiatric Press.
Frank, E., S. Hlastala, A. Ritenour, P. Houck, X. M. Tu, T. H. Monk, A. G. Mallinger, and D. J. Kupfer. 1997. Inducing lifestyle regularity in recovering bipolar disorder patients: Results from the maintenance therapies in bipolar disorder protocol. *Biol Psychiatry* 41:1165–73.
Frank, E., D. Kupfer, C. L. Ehlers, T. H. Monk, C. Comes, S. Carter, and D. Frankel. 1994. Interpersonal and social rhythm therapy for bipolar disorder: Integrating interpersonal and behavioral approaches. *Behav. Therapist* 17(7):143–46.
Frank, E., D. J. Kupfer, and J. M. Perel. 1989. Early recurrence in unipolar depression. *Arch. Gen. Psychiatry* 46:397–400.
Frank, E., D. J. Kupfer, J. M. Perel, C. Cornes, D. B. Jarrett, A. G. Mallinger, M. E. Thase, A. B. McEachran, and V. J. Grochocinski. 1990. Three-year outcomes for maintenance therapies in recurrent depression. *Arch. Gen. Psychiatry* 47:1093–99.
Frank, E., D. J. Kupfer, E. F. Wagner, A B. McEachran, and C. Cornes. 1991. Efficacy of interpersonal psychotherapy as a maintenance treatment of recurrent depression. *Arch. Gen. Psychiatry* 48:1053–59.
Frank, E., R. F. Prien, R. B. Jarrett, M. B. Keller, D. J. Kupfer, P. W. Lavori, A. J. Rush, and M. M. Weissman. 1991. Conceptualization and rationale for consensus definitions of terms in major depressive disorder. *Arch. Gen. Psychiatry* 48:851–55.
Frank, J. D. 1973. *Persuasion and Healing: A Comparative Study of Psychotherapy*. Baltimore: Johns Hopkins University Press.
Frasure-Smith, N., F. Lesperance, R. H. Prince, P. Verrier, R. A. Garber, M. Juneau, C. Wolfson, and M. G. Bourassa. 1997. Randomised trial of home-based psychosocial nursing intervention for patients recovering from myocardial infarction. *Lancet* 350:473–79.
Frasure-Smith, N., F. Lesperance, and J. Talajic. 1993. Depression following myocardial infarction: Impact on six-month survival. *JAMA* 270:1819–61.
Frasure-Smith, N., and R. Price. 1985. The ischemic heart disease life stress monitoring program: Impact on mortality. *Psychosomatic Medicine* 47:431–44.
Fromm-Reichmann, F. 1960. *Principles of Intensive Psychotherapy*. Chicago: Phoenix Books.
Garber, J., M. R. Kriss, M. Koch, and L. Lindholm. 1988. Recurrent depression in adolescents: A follow-up study. *J. Am. Acad. Child Adolesc. Psychiatry* 27:49–54.
Garrison, C. Z., M. D. Schluchter, V. J. Schoenbach, and B. K. Kaplan. 1989. Epidemiology of depressive symptoms in young adolescents. *J. Am. Acad. Child Adolesc. Psychiatry* 28:343–51.
Geller, B., E. C. Chestnut, M. D. Miller, D. T. Price, and E. Yates. 1985. Preliminary data on DSM-III associated features of major depression disorder in children and adolescents. *Am. J. Psychiatry* 142:643–45.

Geller, B., T. B. Cooper, D. L. Graham, F. A. Marsteller, and D. M. Bryant. 1990. Double-blind placebo-controlled study of nortriptyline in depressed adolescents using a "fixed plasma level" design. *Psychopharmacol. Bull.* 26:85–91.

Geller, B., D. Reising, H. L. Leonard, M. A. Riddle, and B. T. Walsh. 1999. Critical review of tricyclic antidepressant use in children and adolescents. *J. Am. Acad. Child Adolesc. Psychiatry* 38(5):513–16.

Gershon, S., and J. C. Soares. 1997. Current therapeutic profile of lithium. *Arch. Gen. Psychiatry* 54:16–20.

Gitlin, M. J., and L. L. Altshuler. 1997. Unanswered questions, unknown future for one of our oldest medications. *Arch. Gen. Psychiatry* 54:21–23.

Glick, I. D., J. F. Clarkin, J. H. Spencer, G. L. Haas, A. B. Lewis, J. Peyser, N. DeMane, M. Good-Ellis, E. Harris, and V. Lestelle. 1985. A controlled evaluation of inpatient family intervention: I. Preliminary results of the six-month follow-up. *Arch. Gen. Psychiatry* 42:882–86.

Glover, V. 1997. Maternal stress or anxiety in pregnancy and emotional development of the child. *Br. J. Psychol.* 171:105–6.

Goldberg, D. P., J. J. Steele, C. Smith, and L. Spivey. 1980. Training family doctors to recognize psychiatric illness with increased accuracy. *Lancet* ii:521–23.

Goodwin, F. K., and K. R. Jamison. 1990. *Manic Depressive Illness.* New York: Oxford University Press.

Gotlib, I. H., and S.R.H. Beach. 1995. A marital/familiy discord model of depression: Implications for therapeutic intervention. In *Clinical Handbook of Couple Therapy,* ed. Neil S. Jacobson and Alan S. Gurman, 411–36. New York: Guilford Press.

Gotlib, I. H., V. E. Whiffen, J. H. Mount, K. Milne, and N. I. Cordy. 1989. Prevalence rates and demographic characteristics associated with depression in pregnancy and the postpartum. *J. Consult. Clin. Psychol.* 57:269–74.

Gotlib, D., V. E. Whiffen, P. M. Wallace, and J. H. Mount. 1991. Prospective investigation of postpartum depression: Factors involved in onset and recovery. *J. Abnorm. Psychol.* 100:122–32.

Gould, M., and L. Davidson. 1988. Suicide contagion among adolescents. In *Advances in Adolescent Mental Health,* vol. 3, *Depression and Suicide,* ed. A. R. Stilman and R. A. Feldman, 29–59. Greenwich, Conn.: JAI Press.

Graves, J. S. 1993. Living with mania: A study of outpatient group psychotherapy for bipolar patients. *Am. J. Psychother.* 47(1):113–26.

Grumet, G. W. 1979. Telephone therapy: A review and case report. *Am. J. Orthopsychiatry* 49:574–84.

Haas, G. L., I. D. Glick, J. F. Clarkin, J. H. Spencer, A. B. Lewis, J. Peyser, N. DeMane, N. Good-Ellis, E. Harris, and V. Lestelle. 1988. Inpatient family intervention: A randomized clinical trial. II. Results at hospital discharge. *Arch. Gen. Psychiatry* 45:217–24.

Hamilton, M. 1960. A rating scale for depression. *J. Neurol. Neurosurg. Psychiatry* 25:56–62.

Hamilton, S., L. A. Mellman, G. O. Gabbard, M. E. Thase, and J. C. Markowitz. Psychotherapies in residency training. *J. Psychotherapy Practice and Research* 8:301–13.

Harrington, R., H. Fudge, M. Rutter, A. Pickles, and J. Hill. 1990. Adult outcomes of childhood and adolescent depression. *Arch. Gen. Psychiatry* 47:465–73.

Harrington, R. C., H. Fudge, M. L. Rutter, C. G. Bredenkamp, and J. Pridham. 1993. Child and adult depression: A test of continuities with family study data. *Br. J. Psychiatry* 162:627–33.

Heimberg, R. G., and D. H. Barlow. November 1991. New developments in cognitive-behavioral therapy for social phobia. *J. Clinical Psychiatry* 52 (suppl.):21–30.

Heimberg, R. G., M. R. Liebowitz, D. A. Hope, F. R. Schneier, C. S. Holt, L. A. Welkowitz, H. R. Juster, R. Campeas, M. A. Bruch, M. Cloitre, B. Fallon, and D. F. Klein. December 1998. Cognitive behavioral group therapy vs. phenelzine therapy for social phobia: 12-week outcome. *Archives of General Psychiatry* 55(12):1133–41.

Hellerstein, D., P. Yanowitch, and J. Rosenthal. 1993. A randomized double-blind study of fluoxetine versus placebo in treatment of dysthymia. *Am. J. Psychiatry* 150:1169–75.

Henderson, S. 1977. The social network, support, and neurosis: The function of attachment in adult life. *British Journal of Psychiatry* 131:185–91.

Henderson, S., P. Duncan-Jones, R. Scott, and S. Adcock. 1979. Psychiatric disorder in Canberra: A standardized study of prevalence. *Acta Psychiatrica Scandinavica* 60:355–74.

Henderson, S., P. Duncan-Jones, D. G. Byrne, R. Scott, and S. Adcock. 1980. Social relationships, adversity, and neurosis: A study of associations in a general population sample. *British Journal of Psychiatry* 136:574–83.

Hersen, M., and V. B. Van Hasselt. 1987. *Therapy with Children and Adolescents: A Clinical Approach*. New York: Wiley.

Higgins, E. S. 1994. A review of unrecognized mental illness in primary care. *Arch. Fam. Medicine* 3:908–17.

Hill, C. E., K. E. O'Grady, and I. Elkin. 1992. Applying the collaborative study psychotherapy rating scale to rate therapist adherence in cognitive-behavior therapy, interpersonal therapy, and clinical management. *J. Consult. Clin. Psychology* 60:73–79.

Hinrichsen, G. A. 1997. Interpersonal psychotherapy for depressed older adults. *J Geriatric Psychiatry* 30:239–57.

Hirschfeld, R.M.A., and C. K. Cross. 1983. Personality, life events, and social factors in depression. In *Psychiatric Update: The American Psychiatric Association Annual Review*, vol. 2, ed. Lester Grinspoon. Washington, D.C.: American Psychiatric Press.

Hirschfeld, R.M.A., M. T. Shea, and C. E. Holzer III. 1997. Personality dysfunction and depression. In *Depression: Neurobiological, Psychopathological and Therapeutic Advances*, vol. 3, ed Adriaan Honig and Herman M. van Praag, 327–41. Chichester: John Wiley & Sons.

Holland, J. C., and J. H. Rowland. 1989. *Handbook of Psychooncology*. New York: Oxford University Press.

Hollon, S. D., and R. J. DeRubeis. 1981. Placebo-psychotherapy combinations: Inappropriate representations of psychotherapy in drug-psychotherapy comparative trials. *Psychopharmacol. Bull.* 90:467–77.

Holmes, W. D., and K. D. Wagner. Fall 1992. Psychotherapy treatment for depression in children and adolescents. *Journal of Psychotherapy Practice and Research* 1(4):313–23.

Horowitz, M. J. 1976. *Stress Response Syndromes*. Northvale, N.J.: Jason Aronson.

Howard, K. I., S. M. Kopta, M. S. Krause, and D. E. Orlinsky. 1986. The dose-effect relationship in psychotherapy. *Am. Psychologist* 41:159–64.

Hsu, L. 1986. The treatment of anorexia nervosa. *Am J Psychiatry* 143:573–81.

Jacobson, E. 1929. *Progressive Relaxation*. Chicago: University of Chicago Press.

Jacobson, E. 1971. *Depression*. New York: International Universities Press, Inc.

Jacobson, G., and D. S. Jacobson. 1987. Impact of marital dissolution on adults and children: The significance of loss and continuity. In *The Psychology of Separation and Loss: Perspectives on Development, Life Transitions, and Clinical Practice*, ed. J. Bloom-Feshbach and S. Bloom-Feshbach, 316–44. San Francisco: Jossey-Bass.

Jacobson, N. S., K. Dobson, A. E. Fruzzetti, K. B. Schmaling, and S. Salusky. August 1991. Marital therapy as a treatment for depression. *Journal of Consulting & Clinical Psychology* 59(4):547–57.

Jacobson, N. S., K. Dobson, A. E. Fruzzetti, K. B. Schmaling, and S. Salusky. June 1993. Couple therapy as a treatment for depression: II. The effects of relationship quality and therapy on depressive relapse. *Journal of Consulting & Clinical Psychology* 61(3):516–19.

Jamison, K. R. 1995. *The Unquiet Mind*. New York: Alfred A. Knopf, Inc.

Jarrett, R. B., and A. J. Rush. May 1994. Short-term psychotherapy of depressive disorders: Current status and future directions. *Psychiatry: Interpersonal & Biological Preocesses* 47(2): 115–32.

Jensen, P. S., V. S. Bhatatra, B. Vitiello, K. Hoagwood, M. Feil, and L. B. Burke. 1999. Psychoactive medication prescribing practices for U.S. children: Gaps between research and clinical practice. *J. Am. Acad. Child Adolesc. Psychiatry* 38(5):557–65.

Kahn, D. A. 1993. The use of psychodynamic psychotherapy in manic-depressive illness. *J. Am. Acad. Psychoanal.* 21(3):441–55.

Kalichman, S. C. 1995. *Understanding AIDS: A Guide for Mental Health Professionals*. New York: American Psychological Association.

Kanas, N. 1993. Group psychotherapy with bipolar patients: A review and synthesis. *Int. J. Group Psychother.* 43(3):321–33.

Kandel, D. B., and M. Davies. 1982. Epidemiology of depressed mood in adolescents. *Arch. Gen. Psychiatry* 39:1205–12.

———. 1986. Adult sequelae of adolescent depressive symptoms. *Arch. Gen. Psychiatry* 43:255.

Kaplan, S., G. K. Hong, and C. Weinhold. 1984. Epidemiology of depressive symptoms in adolescents. *J. Am. Acad. Child Adolesc. Psychiatry* 23:91–98.

Karnofsky, D. A. 1949. *The Clinical Evaluation of Chemotherapeutic Agents in Cancer*, 191–205. New York: Columbia University Press.

Kashani, J. H., D. J. Burbach, and T. K. Rosenberg. 1988. Perception of family conflict resolution and depressive symptomatology in adolescents. *J. Am. Acad. Child Adolesc. Psychiatry* 27:42–48.

Kashani, J. H., G. A. Carlson, N. C. Beck, E. W. Hoeper, C. M. Corcoran, J. A. McAllister, J. A. Fallahi, T. K. Rosenberg, and J. C. Reid. 1987. Depression, depressive symptoms, and depressed mood among a community sample of adolescents. *Am. J. Psychiatry* 144:931–34.

Kashani, J. H., W. O. Shekim, and J. C. Reid. 1984. Amitriptyline in children with major depressive disorder: A double-blind crossover pilot study. *J. Am. Acad. Child Psychiatry* 23:348–51.

Kashani, J. H., and D. D. Sherman. 1988. Childhood depression: Epidemiology, etiological models and treatment applications. *Integrative Psychiatry* 6:1–21.

Keller, M. B. 1985. Chronic and recurrent affective disorders: Incidence, course, and influencing factors. In *Chronic Treatments in Neuropsychiatry*, ed. D. Kemali and F. Racagni, 111–20. New York: Raven Press.

Keller, M. B., P. W. Lavori, C. E. Lewis, and G. L. Klerman. 1983. Predictors of relapse in major depressive disorder. *JAMA* 250:3299–304.

Keller, M. B., P. W. Lavori, and T. I. Mueller. 1992. Time to recovery, chronicity, and levels of psychopathology in major depression: A five-year prospective follow-up of 431 subjects. *Arch. Gen. Psychiatry* 49:809–16.

Keller, M. B., and R. W. Shapiro. 1982. "Double depression": Superimposition of acute depressive episodes on chronic depressive disorders. *Am. J. Psychiatry* 139:438–42.

Keller, M. B., R. W. Shapiro, P. W. Lavori, and N. Wolfe. 1982a. Recovery in major depressive disorder: Analysis with the life table and regression models. *Arch. Gen. Psychiatry* 39:905–10.

———. 1982b. Relapse in major depressive disorder: Analysis with the life table. *Arch. Gen. Psychiatry* 39:911–15.

Kelly, J. A., D. A. Murphy, G. R. Bahr, S. C. Kalichman, M. G. Morgan, L. Y. Stevenson, J. J. Koob, T. L. Brasfield, and B. M. Bernstein. 1993. Outcome of cognitive-behavioral and support group brief therapies for depressed, HIV-infected persons. *Am. J. Psychiatry* 150:1679–86.

Kessler, R. C., K. A. McGonagle, C. B. Nelson, M. Hughes, M. Swartz, and D. G. Blazer. 1994a. Sex and depression in the national comorbidity survey. II: Cohort effects. *J. Affec. Disorders* (30)1:15–26.

Kessler, R. C., K. A. McGonagle, S. Zhao, C. B. Nelson, M. Hughes, S. Eshleman, H.-U. Wittchen, and K. S. Kendler. 1994b. Lifetime and 12-month prevalence of DSM-III-R psychiatric disorders in the United States: Results from the National Comorbidity study. *Arch. Gen. Psychiatry* 51:8–19.

Kestenbaum, C. J., and L. Kron. 1987. Psychoanalytic intervention with children and adolescents with affective disorders: A combined treatment approach. *J. Am. Acad. Psychoanal.* 15:153–74.

Klein, D. F., and D. C. Ross. 1993. Reanalysis of the National Institute of Mental Health treatment of depression collaborative research program general effectiveness report. *Neuropsychopharmacol* 8:241–51.

Klerman, G. L. 1990. Treatment of recurrent unipolar major depressive disorder. *Arch. Gen. Psychiatry* 47:1158–62.

———. 1991. Ideological conflicts in integrating pharmacotherapy and psychotherapy. In *Integrating Pharmacotherapy and Psychotherapy*, ed. B. D. Beitman and G. L. Klerman, 3–19. Washington, D.C.: American Psychiatric Press.

Klerman, G. L., S. Budman, D. Berwick, M. M. Weissman, J. Damico-White, A. Demby, and M. Feldstein. 1987. Efficacy of a brief psychosocial intervention for symptoms of stress and distress among patients in primary care. *Med. Care* 25(11):1078–88.

Klerman, G. L., A. DiMascio, M. M. Weissman, and E. Chevron. 1974. Treatment of depression by drugs and psychotherapy. *Am. J. Psychiatry* 131:186–91.

Klerman, G. L., and M. M. Weissman. 1992. Interpersonal psychotherapy. In *Handbook of Affective Disorders,* 2d ed., ed. E. S. Paykel, 501–10. London: Churchill Livingstone.

Klerman, G. L., and M. M. Weissman. 1993. *New Applications of Interpersonal Psychotherapy.* Washington: D.C.: American Psychiatric Press, Inc.

Klerman, G. L., M. M. Weissman, J. Markowitz, I Glick, P. J. Wilner, B. Mason, and M. K. Shear. 1994. Medication and psychotherapy. In *Handbook of Psychotherapy and Behavior Change,* 4th ed., ed. A. E. Bergin and S. L. Garfield, 734–82. New York: John Wiley.

Klerman, G. L., M. M. Weissman, B. J. Rounsaville, and E. Chevron. 1984. *Interpersonal Psychotherapy of Depression.* New York: Basic Books.

Klerman, G. L., M. M. Weissman, B. J. Rounsaville, and E. Chevron. 1997. *Interpersonal Psychotherapy of Depression.* Translated into Japanese by Hiroko Mizushima, Makoto Shimada, and Yutaka Ono. Tokyo: Iwasaki Gakujyutsa.

Klier, C., M. Muzik, and K. Rosenblum. May 1998. Interpersonal psychotherapy (IPT) adapted for the group setting in the treatment of postpartum depression: A pilot study. Presented at the American Psychiatric Association Annual Meeting, Toronto, Canada.

Kocsis, J. H., and A. J. Frances. 1987. A critical discussion of DSM-III dysthymic disorder. *Am. J. Psychiatry* 144:1534–42.

Kocsis, J. H., A. J. Frances, C. Voss, J. J. Mann, B. J. Mason, and J. Sweeney. 1988a. Imipramine and social-vocational adjustment in chronic depression. *Am. J. Psychiatry* 145:997–99.

Kocsis, J. H., A. J. Frances, C. B. Voss, J. J. Mann, B. J. Mason, and J. Sweeney. 1988b. Imipramine treatment for chronic depression. *Arch. Gen. Psychiatry* 45:253–57.

Kocsis, J. H., M. E. Thase, L. Koran, U. Halbreich, and K. Yonkers. 1994. Pharmacotherapy for "pure" dysthymia: Sertraline vs. imipramine vs. placebo. *Eur. Neuropsychopharmacol.* 4:204.

Koerner, K., S. Prince, and N. S. Jacobson. Summer 1994. Enhancing the treatment and prevention of depression in women: The role of integrative behavioral couple therapy. *Behavior Therapy* 25(3):373–90.

Koren, G., ed. 1994. *Maternal-fetal toxicology: A clinician's guide.* 2d ed. New York: Marcel Dekker.

Kovacs, M., T. L. Feinberg, M. A. Crouse-Novak, S. L. Paulauskas, and R. Finkelstein. 1984a. Depressive disorders in childhood, I: A longitudinal prospective study of characteristics and recovery. *Arch. Gen. Psychiatry* 41:229–37.

———. 1984b. Depressive disorders in childhood. II: A longitudinal study of the risk for a subsequent major depression. *Arch. Gen. Psychiatry* 41:643–49.

Kovacs, M., S. L. Paulauskas, C. Gatsonis, and C. Richards. 1988. Depressive disorders in childhood. III: A longitudinal study of comorbidity with and risk for conduct disorders. *J. Affective Disord.* 15:205–17.

Kovacs, M., A. J. Rush, A. T. Beck, and S. D. Hollon. 1981. Depressed outpatients treated with cognitive therapy or pharmacotherapy: A one-year follow-up. *Arch. Gen. Psychiatry* 38:33–39.

Kramer, E., and R. Feiguine. 1981. Clinical effects of amitriptyline in adolescent depression. *J. Am. Acad. Child Psychiatry* 20:636–44.

Kramer, R. A., V. Warner, M. Olfson, C. M. Ebanks, F. Chaput, and M. M. Weissman. 1998. General medical problems among the offspring of depressed parents: A ten-year follow-up. *J. Am. Acad. Child Adolesc. Psychiatry* 37(6):602–11.

Kroll, L., R. Harrington, D. Jayson, J Fraser, and S. Gowers. 1996. A pilot study of continuation cognitive-behavioral therapy for major depression in adolescent psychiatric patients. *J. Am. Acad. Child Adolesc. Psychiatry* 35(9):1156–61.

Krupnick, J. 1984. Bereavement during childhood and adolescence. In *Bereavement: Reactions, Consequences, and Care,* ed. M. Osterweis, F. Solomon, and M. Green, 99–141. Washington, D.C.: National Academy Press.

Kupfer, D. J., E. Frank, and M. J. Perel. 1989. The advantage of early treatment intervention in recurrent depression. *Arch. Gen. Psychiatry* 46:771–75.

Last, C. G., D. H. Barlow, and G. T. O'Brien. 1984. Precipitants of agoraphobia: Role of streessful life events. *Psychological Reports* 54:567–70.

Lave, J. R., R. G. Frank, H. C. Schulberg, and M. S. Kamlet. 1998. Cost-effectiveness of treatments for major depression in primary care practice. *Arch. Gen. Psychiatry* 55(7):645–51.

Lebowitz, B. D., J. L. Pearson, L. S. Schneider, C. F. Reynolds III, G. S. Alexopoulos, M. L. Bruce, Y. Conwell, I. R. Katz. B. S. Meyers, M. F. Morrison, J. Mossey, G. Niederehe, and P. Parmelee. 1997. Diagnosis and treatment of depression in late life: Consensus statement update. *JAMA* 278:1186–90.

Lefkowitz, M. M., and E. P. Tesiny. 1985. Assessment of childhood depression. *J. Consult. Psychol.* 14:25–39.

Lewinsohn, P. M., G. N. Clarke, H. Hops, and J. Andrews. 1990. Cognitive-behavioral treatment for depressed adolescents. *Behavior Therapy* 21:385–401.

Liebowitz, J. H., and P. F. Kernberg. 1988. Psychodynamic psychotherapies. In *Handbook of Clinical Assessment of Children and Adolescents,* vol. 2, ed. C. J. Kestenbaum and D. T. Williams, 1045–65. New York: New York University Press.

Liebowitz, M. R., F. R. Schneier, R. Campeas, E. Hollander, J. Hatterer, A. J. Fyer, J. Gorman, L. Papp, S. Davies, R. Gully, and D. F. Klein. 1992. Phenelzine vs. atenolol in social phobia. *Archives of General Psychiatry* 49:290–300.

Lindemann, E. 1944. Symptomatology and management of acute grief. *American Journal of Psychiatry* 101:141–48.

Linehan, M. 1987. Dialectical behavior therapy for borderline personality disorder: Theory and method. *Bull. Menninger Clin.* 51:261–76.

Linehan, M. M. 1993. *Cognitive-Behavioral Treatment of Borderline Personality Disorder.* New York: Guilford.

Linehan, M. M., H. E. Armstrong, A. Suarez, D. Allman, and H. L. Heard. 1991. Cognitive-behavioral treatment of chronically parasuicidal borderline patients. *Arch. Gen. Psychiatry* 48:1060–64.

Linehan, M. M., D. A. Tutek, H. L. Heard, and H. E. Armstrong. 1994. Interpersonal outcome of cognitive behavioral treatment for chronically suicidal borderline patients. *Am. J. Psychiatry* 151:1771–76.

Lipsitz, J. D., A. J. Fyer, J. C. Markowitz, and S. Cherry. 1999. An open trial of interpersonal psychotherapy for social phobia. *American Journal of Psychiatry* 101:141–48.

Locke, H. J., and K. M. Wallace. 1959. Short marital-adjustment and prediction tests: Their reliability and validity. *Marriage & Family Living* 21:251–55.

Loranger, A. W., M. F. Lenzenweger, A. F. Gartner, et al. 1991. Trait-state artifacts and the diagnosis of personality disorders *Arch. Gen. Psychiatry* 48:720–28.

Lorentzen, S. 1993. Referat fra Nordisk Psykoterapi-symposium i Reykjavik, Island, 5–8 August 1993. *Felles Nytt.* 3:10–12.

Luborsky, L. 1984. *Principles of Psychoanalytic Psychotherapy: A Manual for Supportive/Expressive Treatment.* New York: Basic Books.

Maddison, D. 1968. The relevance of conjugal bereavement for preventive psychiatry. *British Journal of Medical Psychology* 41:223–33.

Maddison, D., and W. Walker. 1967. Factors affecting the outcome of conjugal bereavement. *British Journal of Psychiatry* 113:1057–67.

Malan, D. H. 1963. A Study of Brief Psychotherapy. London: Tavistock Publications.

Markowitz, J. C. Manual for Interpersonal Psychotherapy for Patients with Primary Dysthymic Disorder and Secondary Alcohol Abuse. Cornell University Medical College. Unpublished.

——. 1993a. Comorbidity of dysthymia. *Psychiatric Annals* 23(11):617–24.

——. 1993b. Psychotherapy of the post-dysthymic patient. *Journal of Psychotherapy Practice and Research* 2:157–63.

——. 1994. Psychotherapy of dysthymia. *Am. J. Psychiatry* 151:1114–21.

——. 1995. Teaching interpersonal psychotherapy to psychiatric residents. *Academic Psychiatry* 19:167–73.

——. 1998. *Interpersonal Psychotherapy for Dysthymic Disorder.* Washington, D.C.: American Psychiatric Press.

——. 2000. Learning the new psychotherapies. In *Treatment of Depression: Bridging the 21st Century,* ed. M. M. Weissman. Washington, D.C.: American Psychiatric Press.

Markowitz, J. C., G. L. Klerman, K. F. Clougherty, L. A. Spielman, L. B. Jacobsberg, B. Fishman, A. J. Frances, J. H. Kocsis, and S. W. Perry. 1995. Individual psychotherapies for depressed HIV-positive patients. *Am. J. Psychiatry* 152:1504–9.

Markowitz, J. C., G. L. Klerman, and S. Perry. 1992b. Interpersonal psychotherapy of depressed HIV-seropositive outpatients. *Hospital and Community Psychiatry* 43:885–90.

Markowitz, J. C., G. L. Klerman, S. W. Perry, K. F. Clougherty, and L. S. Josephs. 1993. Interpersonal therapy for depressed HIV-seropositive patients. In *New Applications of Interpersonal Therapy,* ed. G. L. Klerman and M. M. Weissman, 199–224. Washington, D.C.: American Psychiatric Press.

Markowitz, J. C., J. H. Kocsis, B. Fishman, L. A. Spielman, L. B. Jacobsberg, A. J. Frances, G. L. Klerman, and S. W. Perry. 1998. Treatment of HIV-positive patients with depressive symptoms. *Arch. Gen. Psychiatry* 55:452–57.

Markowitz, J. C., M. E. Moran, J. H. Kocsis, and A. J. Frances. 1992a. Prevalence and comorbidity of dysthymic disorder among psychiatric outpatients. *J. Affective Disord.* 24:63–71.

Markowitz, J. C., and S. W. Perry. 1990. AIDS: A medical overview for psychiatrists. In *Annual Review of Psychiatry,* vol. 9, ed. A. Tasman, S. Goldfinger, and C. A. Kaufmann, 574–92. Washington, D.C.: American Psychiatric Press.

Markowitz, J. C., J. G. Rabkin, and S. W. Perry. 1994a. Treating depression in HIV-positive patients. *AIDS* 8:403–12.

Markowitz, J. C., P. A. Scarvalone, L. A. Spielman, and S. W. Perry. 1994b. Adherence in psychotherapy for depressed HIV-positive patients. Presented at the meeting of the Society for Psychotherapy Research, York, England, July 1994.

Markowitz, J. C., M. Svartberg, and H. A. Swartz. 1998. Is IPT time-limited psychodynamic psychotherapy? *Journal of Psychotherapy Practice and Research* 7:185–95.

Markowitz, J. C., and H. A. Swartz. 1997. Case formulation in interpersonal psychotherapy of depression. In *Handbook of psychotherapy case formulation*, ed. T. D. Eels, 192–222. New York: Guilford.

Markowitz, J. C., and M. M. Weissman. 1999. Interpersonal psychotherapy. In *Therapies for Suicidal Behavior*, ed. D. Clark, J. Fawcett, and S. Hollon. Washington, D.C.: American Psychiatric Press.

Marks, I., and J. Michan. 1988. Dysmorphophobia avoidance with disturbed bodily perception: A pilot study of exposure therapy. *Br. J. Psychiatry* 152:674–78.

Marziali, E., and H. Munroe-Blum. 1994. *Interpersonal Group Psychotherapy for Borderline Personality Disorder*. New York: Basic Books.

Mason, B. J., J. Markowitz, and G. L. Klerman. 1993. IPT for dysthymic disorder. In *New Applications of Interpersonal Therapy*, ed. G. L. Klerman and M. M. Weissman, 225–64. Washington, D.C.: American Psychiatric Press.

McCullough, J. P. 1992. *The Manual for Therapists Treating the Chronic Depressions and Using the Cognitive-Behavioral Analysis System of Psychotherapy*. Virginia Commonwealth University. Unpublished manuscript.

McGee, R., M. Feehan, S. Williams, F. Partridge, P. A. Silva, and J. Kelly. 1990. DSM-III disorders in a large sample of adolescents. *J. Am. Acad. Child Adolesc. Psychiatry* 29:611–19.

McKenry, P. C., D. H. Browne, J. B. Kotch, and M. J. Symons. August 1990. Mediators of depression among low-income, adolescent mothers of infants: A longitudinal perspective. *Journal of Youth & Adolescence* 19(4):327–47.

Mechanic, D., and S. Hansell. 1989. Divorce, family conflict, and adolescents' well-being. *J. Health Soc. Behav.* 30:105–16.

Menninger, K. A., and P. S. Holzman. 1973. *Theory of Psychoanalytic Technique*. New York: Basic Books.

Merikangas, K., C. Ranelli, and D. Kupfer. 1979. Marital interaction in hospitalized depressed patients. *Journal of Nervous and Mental Disease* 167:689–95.

Merikangas, K. R., and D. G. Spiker. 1982. Assortative mating among in-patients with primary affective disorder. *Psychological Medicine* 12(4):753–64.Merikangas, K., and M. M. Weissman. 1986. Epidemiology of DSM-III Axis II personality disorders in psychiatry update. In *American Psychiatric Association annual review*, vol. 5, ed. A. Frances and R. Hales. Washington, D.C.: American Psychiatric Association.

Merikangas, K. R., W. Wich, and J. Angst. 1994. Heterogeneity of depression: Classification of depressive subtypes by longitudinal course. *Br. J. Psychiatry* 164:342–48.

Mermelstein, H. T., and J. C. Holland. 1991. Psychotherapy by telephone: A therapeutic tool for cancer patients. *Psychosomatics* 32(4):407–12.

Meyer, A. 1957. *Psychobiology: A Science of Man*. Springfield, Ill.: Charles C. Thomas.

Miklowitz, D. J. 1996. Psychotherapy in combination with drug treatment for bipolar disorder. *J. Clin. Psychopharmacol.* 16(2) Suppl. 1:56S–66S.

Miklowitz, D. J., E. Frank, and E. L. George. 1996. New psychosocial treatments for the outpatient management of bipolar disorder. *Psychopharmacol. Bull.* 32:613–21.

Miklowitz, D. J., and M. J. Goldstein. 1990. Behavioral family treatment for patients with bipolar affective disorder. *Behav. Modification* 14(4):457–89.

Miklowitz, D. J., M. J. Goldstein, and K. H. Nuechterlein. 1995. Verbal interactions in the families of schizophrenic and bipolar affective patients. *J. Abnorm. Psychol.* 104(2):268–76.

Miklowitz, D. J., M. J. Goldstein, K. H. Nuechterlein, K. S. Snyder, and J. Mintz. 1988. Family factors and the course of bipolar affective disorder. *Arch. Gen. Psychiatry* 45:225–31.

Miller, D. 1974. *Adolescence: Psychology, Psychopathology, Psychotherapy.* New York: Jason Aronson.

Miller, I. W., G. I. Keitner, N. B. Epstein, D. S. Bishop, and C. E. Ryan. 1991. Families of bipolar inpatients: Dysfunction, course of illness, and pilot treatment study. In *Proceedings of the 22nd meeting of the Society for Psychotherapy Research*, Pittsburgh, Society for Psychotherapy Research.

Miller, M. D., E. Frank, C. Cornes, S. D. Imber, B. Anderson, L. Ehrenpreis, J. Malloy, R. Silberman, L. Wolfson, J. Zaltman, and C. F. Reynolds III. 1994. Applying interpersonal psychotherapy to bereavement-related depression following loss of a spouse in late life. *J. Psychotherapy Practice and Research* 3:149–62.

Miller, M. D., and R. L. Silberman. 1996. Using interpersonal psychotherapy with depressed elders. In *A guide to Psychotherapy and Aging: Effective Clinical Interventions in a Life-Stage Context*, ed. S. H. Zarit and B. G. Knight, 83–99. Washington, D.C.: American Psychological Association.

Miller, M. D., L. Wolfson, E. Frank, C. Cornes, R. Silberman, L. Ehrenpreis, J. Zaltman, J. Malloy, and C. F. Reynolds III. 1998. Using interpersonal psychotherapy (IPT) in a combined psychotherapy/medication research protocol with depressed elders. *J. Psychotherapy Practice and Research* 7:47–55.

Miller, P., and J. G. Ingham. 1976. Friends, confidants and symptoms. *Social Psychiatry* 11:51–58.

Mintz, J., L. I. Mintz, M. J. Arruda, and S. S. Hwang. 1992. Treatments of depression and the functional capacity to work. *Arch. Gen. Psychiatry* 49:761–68.

Minuchin, S., B. L. Rosman, and L. Baker. 1978. *Psychosomatic Families: Anorexia Nervosa in Context.* Cambridge: Harvard University Press.

Moreau, D., L. Mufson, M. M. Weissman, and G. L. Klerman. 1991. Interpersonal psychotherapy for adolescent depression: Description of modification and preliminary application. *J. Am. Acad. Child Adolesc. Psychiatry* 30(4):642–51.

Mossey, J. M., K. Knott, and R. Craik. 1990. The effects of persistent depressive symptoms on hip fracture recovery. *J. Gerontol.* 45(5):M163–68.

Mossey, J. M., K. A. Knott, M. Higgins, and K. Talerico. 1996. Effectiveness of a psychosocial intervention, interpersonal counseling for subdysthymic depression in medically ill elderly. *J. Gerontol.* 51A(4):M172–78.

Mufson, L., and J. Fairbanks. 1996. Interpersonal psychotherapy for depressed adolescents: A one-year naturalistic follow-up study. *J. Am. Acad. Child Adolesc. Psychiatry* 35(9):1145–55.

Mufson, L., D. Moreau, M. M. Weissman, and G. L. Klerman. 1993. *Interpersonal Therapy for Depressed Adolescents.* New York: Guilford.

Mufson, L., D. Moreau, M. M. Weissman, P. Wickramaratne, J. Martin, and A. Samoilov. 1994. Modifications of interpersonal psychotherapy with depressed adolescents (IPT-A): Phase I and II studies. *J. Am. Acad. Child Adolesc. Psychiatry* 33(5):695–705.

Mufson, L., M. M. Weissman, D. Moreau, and R. Garfinkel. 1999. Efficacy of interpersonal psychotherapy for depressed adolescents. *Arch. Gen. Psychiatry* 56:573–79.

Müller-Popkens, K., and G. Hajak. 1996. Interpersonelle Psychotherapie zur Behandling von Patienten mit primarer Insomnie—Vorlaufige Daten zur polysomnographischen Makroanalyse. *Wien Med. Wochenschrift* 153:303–5.

Murray, C. L., and A. D. Lopez, eds. 1996. *The Global Burden of Disease*. World Health Organization. Distributed by Harvard University Press.

Murray, L., and P. J. Cooper. 1997. Editorial: Postpartum depression and child development. *Psychological Medicine* 27:253–60.

Murray, L., C. Stanley, R. Hooper, F. King, and A. Fiori-Cowley. 1996. The role of infant factors in postnatal depression and mother-infant interactions. *Developmental Medicine and Child Neurology* 38:109–19.

Musselman, D. L., D. L. Evans, and C. B. Nemeroff. 1998. The relationship of depression to cardiovascular disease: Epidemiology, biology, and treatment. *Arch. Gen. Psychiatry* 55:580–92.

Nissen, G. 1986. Treatment for depression in children and adolescents. *Psychopathology* 19:156–61.

Nulman, I., J. Rovet, D. E. Stewart, and J. Wolpin. 1997. Neurodevelopment of children exposed in utero to antidepressant drugs. *New England Journal of Medicine* 336:258–62.

Offer, D. 1969. *The psychological world of the teenager: A study of normal adolescent boys*. New York: Basic Books.

Offer, D., E. Ostrov, and K. I. Howard. 1981. The mental health professionals' concept of the normal adolescent. *Arch. Gen. Psychiatry* 38:149–52.

Offord, D. R., M. H. Boyle, and P. Szatmari. 1987. Ontario Child Health Study. II: Six-month prevalence of disorder and rates of service utilization. *Arch. Gen. Psychiatry* 44:832–36.

O'Hara, M. W., D. J. Neunobaer, and G. H. Zekoski. 1984. Prospective study of postpartum depression: Prevalence and predictive factors. *J. Abnorm. Psychol*. 93:158–71.

O'Hara, M. W., and S. Stuart. In press. Pregnancy and postpartum. In *Psychiatric Treatment of the Medically Ill*, ed. R. G. Robinson and W. R. Yates. New York: Marcel Dekker.

O'Leary, K. D., and S. R. Beach. February 1990. Marital therapy: A viable treatment for depression and marital discord. *American Journal of Psychiatry* 147(2):183–86.

O'Leary, K. D., J. L. Christian, and N. R. Mendell. Spring 1994. A closer look at the link between marital discord and depressive symptomatology. *Journal of Social and Cilnical Psychology* 13(1):33–41.

Opdyke, K. S., C. F. Reynolds III, E. Frank, A. E. Begley, D. J. Buysse, M. A. Dew, B. H. Mulsant, M. K. Shear, S. Mazumdar, and D. J. Kupfer. 1996/1997. Effect of continuation treatment on residual symptoms in late-life depression: How well is "well"? *Depression and Anxiety* 4:312–19.

Orvaschel, H., M. M. Weissman, and K. K. Kidd. 1981. Children and depression: The children of depressed parents; The childhood of depressed patients; Depression in children. *J. Affective Disord*. 2:1–16.

Overholser, J. C., and D. M. Adams. 1997. Stressful life events and social support in depressed psychiatric inpatients. In *Clinical Disorders and Stressful Life Events*, ed. T. W. Miller et al. Madison, Conn.: International Universities Press.

Parker, G. 1979. Parental characteristics in relation to depressive disorders. *British Journal of Psychiatry* 134:138–47.

Parkes, C. M., and R. S. Weiss. 1983. *Recovery from Bereavement.* New York: Basic Books.

Parsons, T. 1951. Illness and the role of the physician: A sociological perspective. *American Journal of Orthopsychiatry* 21:452–60.

Pastuszak, A., B. Schick-Boschetto, C. Zuber, M. Feldkamp, M. Pinelli, S. Sihn, A. Donnenfield, M. McCormack, M. Leen-Mitchell, and C. Woodland. 1993. Pregnancy outcome following first-trimester exposure to fluoxetine (Prozac). *JAMA* 269:2246–48.

Paykel, E. S., J. K. Myers, M. N. Dienelt, G. L. Klerman, J. J. Lindenthal, and M. P. Pepper. 1969. Life events and depression: A controlled study. *Archives of General Psychiatry* 21:753–60.

Paykel, E. S., A. DiMascio, G. L. Klerman, B. A. Prusoff, and M. M. Weissman. 1976. Maintenance therapy of depression. *Pharmakopsychiatrie Neuropsychopharmakologie* 9:127–36.

Pearlin, L. I., and M. A. Lieberman. 1977. Social sources of emotional distress. In *Research in Community and Mental Health*, ed. R. Simmons. Greenwich, Conn.: JAI Press.

Peet, M., and N. S. Harvey. 1991a. Lithium maintenance: 1. A standard education programme for patients. *Br. J. Psychiatry* 158:197–200.

———. 1991b. Lithium maintenance: 2. Effects of personality and attitude on health information acquisition and compliance. *Br. J. Psychiatry.* 158:200–204.

Phillips, K. A. 1991. Body dysmorphic disorder: The distress of imagined ugliness. *Am. J. Psychiatry* 148:1138–49.

Phillips, K. A., S. L. McElroy, P. E. Keck, J. I. Hudson, and H. G. Pope. 1994. A comparison of delusional and nondelusional body dysmorphic disorder in one hundred cases. *Pharmacol. Bull.* 30(2):179–86.

Polinsky, M. L., C. Fred, and P. A. Ganz. 1991. Quantitative and qualitative assessment of a case management program for cancer patients. *Health and Social Work* 16(3):176–83.

Post, R. M., D. R. Rubinow, and J. C. Ballenger. 1986. Conditioning and sensitization in the longitudinal course of affective illness. *Br. J. Psychiatry* 149:191–201.

Pratt, L. A., D. E. Ford, R. M. Crum, H. K. Armenian, J. J. Gallo, and W. W. Eaton. 1996. Depression, psychotropic medication, and risk of myocardial infarction: Prospective data from the Baltimore ECA follow-up. *Circulation* 94:3123–29.

Prigerson, H. G., A. J. Bierhals, S. V. Kasl, C. F. Reynolds III, M. K. Shear, J. T. Newsom, and S. Jacobs. 1996. Complicated grief as a disorder distinct from bereavement-related depression and anxiety: A replication study. *Am. J. Psychiatry* 153:1484–86.

Prigerson, H. G., E. Frank, S. V. Kasl, C. F. Reynolds, B. Anderson, G. Zubenko, M. S. Houch, C. J. George, and D. J. Kupfer. 1995. Complicated grief and bereavement-related depression as distinct disorders: Preliminary empirical validation in elderly bereaved spouses. *Am. J. Psychiatry* 152:22–30.

Prigerson, H. G., E. Frank, C. F. Reynolds, and C. J. George. 1993. Protective psychosocial factors in depression among spousally bereaved elders. *Am. J. Geriatric Psychiatry* 1:296–309.

Puig, J. S. 1995. Psicoterapia interpersonal (I). *Rev. Psiquiatría Fac. Med. Barna.* 22(4):91–99.

———. 1997. The European launch of interpersonal psychotherapy in the Tenth World Congress of Psychiatry. *Eur Psychiatry* 12:46–48.

Puig-Antich, J., E. Lukens, M. Davies. D. Goetz, J. Brennan-Quattrock, and G. Todak. 1985. Psychosocial functioning in prepubertal major depression disorders, II: Interpersonal relationships after sustained recovery from the depressive episode. *Arch. Gen. Psychiatry* 42:511–17.

Puig-Antich, J., J. M. Perel, W. Luptakin, W. J. Chambers, M. A. Tabrize, J. King, R. Goetz, M. Davies, and R. L. Stiller. 1987. Imipramine in prepubertal major depressive disorders. *Arch. Gen. Psychiatry* 44:81–89.

Puig-Antich, J., and B. Weston. 1983. The diagnosis and treatment of major depressive disorder in childhood. *Annu. Rev. Med.* 34:231–45.

Rao, U., N. D. Ryan, B. Birmaher, R. E. Dahl, D. E. Williamson, J. Kaufman, R. Rao, and B. Nelson 1995. Unipolar depression in adolescents: Clinical outcome in adulthood. *J. Am. Acad. Child Adolesc. Psychiatry* 34(5):566–77.

Regier, D. A., W. E. Narrow, D. S. Rae, R. W. Manderscheid, B. Z. Locke, and F. K. Goodwin. 1993. The de facto U.S. mental and addictive disorders service system: Epidemiologic catchment area prospective one-year prevalence rates and services. *Arch. Gen. Psychiatry* 50:85–94.

Reinherz, H. Z., G. Stewart-Berghauer, B. Pakiz, A. K. Frost, B. A. Moeykens, and W. M. Holmes. 1989. The relationship of early risks and current mediators to depressive symptomatology in adolescence. *J. Am. Acad. Child Adolesc. Psychiatry* 28:942–47.

Reynolds, C. F., III, E. Frank, P. R. Houck, S. Mazumdar, M. A. Dew, C. Cornes, D. J. Buysse, A. Begley, and D. J. Kupfer. 1997. Which elderly patients with remitted depression remain well with continued interpersonal psychotherapy after discontinuation of antidepressant medication? *Am. J. Psychiatry* 154:958–62.

Reynolds, C. F., III, E. Frank, D. J. Kupfer, M. E. Thase, J. M. Perel, S. Mazumdar, and P. R. Houck. 1996a. Treatment outcome in recurrent major depression: A post-hoc comparison of elderly and midlife patients. *Am. J. Psychiatry* 1288–92.

Reynolds, C. F., III, E. Frank, J. M. Perel, S. D. Imber, C. Cornes, M. D. Miller, S. Mazumdar, P. R. Houck, M. A. Dew, J. A. Stack, B. G. Pollock, and D. J. Kupfer. 1999. Nortriptyline and interpersonal psychotherapy as maintenance therapies for recurrent major depression: A randomized controlled trial in patients older than fifty-nine years. *JAMA* 281:39–45.

Reynolds, C. F., III, E. Frank, J. M. Perel, S. D. Imber, C. Cornes, R. K. Morycz, S. Mazumdar, M. D. Miller, B. G. Pollock, A. H. Rifai, J. A. Stack, C. J. George, P. R. Houck, and D. J. Kupfer. 1992. Combined pharmacotherapy and psychotherapy in the acute and continuation treatment of elderly patients with recurrent major depression: A preliminary report. *Am. J. Psychiatry* 149:1687–92.

Reynolds, C. F., III, E. Frank, J. M. Perel, S. Mazumdar, M. A. Dew, A. Begley, P. R. Houck, M. Hall, B. Mulsant, M. K. Shear, M. D. Miller, C. Cornes, and D. J. Kupfer. 1996b. High relapse rates after discontinuation of adjunctive medication in elderly patients with recurrent major depression. *Am. J. Psychiatry* 153:1418–22.

Reynolds, C. F., III, E. Frank, J. M. Perel, M. D. Miller, C. Cornes, A. H. Rifai, B. G. Pollock, S. Mazumdar, C. J. George, P. R. Houck, and D. J. Kupfer. 1994. Treatment of consecutive episodes of major depression in the elderly. *Am. J. Psychiatry* 151:1740–43.

Reynolds, W. M., and K. I. Coats. 1986. A comparison of cognitive-behavioral therapy and relaxation training for the treatment of depression in adolescents. *J. Consult. Clin. Psychol.* 44:653–60.

Rhodes, J. E., and M. Woods. 1995. Comfort and conflict in the relationships of pregnant, minority adolescents: Social support as a moderator of social strain. *Journal of Community Psychology* 23(1):74–84.

Richman, N., J. E. Stevenson, and P. J. Graham. 1975. Prevalence of behavior problems in three-year-old children: An epidemiological study in a London borough. *J. Child Psychol. Psychiatry* 16:277–87.

Robbins, D. R., N. E. Allesi, and M. V. Colfer. 1989a. Treatment of adolescents with major depression: Implications of the DST and the melancholic clinical subtype. *J. Affective Disord.* 17:99–104.

———. 1989b. The use of the Research Diagnostic Criteria (RDC) for depression in adolescent psychiatric inpatients. *J. Am. Acad. Child Adolesc. Psychiatry* 21:215–55.

Rogers, C. R. 1951. *Client-centered therapy.* Boston: Houghton Mifflin.

Rohde, P., P. M. Lewinsohn, and J. R. Seeley. 1994. Response of depressed adolescents to cognitive-behavioral treatment: Do differences in initial severity clarify the comparison of treatments? *J. Consult. Clin. Psychol.* 62(4):851–54.

Rossello, J., and G. Bernal. 1996. Adapting cognitive-behavioral and interpersonal treatment for depressed Puerto Rican adolescents. In *Psychosocial Treatments for Child and Adolescent Disorders: Empirically Based Strategies for Clinical Practice*, ed. E. D. Hibbs and P. S. Jensen, 157–85. Washington, D.C.: American Psychological Association.

Rossello, J., and G. Bernal. 1999. The efficacy of cognitive-behavioral and interpersonal treatments for depression in Puerto Rican adolescents. *Journal of Consulting & Cinical Psychology* 67(5):734–45.Roth, A. D., and P. Fonagy. 1996. *What Works for Whom?* New York: Guilford.

Rothblum, E. D., A. J. Sholomskas, C. Berry, and B. A. Prusoff. 1982. Issues in clinical trials with the depressed elderly. *J. Am. Geriatrics Society* 30:694–99.

Rounsaville, B., and K. Carroll. 1993. Interpersonal psychotherapy for patients who abuse drugs. In *New Applications of Interpersonal Psychotherapy*, ed. G. L. Klerman and M. M. Weissman, 319–53. Washington, D.C.: American Psychiatric Press.

Rounsaville, B. J., W. Glazer, C. H. Wilber, M. M. Weissman, and H. D. Kleber. 1983. Short-term interpersonal psychotherapy in methadone-maintained opiate addicts. *Arch. Gen. Psychiatry* 40:629–36.

Rounsaville, B. J., T. R. Kosten, M. M. Weissman, and H. D. Kleber. 1986. A 2.5 year follow-up of short-term interpersonal psychotherapy in methadone-maintained opiate addicts. *Compr Psychiatry* 27:201–10.

Rounsaville, B. J., S. O'Malley, S. Foley, and M. M. Weissman. 1988. Role of manual-guided training in the conduct and efficacy of interpersonal psychotherapy for depression. *J. Consult. Clin. Psychology* 56:681–88.

Roy-Byrne, P. P., M. Geraci, and T. W. Uhde. 1986. Life events and the onset of panic disorder. *Am. J. Psychiatry* 143:1424–27.

Rutter, M., P. Graham, O. F.. Chadwick, and W. Yule. 1976. Adolescent turmoil: Fact or fiction. *J. Child. Psychol. Psychiatry* 17:35–56.

Ryan, N. D. 1990. Pharmacotherapy of adolescent major depression: Beyond TCA's. *Psychopharmacol. Bull.* 26:75–79.

Ryan, N. D., V. S. Bhatara, and J. M. Perel. 1999. Mood stabilizers in children and adolescents. *J. Am. Acad. Child Adolesc. Psychiatry* 38(5):529–38.

Ryan, N. D., V. Meyer, S. Dachille, D. Mazzie, and J. Puig-Antich. 1988a. Lithium antidepressant augmentation in TCA-refractory depression in adolescents. *J. Am. Acad. Child Adolesc. Psychiatry* 27:371–76.

———. 1988b. MAOIs in adolescent major depression unresponsive to tricyclic antidepressants. *J. Am. Acad. Child Adolesc. Psychiatry* 27:755–58.

Ryan, N. D., and J. Puig-Antich. 1986. Affective illness in adolescence. In *Psychiatry Update: The American Psychiatric Association Annual Review*, vol. 5, ed. A. J. Frances and R. E. Hales, 420–50. Washington, D.C.: American Psychiatric Press.

Ryan, N. D., J. Puig-Antich, P. Ambrosini, H. Rabinovich, D. Robinson, B. Nelson, S. Iyengar, and J. Twomey. 1987. The clinical picture of major depression in children and adolescents. *Arch. Gen. Psychiatry* 44:854–61.

Ryan, N. D., J. Puig-Antich, T. B. Cocper, H. Rabinovich, P. Ambrosini, M. Davies, J. King, D. Torres, and J. Fried. 1986. Imipramine in adolescent major depression: Plasma level and clinical response *Acta Psychiatr. Scand.* 73:275–88.

Sargent, J. K., M. L. Bruce, L. P. Florio, and M. M. Weissman. 1990. Factors associated with one-year outcome of major depression in the community. *Arch. Gen. Psychiatry* 47:519–26.

Schneider, L. S., R. B. Sloane, F. R. Staples, and M. Bender. 1986. Pretreatment orthostatic hypotension as a predictor cf response to nortriptyline in geriatric depression. *J. Clin. Psychpharmacol.* 6:172–76.

Schneier, F. R., J. Johnson, C. D. Hornig, M. R. Liebowitz, and M. M. Weissman. 1992. Social phobia: Comorbidity and morbidity in an epidemiologic sample. *Archives of General Psychiatry* 49:282–88.

Schou, M. 1997. Forty years of lithium treatment. *Arch Gen Psychiatry* 54:9–13.

Schulberg, H., M. Madonia, M. Block, J. Coulehan, C. Scott, E. Rodriguez, and A. Black. 1995. Major depression in primary care practice: Clinical characteristics and treatment implications. *Psychosomatics* 36:129–37.

Schulberg, H. C., M. R. Block, M. J. Madonia, P. Scott, E. Rodriguez, S. D. Imber, J. Perel, J. Lave, P. R. Houck, and J. L. Coulehan. 1996. Treating major depression in primary care practice. *Arch. Gen. Psychiatry* 53(10):913–19.

Schulberg, H. C., C. P. Scott, M. J. Madonia, and S. D. Imber. 1993. Applications of interpersonal psychotherapy to depression in primary care practice. In *New Applications of Interpersonal Psychotherapy*, ed. G. L. Klerman and M. M. Weissman. Washington, D.C.: American Psychiatric Press.

Schwartz, R. S., and J. Olds. 1997. Loneliness. *Harvard Rev. Psychiatry* 5:94–98.

Scott, J. 1995. Psychotherapy for bipolar disorder. *Br J Psychiatry.* 167:581–88.

Scott, J., and G. Ikkos. 1996. A pilot study of interpersonal psychotherapy for the treatment of chronic somatization in primary care. Presented at First Congress of the World Council of Psychotherapy, June 30–July 4, 1996, Vienna, Austria.

Shaffer, D., A. Garland, M. Gould, P. Fisher, and P. Trautman. 1988. Preventing teenage suicide: A critical review. *J. Am. Acad. Child Adolesc. Psychiatry* 27:675–87.

Shaila, M. 1995. *Shouldn't I Be Happy? Emotional Problems of Pregnant and Postpartum Women*. New York: Free Press.

Shain, B. N., M. Naylor, and N. Alessi. 1990. Comparison of self-rated and clinician-rated measures of depression in adolescents. *Am. J. Psychiatry* 147:793–95.

Shea, M. T., I. Elkin, S. D. Imber, S. M. Sotsky, J. T. Watkins, J. F. Collins, P. A. Pilkonis, E. Beckham, D. R. Glass, R. T. Dolan, and M. B. Parloff. 1992. Course of depressive symptoms over follow-up: Findings from the National Institute of Mental Health Treatment of Depression Collaborative Research Program. *Arch. Gen. Psychiatry* 49:782–87.

Shea, M. T., D. Glass, P. A. Pilkonis, J. Watkins, and J. Docherty. 1987. Frequency and implications of personality disorders in a sample of depressed outpatients. *J. Personality Disorders* 1:27–42.

Shea, M. T., P. A. Pilkonis, E. Beckham, J. F. Collins, I. Elkin, S. M. Sotsky, and J. P. Docherty. 1990. Personality disorders and treatment outcome in the National Institute of Mental Health Treatment of Depression Collaborative Research Program. *Am. J. Psychiatry* 147:711–18.

Shear, M. K., A. M. Cooper, G. L. Klerman, F. N. Busch, and T. Shapiro. 1993. A psychodynamic model of panic disorder. *Am. J. Psychiatry* 150:859–66.

Sholomskas, A. J., E. S. Chevron, B. A. Prusoff, and C. Berry. 1983. Short-term interpersonal therapy (IPT) with the depressed elderly: Case reports and discussion. *Am. J. Psychotherapy* 37:552–66.

Sifneos, P. E. 1979. *Short-Term Dynamic Psychotherapy.* New York: Plenum.

Simeon, J. E., V. F. Dinicola, H. B. Ferguson, and W. Copping. 1990. Adolescent depression: A placebo control fluoxetine study and follow-up. *Prog. Neuropsychopharm. Biol. Psy.* 14:791–95.

Sloane, R. B., F. R. Stapes, and L. S. Schneider. 1985. Interpersonal therapy versus nortriptyline for depression in the elderly. In *Clinical and Pharmacological Studies in Psychiatric Disorders,* ed. G. D. Burrow, T. R. Norman, and L. Dennerstein, 344–46. London: John Libbey.

Smucker, M. R., W. E. Craighead, L. W. Craighead, and B. J. Green. 1986. Normative and reliability data for the Children's Depression Inventory. *J. Abnormal Child Psychol.* 14:25–39.

Solé-Puig, J. 1995a. Psicoterapia interpersonal (I). *Rev. Psiquiatria Fac. Med. Barna* 22(4):91–99.

———. 1995b. Psicoterapia interpersonal (II). *Rev. Psiquiatria Fac. Med. Barna* 22(5):120–31.

Solé-Puig, J. 1997. The European launch of interpersonal psychotherapy in the Tenth World Congress of Psychiatry. *Eur. Psychiatry* 12:46–48.

Solé-Puig, J. 1998. *Psicoterapia interpersonal.* Barcelona: Masson.

Sotsky, S. M. May 1997a. Pharmacotherapy and psychotherapy response in atypical depression: Findings from the NIMH Treatment of Depression Collaborative Research Program. Presented as part of Symposium 73 at the American Psychiatric Association 150th Annual Meeting, San Diego, California.

———. 1997b. Therapeutic alliance in treatment outcome for depression. Presented as part of Symposium 13 at the American Psychiatric Association 150th Annual Meeting, San Diego, California.

Sotsky, S. M., D. R. Glass, M. T. Shea, P. A. Pilkonis, J. F. Collins, I. Elkin, J. T. Watkins, S. D. Imber, W. R. Leber, J. Moyer, and M. E. Oliveri. 1991. Patient predictors of response to psychotherapy and pharmacotherapy: Findings in the NIMH treatment of depression collaborative research program. *Am. J. Psychiatry* 148:997–1008.

Spanier, G. B. February 1976. Measuring dyadic adjustment: New scales for assessing the quality of marriage and similar dyads. *Journal of Marriage & the Family* 38(1):15–28.

Spinelli, M. G. 1997a. Interpersonal psychotherapy for depressed pregnant HIV-positive women: A pilot study. *Am. J. Psychiatry* 154:1028–30.

———. 1997b. Manual of interpersonal psychotherapy for antepartum depressed women (IPT-P). Available through Dr. Spinelli, Maternal Mental Health Program, Columbia University College of Physicians and Surgeons and New York State Psychiatric Institute, 722 West 168 St., Unit 14, New York, N.Y. 10032.

———. 1997c. Interpersonal psychotherapy for depressed antepartum women: A pilot study. *American Journal of Psychiatry* 154(7):1028–30.

Spinelli, M. G., and M. M. Weissman. 1997. The clinical application of interpersonal psychotherapy for depression during pregnancy. *Primary Psychiatry* 10:50–57.

Spitzer, R. L., J.B.W. Williams, M. Gibbon, and M. B. First. 1992. The Structured Clinical Interview for DSM-III-R (SCID): History, rationale and description. *Arch. Gen. Psychiatry* 49:624–29.

Spitzer, R. L., and J. Endicott. 1979. *Schedule for Affective Disorders and Schizophrenia—Lifetime Version*, 3d ed. New York: New York State Psychiatric Institute, Biometrics Research.

Spitzer, R. L., J. Endicott, and E. Robins. 1978. *Research Diagnostic Criteria (RDC) for a Selected Group of Functional Disorders*, 3d ed. New York: New York State Psychiatric Institute, Biometrics Research.

Steiner, M., G. Browne, J. Roberts, A. Gafni, C. Byrne, B. Bell, and E. Dunn. 1998. Sertraline and IPT in dysthymia: One-year follow-up. Poster presented at the Thirty-eighth Annual Meeting of the NIMH New Clinical Drug Evaluation Unit (NCDEU), Boca Raton, Florida, June 1998.

Stewart, J. W., F. M. Quitkin, P. J. McGrath, J. G. Rabkin, J. S. Markowitz, E. Tricamo, and D. F. Klein. 1988. Social functioning in chronic depression: Effect of six weeks of antidepressant treatment. *Psychiatr. Res.* 25:213–22.

Stone, M. 1989. The course of borderline personality disorder. In *Review of Psychiatry*, vol. 8, ed. A. Tasman, R. Hales, and A. Frances, 103–22. Washington, D.C.: American Psychiatric Press.

Strober, M. 1985. Depression in adolescents. *Psychiatric Annals* 16:375–78.

Strober, M., and G. Carlson. 1982. Bipolar illness in adolescents with major depressive disorder: Clinical, genetic, and psychopharmacological predictors. *Arch. Gen. Psychiatry* 39:549–55.

Strober, M., M. De Antonio, C. Lampert, and J. Diamond. 1998. Intensity and predictors of treatment received by adolescents with unipolar major depression prior to hospital admission. *Depression* 7:40–46.

Strober, M., R. Freeman, and J. Rigali. 1990. The pharmacotherapy of depressive illness in adolescence, I: An open label trial of imipramine. *Psychopharmacol. Bull.* 26:80–84.

Strober, M., J. Green, and G. Carlson. 1981. Phenomenology and subtypes of major depressive disorder in adolescence. *J. Affective Disord.* 3:281–90.

———. 1997. Use of interpersonal psychotherapy for depression. *Directions in Psychiatry* 17:263–274.

Stuart, S. 1999. Interpersonal psychotherapy for postpartum depression. In *Postpartum Psychiatric Disorders*, ed. L. Miller, 143–62. Washington, D.C.: American Psychiatric Press.

Stuart, S., and V. Cole. 1996. Treatment of depression following myocardial infarction with interpersonal psychotherapy. *Annals Clin. Psychiatry* 8(4):203–6.

Stuart, S., and M. W. O'Hara. 1995a. Interpersonal psychotherapy for postpartum depression. *Journal of Psychotherapy Practice and Research* 4:18–29.

———. 1995b. Treatment of postpartum depression with interpersonal psychotherapy. *Arch. Gen. Psychiatry* 52:75–76.

Stuart, S., M. W. O'Hara, and M. C. Blehar. 1998. Mental disorders associated with childbearing: Report of the biennial meeting of the Marce Society. *Psychopharmacol. Bull.* 34:333–38.

Sullivan, H. S. 1953. *The Interpersonal Theory of Psychiatry.* New York: W. W. Norton.

Swartz, H. A., J. C. Markowitz, and M. G. Spinelli. 1997. Interpersonal psychotherapy of a dysthymic, pregnant, HIV-positive woman. *Journal of Psychotherapy Practice and Research* 6:165–78.

Targ, E. F., D. H. Karasic, P. N. Diefenbach, D. A. Anderson, A. Bystritsky, and F. I. Fawzy. 1994. Structured group therapy and fluoxetine to treat depression in HIV-positive persons. *Psychosomatics* 35:132–37.

Tennant, C., P. Bebbington, and J. Hurry. 1980. Parental death in childhood and risk of adult depressive disorders: A review. *Psychol. Medicine* 10(2):289–99.

Thase, M. E., D. J. Buysse, E. Frank, C. R. Cherry, C. L. Cornes, A. G. Mallinger, and D. J. Kupfer. 1997. Which depressed patients will respond to interpersonal psychotherapy? The role of abnormal EEG profiles. *Am. J. Psychiatry* 154:502–9.

Thompson, L. W., D. E. Gallagher, and J. S. Breckenridge. Comparative effectiveness of psychotherapies for depressed elders. *J. Consult. Clin. Psychol.* 55:385–90.

Van Hermert, A. M., M. W. Hengeveld, J. H. Bolk, H. G. Rooijmans, and J. P. Vanderbroucke. 1993. Psychiatric disorders in relation to medical illness among patients of a general medical outpatient clinic. *Psychol. Med.* 23(1):167–73.

Veale, D., A. Boocock, K. Gournay, W. Dryden, F. Shah, R. Willson, and J. Walburn. 1996a. Body dysmorphic disorder: A survey of fifty cases. *Br. J. Psychiatry* 169:1962.

———. 1996b. Body dysmorphic disorder: A cognitive behavior model and pilot randomized controlled trial. *Behav. Res. Ther.* 34(9):717–29.

Versiani, M. 1994. Pharmacotherapy of dysthymia: A controlled study of imipramine, moclobemide or placebo. *Neuropsychopharmacology* 10:298.

Viederman, M. 1995. Grief: Normal and pathological variants. *Am. J. Psychiatry* 152:1–4.

Walker, K., A. MacBride, and M. Vachon. 1977. Social support networks and the crisis of bereavement. *Soc. Sci. Med.* 11:35–41.

Waring, E. M., C. H. Chamberlaine, E. W. McCrank, C. A. Stalker, C. Carver, R. Fry, and S. Barnes. 1988. Dysthymia: A randomized study of cognitive marital therapy and antidepressants. *Can. J. Psychiatry* 33:96–99.

Warner, V., M. M. Weissman, M. Fendrich, P. Wickramaratne, and D. Moreau. 1992. The course of major depression in the offspring of depressed parents: Incidence, recurrence, and recovery. *Arch. Gen. Psychiatry* 49:795–801.

Warner, V., M. M. Weissman, L. Mufson, and P. J. Wickramaratne. 1999. Grandparents, parents, and grandchildren at high risk for depression: A three-generation study. *J. Am. Acad. Child Adolesc. Psychiatry* 38:289–296.

Wasson, J., C. Gaudette, F. Whaley, A Sauvigne, P. Baribeau, and H. G. Welch. 1992. Telephone care as a substitute for routine clinic follow-up. *JAMA* 267:1788–93.

Weissman, M. M. 1993. The epidemiology of personality disorders. *Psychiatry Update*, vol. 3, ed. L. Grinspoon. Washington, D.C.: American Psychiatric Press.

Weissman, M. M., B. J. Rounsaville, and E. S. Chevron. 1982. Training psychotherapists to participate in psychotherapy outcome studies: Identifying and dealing with the research requirement. *American Journal of Psychiatry* 139:1442–46.

Weissman, A. N., and A. T. Beck. 1979. *The Dysfunctional Attitudes Scale.* University of Pennsylvania. Unpublished manuscript.

Weissman, M. M., R. B. Jarrett, and A. J. Rush. 1987. Psychotherapy and its relevance to the pharmacotherapy of major depression: A decade later(1976–1985). In *Psychopharmacology: The Third Generation of Pregress*, ed. H. Meltzer, 1059–69. New York: Raven Press.

Weissman, M. M., and J. C. Markowitz. 1994. Interpersonal psychotherapy: Current status. *Archives of General Psychiatry* 51:599–606.

Weissman, M. M., and E. S. Paykel. 1974. *The Depressed Woman: A Study of Social Relationships.* Chicago: University of Chicago Press.Weissman, M. M. 1995. *Mastering Depression Through Interpersonal Psychotherapy.* Available through the Psychological Corporation, Order Service Center, P.O. Box 839954, San Antonio, Tex. 78283–3954.

Weissman, M. M., and H. S. Akiskal. 1984. The role of psychotherapy in chronic depressions: A proposal. *Compr. Psychiatry* 25:23–31.

Weissman, M. M., and S. Bothwell. 1976. Assessment of social adjustment by patient self-report. *Arch. Gen. Psychiatry* 33:1111–15.

Weissman, M. M., and G. L. Klerman. 1993. Interpersonal counseling for stress and distress in primary care settings. In *New Applications of Interpersonal Psychotherapy*, ed. G. L. Klerman and M. M. Weissman. Washington, D.C.: American Psychiatric Press.

Weissman, M. M., and G. L. Klerman. 1977. The chronic depressive in the community: Underrecognized and poorly treated. *Compr. Psychiatry* 18:523–31.

———.1993. Interpersonal counseling for stress and distress in primary care settings. In *New Applications of Interpersonal Psychotherapy*, ed. G. L. Klerman and M. M. Weissman, 295–318. Washington. D.C.: American Psychiatric Press.

Weissman, M. M., R. G. Bland, G. Cannno, C. Faravelli, S. Greenwald, H. G. Hwu, P. R. Joyce, E. G. Karem, C. K. Lee, J. Lellouch, J. P. Lepine, S. C. Newman, M. Rubio-Stipec, J. E. Wells, P. J. Wickramaratne, H. U. Wittchen, and E. K. Yeh. 1996. Cross-national epidemiology of major depression and bipolar disorder. *JAMA* 276: 293–99.

Weissman, M. M., G. D. Gammon, K. John, K. R. Merikangas, V. Warner, B. A. Prusoff, and D. Sholomskas. 1987a. Children of depressed parents: Increased psychopathology and early-onset major depression. *Arch. Gen. Psychiatry* 44:847–53.

———. 1987b. Psychotherapy and its relevance to the pharmacotherapy of major depression: A decade later (1976–1985). In *Psychopharmacology: The Third Generation of Progress*, ed. H. Y. Meltzer, 1059–69. New York: Raven.

Weissman, M. M., G. L. Klerman, B. A. Prusoff et al. 1981. Depressed outpatients: Results one year after treatment with drugs and/or interpersonal psychotherapy. *Arch. Gen. Psychiatry* 38:51–55.

Stuart, S. 1999. Interpersonal psychotherapy for postpartum depression. In *Postpartum Psychiatric Disorders,* ed. L. Miller, 143–62. Washington, D.C.: American Psychiatric Press.

Stuart, S., and V. Cole. 1996. Treatment of depression following myocardial infarction with interpersonal psychotherapy. *Annals Clin. Psychiatry* 8(4):203–6.

Stuart, S., and M. W. O'Hara. 1995a. Interpersonal psychotherapy for postpartum depression. *Journal of Psychotherapy Practice and Research* 4:18–29.

———. 1995b. Treatment of postpartum depression with interpersonal psychotherapy. *Arch. Gen. Psychiatry* 52:75–76.

Stuart, S., M. W. O'Hara, and M. C. Blehar. 1998. Mental disorders associated with childbearing: Report of the biennial meeting of the Marce Society. *Psychopharmacol. Bull.* 34:333–38.

Sullivan, H. S. 1953. *The Interpersonal Theory of Psychiatry.* New York: W. W. Norton.

Swartz, H. A., J. C. Markowitz, and M. G. Spinelli. 1997. Interpersonal psychotherapy of a dysthymic, pregnant, HIV-positive woman. *Journal of Psychotherapy Practice and Research* 6:165–78.

Targ, E. F., D. H. Karasic, P. N. Diefenbach, D. A. Anderson, A. Bystritsky, and F. I. Fawzy. 1994. Structured group therapy and fluoxetine to treat depression in HIV-positive persons. *Psychosomatics* 35:132–37.

Tennant, C., P. Bebbington, and J. Hurry. 1980. Parental death in childhood and risk of adult depressive disorders: A review. *Psychol. Medicine* 10(2):289–99.

Thase, M. E., D. J. Buysse, E. Frank, C. R. Cherry, C. L. Cornes, A. G. Mallinger, and D. J. Kupfer. 1997. Which depressed patients will respond to interpersonal psychotherapy? The role of abnormal EEG profiles. *Am. J. Psychiatry* 154:502–9.

Thompson, L. W., D. E. Gallagher, and J. S. Breckenridge. Comparative effectiveness of psychotherapies for depressed elders. *J. Consult. Clin. Psychol.* 55:385–90.

Van Hermert, A. M., M. W. Hengeveld, J. H. Bolk, H. G. Rooijmans, and J. P. Vanderbroucke. 1993. Psychiatric disorders in relation to medical illness among patients of a general medical outpatient clinic. *Psychol. Med.* 23(1):167–73.

Veale, D., A. Boocock, K. Gournay, W. Dryden, F. Shah, R. Willson, and J. Walburn. 1996a. Body dysmorphic disorder: A survey of fifty cases. *Br. J. Psychiatry* 169:1962.

———. 1996b. Body dysmorphic disorder: A cognitive behavior model and pilot randomized controlled trial. *Behav. Res. Ther.* 34(9):717–29.

Versiani, M. 1994. Pharmacotherapy of dysthymia: A controlled study of imipramine, moclobemide or placebo. *Neuropsychopharmacology* 10:298.

Viederman, M. 1995. Grief: Normal and pathological variants. *Am. J. Psychiatry* 152:1–4.

Walker, K., A. MacBride, and M. Vachon. 1977. Social support networks and the crisis of bereavement. *Soc. Sci. Med.* 11:35–41.

Waring, E. M., C. H. Chamberlaine, E. W. McCrank, C. A. Stalker, C. Carver, R. Fry, and S. Barnes. 1988. Dysthymia: A randomized study of cognitive marital therapy and antidepressants. *Can. J. Psychiatry* 33:96–99.

Warner, V., M. M. Weissman, M. Fendrich, P. Wickramaratne, and D. Moreau. 1992. The course of major depression in the offspring of depressed parents: Incidence, recurrence, and recovery. *Arch. Gen. Psychiatry* 49:795–801.

Warner, V., M. M. Weissman, L. Mufson, and P. J. Wickramaratne. 1999. Grandparents, parents, and grandchildren at high risk for depression: A three-generation study. *J. Am. Acad. Child Adolesc. Psychiatry* 38:289–296.

Woody, G. E., A. T. McLellan, L. Luborsky, and C. P. O'Brien. 1985. Sociopathy and psychotherapy outcome. *Arch. Gen. Psychiatry* 42:1081–86.

Zaretsky, A. E., and Z. V. Segal. 1994/1995. Psychosocial interventions in bipolar disorder. *Depression* 2:179–88.

Zuckerman, D. M., B. A. Prusoff, M. M. Weissman, and N. S. Padian. 1980. Personality as a predictor of psychotherapy and pharmacotherapy outcome for depressed outpatients. *Journal of Consulting and Clinical Psychology* 48:730–35.

訳者あとがき

　本書は，Comprehensive Guide to Interpersonal Psychotherapy の全訳である。2000年に米国で出版された原書は，現在，最も正式な対人関係療法（IPT）のマニュアルであり，1984年に出版されたオリジナル・マニュアル（邦訳は1997年に岩崎学術出版社から出版された『うつ病の対人関係療法』）を改訂したものである。

　対人関係療法（IPT）は，現在では，エビデンスに基づく精神療法として認知行動療法（CBT）と双璧をなす治療法として国際的に知られており，米国精神医学会のうつ病治療ガイドラインなどにおいても有効な治療法として位置づけられているものである。その後，うつ病以外にもさまざまな障害やさまざまな患者層に向けて修正され，効果が検証されてきた。1960年代末から開発されたが，効果検証のための臨床研究を優先させたため，一般臨床に普及するようになったのは1990年代に入ってから，という特異な歴史を持っている。

　1984年版のオリジナル・マニュアル『うつ病の対人関係療法』は，Klerman が筆頭著者となって書かれたものであるが，彼は1992年に逝去した。現在ほどIPT が全世界に普及するとKlerman は思っていなかっただろう，とIPT の共同創始者であり Klerman の妻でもある Weissman は述べている。それほどに，IPT は，彼が亡くなってからも発展を続けている。それが，マニュアルの改訂が必要となった大きな理由である。本書の第2部以降は，オリジナル・マニュアルには含まれていなかった内容であるが，1984年以降に，いかに IPT が成長したかということを示すものであろう。2000年に出版された本書の著者にKlerman が含まれているのは，そんなすばらしい治療法を世に送り出した主力となった彼への敬意の表れである。訳者である私は，そんなところにも IPTのスピリットを感じている。

　日本でも近年 IPT への関心が急速に高まり，厚生労働科学研究にも加えていただけるようになった。そんな中，絶版になった『うつ病の対人関係療法』を復活させてほしいという声が多く聞かれるようになった。そこで今回，日本における IPT 普及の原点である岩崎学術出版社から改訂版のマニュアルである本書の訳書を出版していただけることになり，心から感謝している。なお，保険会社に支配された米国のマネジドケアに関する部分など，日本における臨

床と直接関係のないごく一部は省略させていただいていたことをご了解いただきたい。

　本書が出版された2000年以降にも，IPT は進化を続けている。簡易版であるがより新しい本としては，『臨床家のための対人関係療法クイックガイド』（創元社）（原書の出版は2007年）がある。また，グループIPT のマニュアルとしては，『グループ対人関係療法』（創元社）が出版されている。本書と併せて活用していただくことで，IPT への理解が深まると考えている。最新情報は，国際IPT 学会（International Society for Interpersonal Psychotherapy : ISIPT）のウェブサイト（http://www.interpersonalpsychotherapy.org/）を参照していただきたい。その他，日本での使用ということを考慮し，米国で作られたマニュアルの隙間を埋める目的で書かれた『臨床家のための対人関係療法入門ガイド』（創元社）も近刊予定である。摂食障害への IPT の適用に特に関心をお持ちの方には，拙著『拒食症・過食症を対人関係療法で治す』（紀伊國屋書店）が有用だと思う。

　最後に，本書をいち早く私に贈呈してくださり，常に日本におけるIPT の普及を楽しみにしてくださっている創始者のMyrna M. Weissman 教授に心から感謝を申し上げます。世界的に「疫学の神様」とも称される高名なWeissman 教授の私への接し方は，まさにIPT 治療者を思わせるような，温かさと敬意のこもったものです。また，まだ研修医であった私に『うつ病の対人関係療法』の翻訳という大きな仕事を通してIPT との出会いを与えてくださった恩師である慶應義塾大学の大野裕教授に深謝いたします。大野先生のおかげで，私の精神科医としての方向性がしっかりと定まりました。さらに今回，『うつ病の対人関係療法』を訳したときと同じ編集者である岩崎学術出版社の長谷川純さんと，11年ぶりにお互いに成長した姿でご一緒に仕事をさせていただけたことは，大変感動的なことでございました。まだまだIPT が日本で注目されていなかった時代から一貫してIPT の普及に力を注いでくださり，これだけの大書の翻訳という難しい課題を支えてくださったことに，心から感謝を申し上げます。本書の出版によって，Klerman や Weissman が志した形で，日本の臨床の場にIPT がさらに広がることを心から期待しています。

　2008年12月

水島　広子

人名索引

A・B

Abraham　　267
Arieti, S.　　7
Arzt　　334
Barber, J.P.　　167
Barnard, M.U.　　194
Basco, M.R.　　270
Beach, S.R.　　261
Becker, J.　　7, 185
Bemporad, J.R.　　7
Bernal, G.　　206
Bibring, E.　　122
Blatt, S.J.　　167
Blom, M.B.J.　　165
Brent, D.A.　　194
Browne, G.　　279〜281

C・D

Carroll, K.　　310
Chodoff, P.　　7
Clarke, G.　　194
Clougherty, K.　　288
Coats, K.I.　　194
Cochran, S.D.　　270
Cohen, R.　　7, 219, 278
Cole, V.　　344
Conte, J.R.　　21
Davanloo, H.　　410
DeRubeis, R.J.　　176
Donnelly　　360
Dujorne, V.F.　　194

E・F

Earls, F.　　193
Emslie, G.J.　　193
Fairburn, C.　　122, 315, 316, 319, 324, 325
Fleming, J.E.　　193
Foley, S.H.　　168

Fonagy, P.　　10, 389
Frank, E.　　168, 173, 177, 179〜181, 271, 273〜277, 385
Frank, J.D.　　7, 10
Freeman, C.　　282
Fromm-Reichmann, F.　　7, 267

G・H

Geller, B.　　193
Gillies, L.　　207, 346, 349, 354, 355, 359, 367
Glick, I.D.　　269
Goldstein, M.J.　　270
Gorman　　359
Hajak, G.　　346, 347
Harvey, N.S.　　269
Hinrichsen, G.A.　　211, 213
Hoencamp, E.　　165
Holland, J.C.　　360
Hollon, S.D.　　176
Holzman, P.S.　　122

I・J

Ikkos, G.　　343
Jacobson, N.S.　　260, 332, 333
Jarrett, R.B.　　21
Jensen, P.S.　　193
Judd, Fiona　　367

K・L

Kalichman, S.C.　　291
Klein, D.F.　　164
Klerman, G.L.　　21, 176, 177, 282, 288, 294, 392, 395
Klier, C.　　305, 359
Kornbluth　　360
Kroll, L.　　195
Krupnick, J.　　336, 360
Kupfer, D.J.　　173
Lefkowitz, M.M.　　193

Lewinsohn, P.M.　*194*
Linehan, M.　*348, 349*
Lipsitz, J.D.　*327, 329, 332, 333*
Luborsky, L.　*190*

M

Malan, D.H.　*410*
Markowitz, J. C.　*21, 288, 294, 309, 329, 367, 377*
Marks, I.　*339*
Martin, S.　*165*
Mason, B.J.　*189*
McAnanama　*346*
McKenzie, J.　*325*
Menninger, K.A.　*122*
Meyer, A　*7*
Miklowitz, D.J.　*270*
Miller, I.W.　*269*
Miller, M.D.　*211, 213*
Moreau, D.　*207*
Mossey, J.M.　*286*
Muenz, L.R.　*167*
Mufson, L.　*192, 195, 200, 206, 207, 359*
Müller-Popkes, K.　*346, 347*

O・P

O'Hara, M.W.　*302〜306, 327, 330, 332, 359*
O'Leary, K.D.　*261*
Offord, D.R.　*193*
Opdyke, K.S.　*216*
Parsons, T.　*43*
Peet, M.　*269*
Perry, S.W.　*288, 294, 295*
Phillips, K.A.　*338*

R

Rapoff, M.A.　*194*
Reynolds, C.F. III　*180, 181, 214〜217*
Reynolds, W.M.　*194*
Richman, N.　*193*
Rivera　*206*
Robbins, D.R.　*194, 195*

Rogers, C.R.　*295*
Rosello, J.　*206*
Ross, D.C.　*164*
Roth, A.D.　*10, 389*
Rothblum, E.D.　*209, 213*
Rounsaville, B.J.　*310, 312, 381*
Rush, A.J.　*21, 270*
Rutter, M.　*193*
Ryan, N.D.　*193*

S

Schramm, E.　*346, 347*
Schulberg, H.C.　*279, 281*
Scott, J.　*343*
Shea, M.T.　*164*
Sholomskas, A.J.　*210*
Sifneos, P.E.　*410*
Sloan, R.B.　*213*
Sloane, R.B.　*209*
Smucker, M.R.　*193*
Sotsky, S.M.　*166, 168*
Spanier, G.B.　*262*
Spinelli, M.G.　*299, 301, 306*
Steiner, M.　*190, 279, 280, 281*
Stuart, S.　*302〜306, 327, 330, 332, 342〜345*
Sullivan, H.S.　*7*
Swartz, H.A.　*301*

T・V・W

Tesiny, E.P.　*193*
Thase, M.E.　*168, 215*
van Rijsoort, M.　*334*
Veale, D.　*339, 341*

W

Weissman, M.M.　*21, 207, 306, 332, 365, 367, 377, 392*
Wilfley, D.E.　*320, 324, 359*
Wilkes, T.C.R.　*193*
Wolfson, L.　*211*
Woody, G.E.　*313, 314*

事項索引

あ

RDC　*261*
アイオワ大学　*302, 327, 331, 341, 342, 345*
ICD-10　*27, 29, 36, 38*
愛着　*5, 64, 77, 90, 92〜94, 96, 109〜111, 351*
IPSRT　→ 対人関係・社会リズム療法
IPC　→ 対人関係カウンセリング
IPT　→ 対人関係療法（IPT）
　グループ──　→ グループIPT
IPT-HIV　*288〜297*
IPT-SP　*328*
IPT-M　*173〜181, 214, 381*
IPT-LL　*211, 214〜216*
IPT-LLM　*209*
IPT-G　→ グループIPT
IPT-CM　→ 夫婦同席治療
IPT-D　*103, 182〜191, 382*
アジェンダ　*413*
アヘン　*309, 310, 312, 313, 393*
アミトリプチリン　*162, 163, 176, 177*
アルコール　*38, 77, 95, 161, 197, 202, 298, 309, 312, 314, 345, 385, 394, 398, 403, 412*
アルプラゾラム　*213*
アンビバレンス　*3, 66, 80, 82, 267, 311, 335, 365*
アンビバレント　*3, 212, 350, 411*
アンヘドニア　→ 快楽消失

い

医学モデル　*2, 5, 9, 20, 42, 43, 155, 186, 317, 327, 329, 343, 370, 394*
怒り　*8, 14, 65〜67, 70, 78, 80, 83, 85〜88, 90, 92, 94, 111〜113, 115, 118, 126, 127, 130, 132, 136, 139, 153, 158, 183, 187, 188, 201, 202, 212, 230, 231, 232, 235, 237, 244, 245, 251, 267, 292, 302, 330, 337, 342, 345, 348〜350, 355, 363, 400, 401, 407, 409, 410, 412, 414, 417*
行き詰まり　*23, 74, 76, 77, 80, 136, 223, 258, 284, 301, 322, 340, 351, 364*
医原性の役割の変化　*186, 329*
維持治療　*7, 25, 55, 117, 121, 162, 163, 165, 168, 173〜181, 208, 214〜217, 266, 267, 276, 286, 312, 355, 385, 394*
依存　*11, 15, 38, 72, 73, 77, 80, 83, 95, 98, 112, 115, 139, 151, 152, 161, 183, 200, 210, 267, 309, 310, 312〜314, 334, 394, 398, 403, 409, 411, 412*
Ⅰ軸障害　*8, 11, 140*
一次的社会集団　*7*
一般身体疾患　*37*
遺伝　*4, 160, 161, 193, 267, 297, 362, 364*
今，ここで here and now　*9, 20, 53, 57, 113*
イミプラミン　*163〜167, 177, 179, 180, 181, 213〜215, 295, 296*
引退　*20, 89, 91, 178, 179, 210〜212, 398, 429*

う

ヴェンラファキシン　*165, 166*
うつ病
　──と治療についての説明　*39*
　──の原因　*4*
　──の初発　*6, 192, 193, 208*
　──の心理社会的な側面　*9*
　──の母親　*298*
　──のプロセス　*8*
　親の──　→ 親のうつ病
　産後──　→ 産後うつ病
　思春期──　→ 思春期うつ病
　小児期の──　→ 小児期のうつ病
　慢性の──　→ 慢性のうつ病
うつ病共同研究プログラム治療（TDCRP）　*163, 294, 297*
『うつ病の対人関係療法』　*5, 17, 377, 381*

え

エイズ　　86, 199, 288, 290, 291, 294
HIV 抗体陽性　　86, 189, 216, 288〜297, 301, 383, 385
AHCPR ガイドライン　　36, 278, 280
AZT プロトコル　　297
エクササイズ　　238〜242, 258
SRM　　→ ソーシャル・リズム・メトリック
SAS-SR　　→ 生活スタイル質問票
SSRI　　100, 208
SNRI　　165
NIMH　　163, 166, 190, 294, 295, 297
　　──の多施設共同うつ病治療研究プログラム（NIMH TDCRP）　　→ うつ病共同研究プログラム治療（TDCRP）
エビデンス　　4, 6, 7, 9, 175, 184, 193, 195, 196, 261, 266, 269, 273, 276, 278, 281, 389, 393

お

オープン試験　　165, 183, 294, 301, 332, 343, 345, 346, 384
オックスフォード大学　　315
親のうつ病　　9
親の死　　9

か

Karnofsky 尺度　　296
外傷後ストレス障害（PTSD）　　326, 336, 337, 360
回避性パーソナリティ障害　　167
快楽消失（アンヘドニア）　　107, 202, 302, 345
学習障害　　203
拡大家族　　97, 221, 222, 303
過食エピソード　　315, 321, 322
家族機能　　281
家族療法　　3, 194, 219, 267, 269, 324
カタルシス　　67, 68, 126
学校　　83, 91, 97, 98, 107〜109, 112, 151, 192, 193, 195, 196, 202, 205〜207, 250, 252, 253, 266, 298, 299, 353, 363, 408
「悲しみすぎる」　　71
カルバマゼピン　　266, 276, 348
癌　　211, 250, 343, 360, 361, 365, 422
寛解　　6, 7, 38, 40, 41, 88, 120, 121, 140, 164, 165, 173〜175, 177〜180, 187, 190, 195, 211, 215, 216, 219, 294, 305, 312, 327, 337, 338, 354, 355, 374, 399
寛解維持　　179, 180
患者治療者関係　　→ 治療関係
患者と医療専門家との関係と医療の追求　　343
患者本（患者ガイド）　　21, 50, 138, 204, 279, 283, 359, 365〜367, 384
感情障害用面接基準（SADS）　　36
感情の励まし　　25, 125〜128, 237, 417
感情表現　　67, 71, 93, 128, 237, 243
鑑別治療学　　4, 36, 166

き

期間限定　　4, 11, 16, 55, 117, 121, 122, 146, 178, 219, 227, 303, 333, 339, 349, 350, 352, 355, 369, 370, 373, 374, 392, 393
危機管理　　204
季節性うつ病　　5
気分障害　　5, 6, 8, 88, 115, 116, 165, 169, 171, 184〜186, 189, 206, 209, 213, 276, 289, 290, 307, 326, 393
気分変調症　　206, 279, 294, 295
気分変調性障害　　5, 8, 20, 21, 38, 41, 86, 102, 103, 114, 115, 139, 140, 171, 172, 182〜191, 279, 280, 309, 312, 327, 329, 330, 341, 355, 382
技法　　8, 10, 14, 19, 21, 53, 64, 113, 121〜138, 147, 154, 164, 188, 218, 229, 234, 237, 240, 241, 243, 244, 246, 271, 320, 330, 339, 349, 369〜371, 373〜376, 378〜381, 397, 413, 426, 431
キャンセル　　22, 55, 82, 110, 137, 255, 256, 258
QOL　　280
急性エピソード　　5, 142, 173〜175
急性期治療　　7, 162〜168, 211, 216, 350,

351, 394
教育　19, 27, 52, 133, 134, 137, 140, 144, 159, 194～196, 198, 202～204, 207, 208, 221, 246, 250～253, 267～271, 273, 276, 291, 297, 298, 301, 304～306, 315, 317, 321, 322, 332, 339, 342, 365, 366, 370, 372, 378, 381, 393, 400
教育セミナー　371, 374, 376, 378
境界性パーソナリティ障害（BPD）　12, 13, 347～355, 384
共通要素　10
強迫症状　35
強迫性障害　171, 394
強迫性パーソナリティ障害　167, 321
気力　5, 8, 28, 31, 33, 39, 44, 51, 72, 83, 85, 86, 98, 107, 114, 140, 146, 160, 182, 188, 211, 268, 302, 304, 344
キンドリング理論　268

く

クオリティ・コントロール　380, 391～393
グループIPT　305, 320, 321, 324, 359～360, 383, 394
グループ療法　55, 194, 195, 269, 290, 305, 315, 320, 327, 332, 336, 337, 359

け

継続治療　7, 25, 165, 171, 175, 176, 179, 180, 187, 195, 215, 216, 355, 364
契約設定　137
決定分析　76, 124, 133, 135, 238
限界設定　134
幻覚　42
原家族　225, 226, 233, 234, 253, 300, 339, 403
「健康な自己」の喪失　274
原発性不眠症　346

こ

口愛期　3
抗うつ薬　2, 4, 7, 41～43, 100, 108, 144, 159, 166, 172, 174, 176, 177, 184, 185, 193, 195, 210, 211, 280, 290, 295, 299, 339, 340, 348, 355, 394, 398, 403, 414
抗精神病薬　42, 339, 348
構造化　15, 36, 104, 112, 123, 137, 194, 219, 332, 337, 377
肯定的関心　14, 232
抗てんかん薬　171, 266
後天性免疫不全症候群　→ エイズ
行動化　197
行動的アプローチ　10, 277
行動的家族マネジメント Behavioral Family Management（BFM）　270
行動変化技法　25, 133, 426
行動療法　267, 271, 313, 319, 370, 385, 413
高齢うつ病　173, 209～217, 381
高齢者　172, 174, 181, 209～217, 286, 382, 401, 406, 408, 430, 431
コーネル大学　38, 183, 185, 189, 190, 288
コカイン　309, 310, 313, 314, 393
コスト　278, 280, 281, 285, 287, 311, 390
　――の相殺　278, 280, 390
コミュニケーション　3, 8, 10, 23, 60, 74, 75, 78, 80, 81, 84, 106, 124, 128～131, 136, 144, 147, 148, 149, 152～154, 218, 222, 223, 225, 228, 233～236, 238, 242, 252～260, 269, 323, 330, 331, 348, 353, 354, 364
　――・エクササイズ　239, 242
　――・スキル　106, 270
　――・パターン　304, 353
　――の問題　130
　――分析　25, 76, 106, 124, 129～131, 135, 234, 330, 431
　　間接的な――　80, 235
　　夫婦の――問題　223
孤立　10, 24, 48, 52, 94, 95, 102, 103, 105, 113, 141, 154, 199, 204, 212, 250, 251, 253, 339, 362, 398, 408
コロンビア大学　206, 299, 306, 319, 327, 359
婚外交渉　219, 231
コントロール　4, 7, 27, 40, 45, 65, 74, 87, 90, 113, 115, 125～127, 140, 141, 143, 152, 153, 158, 175, 202, 204, 219, 239, 250, 251, 264, 271, 274, 286, 311, 318, 321～333, 350,

354, 362, 380, 398, 413, 414, 417, 418, 421
コンプライアンス　　276, 280

さ

罪悪感　　5, 8, 12, 31, 35, 45, 65, 66, 69, 71, 73, 80, 86, 92, 94, 108, 113, 118, 119, 125, 138, 142, 143, 154, 155, 182, 187, 211, 212, 225, 231, 236, 250, 257, 304, 345, 363, 364, 397, 400, 401, 404, 407, 409, 410, 413, 414, 418, 422, 423, 425
催奇性　　277
再交渉　　23, 76, 77, 79, 141, 157, 219, 223, 226, 228, 233, 234, 249, 258, 303
最初の質問　　58
再燃　　5, 6, 112, 117〜119, 165, 168, 173〜178, 180, 195, 215, 216, 266, 267, 270, 272, 311, 314
再発　　5, 6, 7, 55, 101, 115, 118, 119, 121, 160, 165, 168, 173〜177, 179〜181, 193, 200, 208, 211, 216, 217, 267, 272, 274, 275, 302, 405, 409, 411
三環系抗うつ薬　　7, 42, 166, 176, 193, 195
産後うつ病　　6, 298, 299, 302〜306, 359, 383
産前うつ病　　→ 妊娠中のうつ病

し

GHQ　　285
資格　　44, 221, 250, 262, 370, 378, 379, 384, 391〜393
資格証明　　378
思考力の減退　　31
自己開示　　157
自己主張　　4, 12, 78, 86, 87, 101, 112, 115, 127, 136, 139, 159, 183, 187, 188, 252, 253, 256, 312, 318, 329, 330
仕事　　32
自己非難　　2
自己防衛　　187
自殺　　5, 27〜29, 31, 41〜43, 72, 86, 95, 100, 107, 130, 141, 144, 145, 152, 155, 161, 163, 178, 188, 193, 195〜197, 201, 203, 204, 206, 208, 209, 211, 250, 261, 266, 283, 294, 348, 349, 362, 398
──企図　　5, 28, 95, 144, 193, 197, 201, 204, 206, 348, 349, 362
──念慮　　27, 28, 72, 86, 100, 107, 144, 163, 188, 201, 203, 204, 211, 250, 294
指示的技法　　133, 134
支持的承認　　123
支持的精神療法　　8, 9, 190, 194, 211, 295, 296, 309, 332
支持・表出的精神療法 supportive-expressive psychotherapy　　313, 314
思春期うつ病　　20, 21, 154, 192〜195, 206〜208, 305, 359, 381, 382, 385
思春期の母親　　207
自尊心　　2, 8, 24, 62, 74, 84, 90, 93, 99, 101, 102, 118, 198, 206, 265, 303, 304, 317
実証的　　4, 5, 7, 9, 10, 185, 262, 301, 384, 389, 393, 395
児童虐待　　298
死別　　9, 20, 28, 36, 37, 48, 50, 61〜65, 68, 71, 91, 148, 174, 179, 212, 213, 217, 274, 290
社会恐怖　　37, 103, 171, 183, 326〜333, 336, 383
社会適応　　8, 9, 206, 208, 262, 263, 305
社会的機能　　11, 19, 47, 53, 89, 103, 115, 166, 167, 177, 207, 226, 262, 286, 312, 401, 402
社会的問題解決スキル　　207
社会的役割　　8, 9, 10, 15, 43, 95
社会リズム療法　　271, 274, 276, 382, 385
終結　　24, 52, 55, 70, 82, 83, 85, 95, 98, 113, 115, 117〜121, 149, 156, 179, 189, 190, 200, 204, 205, 234, 262, 275, 292, 294, 296, 302, 311, 312, 319, 320, 324, 340, 351, 352, 367, 408, 409, 411
──に伴う困難　　120
終結期　　70, 82, 84, 87, 98, 101, 111, 115, 117〜121, 178, 234, 259, 275, 351, 364, 377, 408, 409, 411
周産期　　6, 172, 299
──の喪失　　300
集中力の減退　　31
重要な他者 significant other(s)　　7, 8, 12, 16, 20, 22, 23, 62, 74〜77, 91, 92, 124〜126,

129, 144, 154, 155, 236, 299, 303, 304, 311
316, 329, 333, 336, 344
手術　174, 279, 340
出産可能年齢　6, 180, 276, 299, 306
授乳　174, 180, 181, 281, 300
守秘義務　56, 154, 155, 322
受容的沈黙　123
症状　27
焦燥　5, 28, 30, 41, 42, 61, 178, 212, 250, 266
焦点化　4, 11, 123, 236, 373, 374
　――の「純度」　168
小児期のうつ病　193
初期　2, 11, 14, 15, 19, 21, 26〜60, 69, 72,
80, 82〜84, 86, 90, 96, 98, 100, 108, 112〜
114, 119, 123, 133, 134, 137, 140, 147, 154,
159, 161, 176, 192, 195, 201, 202, 217, 219,
220, 224, 225, 239, 243, 249, 273, 274, 298,
300, 305, 311, 312, 316, 317, 321, 322, 324,
339, 344, 349, 350, 352, 353, 361, 363, 364,
371, 373, 377, 392, 394, 399, 401, 406
食欲障害　5, 140
助言　14, 15, 133〜135, 151, 232, 270, 426
初発　→ うつ病の初発
自律神経　8, 163, 166, 212, 344
心気的　33
心筋梗塞　344
神経画像　165, 166
神経性大食症　171, 315〜325, 339, 359,
369, 381, 383, 385, 393
神経性無食欲症　315, 324, 325
神経伝達物質　2, 160
身体化障害　287, 341〜343
身体疾患　20, 28, 34, 36, 37, 39, 40, 51, 172,
179, 204, 262, 266, 278〜289, 292, 300, 341,
342, 346, 381, 382, 385, 394
身体醜形障害（BDD）　325, 338〜341
身体障害　287, 346
身体的な訴え　32
診断　26, 39
診断基準　5, 19, 27, 28, 31, 36, 38, 61, 183,
194, 206, 207, 209, 213, 220, 251, 260〜262,
286, 287, 301, 321, 352, 355, 398
親密さエクササイズ Intimacy Exercises

242
心理教育　52, 144, 194, 196, 204, 207, 208,
251, 269, 270, 273, 291, 304, 315, 317, 365,
370
心理社会的機能　282

す
垂直感染　297
睡眠過多　30, 166, 397
睡眠障害　5, 29, 39, 41, 51, 66, 72, 100, 107,
283, 344, 346
スーパーバイザー　56, 233, 334, 370, 374,
375, 376
スーパービジョン　56, 176, 294, 369, 370,
371, 374〜379, 392
巣が空　2
スケープゴート　143
Schedule for Affective Disorders and
Schizophrenia（感情障害および統合失調
症用面接基準：SADS-L）　214
SPECT　166

せ
生活状況　47
生活スタイル質問票（SAS-SR）　208, 306
性差　6
生殖技術　301
精神運動制止　1, 5, 28, 30, 41, 42, 250, 397
精神科評価ハンドブック　36
精神内界　7, 11
精神病性　28, 42, 160, 171, 176, 193, 195,
219, 261, 298, 343, 362, 370
精神分析　3, 7, 184, 267, 348, 373, 410, 476
精神力動　414
　――的な技法　113
精神療法の非特異的因子　315
性的逸脱　197, 203
性的虐待　203
性的な症状　33
性同一性問題　204
生物学的精神科医　2
世界銀行　6
世界保健機関（WHO）　6

摂食障害　315〜325, 347
絶望感　2, 3, 75, 95, 100, 117, 140, 182, 188
セルトラリン　190, 280
セルフヘルプ　267, 270, 271, 319
セロトニン再取り込み阻害薬　7, 42, 171, 193, 327, 339
漸進的弛緩トレーニング（PRT）　347
先入観　144, 210, 213, 216
全般性不安　37
戦略　6, 7, 10, 15, 19〜21, 47, 48, 53, 57〜60, 62, 64, 75, 76, 78, 103, 109, 113, 122, 125〜127, 133, 140〜142, 171, 178, 197, 212, 225, 227, 237, 264, 267, 284, 293, 303, 311, 322, 325, 330, 333, 339, 348, 349, 351, 353, 354, 363〜365, 370, 371, 374〜376, 378, 379, 395, 397, 399〜401, 407, 414

そ

躁うつ病　266
双極性障害　5, 36, 37, 40, 160, 171, 172, 265〜277, 295, 298, 345, 347, 382, 385
　——の治療ガイドライン　268
双極性症状　36
喪失　89
躁病　5, 219, 265〜268, 273〜275
　——エピソード　5
ソーシャル・サポート　9, 24, 63, 79, 90, 91, 93, 95, 99, 101, 145, 178, 203, 207, 217, 226, 303, 311, 359, 399
ソーシャル・スキル　8, 12, 13, 20, 73, 90, 93, 94, 97, 103, 108, 109, 115, 119, 183, 185, 191, 311, 320, 330, 401, 413
ソーシャル・ネットワーク　64, 65, 143, 144
ソーシャル・リズム・メトリック（SRM）　271, 273, 274, 276

た

Dyadic Adjustment Test（二人の適応度テスト）　262, 263
大うつ病　1, 2, 4〜6, 21, 28, 38, 39, 40, 72, 86, 88, 99, 100, 102, 103, 162, 165, 167, 171〜183, 186, 188, 191, 193, 194, 206, 209〜211, 213〜215, 220, 250, 251, 260〜262, 266, 270, 279, 280, 286, 294, 295, 298, 301, 305, 306, 327, 352, 355, 371, 381, 394, 398
　——性障害　27, 171, 183, 194, 207, 213, 261, 344, 362
退行　3, 14, 45, 197, 268
題材の直接的引き出し　124
対人関係
　——の実験室　322, 359
　——への敏感さ　330
　うつ病が——に与える影響　2
対人関係アプローチ　7
対人関係カウンセリング（IPC）　279, 282, 283, 285〜287, 361, 367, 369, 382, 383
対人関係学派　4, 5, 7
対人関係質問項目　19, 26, 45〜47, 59, 75, 80, 84, 86, 100, 114, 124, 213, 225, 253, 273, 283, 300, 311, 317, 335, 339, 359
対人関係・社会リズム療法（IPSRT）　271, 273, 275〜277, 382, 385
対人関係状況　5, 7, 9, 19, 27, 45, 50, 78, 114, 135, 143, 291, 311, 322, 327, 332, 334, 339, 340, 368, 370, 381
対人関係上の役割をめぐる不和　19, 20, 23, 48, 74〜88, 102, 141, 154, 197, 316, 318, 340, 352
対人関係スキル　199, 310, 359
対人関係の欠如　16, 19, 20, 24, 48, 50, 52, 102〜116, 121, 132, 137, 140, 166, 167, 172, 178, 198, 199, 274, 275, 290, 291, 300, 320, 322, 329, 330, 339, 346, 350, 352, 359
対人関係パターン　11, 12, 14, 346, 372
対人関係フォーミュレーション　19, 327
対人関係問題領域　9, 11, 15, 16, 19, 20, 22, 26, 46〜49, 52, 53, 54, 56〜61, 75, 80, 91, 102, 103, 105, 107, 109, 119, 120, 122〜124, 150, 166, 172, 178, 186, 192, 199, 200, 205, 206, 211, 219, 228, 229, 271, 273, 274, 276, 283, 290, 291, 299〜301, 303, 305, 311, 316, 320〜322, 325, 328, 339, 343〜346, 349, 350, 363, 364, 366〜368, 370, 372, 377, 385, 397, 413
対人関係療法（IPT）

事項索引　471

　　――治療者の役割　14
　　――での患者の役割　56
　　――と他の精神療法との比較　10
　　――の原理　4
　　――の修正版
　　　気分変調性障害用の――（IPT-D）
　　　　→ IPT-D
　　　社会恐怖に対する――　103
　　――の理論的・実証的基礎　7
多元論　4
多剤併用　174
脱落　164, 175, 176, 208, 214, 231, 263, 312, 313, 348, 352, 354, 355, 361
　　――率　164, 175, 176, 214, 312, 348, 354, 355
他の治療の追加　158
短期精神療法　11, 13, 362, 410, 411
短期治療　7, 11, 49, 106, 112, 175, 178, 293, 351, 365, 372, 373, 411
単極性うつ病　5, 274
探索　56, 59, 60, 64, 76, 78, 79, 85, 97, 123, 124, 144, 153, 229, 268, 323, 351, 372, 373, 377, 411, 415, 418
探索的技法　25, 122, 415

ち

チアリーダー　185
遅刻　14, 114, 133, 146, 147, 149, 152, 236, 371
中期　15, 20, 22, 26, 30, 56～59, 61～116, 150, 188, 197, 228, 231, 232, 234, 255, 258, 293, 294, 296, 299, 350, 351, 353, 363, 366, 406, 415
長期治療　11, 48, 121, 293
　　――の適応　121
直接的援助　133, 134
治療関係　13～15, 25, 57, 105, 109, 118, 122, 131～133, 139, 145, 152, 153, 158, 339, 349, 350, 352, 373, 376, 411, 431
　　――の利用　25, 131, 431
治療契約　20, 22, 26, 52, 54, 55, 57, 59, 70, 156, 205, 228, 359
　　――の交渉　57

治療姿勢　14, 19, 21, 69, 219, 327, 371
治療者の積極性　15
治療焦点　19, 49, 58, 107, 150, 290, 304, 344, 370, 414
治療同盟　12, 113, 133, 167, 168, 201, 203, 268, 293, 342, 344, 369, 377, 400, 411
治療の中断　131, 156, 158
治療目標　15, 22, 49, 52, 54, 56, 59, 63, 126, 133, 200, 220, 229, 232, 248, 253, 254, 395, 406, 412, 413
沈黙　52, 80, 81, 105, 123, 126, 130, 132, 148～150, 152, 236, 352, 364, 371, 406, 408, 417

つ

Zeitgeber 仮説　273

て

提案　16, 81, 110, 134～136, 186, 189, 238, 249, 255, 256, 304, 324, 331, 413
DSM-III　184, 193, 213
DSM-III-R　194, 206, 207, 294, 295, 301
DSM-IV　5, 27, 28, 36, 38, 42, 61, 165, 183, 186, 188, 193, 265, 266, 298, 309, 315, 324, 326, 334, 352
DSM-IV 構造化臨床面接（SCID）　36
TDCRP 研究　→ うつ病共同研究プログラム治療
適応外使用　171
デキサメサゾン非抑制　195
適切な悲しみ　118
デシプラミン　189, 190
転移　14, 25, 219, 267, 268, 350, 360, 361, 370, 372, 410, 411
電気けいれん療法　3, 42, 160
電話　55, 82, 83, 86, 87, 110, 115, 121, 141, 145, 162, 192, 196, 205, 210, 221, 256, 272, 293, 300, 340, 351, 359～365, 367, 374, 375, 394, 402, 415, 416, 419, 427
　　――による IPT　360～365

と

同一化　3, 65, 197
統合国際診断面接（CIDI）　36

統合失調症　　*219, 394*
洞察　　*2, 9, 122, 341, 372*
同性愛　　*66, 189, 204, 218, 257, 289, 290, 294, 295, 297*
同席 IPT　　*154, 218〜264, 220, 261, 262, 279, 382*
同席行動夫婦療法 conjoint behavioral marital therapy（BMT）　　*260*
同席治療　　*76*
同席面接　　*154*
同盟関係　　*100, 219*
投薬　　*19, 21, 26, 28, 36, 41, 101, 160, 163, 174, 178, 180, 181, 189, 200, 215, 234, 267, 270, 276, 280, 281, 299, 301, 344, 409*
　——の必要性　　*41*
トレーニング　　*2, 136, 162, 163, 176, 194, 259, 262, 270, 278, 279, 282, 285, 340, 367〜380, 386, 391〜393, 395*

な

内因性　　*5*

に

Ⅱ軸障害　　*8, 140, 183*
Ⅱ軸診断　　*12, 211*
二重うつ病 double depression　　*103, 139, 183, 190*
NIDA　　*314*
日常生活の精神療法　　*2*
日内変動　　*34*
入院　　*6, 43, 55, 68, 69, 108, 144, 155, 174, 194, 201, 205, 206, 269, 270, 286, 293, 302, 310, 340, 344, 349, 398〜400, 406, 409, 416*
妊娠　　*6, 82, 107, 109, 174, 180, 181, 192, 204, 206, 207, 267, 276, 281, 298〜302, 304, 305, 364*
　——中のうつ病　　*6, 192, 298〜302, 306, 383*
認知　　*11, 12, 31, 39, 44, 127, 203, 211, 217, 268, 270, 271, 297, 328, 350, 351, 370*
認知行動療法（CBT）　　*3, 4, 10, 12, 129, 163〜167, 171, 185, 193, 194, 195, 206, 260, 261, 267, 270, 276, 280, 282, 295〜297, 313〜316, 319〜321, 324〜327, 335, 339, 341, 348, 349, 370, 371, 377〜389, 392, 393, 413*
認知障害　　*203, 204, 211, 295*
認知的アプローチ　　*10*

ね

ネファゾドン　　*165, 185*

の

脳波　　*167, 168, 215*
望まれない妊娠　　*300*
ノルトリプチリン　　*180, 209, 211, 213〜217, 279, 280*

は

パーソナリティ　　*4, 8, 12〜14, 116, 121, 140, 167, 182, 186, 199, 203, 219, 231, 268, 329, 354, 370, 373, 412*
パーソナリティ障害　　*8, 11〜13, 115, 116, 152, 167, 183, 186, 321, 347, 349, 355, 373*
パーソナリティ評価フォーム Personality Assessment Form　　*167*
Harvard Community Health Plan　　*285*
パイロット研究　　*189, 194, 195, 207, 260, 261, 264, 270, 294, 295, 306, 339, 360, 361, 386*
発症　　*5, 6, 11, 19, 20, 26, 41, 47, 52, 61, 75, 80, 86, 174, 183, 186, 211, 212, 215, 224, 250, 261, 266, 271, 273, 275, 281, 298, 306, 321, 327, 329, 334, 338, 372, 398, 399*
発達上の課題　　*197, 198*
話し合われている話題の拡張　　*123*
パニック障害　　*37, 40, 171, 280, 326, 333〜335*
ハミルトン不安尺度　　*364*
ハミルトン抑うつ評価尺度（Ham-D）　　*27, 86, 114, 164, 165, 167, 168, 178, 188〜190, 207, 211〜214, 216, 289, 295, 305, 306, 346, 362, 364*
バルプロ酸　　*266, 276*
パロキセチン　　*214*
反社会的行動　　*193, 195*
反応予測因子　　*166*

事項索引　473

反復性うつ病　　41, 121, 168, 173〜181, 214, 217, 362, 381

ひ

悲哀　　16, 19, 20, 24, 48, 50, 61〜73, 77, 92, 102, 107, 117, 120, 125, 132, 142, 148, 158, 172, 178, 179, 197, 205, 206, 211, 217, 274, 291, 300, 316, 344, 345, 397, 401, 409
　　異常な──　　61, 62, 64, 66, 68
　　　──反応の診断　　62
　　　──を裏付ける出来事　　63
　　正常な──　　36, 61, 62
　　遅延した──　　62
　　複雑化した──　　64
　　歪んだ──　　62
BDI　　→ベック抑うつ評価尺度
PTSD　　→外傷後ストレス障害
BPD　　→境界性パーソナリティ障害
非機能的態度尺度 Dysfunctional Attitude Scale　　167
非協力的　　147, 151, 276
非言語的コミュニケーション　　130, 152, 235, 330, 331
非指示的探索　　123, 124, 415
ピッツバーグ　　173, 209, 211, 214, 215, 275, 279, 347
非定型うつ病　　166, 167
ビデオテープ　　212, 262, 372, 374, 375, 377
ひとり親家庭　　192, 199, 385
否認　　11, 51, 59, 80, 83, 223, 267, 273, 284, 311, 322, 324, 400, 414
病識　　33
病者の役割　　9, 19, 21, 43, 44, 45, 221, 291, 321, 327, 333, 341, 353, 361, 385
費用対効果　　278, 280, 281, 285, 287, 390, 391
疲労感　　31, 33, 39, 51, 202, 289, 345
頻度　　22, 32, 33, 38, 46, 51, 55, 117, 122, 137, 165, 177, 179, 180, 181, 190, 205, 266, 364, 394

ふ

不安　　9, 30, 32, 67, 72, 82, 94〜96, 105, 129, 121, 127, 139, 146, 157, 189, 199, 203, 250, 265, 271, 272, 274, 277, 280, 282, 293, 300, 301, 318, 321, 323, 326〜337, 347, 349, 350, 353〜355, 394, 401, 403, 408
不安障害　　37, 183, 282, 298, 326, 327, 347, 394
フィードバック　　54, 128, 131, 132, 239, 323, 373, 400, 415
夫婦間不和　　9, 218, 249, 382
夫婦同席治療（IPT-CM）　　218〜264, 279, 382
夫婦療法　　3, 76, 218, 219, 221, 224, 225, 227, 249, 258, 261, 335
フェネルジン　　327
フェミニスト療法家　　3
フォーミュレーション　　19, 46〜48, 56, 100, 107, 157, 212, 218, 227, 232, 291, 294, 316〜318, 321, 327, 330, 340, 363, 364, 371, 400, 415
フォローアップ　　101, 115, 150, 163〜165, 175, 179, 190, 206, 212, 255, 260, 261, 269, 270, 281, 302, 304, 305, 313, 319, 320, 323〜325, 332, 337, 352, 355
付加技法　　122, 137
付加治療　　160, 172, 184, 216, 267, 276, 310, 385
複雑化した死別反応　　9, 20, 48, 50, 61〜73, 179, 212, 213, 217, 274, 290
複雑化した妊娠　　299
服薬遵守　　267, 270
物質依存　　309
物質乱用　　37, 38, 40, 171, 193, 202, 281, 309〜314, 327, 347, 355, 383
不登校　　202
不満のリスト　　227
不眠　　28, 30, 61, 188, 261, 283, 289, 293, 302, 345, 346, 347
プライマリケア　　271, 278〜287, 340, 342, 343, 352, 367, 382, 384
プラセボ　　163〜167, 176, 177, 179, 180, 193, 213〜217
プロセスノート　　233, 374, 375
文化圏　　2, 6, 193, 299, 368

分離　198, 349, 351, 352

へ

米国疾病予防管理センター（CDC）　288
ベック抑うつ評価尺度（BDI）　27, 164, 168, 190, 194, 207, 208, 213, 214, 295, 296, 305, 306, 319, 352, 354
ペルフェナジン　214
弁証法的行動療法（DBT）　348

ほ

妨害　152
暴力的な患者　201
ホームワーク　3, 12, 16
保護的行政機関　203
補助的技法　25

ま

マゾヒスティック・パーソナリティ障害　86
マタニティ・ブルー　302
マニュアル　20, 162, 163, 172, 176, 185, 194, 195, 209, 218, 261, 262, 279, 283, 286, 290, 295, 299, 325, 327, 334, 361, 368〜371, 373, 376, 378〜386
マネジドケア　117, 378, 389, 390, 392
慢性のうつ病　102, 103, 139, 140, 142, 172, 174, 182, 186

み

ミニ・メンタル・ステート・テスト　211, 295

む

無意識　9
無価値感　2, 5, 28, 31, 182, 188
無作為化比較対照試験（RCT）　10, 151, 162, 165, 190, 195, 206, 207, 217, 267, 271, 306, 309, 332, 339, 348, 354, 355
矛盾　60, 94, 128, 129, 235, 242, 243, 253, 277, 322, 349
無断欠席　14, 146, 197
むちゃ食い障害　320, 321, 394

無力感　2, 3, 14, 74, 79, 84, 188, 336

め

明確化　8, 25, 128, 129, 243, 401, 402, 415, 421, 425
メサドン　309, 310, 312〜314
メタファー　50, 349
メモリアル・スローン・ケタリング研究　360
メランコリー型　5, 41, 42, 195

も

妄想　13, 35, 42, 160, 178, 302, 338, 406
モデリング　133, 134
モノアミン酸化酵素阻害薬　327, 348
喪の作業　62, 67, 100, 212
喪のプロセス　22, 61, 62, 64〜66, 93, 148, 213, 410
モンゴメリー・アズバーグうつ病評価尺度（MADRS）　190
問題領域　→ 対人関係問題領域

や

薬物　3, 28, 38, 41〜43, 100, 120, 161, 171, 174, 179, 180, 184, 189〜191, 195〜197, 199, 202, 204, 210, 213, 216, 219, 226, 263, 266, 271, 276, 289, 295, 297, 298, 310, 311, 313, 314, 328, 335, 399, 403, 414
　――カウンセリング　313, 314
薬物療法　7, 27, 41〜43, 112, 119, 140, 160, 162, 164〜166, 168, 171, 173, 174, 181, 184, 185, 193, 200, 209, 210, 213, 214, 216, 263, 264, 266〜269, 276, 299, 310, 315, 327, 334, 348, 355, 380, 389, 391, 394, 399, 405, 408, 412, 414
役割期待についての合意の欠如　231
役割期待のずれ　23, 74, 76
役割の変化　9, 19, 20, 23, 48, 50, 61, 71, 89〜102, 107, 120, 172, 178, 179, 198, 192, 199, 206, 211, 228, 274, 275, 290〜292, 294, 299〜301, 303〜305, 311, 316, 329, 333, 334, 336, 344〜346, 361, 363, 364, 385, 395, 198
医原性の――　→ 医原性の役割の変化

や

役割不安　　*329, 330*

ゆ

有病率　　*6*
夢　　*11*

よ

幼少期　　*3, 8, 9, 11, 20, 52, 104, 150, 372, 403, 411*
用量　　*3, 162, 165, 177, 179, 181, 210, 213, 216, 348, 360, 361*
抑うつ気分　　*28, 29, 37, 42, 107, 118, 199, 211, 285, 293, 304, 401*
抑うつ症状　　*7, 8, 12, 13, 19〜24, 26, 27, 32, 40, 43, 45, 54, 67, 70, 73, 75, 84, 87, 96, 115, 117, 120, 124, 160, 175, 183, 193, 194, 197, 200, 203, 204, 206〜208, 212, 224, 263, 264, 279, 280, 282, 286, 295, 300, 302, 305, 306, 311, 312, 314, 318, 335, 337, 344, 345, 372, 373, 377, 397, 399, 411, 413*
予後　　*13, 40, 141, 151, 155, 167, 168, 184, 210, 252, 267, 289, 319, 344, 412, 414*
予防治療　　*175*

ら

ライフ・イベント　　*9, 10, 317*
ライフ・チャート　　*317*
ラピッドサイクル　　*268*
Rand Medical Outcomes Study　　*182*

り

リーダーシップ・エクササイズ　　*242*
力動的精神療法　　*88, 122, 137, 184, 185, 190, 318, 324, 348, 352, 370, 392, 393, 410*
離人感　　*34*
リチウム　　*214, 216, 266, 269, 270, 275, 276, 277, 348*
離別　　*23, 77, 97, 174, 219, 223, 329*
リレーションシップ・マネジメント・セラピー　Relationship Management Therapy（RMT）　　*354*
臨床試験　　*113, 179, 304, 325, 354, 386*

る

ルール違反　transgression　　*87, 249, 292, 302*

ろ

ロールプレイ　　*8, 58, 79, 87, 94, 101, 106, 111, 114, 115, 133, 136, 137, 159, 187, 188, 233, 294, 312, 316, 320, 330, 331, 343, 371, 372, 426*
Locke-Wallace Marital Adjustment Test（結婚生活適応度テスト）　　*262, 263*

わ

ワーキングマザー　　*303*

訳者略歴

水島広子（みずしま　ひろこ）
1992年　慶應義塾大学医学部卒業
1992年　慶應義塾大学医学部精神神経科勤務
1999年　慶應義塾大学大学院修了（医学博士）
現　在　対人関係療法専門クリニック院長，慶應義塾大学医学部非常勤講師（精神神経科），対人関係療法勉強会代表世話人，アティテューディナル・ヒーリング・ジャパン代表
著　書　臨床家のための対人関係療法入門ガイド（創元社），トラウマの現実に向き合う，摂食障害の不安に向き合う，思春期の意味に向き合う（岩崎学術出版社），怖れを手放す——アティテューディナル・ヒーリング入門ワークショップ（星和書店），女子の人間関係（サンクチュアリ出版）他
訳　書　臨床家のための対人関係療法クイックガイド，グループ対人関係療法（以上創元社）他

ホームページ http://www.hirokom.org/

対人関係療法総合ガイド
ISBN978-4-7533-0901-6

訳者
水島　広子

2009年2月11日　第1刷発行
2019年3月28日　第3刷発行

印刷　広研印刷(株)　／　製本　(株)若林製本工場

発行所　(株)岩崎学術出版社　〒101-0062　東京都千代田区神田駿河台3-6-1
発行者　杉田　啓三
電話 03(5577)6817　FAX 03(5577)6837
ⓒ2009　岩崎学術出版社
乱丁・落丁本はおとりかえいたします　検印省略

うつ病の認知療法［新版］
A・T・ベック著　坂野雄二監訳
「認知療法の原典」待望の新版・復刻

認知療法――精神療法の新しい発展
A・T・ベック著　大野裕訳
患者自らの力を生かす新しい治療技法の体系

人格障害の認知療法
A・T・ベック／A・フリーマン他　井上和臣監訳
認知療法の新しい地平を拓いた著作

うつ病の問題解決療法
A・M・ネズ／C・M・ネズ／M・G・ペリ著　高山巌監訳
認知行動論から多元的なうつ病モデルを提起した治療法

認知行動療法による子どもの強迫性障害治療プログラム
J・S・マーチ／K・ミュール著　原井宏明・岡嶋美代訳
OCDをやっつけろ！

不安管理訓練（AMT）――不安をのりこなす方法
R・M・スウィン著　梅津耕作監訳
簡潔・明瞭・平易ながらすぐれた治療的効果をあげる教育的アプローチ

自尊心の発達と認知行動療法
ポープ／ミッキヘイル／クレイグヘッド著　高山巌監訳
統合された治療パッケージ

実践論理療法入門――カウンセリングを学ぶ人のために
W・ドライデン／R・デジサッピ著　菅沼憲治訳
REBTについての臨床的視点から体系的な入門テキスト

治療的柔構造――心理療法の諸理論と実践との架け橋
岡野憲一郎著
患者と治療者のニーズに応える標準的な治療法の提案の試み